国外优秀食品科学与工程专业教材

Food Toxicology

Current Advances and Future Challenges

高级食品毒理学

主编 ［加］阿希什·萨坎（Ashish Sachan）
［美］苏珊·亨德里希（Suzanne Hendrich）

主译 林少玲

中国轻工业出版社

图书在版编目(CIP)数据

高级食品毒理学/(加)阿希什·萨坎(Ashish Sachan),(美)苏珊·亨德里希(Suzanne Hendrich)主编;林少玲主译. —北京:中国轻工业出版社,2023.12

ISBN 978-7-5184-4647-6

Ⅰ.①高… Ⅱ.①阿… ②苏… ③林… Ⅲ.①食品毒理学 Ⅳ.①R994.4

中国国家版本馆 CIP 数据核字(2023)第 221963 号

责任编辑:王 韧　责任终审:白 洁　整体设计:锋尚设计
策划编辑:李亦兵　责任校对:吴大朋　责任监印:张 可

出版发行:中国轻工业出版社 (北京鲁谷东街 5 号,邮编:100040)
印　　刷:三河市万龙印装有限公司
经　　销:各地新华书店
版　　次:2023 年 12 月第 1 版第 1 次印刷
开　　本:787×1092　1/16　印张:26.5
字　　数:655 千字
书　　号:ISBN 978-7-5184-4647-6　定价:88.00 元
邮购电话:010-85119873
发行电话:010-85119832　010-85119912
网　　址:http://www.chlip.com.cn
Email:club@ chlip.com.cn
版权所有　侵权必究
如发现图书残缺请与我社邮购联系调换
230628J1X101ZYW

本书翻译人员

主　译

　　林少玲

参　译

　　张宁宁　胡嘉淼　马　良　周鸿媛

审　校

　　彭喜春　黄宗锈

主译简介

　　林少玲,福建农林大学食品科学学院副教授,博士生导师,本科和硕士毕业于暨南大学,博士毕业于香港中文大学,现任农业农村部食用菌加工及综合利用技术集成科研基地副主任,同时也是福建省杰出青年科学基金获得者。

　　林少玲入选 2021 年度中国博士后科学基金资助者选介,荣获福建省高层次人才 C 类,福建省科学技术进步奖三等奖(第一完成人),2019 年度福建省食品工业科技进步一等奖(第一完成人),福建省科学技术进步奖二等奖(第五完成人)等。

　　林少玲工作研究方向为食品安全,并先后主持"国家自然科学基金面上项目""国家自然科学基金青年基金""国家重点研发计划(子课题)""中国博士后科学基金特等资助及一等资助"等国家级、省部级项目十余项。

　　以第一作者或通信作者身份在 *Carbohydrate Polymers*、*Ultrasonics Sonochemistry*、*Journal of Agricultural and Food Chemistry* 等食品权威期刊发表科研论文 60 余篇(其中 ESI 高被引 2 篇,单篇最高被引 258 次、h-index 20),以第一完成人获得国家授权发明专利 7 项、转让 1 项,指导硕士研究生获得福建省研究生优秀学位论文、国家奖学金、学业奖学金共 10 人次。

　　立项建设 2019 年福建省线下一流课程(食品毒理学),获得高等教育出版社数字课程建设证书,主持校级教改项目 2 项,以第一作者发表教改论文 2 篇。

译者序

"民以食为天,食以安为先"。饮食是人类社会发展的第一要素,食品安全关系到每个人的身体健康和生命安全。我国政府历来高度重视食品安全问题,习近平总书记指出:能不能在食品安全上给老百姓一个满意的交代,是对我们执政能力的重大考验。食品安全是全球食物生产链和供应链面临的重大和持续的挑战,来自种植业和养殖业滥用药物、环境污染造成的化学性污染,以及疫情疫病传播和突发性致病菌污染造成的食源性疾病,长期威胁着全球的食物生产和供应,食品毒理学作为食品安全学的基础,是保障人类食品安全和生命健康的重要基石。

21世纪以来,生命科学领域的进步为食品毒理学提供了强大的推动力。食品毒理学作为毒理学的一个重要分支,正在经历着前所未有的挑战与机遇。随着全球化和贸易的增加,这导致了食品供应链的复杂性和多样性增加。不同国家和地区的食品种类和食品处理方法的差异,增加了毒理学研究的复杂性和挑战性;其次,随着科学的发展进步,出现了很多新型食品和加工技术,如转基因食品、纳米食品等,这些新食品和加工技术可能会引进未知的风险和毒性,需要进一步进行全面的毒理学安全评价;此外,食品还可能受到多种物质的暴露污染,如食品在生产、加工过程中的农药残留、重金属含量超标、化学添加剂过量使用以及环境污染,这些复合污染可能会产生不同的毒性效应,从而导致食品毒理学的研究更加具有挑战性。当然,食品毒理学也面临着很多新机遇,随着科学技术的不断进步,食品毒理学研究受益于先进的技术和工具的发展。例如,高通量技术、基因组学、蛋白质组学、代谢组学和计算机模拟等技术的应用,能够更全面、高效地评估食品中有毒物质的潜在风险。这些技术和工具有助于加强毒理学研究的准确性、可靠性和效率,推动食品安全的提高。同时食品毒理学涉及多个学科领域的综合合作,如生命科学、化学、医学、环境科学等。这种跨学科和跨界合作有助于提供更全面、多角度的研究信息,加速知识的交流与整合,促进新的发现和创新,推动食品毒理学研究的进展。总而言之,食品毒理学虽然面临着很多挑战,但是可以利用先进的技术手段和跨学科合作,加强公众意识和参与度,从而推动食品毒理学的发展,保证食品的安全和健康。

围绕着食品毒理学近几年的重要研究成果以及未来发展方向,美国艾奥瓦州立大学农业荣誉协会-伽玛西格玛三角洲分会会员 Ashish Sachan 教授和美国艾奥瓦州立大学知名食品毒理学专家 Suzanne Hendrich 教授,组织全球 11 个国家、36 位知名专家编著了 *Food Toxicology*:*Current Advances and Future Challenges*,对食品毒理学领域重要知识体系做出总结和梳理,在全球范围内得到学术界、产业界和政府部门的高度认可。这本书的译者团队由国内讲授食品毒理学课程的知名专家组成:福建农林大学食品科学学院林少玲副教授、张宁宁副教授和胡嘉森副教授,暨南大学理工学院彭喜春教授,西南大学食品科学学院马良教授和周鸿媛讲师,福建省疾病预防控制中心毒理研究室黄宗锈副科长。

相信该书的出版将大力推动我国食品毒理学及相关食品安全、公共卫生等领域的发展,帮助相关专业的学生获取食品毒理学最前沿的相关技术发展,同时也为食品学科构建系统的食品毒理学知识体系和技术体系,丰富学科内容,促进食品科学学科教学、科研和社会服务水平的提升,为食品科学学科的繁荣发展提供重要支撑。在此,愿将本书推荐给广大从事相关工作的科技工作者。

福建农林大学 郑宝东教授

2023 年 12 月

译者的话

由于食品种类与数量日益丰富,如何提高食品的质量与安全性已成为全社会公众关注的问题。消费者在初步解决温饱问题后,要求吃得更好,吃得安心、放心,这是社会发展进步的大势所趋。食品质量安全关系着人们的身体健康甚至生命安全,而食品毒理学是保障人类食品安全和生命健康的重要基石。

食品毒理学是研究食品中外源化学物质的来源、性质与形成,以及它们可能存在的有益和有害作用以及作用机制,并确定这些物质的安全限量标准和评定食品安全性的一门科学。食品毒理学的作用是从毒理学的角度,研究食品中可能含有的外源化学物质对消费者健康的危害,这些外源化学物质存在于我们生活的环境中,可能通过与机体接触而进入人体,并在人体体内产生一定的生物学作用。随着食品安全成为全球范围内备受关注的热门话题,人们对食品毒理学知识的需求量也越来越大。

Food Toxicology:Current Advances and Future Challenges 经全球知名出版社 CRC Press Taylor & Francis Group 出版,由美国艾奥瓦州立大学知名食品毒理学专家 Ashish Sachan 教授和 Suzanne Hendrich 教授担任主编,并汇集全球 11 个国家、36 位知名专家对该领域重要知识体系进行总结和梳理,整理了近年来食品毒理学重要的研究成果以及未来的发展方向,并在全球范围内得到学术界、产业界和政府部门的高度认可。基于此,我们决定翻译该书,相信本书的出版有助于我国食品毒理学及相关食品安全、公共卫生等领域人员了解国际研究动态和前沿成果,加快学科与国际化接轨的进程,并推动我国食品毒理学相关学科的繁荣发展。

本书共分为 14 章,全面涵盖了食品毒理学的多个领域,内容包括:食品毒理学生物标志物,黏膜暴露和食物毒性生物标志物,摄入纳米材料的毒性,食品饮料加工和包装工业中化学物质的安全性评价,食品添加剂安全性的神经发育毒性,食品级乳酸菌对氧化应激的保护作用,真菌毒素,食品中内分泌干扰物及其毒理学影响,食品中的放射性核素,食品中的金属元素毒性,食品中废物燃烧残留物的毒理学风险:对低收入国家的看法,上皮细胞-间充质转化及其作为食品毒理学潜在标志物的作用,巴西对水和食品中农药残留的监管和监测,适配体作为食品安全领域的先进纳米传感工具的应用。

本书翻译分工如下:译者序、前言和缩略语由胡嘉森翻译,第 1 章(1.1 及 1.2)由马良、周鸿媛翻译,第 1 章(第 1.3 至 1.5)由胡嘉森翻译,第 2、3、5 章由胡嘉森翻译,第 4 章、第 6 章至第 9 章由林少玲翻译,第 10 章至第 14 章由张宁宁翻译,彭喜春、黄宗绣负责全书的审校,张宁宁、马良、周鸿媛、胡嘉森等分别负责部分章节的审校。郭月红、赵茹月、颜锦承、吴文丽、欧宏涛、吴雯菲、许金耀、吴静茹、郑培英、施源、陈清燕、刘丽芳、吕婧雯、庄洁、邓伟、徐玉英、何渺源、卢宏政、尤龙浓、王海蓝、郎镇岭、陈静雯、程坦、许睛欣、侯睿洁、程越、冉旭阳、廖原、纵享芝、迟清予、毛予健、魏子黎、谢立梅和郭少莉协助全书的整理工作。在本书翻译过程中,译者尽可能地做到既忠实原著又保持原文的风格,并对专业词汇尽量避免音译,对于某些暂无适当的能与原文相对应的中文专有名词,本书直接引用了原著的英文或者额外补充相关内容进行阐述,以便读者的理解。虽然在翻译过程中译者力求精益求精,但限于译者的水平,不当之处在所难免,敬请广大读者批评指正。

本书的翻译出版得到福建农林大学教材出版基金项目资助,还得到了中国轻工业出版社的鼎力支持,在此深表谢意。

最后,衷心感谢福建农林大学副校长郑宝东教授一直关注本书的出版工作,并对本书翻译工作给予关心鼓励,并欣然为本书作序。

译者
2023 年 12 月

关于作者

Ashish Sachan

Ashish Sachan,兽医学博士,兽医,拥有加拿大安大略省兽医学院(CVO)颁发的毒理学执照,在学术和工业领域从事毒理学研究已超过 20 年。Sachan 博士的书籍和其他出版物广泛涉及药理学和毒理学领域的研究进展,包括民族药理学、农药毒理学和纳米传感器技术有关的研究课题。他毕业于美国艾奥瓦州立大学生物化学、生物物理学和分子生物学系,并获得毒理学博士学位,博士论文是研发用于检测有毒化学物质的传感器感应技术。Sachan 博士是艾奥瓦州立大学农业荣誉协会-伽玛西格玛三角洲分会会员。目前,他是Toxam 公司的董事,也是加拿大毒理学会(STC)的理事会成员,他目前的专业方向包括农业和兽医产品的监管工作和产品的科学性以及商业的发展。

Suzanne Hendrich

Suzanne Hendrich 博士于美国加利福尼亚大学洛杉矶分校获得生物学学士学位,并在美国加利福尼亚大学伯克利分校获得营养学博士学位。自 1987 年以来,其一直在艾奥瓦州立大学食品科学与人类营养系担任教授和 the Lura M. Lovell 研究员。Hendrich 博士已发表了150 多篇研究论文和摘要,研究方向主要是有关膳食成分的生物利用率,如可以预防慢性疾病的大豆异黄酮等;其关于霉菌毒素的研究主要集中在伏马菌素和脱氧雪腐镰孢霉烯醇的代谢、生物利用率和解毒等方面。Hendrich 关于食品毒理学的研究方向集中于膳食摄入物的安全性,如抗消化淀粉,肠道菌群和食源性毒物之间的相互作用,以及膳食补充剂的安全性方面。Hendrich 博士根据美国毒物控制中心协会的数据编写了一份年度报告,总结了食物中存在的物质,如饮食成分、维生素和矿物质补充剂、海产品毒素和其他食源性有毒物质所产生的不良影响。

编撰人

Mohamed Abdelrazek Abdelaleem

Nuclear Research Center, Atomic Energy Authority, Cairo 13759, Egypt.

E-mail: Abdelrazek_MD@ yahoo. com

J. E. Aguilar-Toalá

Centro de Investigación en Alimentación y Desarrollo A. C. , carretera a la Victoria Km. 0. 6, Hermosillo, Sonora 83304, México

M. Carmen Rubio Armendáriz

Área de Toxicología, Universidad de La Laguna, 38071 La Laguna, Tenerife, Islas Canarias, España.

E-mail: crubiotox@ gmail. com

Juan Antonio Gimenez Bastida

Division of Clinical Pharmacology, Department of Pharmacology, Vanderbilt University Medical Center, Nashville, TN 37212, United States

Alison Behling

Ecolab, St. Paul, MN, United States

Luciano Zanetti Pessôa Candiotto

Group of Advanced Studies in Health Sciences, State University of West Paraná, UNIOESTE, Campus Francisco Beltrão, Paraná, Brazil

Yi Cao, PhD

Key Laboratory of Environment-Friendly Chemistry and Applications of Ministry of Education, Lab of Biochemistry, College of Chemistry, Xiangtan University, Hunan 411105, PR China.

E-mail: caoyi39@ xtu. edu. cn

Arturo Hardisson de la Torre

Área de Toxicología, Universidad de La Laguna, 38071 La Laguna, Tenerife, Islas Canarias, España

Luneia Catiane de Souza

Group of Advanced Studies in Health Sciences, State University of West Paraná, UNIOESTE, Campus Francisco Beltrão, Paraná, Brazil

Ángel J. Gutiérrez Fernández

Área de Toxicología, Universidad de La Laguna, 38071 La Laguna, Tenerife, Islas Canarias, España

H. S. García, PhD

Unidad de Investigación y Desarrollo de Alimentos, Instituto Tecnológico de Veracruz, M. A. de Quevedo 2779, Col. Formando Hogar, Veracruz, Veracruz 91897, México

R. García-Varela, PhD

CIATEJ, Autopista Monterrey-Aeropuerto, Km 10. Parque PIIT. Via de Innovacion 404, Apodaca, NL 66629, México

Maeva Giraudo, PhD

Environment and Climate Change Canada, Aquatic Contaminants Research Division, 105 McGill Street, Montreal, QC, Canada H2Y 2E7.

E-mail: maeva. giraudo@ gmail. com. Tel. : +1

514 283 5036.

E-mail: ludomailinra@ gmail. com

Consuelo Revert Gironés

Área de Toxicología, Universidad de La Laguna, 38071 La Laguna, Tenerife, Islas Canarias, España

A. F. González-Córdova, PhD

Centro de Investigación en Alimentación y Desarrollo A. C. , carretera a la Victoria Km. 0. 6, Hermosillo, Sonora 83304, México

Suzanne Hendrich

University Professor and Lura M. Lovell Faculty Fellow, Food Science & Human Nutrition – H Science, Iowa State University, Ames, IA, USA.

E-mail: shendric@ iastate. edu

A. Hernández-Mendoza, PhD

Centro de Investigación en Alimentación y Desarrollo A. C. , carretera a la Victoria Km. 0. 6, Hermosillo, Sonora 83304, México.

E-mail: ahernandez@ ciad. mx

Martin Hoagland

Nalco Water, An Ecolab Company, Naperville, IL, United States

Shruti V. Kabadi, PhD

FDA/CFSAN/OFAS/DFCN, 5100 Paint Branch Pkwy, HFS 275, College Park, MD 20740, United States

José Moisés Laparra Llopis

Immunonutrition and Health Group, Valencian International University, C/Gorgos, 5-7, 46021

Valencia, Spain.

E-mail: j. moises. laparra@ uv. es

Alberto Mantovani

Noodles Onlus, Nutrition & food safety and wholesomeness, Rome, Italy; Istituto Superiore di Sanità, Viale Regina Elena 299, 00161 Rome, Italy

José M. Caballero Mesa

Área de Toxicología, Universidad de La Laguna, 38071 La Laguna, Tenerife, Islas Canarias, España

Yuseok Moon, PhD ATS

Laboratory of Mucosal Exposome and Biomodulation, Department of Biomedical Sciences, Pusan National University School of Medicine, Yangsan, South Korea; Immunoregulatory Therapeutics Group in Brain Busan 21 Project, Busan, South Korea.

E-mail: moon@ pnu. edu

April Neal-Kluever, PhD, DABT

FDA/CFSAN/OFAS/DFCN, 5100 Paint Branch Pkwy, HFS 275, College Park, MD 20740, United States.

E-mail: April. kluever@ fda. hhs. gov

Carolina Panis

Group of Advanced Studies in Health Sciences, State University of West Paraná, UNIOESTE, Campus Francisco Beltrão, Paraná, Brazil; Laboratory of Inflammatory Mediators, State University of West Paraná, UNIOESTE, Campus Francisco Beltrão, Paraná, Brazil.

E-mail: carolpanis@ sercomtel. com. br

Nathan Pechacek

Ecolab, Eagan, MN, United States.

E-mail: Nathan. Pechacek@ ecolab. com

Ludovic Peyre, PhD

UMR 1331 TOXALIM (Research Center in Food Toxicology), Institut National de la Recherche Agronomique (INRA), Laboratory of Xenobiotic's Cellular and Molecular Toxicology, 400 route des Chappes, BP 167, 06903 Sophia-Antipolis Cedex, France.

E-mail: ludovic. peyre-teisseire@ hotmail. fr

Ilaria Proietti

European Commission, Joint Research Centre (JRC), Economics of Agriculture—Sustainable Resources, Edificio Expo. C/Inca Garcilaso 3, 41092 Seville, Spain; Noodles Onlus, Nutrition & food safety and wholesomeness, Rome, Italy

S. Raisuddin

Department of Medical Elementology & Toxicology, Jamia Hamdard (Hamdard University), New Delhi 110062, India.

E-mail: sraisuddin@ jamiahamdard. ac. in

Ashish Sachan

Toxam Inc. , Guelph, ON, Canada.

E-mail: asachan@ toxam. ca

Kathryn Sande

Ecolab, Eagan, MN, United States

Shikha Sharma

Department of Medical Elementology & Toxicology, Jamia Hamdard (Hamdard University), New Delhi 110062, India

B. Vallejo-cordoba, PhD

Centro de Investigación en Alimentación y Desarrollo A. C. , carretera a la Victoria Km. 0. 6, Hermosillo, Sonora 83304, México

Vanessa Jacob Victorino

Group of Advanced Studies in Health Sciences, State University of West Paraná, UNIOESTE, Campus Francisco Beltrão, Paraná, Brazil

Dailos González Weller

Área de Toxicología, Universidad de La Laguna, 38071 La Laguna, Tenerife, Islas Canarias, España; Servicio de Inspección Sanitaria y Laboratorio, Área de Salud de Tenerife, Servicio Canario de Salud, Rambla de Santa Cruz, 38006 Santa Cruz de Tenerife, España

Yen-Ching Wu, PhD

FDA/CFSAN/OFAS/DFCN, 5100 Paint Branch Pkwy, HFS 275, College Park, MD 20740, United States

前　言

　　食品毒理学是研究食品中外源化学物质的性质、来源和形成以及它们的不良反应与可能有益的作用和机制，并确定这些物质的安全限量和评价食品安全性的一门科学，目的是向学术界、政府、监管机构、消费者和食品行业从业人员提供广泛而深入的食品毒理学领域的知识。当今世界人口已超过70亿人，可见未来食品毒理学的进展将直接影响到全人类关注的食品安全问题，大规模的全球化、工业化和商业化，已经影响到食品生产、供应链和食品消费等各个方面，因此，需要相关产业和政府部门采取多学科和多部门的方法，为每个人提供可持续且安全的食品。

　　本书名为《高级食品毒理学》，本书提供了全球科学家和专家在以下领域的观点，包括食品毒理学中的生物标志物和纳米传感器、纳米材料的毒性、卫生和包装化学品、食品添加剂、真菌毒素、内分泌干扰物、放射性核素、毒性金属和食品焚烧残留物等。全书共分为14章，其中，食品毒理学生物标志物这一章讲述了关于暴露、影响、致癌和易感性的生物标志物信息。关于黏膜暴露组的章节，本书探讨了膳食成分对宿主内源性黏膜的影响，并讨论黏膜暴露组对有毒物质反应的生物标志物。

　　在第3章中，作者重点探讨摄入纳米材料的毒性问题。食品从原材料到食用过程中涵盖了大量潜在的有害化学物质，特别是在食品加工和包装过程中可能出现的这类化学物质的安全评价，将在这一章中做详细介绍。本章还介绍了接触物质的直接或间接膳食暴露，主要由美国食品药品管理局（FDA）和美国国家环境保护局（EPA）监管。

　　在第5章中详细介绍了食品添加剂引起的神经发育毒性试验（DNT）以及通过神经发育毒性试验（DNT）测试方法进行风险评估的监管方法。本章还阐明了结构性神经和发育中的大脑对神经毒素的敏感度。

　　在第6章中，作者强调了我们日常饮食中外源性抗氧化剂的重要性，以防止由活性氧（ROS）和活性氮（RNS）引起的氧化应激。关于霉菌毒素，本章侧重于阐述粮食真菌污染这一方面，并讨论风险评估程序以及当前和未来的霉菌毒素缓解策略。本书列出了食品中对人体健康有害的常见内分泌干扰化学物质，并对这些化学物质进行接触评估。此外，在第9章中，作者围绕人类通过食物来源接触放射性核素的途径以及带来的健康风险展开详细阐述。

　　关于金属元素毒性的信息，本书详细阐述了食品中重金属元素的评估方式和最新进展，以及对人类健康产生影响的途径。第11章则侧重于低收入国家中因废物管理不当而导致的毒理风险。该章节重点介绍了露天固体废物燃烧导致食品中发现有毒残留物质的暴露途径以及对人体健康造成的不良影响。上皮细胞-间充质转化（EMT）的章节中对EMT的生物过程进行了完整的概述，并解释其作为生态毒理学和食品毒理学中一个关键标志物的发展作用。随后，第13章对农药残留监管中的挑战、食品和水中农药残留物质的检测以及这些农药残留对于人类和动物健康产生的负面影响进行了深入的讲解。最后，本书还介绍了寡核苷酸适配体,并重点介绍了它们作为强大的纳米传感器应用于食品毒理学中的进展。

本书由全球 11 个国家的 36 位科学家和专家精心编写,为食品科学家、研究人员及其他涉及食品安全与毒理学的人员提供了丰富的研究信息。

Ashish Sachan,加拿大
Suzanne Hendrich,美国

目　录

食品毒理学生物标志物

JUAN ANTONIO GIMENEZ BASTIDA[1] and
JOSÉ MOISÉS LAPARRA LLOPIS[2] *

[1] Division of Clinical Pharmacology, Department of Pharmacology, Vanderbilt University Medical Center, Nashville, TN 37212, United States

[2] Immunonutrition and Health Group, Valencian International University, C/Gorgos, 5-7, 46021 Valencia, Spain

* Corresponding author. E-mail: j. moises. laparra@ uv. es

摘要

食品毒理学的主要关注点来源于需要估计人体内源性和外源性因素之间相互作用所反映的敏感性个体差异、早期影响和暴露程度。为此,我们使用"生物标志物"这一概念来代表在细胞或分子水平上测量(功能、生理和生化)反应的工具,以反映生物系统与潜在的化学、生物和物理危害之间的相互作用。总体而言,三类生物标志物分别划分为暴露生物标志物、效应生物标志物和易感性生物标志物。选择适当的"优先级"生物标志物对于评估个体和人群亚组暴露的风险和可能的健康结局至关重要。本章讨论了相关分析方法的有效性、特点以及每种方法的技术考虑因素。此外,本章还讨论了以肠道微生物群为靶点的膳食来源毒素对不同器官和组织的显著影响。肠道微生物在代谢中发挥重要作用,任何对肠道微生物的不利影响都可能增强某些膳食来源毒素的毒性。重要的是,在围产期神经系统(胚胎发育阶段和出生后的早期阶段,包括神经系统的形成和发育过程)形成时期,神经系统的细胞分化和迁移、突触形成和神经元结构发育等都在高速进行。因此,在某些食品毒素较低剂量下,这一发育中的系统可能对其产生更大的易感性。本章总结了目前适用于肝脏、肾脏、血液、免疫系统、肺、生殖系统、发育系统、神经系统、认知功能系统以及与致癌机制相关的生物标志物的知识,此外,还对食品毒素对人类健康造成的风险进行探讨。通过这些内容,我们可以更深入地了解食品毒理学的重要性,并利用生物标志物来评估食品对人类健康的风险,这将有助于我们更好地理解食品对机体的影响,并采取相应的预防和风险管理措施。

1.1　引言

近年来,食品的营养丰富性以及对某些具有潜在有益健康成分的强化食品的创新营销,成为推动营养强化食品全球商业化的重要动力。例如,海藻因其富含纤维和矿物质成分以及植物化学物质,具有降胆固醇和抗氧化作用,而备受关注。然而,这些食物可能也是天然有毒物质的来源,例如,重金属及非金属元素(砷、镉、铅)和/或食品加工和储存过程中产生的氧化产物(如植物固醇氧化物)。此外,一些主食的消费也可能成为某些有毒物质(以下简称"毒物")的重要来源。例如,大米可能含有无机砷,这是大米生长环境中的一种常见污染物。另外,含麸质的谷物可能对乳糜泻和超重/肥胖患者产生潜在的免疫原性反应,因为它们含有一些可能对这些人群的消化系统产生不良反应的成分。因此,在选择和消费食品时,人们需要更加关注食品中潜在的有益成分和有毒物质之间的平衡。食品安全的重要性需要引起人们的关注,以确保食物的健康和安全性。

食品中的毒性物质对人类健康产生的毒性作用和威胁程度,与其在食品中的浓度密切相关。为了更好地了解和评估天然食品中有毒物质或食品加工和储存[1,2]过程中产生有毒物质的暴露水平而展开了众多的研究。其中一些科学研究表明,传统的食物毒理学观点在评估毒物的浓度、理化种类和演变以及食物频率消费问卷(FFQ)时通常会高估毒物摄入量,而食物记录则会经常低估填写食物频率消费问卷的受访者的饮食摄入量。因此,为了更好地撰写毒理学信息并预测健康风险评估,食物频率消费问卷(FFQ)需要根据生理因素(即生物转化或影响食物/毒物吸收的因素)进行修正。

食品毒理学是研究食物对人体健康的不良影响的科学领域。在食品毒理学中,风险评估是用于评估某种食品或化学物质对人体可能造成的毒性风险程度。然而,由于人类经常接触的是低剂量的食品成分或化学物质,这限制了体内和体外实验模型的实用性,从而使食品毒理学风险评估面临重大挑战。生物标志物是反映生物系统在细胞和分子水平上与外源物理、化学和生物因素之间相互作用的生物参数[3,4]。除此之外,这些生物标志物还是评估个人和人群风险以及潜在健康结局的工具。随着可用性和敏感度的增加,生物标志物越来越多地被用于探索危害暴露和毒性作用之间的联系,以建立其因果关系[5]。在食品毒理学研究中,个体变异性和共同特征之间的对比变得非常重要,这有助于我们理解作为环境驱动的饮食生理适应所构建的行为表现是如何对食源性毒物的易感性产生影响的。个体变异性是指不同个体在对毒物暴露和影响的反应上存在的差异,而共同特征则是指群体中相似的特征和反应。通过比较个体变异性和共同特征,我们可以更好地了解不同人对食品中毒物的易感性,并揭示环境和遗传因素在食品毒理学中的作用。

在毒理学领域,为了确定毒物与生物系统的相互作用,需要对组织和体液中的化学物质进行分析,这些化学物质可以是已确认[6]的化学物质或衍生代谢物、酶以及其他生化物质。通过测定这些化学物质的含量,使生物标志物的检测成为一种有力的工具,可以将毒物的暴露情况与其内部浓度和健康风险评估相关的潜在结果联系起来。在这种情况下,可以将来自体内和体外实验模型的数据与生物标志物反应进行比较,以建立和完善可用于危害识别和暴露水平(引起可能接近人类生物学反应)的生物参数。通过食物链接触有毒物质而产生的反应和健康结局在很大程度上取决于遗传或行为模式、生活方式、有毒物质的化学形式以及有毒物质如何受日常活动的影响。此外,由于组织和器官的生理积累和生物转化以及毒性诱导的表型适应性,导致剂量–反应关系很难准确估计,进而影响到未来毒物暴露后的健康状况。除了风险因素,研究数据表明,膳食成分之间及其与肠道微生物群的相互作用和影响,以及最终宿主肠道免疫系统的相互作用,也是决定食源性毒物毒性作用[7,8]的重要因素。

重要的是,越来越多的证据表明,宫内或儿童早期接触食源性毒物会导致表型改变,并对未来生命周期的健康结局产生重大影响。目前,这一信息主要局限于通过摄食大米和水而接触重金属,如金属砷,重金属在自然界中广泛存在,并可通过食物链进入人体,从而对人体健康产生不良影响。然而,还有其他一些食物成分,如氧化衍生的植物化学物质和免疫原性成分(如麸质)[9-11],也可能对健康产生类似的影响,尽管目前的相关研究主要是基于推论,但我们仍需要建立预防性营养干预战略,来限制这些成分的膳食摄入量,并将这些食物作为均衡饮食的一部分。预防性营养干预是指通过科学合理的饮食安排,以预防疾病和促进健康。通过了解食物毒物的潜在风险以及它们对人体的潜在影响,我们可以更好地制订营养干预策略,以保护儿童和宫内胎儿的健康,这包括提供营养均衡的饮食,减少接触有害物质的风险,以及推动食品安全和监管措施的改进。食品毒理学的研究揭示了早期接触食物毒物可能对健康产生的重要影响。通过限制有害成分的摄入量,并将均衡饮食与预防性营养干预策略结合起来,我们可以促进健康。

在本章中,我们总结了目前关于生物标志物的知识,这些知识适用于不同的生理区室和相关系统。此外,本章还讨论了不同毒性终点或结果相关的实用生物标志物的识别,以及相关分析方法和技术的特点和实用性。

1.2　生物标志物分类学

最初,"生物标志物"一词用于寻找某些卟啉类化合物,旨在确定地球生命[12]的古老性。但是,根据不同的研究重点,"生物标志物"这一术语已被赋予了不同的含义。目前,生物标志物是指暴露、效应、致癌性和对其他疾病终点或不利条件的易感性的指标,这些指标将在本章后续部分进行详细解释。美国国立卫生研究院生物标志物定义工作组将术语"生物标志物"定义为"通过客观测量和评估而获得的代表正常生物过程、致病过程或治疗干预[13]的药理学反应的特性指标。"生物标志物不仅被用于中毒过程状态、进展、影响的指标,还是研究潜在毒理学机制相关性的重要工具(图1.1)。

生物标志物已被广泛用于检测和监测慢性疾病。尽管人们在识别"预测性"生物标志物方面做出了重要的尝试,但仍然存在着很大的不确定性,因此相关的研究领域不断扩大。目前,利用生物标志物来确定通过食物摄入引起的毒物暴露的性质和数量已经引起了人们的广泛关注。监测循环microRNAs(miRNAs)和鉴定排泄尿代谢物是毒物早期暴露[14]的重要补充指标。因此,基于人体细胞的体外试验系统(而不是动物研究)可以成为预测各种危

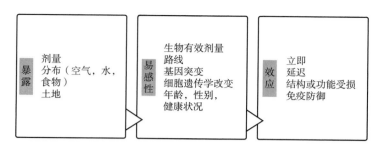

图 1.1　暴露生物标志物、易感性(致癌)生物标志物和效应生物标志物的关系示意图

险特性手段的重要组成。然而,一些重要的问题仍需要被讨论。例如,在假阴性和假阳性的情况下如何准确地预测潜在危险特性,或如何选择替代试验。此外,我们还需要进一步确定针对特定食物的生物标志物,如通过生物标志物成功识别食物的营养状态。总之,生物标志物的应用在食品毒理学中具有重要意义,但仍需要进一步的研究来提高预测性和准确性,并寻找适用于替代测试的生物标志物。

通过检测生物体中的暴露标志物,我们可以预测与某种风险相关的可能性。只要有适当的数据,我们就可以量化膳食摄入与生理效应之间的关系。"效应"的生物标志物可以用于确定特定食物的暴露情况,但胃肠道中的物理化学反应和微生物诱导的生物转化过程可能会影响测量的准确性。易感性的生物标志物识别能够揭示个体间/群体间的变异性,其中最显著的是基因型,这些生物标志物的表达可能会受到种族或社会文化因素的影响。因此,对于不同人群,尤其是考虑到种族和社会文化因素的影响,我们需要进行细致的生物标志物研究,以便更准确地评估食物暴露与健康风险之间的关系。

当前食品毒理学的研究进展和未来挑战涉及多种因素,这些因素可影响宿主和食品衍生成分之间的相互作用,我们可以从食物/膳食-化合物/代谢物-宿主的角度来考虑。食物基质中潜在的有害、有毒化合物的摄取和释放是肠道微生物群进行生物转化或直接吸收的先决条件。因此,食品的物理化学性质、成分以及在饮食中的摄入量,是确定潜在危险或有毒化合物的生物利用率的重要因素。例如,无机砷被列为人类致癌物(I组)[17],而食物和饮用水是人类接触无机砷的主要途径(如海藻、大米等)。在西方国家,海藻不仅是增稠剂或胶凝剂的主要来源,在食品工业中有着广泛的应用,也因其富含矿物质、维生素、纤维素和抗氧化功能成分,受到普通消费者的高度关注,其消费量也逐渐增加。同时,随着全球范围内海藻的消费量不断攀升,人们接触海藻及其相关产品中的有毒物质的风险随之增加。历史上,亚洲国家一直有食用海藻的习惯。例如,在日本,人均海藻摄入量为 1.6kg/年,其中包括摄入无机砷含量高于 $50\mu g/g$ 干重[18]的羊栖菜等物种。然而,该人群的砷相关癌症的发病率相对较低,这可以解释为暴露剂量和到达靶点的有效剂量之间存在显著差异性,这也说明了影响食物或毒物吸收或宿主对毒物的生物转化能力的因素至关重要。

最后,有关宿主特征的信息,如年龄、种族、性别、健康状况、遗传易感性以及既往是否接触过相同或不同食物源性毒物等,可为我们提供线索以确定可用于评估暴露、效应和易感性的生物标志物类型。致癌生物标志物应能区分出是与 DNA 相互作用(基因毒性)还是与那些调节基因表达物质的相互作用(表观遗传或非基因毒性)。

1.3 组学生物标志物

在过去的几年中,"组学"技术因其能够更快地识别新的潜在生物标志物获得了越来越多的关注。相比于传统方法[19],该技术具有敏感性高、特异性强、重复性好以及快速、相对便宜等优势。组学技术可主要分为基因组学、蛋白质组学和代谢组学[20]。基因组学利用DNA阵列技术,可以同时分析数千个基因,并提供样品在接触到化合物后的转录谱信息[21]。目前,高通量测序技术可用于研究化学污染物、膳食成分(如丙烯醛、二噁英、铅)和其他外部胁迫对基因组结构和功能的影响,这些影响决定了mRNA和miRNAs表达谱以及表观遗传修饰[22,23]。蛋白质组学包括一系列用于同时测量与生物过程相关蛋白质的技术。蛋白质组学方法可用于:①蛋白质组学分析。②两个不同样品的比较。③翻译后修饰的研究。④蛋白质间相互作用的探究。最常见的蛋白质组学技术是二维聚丙烯酰胺凝胶电泳、质谱和蛋白质微阵列技术[24]。此外,基于纳米液相色谱串联质谱的直接蛋白质组分析已被证明能精确鉴定和定量复杂的蛋白质混合物(指数修正的蛋白质丰度指数值)[2,25]。代谢组学主要用于研究所有由酶介导的生化过程所产生的代谢产物或低分子质量有机或无机化学物质。从技术上讲,核磁共振波谱和质谱分析是最常用的技术[26]。此外,在最近的研究修订[27]中,作者强调了脂质组学测量技术和高通量筛选作为新兴组学技术在毒理学研究中的应用发展。英国食品化学品毒性委员会列出了组学在食品和饲料化学风险评估中的七种作用[28]:①评估毒理学作用模式。②确定物种间的可变性和外推。③描述低剂量下分子事件的变化。④识别易于测量的生物标志物。⑤解释或外推相似的化学结构。⑥比较和选择替代分子。⑦开发可靠的体外模型以减少动物模型的使用。

在食品毒理学中,对于组学生物标志物来说,区分是由环境因素还是由遗传因素导致的疾病是非常重要的。例如,环境因素的改变可以揭示单核苷酸多态性在肺病和皮肤病[29]的发病风险中的作用。另外,通过对双胞胎[30]的研究发现,只有10%的癌症与遗传因素直接相关,这表明环境因素在疾病的发生中扮演着重要的角色。人们需要对食品中的化学物质、污染物以及环境因素进行监测和评估,了解它们对健康的潜在影响。通过研究环境暴露与疾病之间的关联,可以更好地了解疾病的发生机制,并采取相应的预防和控制措施,以保护人体健康。同时,遗传因素的研究也有助于识别个体在特定环境暴露下的易感性,为个体化的预防和治疗提供基础。综合考虑环境因素和遗传因素,可以更全面地评估食品中潜在的有害物质对人类健康的风险。

生物标志物鉴定过程包括两个主要阶段:发现和验证[31]。发现阶段的主要目的是确定不同研究中生物标志物的共同一致特征(理想情况下,在前瞻性队列研究中进行)。在此阶段使用潜在的分析方法(统计分析、数据库、文献挖掘或生物信息技术)对数据进行分析,比较正常受试者与患者的基因、蛋白质或代谢物间的差异。确定候选生物标志物后,即可开始验证,这是一个漫长而复杂的过程。在验证阶段,研究人员试图确定候选生物标志物[27,32]与疾病的因果关系,并研究其在预防、诊断、预后和治疗方面的应用。大量与人类慢性疾病(包括癌症[33,34]、糖尿病[35]或心血管疾病[36])相关的生物标志物的研究可以在文献中找到。然而,尽管已经确定了许多与人类疾病相关的生物标志物,但缺乏通用验证指南使得生物标记的验证变得困难。为了推动生物标志物的有效验证,科学界需要建立通用的验证指南和标准化的验证流程,这些指南应该包括样本收集、生物标志物测量方法的优化、验证样本的规模和代表性等方面的要求。通过建立通用的验证指南,我们可以提高生物标志物验证的可靠性和可重复性,从而为人类疾病的早期诊断和治疗提供更准确的工具,这将有助于加速个性化医疗的发展,并为患者提供更好的健康管理和治疗方案。在生物标志物的开发[32]中,已发现存在一些潜在的缺陷:①可变性。②样本来源有限。③缺乏标准方法、质量保证和质量控制。④知识产权保护——缺乏协作。⑤学术界和行业合作伙伴之间数据共享不足。⑥缺乏明确的监管指导。⑦长期数据不足。⑧安全性和有效性证据不足。因此,需要进行更多的研究,以推动完善组学生物标志物的挖掘和鉴定。

通过对动物组织和细胞进行转录组学分析,可以有效地鉴定化学污染物、毒物暴露和膳食成分对生物体的影响,并有效寻找潜在效应生物标志物。例如,富含维生素 A 的饮食可改变多个基因的表达,如用 10μmol/L 番茄红素处理乳腺癌细胞48h 后,其 *CYP26A1*、*CYP26B1* 或 *CYP2C22*[37]的表达即可变化。番茄红素可调控391 个基因,通过系统通路分析发现这些基因参与了细胞凋亡、细胞交流、MAPK 信号通路、细胞周期和异生物代谢等机制。尽管这些研究有助于识别与外源性暴露相关的效应生物标志物,但需要注意的是,微阵列技术可能存在一定的可变性,因此获得的结果需要进一步确认。实时荧光定量 PCR 是一种有效验证基因表达变化的方法[38]。Jobgen 等证实,在喂养富含 L-精氨酸[39]的高脂肪饮食的大鼠脂肪组织中,有大量基因存在差异表达。通过逆转录聚合酶链反应(RT-PCR)对一组受影响的基因(脂肪酸合成酶、PPAR-γ 或激素敏感脂肪酶等)进行分析,验证了微阵列的结果,从而有助于理解这种化合物发挥其作用的分子机制。人类肠道细胞暴露于富含酚类化合物的橙子提取物后,可观察到基因表达水平(微阵列和 RT-PCR)与蛋白质水平的变化(Western blot),即橙子提取物调节了 PAI-1 和 MMP12(基因和蛋白水平)的表达,这两个分子在肠道水平上与炎症反应相关[40]。

上述的研究很少涉及与天然化合物相关的危害。然而,目前已知大约有 30000 种现有化合物需要进一步的毒理学评估[28]。例如,咖啡因因其副作用未知,还处于进一步研究之中。转录组学分析显示,在大鼠着床后的全胚胎培养中,咖啡因诱导了与脂质代谢相关基因表达的变化[41]。食品添加剂,例如二丁基羟基甲苯(BHT)和丁基羟基茴香醚(BHA),是一类既可提高食品品质但也可能对消费者[42]产生副作用的化合物。利用转录组学对高BHT 饮食喂养动物的肝脏样本进行分析,结果显示与膳食暴露水平(28d)相关的 10 个基因的表达发生了变化。其中,5 个基因与药物代谢相关,分别为 *CYP2B1/2*、*CYP3A9*、*CYP2C6*、谷胱甘肽 S 转移酶 m2 型和羧酸酯酶 10 前体(基因)。上述结果及其相关蛋白表达水平已通过 RT-PCR 和 Western blotting[43]得到验证。2006 年,Nair 等研究了暴露于 BHA(200mg/kg 动物体重)的动物小肠和肝脏中的基因表达图谱,并对小肠中 2580 个基因和肝脏中 1317 个基因的 *Nrf2*[Cap'n'collar(*CNC*)转录因子家族成员,作为调控抗氧化应激的一种关键转录因子,在诱导机体的抗氧化应答中起着重要作用]依赖调节展开分析,但未在蛋白质水平上对这些基因表达的变化进行研究[44]。此外,利用蛋白质组学(2D-MALDI-Ms)技术[45]了解到,*Nrf2* 可通过调控一组确定的蛋白质(中间效应标记),在调控机体抗 BHA 反应中发挥重要作用。这些研究结果强调了对天然化合物和食品添加剂进行毒理学评估的重要性,以确保食品的安全性和消费者的健康。进一步的研究将有助于我们更好地理解这些化合物对人体的潜在风险,并为食品安全领域的决策提供科学依据。

全氟化合物(PFCs)是一种广泛用于消费品中的化学物质。其中,全氟辛烷磺酸(PFOS)可导致免疫毒性[46],而全氟辛酸(PFOA)作为一种致癌物具有肝脏和发育毒性以及改变甲状腺激素效应的能力[47],会对人体健康造成严重的危害。利用转录组学技术,已发现全氟辛烷磺酸可能通过 PPAR-α 调节通路,调控多种与肝脏过氧化物酶体增殖、脂肪酸激活、转运和氧化等相关基因的表达水平[48]。上述研究显示了基因组学和蛋白质组学在食品毒理学研究中的应用潜力。但是,剂量-反应关系仍然难以捉摸,这些潜在的生物标志物对剂量-反应关系的相关作用机制尚无定论。正如研究所示,暴露后转录谱的变化并不总是意味着蛋白质水平的变化。因此,在进行基因组研究的同时,还需要结合蛋白质表达分析来验证。

1.4 食品毒理学中的生物标志物

理论上,生物标志物必须反映有毒物质、营养物质或潜在代谢物到达靶器官并对生理功能产生不良影响的吸收量或比例。因此,生物标志物应能够识别确定的危害,并进行健康风险评估以确定原因/剂量-效应关系,这一假设基于将生物标志物的内部剂量(暴露生物标志物)以及潜在结构和/或功能的改变进行综合衡量,以了解其临床意义(效应生物标志物)。尽管人类致癌过程是由多种不同外源性因素和宿主基因型之间的复杂相互作用所致,但生物标志物也被用于预防和确定癌症的发展(致癌生物标志物)。了解和验证癌症发展中的生物标志物是必要的,因为癌症的早期诊断可以极大地改善其预后效果。癌症的预后评估是指对患者生存期和疾病进展的预测和评估,包括治疗反应、复发率和转移率等因素,它通常基于患者的临床表现、肿瘤类型、分期和分级等多个因素进行评估,并用各种统计方法来预测患者的生存期和治疗效果。预后评估能够帮助医生和患者了解疾病的发展趋势,制订更合适的治疗计划,并提高治疗效果和生存率。在这种情况下,个体差异是阐明机体对特定食品成分产生不同内在转化能力和反应程度的重要特征(易感性生物标志物)。因此,了解和验证生物标志物在食品毒理学中的应用是非常重要的。

1.4.1 暴露生物标志物

暴露生物标志物一词既可以指食源性物质或其代谢产物,也可以指这些物质与宿主体内靶位点相互作用所产生的代谢产物。这些假设在与发生帕金森病相关的鱼藤酮等物质诱导的毒性中得到证实[49]。鱼藤酮作为一种杀虫剂,通过摄入受其污染的食物而进入机体。通过对人外周血淋巴细胞的代谢组学研究发现,鱼藤酮诱导的线粒体功能障碍与早期凋亡形成的心磷脂衍生的氧化/水解产物有关。通过进一步氧化而产生不同的化学物质以及 sn-1 和 sn-2 结构的出现可能是鱼藤酮暴露的新生物标志物。

为了估算个体或人群目的暴露水平,可以通过测量食物中有害物质/代谢产物的浓度以及进行食物频率问卷调查来获得,这些方法提供了具有代表性的饮食习惯摄入量,可以对个人或人群暴露情况进行排名。然而,食物频率问卷调查可能对特定营养素的绝对摄入量不敏感,并由于族裔原因而排除某些食物。这一点非常重要,因为需要考虑个体生理因素以更好地汇编毒理学信息和预测健康风险评估,以防导致对毒素摄入量的高估或低估。简而言之,了解食物中毒素的摄入量需要综合考虑多种因素,包括食物中的物质浓度、食物频率问卷调查以及个体生理因素。

为了有效评估对食品中毒性物质的暴露水平,可以使用暴露生物标志物来证实并量化摄入的食物和体内暴露生物标志物浓度之间的联系。暴露生物标志物与效应生物标志物之间的关系定义了剂量-反应关系,为此,获取有关暴露频率和持续时间的信息至关重要。此外,还应区分"摄入量"和"暴露剂量",前者是指膳食摄入的食源性毒物的含量,后者是指根据暴露频率和持续时间所吸收的总量。通过测定细胞、组织、体液(如血液、脑脊液)或尿液和粪便中物质/代谢物浓度,可以反映它们在整个生物体中的分布情况。"暴露剂量"的特定生物学(基因型/表现型)反应可量化食物毒性物质与细胞大分子(蛋白质、DNA)间形成的共价化合物或排泄产物,进而预测到达靶位点的"量"。需要注意的是,必须考虑生物标志物的"半衰期",这将提供有关暴露周期的重要信息。某些在机体内分布不均或容易通过呼出气体[50,51]或尿液[52]排出的代谢物质在暴露期间或暴露后浓度可能会存在显著差异,甚至在后期无法检测。此外,如果在炎症过程中的某些酶的活性改变,产生既有益又有害的作用,或者初级反应产物进一步被修饰,那么在此过程中产生的特定酶类和反应活性化合物也可表现出显著差异。例如,髓过氧化物酶和次氯酸的生成有助于宿主防御微生物入侵,但在结肠炎[53]等疾病状态下上述两者含量也可能增加。

因此,在食品毒理学领域,为了更准确地评估暴露情况,需要使用多种生物标志物进行分析,例如血液中的血红蛋白化合物、尿液代谢物以及母体物质/化合物,而且这些生物标志物的测量应该不仅限于单个时间点,而是在一段时间内进行,以获得更精确的数据。重要的是,如果这些生物标志物具有不同的生物学意义,它们将提供更全面的暴露情况信息,有助于更好地评估潜在的毒性风险。需要注意的是,在分析和解释这些生物标志物数据时,还应参考其他相关因素,以确保评估结果的准确性和可靠性。其中,血红蛋白化合物是一种指示体内存在致癌物质或毒素的物质;尿液代谢物则反映了体内暴露物质的代谢过程;母体物质/化合物通常是指食物、水或者空气中存在的有害化合物。

1.4.2　效应生物标志物

在食品毒理学领域中,为了进行准确的危害识别以及剂量反应测量,我们需要关注"效应生物标志物"这一术语,这一术语是指在生物体内发生的与健康疾病相关的变化。这些标志物显示了生物体在某一水平[19]上接触某种毒素或其代谢产物后发生的生化、代谢或生理变化,并记录了毒素或其代谢产物被吸收后所引起的临床前变化或不良健康效应。因此,"效应生物标志物"可直接用于危害识别和剂量反应测量。出于预防的目的,理想的"效应生物标志物"是能够测量那些仍可逆转的变化,尽管如此,测量那些不可逆转效应的生物标志物仍然很重要,因为它们可以提供早期干预的机会。值得注意的是,我们获取那些有关靶标部位发生变化的重要信息通常来自那些易于获得的组织和液体。

血液毒性:通过测定与必需微量营养素有关的酶合成和/或活性以及常规白/红细胞计数或其代谢率变化对食物物质/化合物的毒性作用进行监测[54,55]。值得注意的是,有时膳食中营养矿物质(如铁)的缺乏会导致红细胞数量减少,这种情况可能会被误解为血液毒性。因此,在进行血液毒性测试时,需要考虑这些因素的影响。

肾脏毒性:肾脏是维持机体内环境稳定的主要控制系统,药物暴露常引起肾脏毒性,因此肾脏对外源性物质尤其敏感。例如,噻唑类化合物(如用于杀菌剂和食品防腐剂的噻苯唑)可通过环裂解代谢物的方式发挥其肾脏毒性,导致肾小管坏死,肾脏相对重量和血清尿素氮浓度增加、肾脏谷胱甘肽(GSH)浓度降低等。需要注意的是,肾脏毒性是指药物对肾脏的损害,而不是肾脏对药物的反应。

肾损伤的标记可以使用多种不同的参数。其中,功能性标志物(如血清肌酐和 β_2-微球蛋白)是一种常见的指标,用于评估肾脏功能的变化;生化学标志物(如前列腺素、纤维连接蛋白、激肽酶活性、尿中唾液酸和糖胺聚糖以及红细胞负电荷)可以提供更详细的信息,反映了肾脏的生物化学变化;细胞毒性标志物(如肾小管抗原)则指示了肾小管细胞受损的程度。此外,尿液中的蛋白质也是常用的标志物,包括白蛋白、转铁蛋白和视黄醇结合球蛋白,这些蛋白质的异常排泄可以提示肾脏损伤的存在。另外,一些酶类物质(如 N-乙酰葡萄糖胺酶和 β-半乳糖苷酶)也可以用作肾损伤的标志物,它们的活性变化可以反映肾脏的代谢功能。通过使用这些不同的标志物,可以综合评估肾损伤的程度和类型,这些标志物的变化可以提供关于肾脏健康状况的重要线索,并有助于医生确定适当的治疗方案。然而,需要注意的是,单个标志物可能无法全面反映肾脏损伤的情况,因此常常需要结合多个指标进行综合分析和诊断。

肝毒性:肝脏是参与机体代谢的核心器官,可转运营养物质及其代谢产物、内分泌信号和免疫信号等,在哺乳动物的生理机能中发挥重要作用。通常,我们利用特异性同工酶活性(如 ALT1 和 ALT2,可区分肝毒性、肾上腺和线粒体毒性)以及血清蛋白浓度(如 γ-谷氨酰转移酶和白蛋白)、肝内合成的胆汁酸浓度、线粒体和细胞核 DNA 片段浓度等来评估肝脏损伤。值得注意的是,其中一些蛋白质在严重的肝病中也可能升高,因此不一定能够准确地评估毒性物质对机体的影响。此外,菌群功能的差异也可能对血清胆汁酸谱[56]的改变产生重要影响。当前的问题是,在某些情况下,肝毒性生物标志物可能无法准确地识别有毒物质,由此凸显了寻找特定生物标志物的必要性,这促进了关于组学方法的深入研究。

免疫毒性:肠道不仅提供营养和代谢产物,还会产生源自肠黏膜和免疫系统的信号。长期以来,麦类蛋白质(如麸质成分中的蛋白质)因其具有潜在诱导过敏反应和肠道功能紊乱的能力而受到临床关注。近年来,α-淀粉酶/胰蛋白酶抑制剂家族中不同的非麸质成分(CM3 和 0.19)已揭示了其潜在的免疫毒性,并作为重要的新型因素参与肠道固有免疫应答[57]并影响其作用程度,这些生理反应与病原体相关分子模式{即 Toll 样受体 4[TLR4]}的变化有关。这种相互作用提高了先天性免疫信号的基础阈值,从而导致对随后的麸质暴露产生更严重的免疫反应。在人体中,慢性和急性研究中也发现摄入重金属(即无机砷、镉、铅)后会产生不良免疫抑制作用[58]。不仅如此,妊娠期砷暴露诱导的生命早期免疫缺陷与胎儿流产率和婴儿死亡率[10,59]的增加密切相关。

肺毒性:从食品安全的角度来看,肺损伤源于先天性免疫受体的激活(即革兰阴性菌的脂多糖),这种激活是由脓毒症继发的严重全身炎症反应综合征导致的血浆非酯化脂肪酸含量增加所致。肺功能总效应的测量(即呼气流量、强制呼气容积)以及支气管肺泡灌洗液的分析常用于检测肺损伤。另外,由于细胞因子可以反映出许多有价值的信息,因此研究细胞因子的产生也成为研究热点,主要用于回答更加深入的研究性问题[60]。

生殖与发育毒性:考虑个体间和个体内的巨大差异,我们可选用睾丸和卵巢功能的生理指标以及激素昼夜节律性的测定作为生物标志物。最近,分子 miRNA 技术的显著进步使其成为生殖毒性[61]的潜在生物标志物。值得注意的是,一些环境化学物,如双酚 A 和邻苯二甲酸酯,因其宫内暴露可导致表观遗传修饰而受到密切关注。由此可见,双酚 A 和邻苯二甲酸酯会引起基因表达的改变可能贯穿一生[62]。

有证据表明,生殖毒性会影响发育或导致后代产生不健康的表型,这一过程被越来越多的研究者认为是由表观遗传改变所导致的。在妊娠期间,许多生物标志物可以用于监测胚胎的发育和胎儿的健康状况,例如细胞遗传学研究、激素和 DNA 探针等,但它们与表观遗传学变化的关联还是一个新的研究方向,这包括 DNA 甲基化、组蛋白修饰(如乙酰化)、RNA 沉默或修饰或者它们的组合等。因此,该领域需要更多的研究与探索,以加深对生殖毒性的了解。

神经毒性:指对神经系统的损害作用。通过生物标志物的监测,人们可以了解神经系统的复杂功能。这些标志物涉及分子过程、细胞效应和行为测量等多种方面。人体肠道和大脑是密切联系的,它们之间的交流不断发生。肠道水平上存在多种不同的环境因素对肠道神经系统的发育、成熟和功能以及许多中枢神经系统的结构和功能等起着重要作用。迄今为止,有充分的证据表明,肠道菌群的组成与膳食习惯密切相关,并且会对大脑发育[63]、应激反应、焦虑和记忆[64]等方面产生影响。此外,肠道菌群还可调节次级胆汁酸的分布,增加多种类固醇底物的羟基化以及重金属的生物转化,从而改善或恶化生理功能或疾病发展。

1.4.3　致癌生物标志物

世界卫生组织对癌症新病例的出现和发展表示担忧,并预计未来 20 年全球癌症新病例数将增加 70%[65]。值得注意的是,癌症的发生与性别有关:①男性患病率前五种的癌症:肺癌、前列腺癌、结肠直肠癌、胃癌和肝癌。②女性最易患的五种癌症:乳腺癌、结肠癌、肺癌、宫颈癌和胃癌。

关于饮食因素和癌症关系的研究结果表明,大约三分之一的癌症与饮食因素有关,这意味着我们的饮食习惯对于预防癌症至关重要。尽管已经报道了许多可预测不同饮食相关癌症的临床和分子标志物(表 1.1),但在大多数情况下,这些标志物在临床实践中的应用效果仍不明确。大多数食源性物质/化合物在肠上皮细胞中经过酶介导的反应后在肝脏中进一步代谢并产生具有反应活性的化合物,导致 DNA 加合物的形成,进而激活癌症起始剂或受体,促进肿瘤的发生。一些 DNA 加合物具有致突变作用,如受损 DNA 的复制可能导致基因表达的改变。超重或肥胖无疑会增加几种常见癌症(即乳腺癌、子宫内膜癌、结直肠癌)[66,67]发病率。在这种背景下,肠道微生物组因其结构和功能已成为一种新兴调节因素,故被认为是一种生物标志物。此外,值得注意的是,随着全球化的不断发展,一些添加剂(例如某些美白剂,如二氧化钛)的使用,可能与结肠炎相关癌症模型[68]中肿瘤形成的加剧有关。因此,我们需要更深入地研究这些添加剂的影响,以保证食品安全并降低癌症的风险。

在日常生活中,爆米花等大众食品很是常见,这些产品需要在高温下进行烘烤或微波烹饪,会产生多种细胞毒性化合物,其中一种就是脱水甘油酰胺,它是具有强烷基化能力的环氧化物衍生物,可能会引起人们对健康风险的合理担忧。为了获得更多的信息,以便更好地评估环氧化物衍生物对人体的潜在致癌风险,我们可以研究这些化合物在人类尿液中的代谢物,例如 N-(R,S)-乙酰-S-$(2$-氨基甲酰基-2-羟乙基)-1-半胱氨酸[69],在这种情况下,该代谢物的比例很重要,因为环氧化物缩水甘油酰胺被认为是最终的致癌代谢物。此外,通过测量环氧缩水甘油酰胺的血红蛋白加合物,可以提供关于缩水甘油酰胺反应性和暴露的有用信息,这些数据对于评估健康风险非常重要。另外,熟食和爆米花中也可能含有两种最著名的全氟烷酸,即全氟辛酸(PFOA)和全氟辛烷磺酸(PFOS),二者已被确定为致癌物、肝脏和发育毒物以及免疫系统毒物。最近大量的研究数据显示,在环境介质、野生动物和人体组织中都可以检测到全氟烷酸的存在,这些化合物可在血液(全血、血浆和血清)、母乳、肝脏、精液和脐带血中被检出[47]。因此,尿液和/或血液中全氟烷酸的浓度可能作为早期生物标志物,以便更好地评估致癌风险(表 1.1)。

表 1.1　　在食品相关癌症(直肠癌、胰腺癌和膀胱癌)中鉴定的生物标志物

癌症		生物标志物	参考文献
胃	系统性	血管生成因子、细胞表面受体、黏附分子、蛋白质或肽、下游信号分子、内皮祖细胞、能量代谢参数、miRNA	[70~73]
	局部性	微血管密度、CD31	[74,75]
胰腺	系统性	肿瘤细胞和 DNA,*glypican-1* 基因,基因突变[例如 Kirsten 大鼠肉瘤病毒癌基因同源物(KRAS)、细胞周期蛋白依赖性激酶抑制剂 2A 和 p21WAF/CIP1]	[76,77]
	局部性	上皮内瘤变	[78,79]
膀胱	系统性	循环肿瘤细胞、外泌体和循环 miRNA	[80]
	局部性	*TP53*、*RB1*、*ERBB2* 或 *PTEN* 基因和 miRNA	[81,82]
结肠、直肠	系统性	循环 DNA 和肿瘤组织中的 *KRAS* 和 *PIK3CA* 突变	[83]
	局部性	微卫星不稳定性(MSI)、*CpG* 岛甲基化表型和 DNA 全局低甲基化	[84]

此外,我们不能否认一些被普遍认为是"健康"的食物(例如海藻和大米)对食源性无机砷摄入量具有相对较高的贡献。长期摄入含有无机砷的食物和饮用水可能会导致多种恶

性肿瘤的发生,如皮肤癌、膀胱癌、肺癌和肝癌等。测量尿液中总砷含量是最常用的估计无机砷暴露量的生物标志物。然而,该毒物的宿主生物转化过程中包括甲基化改变并被认为是增加毒物遗传毒性的关键因素。目前,砷致癌的分子机制尚未完全明确,有学者提出可能涉及氧化应激、基因表达、DNA 反应性等多种分子机制,但仍未达成科学共识。

1.4.4　易感性生物标志物

生物体对食源性毒物及其代谢物的反应能力和程度可以通过一些指标来表示。这些指标可能因内在因素、遗传特征或原有疾病状态的不同,导致毒物吸收比例增加、生物有效剂量减少或细胞反应改变而受到影响。以往关于功能多态性的研究揭示了单核苷酸多态性(如 *FGFR2* 基因启动子中的 *rs11200014*、*rs2981579* 和 *rs2981578*)与乳腺癌易感性的关系[85]。此外,整合全球差异等位基因特异性表达分析和全基因组关联研究的早期结果,有助于识别代表乳腺癌易感染色体区域表达失衡的单核苷酸多态性[86]。在这种情况下,许多不同因素如饮食、年龄、生理状态、致敏性以及前期暴露引起的酶诱导或抑制等对影响易感性起着重要作用。例如,超重/肥胖已被确定为癌症发展的一个重要风险因素,但只有明确的促炎细胞因子(如 IL-1β)与乳腺癌明显相关,而其他生物标志物如 IL-6 和 ox-LDL 等,虽然参与了癌症发展的不同过程和不同阶段,但都未显示出与乳腺癌的关联[87]。腺苷酸(AMP)活化蛋白激酶是能量代谢、应激抵抗和细胞蛋白稳定的基本调节因子,与低氧诱导因子(HIF)信号通路一样,是调节寿命和癌症生成且进化保守的生存机制[88]。

由遗传因素决定的表型可塑性会影响机体对外源性物质暴露的反应。一些代谢活化/失活酶(例如细胞色素 P450 同工酶、谷胱甘肽/甲基转移酶)的多态性,以及调控具有潜在毒性的食源性物质/化合物生物转化的不同酶活,通过增加或减少达到靶位点的生物有效剂量,导致易感性的不同。由于代谢物的分布和半衰期的变化会影响其在主要靶位点中的清除情况,上述影响因素可能会增加或减少个体暴露于食源性有毒物质或成分后引起的不良生理后果的风险。这种影响可能因种族、社会和人群分类的不同而有所不同。例如,对氧磷酶/芳香酯酶 1 的多态性编码与摄入胆固醇后的脂过氧化物水平直接相关[89]。此外,*rs11200014* 多态性与白种人乳腺癌风险之间存在显著关联,而与亚洲人和非洲人无显著关联。同时也证实了在所有种族中,*rs2981579* 多态性与乳腺癌风险增加相关[89]。这些研究结果显示了遗传因素在个体暴露于食品中有毒物质或成分后面临的生理风险方面的作用。

免疫系统的易感性也受到越来越多的关注。事先接触食品毒物或其他固有食品成分可能会引起免疫反应基础阈值的改变,从而使后续暴露的易感性增强。例如,肠道固有免疫细胞可以被某些营养素[57]或微生物群的分子信号通过 TLR4 和其他促炎受体激活,从而引发免疫反应。因此,肠道中细菌组成和功能的调节可以极大地影响(恶化或改善)体重增加和胰岛素抵抗[90],可能是通过核苷酸寡聚结构域-1 和核苷酸寡聚结构域-2 蛋白的相互作用以及其他尚未确定的途径实现的[91]。

1.5 结论与建议

本章旨在深入了解不同类型生物标志物的应用,并意识到建立区分它们之间的清晰界限是具有挑战性的。生物标志物不仅用于监测疾病的进展,还可以用于识别那些加重或降低毒性反应风险的人群和饮食习惯。重要的是,必须进行生物标志物验证,以确定食品中毒性物质和/或其代谢产物暴露与机体健康结局之间的关系。生物标志物的使用和验证涉及研究、伦理、社会文化和法律等方面的问题,这些问题可能因不同国家和传统饮食习惯的文化传承不同而有所差异。在这种情况下,FFQ 可能存在误差,有高估/低估毒素摄入的可能性,因此有必要考虑个体生理因素来编制毒理学信息和预测健康风险评估。然而,这些个体生理因素可能会阻碍研究和某些生物标志物的使用,从而影响研究的结果。由于新食品的快速和持续发展以及全球化的不断进行,寻找可靠生物标志物的动力也在逐渐增加。因此,在食品毒理学领域,我们需要继续努力寻找并验证适用的生物标志物,以更好地了解食源性危害物质对健康的影响,并为食品安全和健康风险评估提供可靠的依据。同时,我们也需要考虑到个体差异、文化因素和研究方法限制等因素,以确保研究的准确性和可靠性。

关键词

- 生物标志物
- 食品
- 有毒物质
- 健康风险

参考文献

1. Laparra, J. M. ; Vélez, D. ; Montoro, R. ; Barberá, R. ; Farré, R. Bioavailability of Inorganic Arsenic in Cooked Rice: Practical Aspects for Human Health Risk Assessment. *J. Agric. Food Chem.* 2005, 53, 8829-8833.

2. Laparra, J. M. ; Alfonso - García, A. ; Alegría, A. ; Barberá, R. ; Cilla, A. Keto - Stigmasterol and 7-Keto-Cholesterol Induce Differential Proteome Changes to Intestinal Epitelial (Caco-2) Cells. *Food Chem. Toxicol.* 2015, 84, 29-36.

3. World Health Organization. Environmental Health Criteria 237. Principles for Evaluating Health Risks in Children Associated with Exposure to Chemicals. *WHO Library Cataloguing-in-Publication Data*, 2006, ISBN: 92 4 157237 X.

4. US NRC (US National Research Council). *Biologic Markers in Reproductive Toxicology.* National Academy Press: Washington, DC, 1989; p. 395.

5. Benford, D. J. ; Hanley, A. B. ; Bottrill, K. ; Oehlschlager, S. ; Balls, M. ; Branca, F. ; Castegnaro, J. J. ; Descotes, J. ; Hemminiki, K. ; Lindsay, D. ; Schilter, B. Biomarkers as Predictive Tools in Toxicity Testing. *ATLA* 2000, 28, 119-131.

6. Sauer, J. M.; Hartung, T.; Leist, M.; Knudsen, T. B.; Hoeng, J.; Hayes, A. W. Systems Toxicology: The Future of Risk Assessment. *Int. J. Toxicol.* 2015, 34 (4), 346-388.

7. Dangleben, N. L.; Skibola, C. F.; Smith, M. T. Arsenic Immunotoxicity: A Review. *Environ. Health* 2013, 12, 73.

8. Rey, F. E.; Gonzalez, M. D.; Cheng, J.; Wu, M.; Ahern, P. P.; Gordon, J. I. Metabolic Niche of a Prominent Sulfate - Reducing Human Gut Bacterium. *PNAS* 2013, 110 (33), 13582-13587.

9. Vahter, M. Health Effects of Early Life Exposure to Arsenic. *Basic Clin. Pharmacol. Toxicol.* 2008, 102, 204-211.

10. Rahman, A.; Persson, L. Å.; Nermell, B.; El Arifeen, S.; Ekström, E. C.; Smith, A. H.; Vahter, M. Arsenic Exposure and Risk of Spontaneous Abortion, Stillbirth, and Infant Mortality. *Epidemiology* 2010, 21 (6), 797-804.

11. Grandjean, P.; Landrigan, P. J. Neurobehavioural Effects of Developmental Toxicity. *Lancet Neurol.* 2014, 13, 330-338.

12. Rho, J. H.; Bauman, A. J.; Boettger, H. G.; Yen, T. F. A Search for Porphyrin Biomarkers in Nonesuch Shale and Extraterrestrial Samples. *Space Life Sci.* 1973, 4, 69-77.

13. Strimbu, K.; Tavel, J. A. What Are Biomarkers? *Curr. Opin. HIV AIDS*, 2010, 5 (6), 463-466.

14. Oclon, E. A.; Latacz, A.; Zubel - Łojek, J.; Pierzchała - Koziec, K. Hyperglycemia - Induced Changes in miRNA Expression Patterns in Epicardial Adipose Tissue of Piglets. *J. Endocrinol.* 2016, pii: JOE-15-0495.

15. Beckett, E. L.; Martin, C.; Choi, J. H.; King, K.; Niblett, S.; Boyd, L.; Duesing, K.; Yates, Z.; Veysey, M.; Lucock, M. Folate Status, Folate - Related Genes and Serum miR - 21 Expression: Implications for miR-21 as a Biomarker. *BBA Clin.* 2015, 4, 45-51.

16. King, J. C.; Brown, K. H.; Gibson, R. S.; Krebs, N. F.; Lowe, N. M.; Siekmann, J. H.; Raiten, D. J. Biomarkers of Nutrition for Development (BOND)—Zinc Review. *J. Nutr.* 2016, pii: jn220079.

17. IARC(International Agency for Cancer Research). IARC Monographs on the Evaluation of Carcinogenic Risks to Humans. *Overall Evaluations of Carcinogenicity: An Updating of IARC Monographs*; International Agency for Cancer Research: Lyon, 1987; Vol. 1-42, Suppl. 7.

18. Laparra, J. M.; Vélez, D.; Montoro, R.; Barberá, R.; Farré, R. Bioaccessibility of Inorganic Arsenic Species in Raw and Cooked *Hizikia fusiforme* Seaweed. *Appl. Organomet. Chem.* 2004, 18, 662-669.

19. Gundert - Remy, U.; Dahl, S. G.; Boobis, A.; Kremers, P.; Kopp - Schneider, A.; Oberemm, A.; Renwick, A.; Pelkonen, O. Molecular Approaches to the Identification of Biomarkers of Exposure and Effect—Report of an Expert Meeting Organized by COST Action B15. *Toxicol. Lett.* 2005, 156, 227-240.

20. Kleno,T. G. ;Kiehr,B. ;Baunsgaard,D. ;and Sidelmann,U. G. Combination of "Omics" Data to Investigate the Mechanism(s)of Hydrazine-Induced Hepatotoxicity in Rats and to Identify Potential Biomarkers. *Biomarkers* 2004,9,116-138.

21. Tarca, A. L. ; Romero, R. ; Draghici, S. Analysis of Microarray Experiments of Gene Expression Profiling. *Am. J. Obstet. Gynecol.* 2006,195,373-388.

22. Paoloni-Giacobino, A. Post Genomic Decade—The Epigenome and Exposome Challenges. *Swiss Med. Wkly.* 2011,141,w13321.

23. Reuter, J. A. ; Spacek, D. V. ; Snyder, M. P. High-Throughput Sequencing Technologies. *Mol. Cell* 2015,58,586-597.

24. Chandramouli, K. ; Qian, P. Y. Proteomics:Challenges,Techniques and Possibilities to Overcome Biological Sample Complexity. *Hum. Genet. Proteomics* 2009,2009,239204.

25. Ishihama, Y. ; Oda, Y. ; Tabata, T. ; Sato, T. ; Nagasu, T. ; Rappsilber, J. ; Mann, M. Exponentially Modified Protein Abundance Index(emPAI)for Estimation of Absolute Protein Amount in Proteomics by the Number of Sequenced Peptides Per Protein. *Mol. Cell. Proteomics* 2005,4,1265-1272.

26. Brennan, L. Metabolomics in Nutrition Research:Current Status and Perspectives. *Biochem. Soc. Trans.* 2013,41,670-673.

27. Sturla,S. J. ;Boobis,A. R. ;FitzGerald,R. E. ;Hoeng,J. ;Kavlock,R. J. ;Schirmer,K. ; Whelan, M. ; Wilks, M. F. ; Peitsch, M. C. Systems Toxicology:From Basic Research to Risk Assessment. *Chem. Res. Toxicol.* 2014,27,314-329.

28. European Food Safety Authority(EFSA). A Foresight Study on Emerging Technologies: State of the Art of Omics Technologies and Potential Applications in Food and Feed Safety. *EFSA Supporting Publication* 2013,*EN-495*,2013.

29. Feil, R. ; Fraga, M. F. Epigenetics and the Environment:Emerging Patterns and Implications. *Nat. Rev. Genet.* 2012,13,97-109.

30. Lichtenstein,P;Holm,N. V. ;Verkasalo,P. K. ;Iliadou,A. ;Kaprio,J. ;Koskenvuo,M. ; Pukkala,E. ;Skythe,A. ;Hemminki,K. Environmental and Heritable Factors in the Causation of Cancer—Analyses of Cohorts of Twins from Sweden,Denmark,and Finland. *N. Engl. J. Med.* 2000,343(2),78-85.

31. Sahab, Z. J. ; Semaan, S. M. ; Sang, Q. X. Methodology and Applications of Disease Biomarker Identification in Human Serum. *Biomark. Insights* 2007,2,21-43.

32. Lin, D. ; Hollander, Z. ; Meredith, A. ; McManus, B. M. Searching for 'Omic' Biomarkers. *Can. J. Cardiol.* 2009,25(Suppl A),9A-14A.

33. Duscharla,D. ;Bhumireddy,S. R. ;Lakshetti,S. ;Pospisil,H. ;Murthy,P. V. ;Walther, R. ;Sripadi,P. ;Ummanni,R. Prostate Cancer Associated Lipid Signatures in Serum Studied by ESI-Tandem Mass Spectrometry as Potential New Biomarkers. *PLoS One* 2016,11,e0150253.

34. Guo, J. ; Xie, K. ; Zheng, S. Molecular Biomarkers of Pancreatic Intraepithelial

Neoplasia and Their Implications in Early Diagnosis and Therapeutic Intervention of Pancreatic Cancer. *Int. J. Biol. Sci.* 2016, 12 (3), 292-301.

35. Zhao, Y. ; Xue, Q. ; Su, X. ; Xie, L. ; Yan, Y. ; Wang, L. ; Steinman, A. D. First Identification of the Toxicity of Microcystins on Pancreatic Islet Function in Humans and the Involved Potential Biomarkers. *Environ. Sci. Technol.* 2016, 50, 3137-3144.

36. Gil-Izquierdo, A. ; Penalvo, J. L. ; Gil, J. I. ; Medina, S. ; Horcajada, M. N. ; Lafay, S. ; Silberberg, M. ; Llorach, R. ; Zafrilla, P. ; Garcia − Mora, P. ; Ferreres, F. Soy Isoflavones and Cardiovascular Disease Epidemiological, Clinical and Omics Perspectives. *Curr. Pharm. Biotechnol.* 2012, 13, 624-631.

37. Chalabi, N. ; Satih, S. ; Delort, L. ; Bignon, Y. J. ; Bernard − Gallon, D. J. Expression Profiling by Whole − Genome Microarray Hybridization Reveals Differential Gene Expression in Breast Cancer Cell Lines after Lycopene Exposure. *Biochim. Biophys. Acta* 2007, 1769, 124-130.

38. Morey, J. S. ; Ryan, J. C. ; Van Dolah, F. M. Microarray Validation: Factors Influencing Correlation between Oligonucleotide Microarrays and Real−Time PCR. *Biol. Proc. Online* 2006, 8, 175-193.

39. Jobgen, W. ; Fu, W. J. ; Gao, H. ; Li, P. ; Meininger, C. J. ; Smith, S. B. ; Spencer, T. E. ; Wu, G. High Fat Feeding and Dietary L−Arginine Supplementation Differentially Regulate Gene Expression in Rat White Adipose Tissue. *Amino Acids* 2009, 37, 187-198.

40. Gimenez-Bastida, J. A. ; Martinez-Florensa, M. ; Espin, J. C. ; Tomas-Barberan, F. A. ; Garcia-Conesa, M. T. A Citrus Extract Containing Flavanones Represses Plasminogen Activator Inhibitor−1 (PAI−1) Expression and Regulates Multiple Inflammatory, Tissue Repair, and Fibrosis Genes in Human Colon Fibroblasts. *J. Agric. Food Chem.* 2009, 57, 9305-9315.

41. Robinson, J. F. ; van Beelen, V. A. ; Verhoef, A. ; Renkens, M. F. ; Luijten, M. ; van Herwijnen, M. H. ; Westerman, A. ; Pennings, J. L. ; Piersma, A. H. Embryotoxicant − Specific Transcriptomic Responses in Rat Postimplantation Whole − Embryo Culture. *Toxicol. Sci.* 2010, 118, 675-685.

42. Hocman, G. Chemoprevention of Cancer: Phenolic Antioxidants (BHT, BHA) . *Int. J. Biochem.* 1988, 20, 639-651.

43. Stierum, R. ; Conesa, A. ; Heijne, W. ; van Ommen, B. ; Junker, K. ; Scott, M. P. ; Price, R. J. ; Meredith, C. ; Lake, B. G. ; Groten, J. Transcriptome Analysis Provides New Insights into Liver Changes Induced in the Rat upon Dietary Administration of the Food Additives Butylated Hydroxytoluene, Curcumin, Propyl Gallate and Thiabendazole. *Food Chem. Toxicol.* 2008, 46, 2616-2628.

44. Nair, S. ; Xu, C. ; Shen, G. ; Hebbar, V. ; Gopalakrishnan, A. ; Hu, R. ; Jain, M. R. ; Lin, W. ; Keum, Y. S. ; Liew, C. ; Chan, J. Y. ; Kong, A. N. Pharmacogenomics of Phenolic Antioxidant Butylated Hydroxyanisole(BHA) in the Small Intestine and Liver of *Nrf*2 Knockout and C57BL/6J Mice. *Pharm. Res.* 2006, 23, 2621-2637.

45. Abdullah, A.; Kitteringham, N. R.; Jenkins, R. E.; Goldring, C.; Higgins, L.; Yama-moto, M.; Hayes, J.; Park, B. K. Analysis of the Role of *Nrf2* in the Expression of Liver Proteins in Mice Using Two-dimensional Gel-Based Proteomics. *Pharmacol. Rep.* 2012, 64, 680-697.

46. Domingo, J. L. Health Risks of Dietary Exposure to Perfluorinated Compounds. *Environ. Int.* 2012, 40, 187-195.

47. Lau, C.; Anitole, K.; Hodes, C.; Lai, D.; Pfahles-Hutchens, A.; Seed, J. Perfluoroalkyl Acids: A Review of Monitoring and Toxicological Findings. *Toxicol. Sci.* 2007, 99 (2), 366-394.

48. Bjork, J. A.; Lau, C.; Chang, S. C.; Butenhoff, J. L.; Wallace, K. B. Perfluorooctane Sulfonate-Induced Changes in Fetal Rat Liver Gene Expression. *Toxicology* 2008, 251, 8-20.

49. Tyurina, Y. Y.; Winnica, D. E.; Kapralova, V. I.; Kapralov, A. A.; Tyurin, V. A.; Kagan, V. E. LC/MS Characterization of Rotenone Induced Cardiolipin Oxidation in Human Lymphocytes: Implications for Mitochondrial Dysfunction Associated with Parkinson's Disease. *Mol. Nutr. Food Res.* 2013, 57 (8), 1410-1422.

50. van Horck, M.; Alonso, A.; Wesseling, G.; de Winter-de Groot, K.; van Aalderen, W.; Hendriks, H.; Winkens, B.; Rijkers, G.; Jöbsis, Q.; Dompeling, E. Biomarkers in Exhaled Breath Condensate Are Not Predictive for Pulmonary Exacerbations in Children with Cystic Fibrosis: Results of a One-Year Observational Study. *PLoS One* 2016, 11 (4), e0152156.

51. Tahan, F.; Eke, G. H.; Bicici, E.; Saraymen, B.; Akar, H. H. Increased Postexercise Lipoxin A4 Levels in Exhaled Breath Condensate in Asthmatic Children with Exercise-Induced Bronchoconstriction. *J. Investig. Allergol. Clin. Immunol.* 2016, 26 (1), 19-24.

52. De Craemer, S.; Croes, K.; van Larebeke, N.; Sioen, I.; Schoeters, G.; Loots, I.; Nawrot, T.; Nelen, V.; Campo, L.; Fustinoni, S.; Baeyens, W. Investigating Unmetabolized Polycyclic Aromatic Hydrocarbons in Adolescents' Urine as Biomarkers of Environmental Exposure. *Chemosphere* 2016, 155, 48-56.

53. Kato, Y. Neutrophil Myeloperoxidase and Its Substrates: Formation of Specific Markers and Reactive Compounds during Inflammation. *J. Clin. Biochem. Nutr.* 2016, 58 (2), 99-104.

54. Belury, M. A.; Cole, R. M.; Bailey, B. E.; Ke, J. Y.; Andridge, R. R.; Kiecolt-Glaser, J. K. Erythrocyte Linoleic Acid, But Not Oleic Acid, Is Associated with Improvements in Body Composition in Men and Women. *Mol. Nutr. Food Res.* 2016, doi: 10. 1002/ mnfr. 201500744.

55. Barden, A.; O'Callaghan, N.; Burke, V.; Mas, E.; Beilin, L. J.; Fenech, M.; Irish, A. B.; Watts, G. F.; Puddey, I. B.; Huang, R. C.; Mori, T. A. n - 3 Fatty Acid Supplementation and Leukocyte Telomere Length in Patients with Chronic Kidney Disease. *Nutrients* 2016, 8 (3), pii: E175.

56. Ridlon, J. M.; Harris, S. C.; Bhowmik, S.; Kang, D. J.; Hylemon, P. B. Consequences of Bile Salt Biotransformations by Intestinal Bacteria. *Gut Microbes* 2016, 7 (1), 22-39.

57. Junker, Y.; Zeissig, S.; Kim, S.; Barisani, D.; Wieser, H.; Leffler, D. A.; Zevallos, V.;

Libermann, T. A. ; Dillon, S. ; Freitag, T. L. ; Kelly, C. P. ; Schuppan, D. Wheat Amylase Trypsin Inhibitors Drive Intestinal Inflammation via Activation of Toll−Like Receptor 4. *J. Exp. Med.* 2012, 209, 2395−2408.

58. Portales, P. D. ; Baranda, L. ; Díaz−Barriga, F. ; Saavedra−Alanis, V. ; Layseca, E. ; Gonzalez−Amaro, R. Effect of Arsenic, Cadmium and Lead on the Induction of Apoptosis of Normal Human Mononuclear Cells. *Clin. Exp. Immunol.* 2002, 129 (1), 69−77.

59. Rahman, A. ; Vahter, M. ; Ekström, E. C. ; Rahman, M. ; Golam Mustafa, A. H. ; Wahed, M. A. ; Yunus, M. ; Persson, LA. Association of Arsenic Exposure during Pregnancy with Fetal Loss and Infant Death: A Cohort Study in Bangladesh. *Am. J. Epidemiol.* 2007, 165 (12), 1389−96.

60. Gonçalves−de−Albuquerque, C. F. ; Medeiros−de−Moraes, I. M. ; Oliveira, F. M. ; Burth, P. ; Bozza, P. T. ; Castro Faria, M. V. ; Silva, A. R. ; Castro−Faria−Neto, H. C. Omega−9 Oleic Acid Induces Fatty Acid Oxidation and Decreases Organ Dysfunction and Mortality in Experimental Sepsis. *PLoS One* 2016, 11 (4), e0153607.

61. Sun, Z. ; Zhang, W. ; Li, S. ; Xue, X. ; Niu, R. ; Shi, L. ; Li, B. ; Wang, X. ; Wang, J. Altered miRNAs Expression Profiling in Sperm of Mice Induced by Fluoride. *Chemosphere* 2016, 155, 109−114.

62. Singh, S. ; Li, S. S. Epigenetic Effects of Environmental Chemicals Bisphenol A and Phthalates. *Int. J. Mol. Sci.* 2012, 13 (8), 10143−10153.

63. Heijtz, R. ; Wang, S. ; Anuar, F. ; Qian, Y. ; Björkholm, B. ; Samuelsson, A. ; Hibberd, M. L. ; Forssberg, H. ; Pettersson, S. Normal Gut Microbiota Modulates Brain Development and Behavior. *Proc. Nat. Acad. Sci. USA* 2011, 108, 3047−3052.

64. Gareau, M. G. ; Wine, E. ; Rodrigues, D. M. ; Cho, J. H. ; Whary, M. T. ; Philpott, D. J. ; Macqueen, G. ; Sherman, P. M. Bacterial Infection Causes Stress−Induced Memory Dysfunction in Mice. *Gut* 2011, 60, 307−317.

65. World Health Organization(WHO). www. who. int. Fact sheet No. 297, 2015.

66. Agresti, R. ; Meneghini, E. ; Baili, P. ; Minicozzi, P. ; Turco, A. ; Cavallo, I. ; Funaro, F. ; Amash, H. ; Berrino, F. ; Tagliabue, E. ; Sant, M. Association of Adiposity, Dysmetabolisms, and Inflammation with Aggressive Breast Cancer Subtypes: A Cross−Sectional Study. *Breast Cancer Res. Treat.* 2016, 157 (1), 179−189.

67. Schmitz, J. ; Evers, N. ; Awazawa, M. ; Nicholls, H. T. ; Brönneke, H. S. ; Dietrich, A. ; Mauer, J. ; Blüher, M. ; Brüning, J. C. Obesogenic Memory Can Confer Long−Term Increases in Adipose Tissue But Not Liver Inflammation and Insulin Resistance after Weight Loss. *Mol. Metab.* 2016, 5 (5), 328−339.

68. Urrutia−Ortega, I. M. ; Garduño−Balderas, L. G. ; Delgado−Buenrostro, N. L. ; Freyre− Fonseca, V. ; Flores−Flores, J. O. ; González−Robles, A. ; Pedraza−Chaverri, J. ; Hernandez− Pando, R. ; Rodríguez−Sosa, M. ; León−Cabrera, S. ; Terrazas, L. I. ; van Loveren, H. ; Chirino,

Y. I. Food-Grade Titanium Dioxide Exposure Exacerbates Tumor Formation in Colitis Associated Cancer Model. *Food Chem. Toxicol.* 2016,93,20-31. pii:S0278-6915(16)30120-X.

69. Scherer, G. ; Urban, M. ; Hagedorn, H. W. ; Serafin, R. ; Feng, S. ; Kapur, S. ; Muhammad, R. ; Jin, Y. ; Sarkar, M. ; Roethig, H. J. Determination of Methyl -, 2 - Hydroxyethyl- and 2 - Cyanoethyl Mercapturic Acids as Biomarkers of Exposure to Alkylating Agents in Cigarette Smoke. *J. Chromatogr. B*: *Anal. Technol. Biomed. Life Sci.* 2010, 878 (27), 2520-2528.

70. Duda, D. G. Molecular Biomarkers of Response to Antiangiogenic Therapy for Cancer. *ISRN Cell Biol.* 2012,2012,1-11.

71. de Haas, S. ; Delmar, P. ; Bansal, A. T. ; Moisse, M. ; Miles, D. W. ; Leighl, N. ; Escudier, B. ; Van Cutsem, E. ; Carmeliet, P. ; Scherer, S. J. ; Pallaud, C. ; Lambrechts, D. Genetic Variability of VEGF Pathway Genes in Six Randomized Phase Ⅲ trials Assessing the Addition of Bevacizumab to Standard Therapy. *Angiogenesis* 2014,17,909-920.

72. Konishi, H. ; Ichikawa, D. ; Komatsu, S. ; Shiozaki, A. ; Tsujiura, M. ; Takeshita, H. ; Morimura, R. ; Nagata, H. ; Arita, T. ; Kawaguchi, T. ; Hirashima, S. ; Fujiwara, H. ; Okamoto, K. ; Otsuji, E. Detection of Gastric Cancer - Associated MicroRNAs on MicroRNA Microarray Comparing Pre-and Post-operative Plasma. *Br. J. Cancer* 2012,106,740-747.

73. Song, M. Y. ; Pan, K. F. ; Su, H. J. ; Zhang, L. ; Ma, J. L. ; Li, J. Y. ; Yuasa, Y. ; Kang, D. ; Kim, Y. S. ; You, W. C. Identification of Serum MicroRNAs as Novel Non - invasive Biomarkers for Early Detection of Gastric Cancer. *PLoS One* 2012,7,e33608.

74. Badescu, A. ; Georgescu, C. V. ; Vere, C. C. ; Craitoiu, S. ; Grigore, D. Correlations between Her2 Oncoprotein, VEGF Expression, MVD and Clinicopathological Parameters in Gastric Cancer. *Rom. J. Morphol. Embryol.* 2012,53,997-1005.

75. Carboni, F. ; Valle, M. ; Camperchioli, L. ; Sandri, G. B. ; Sentinelli, S. ; Garofalo, A. Mesothelial Cyst of the Round Ligament of the Liver. *J. Minim. Access. Surg.* 2016, 12 (1), 83-85.

76. Sausen, M. ; Phallen, J. ; Adleff, V. ; Jones, S. ; Leary, R. J. ; Barrett, M. T. ; Anagnostou, V. ; Parpart-Li, S. ; Murphy, D. ; Kay Li, Q. ; Hruban, C. A. ; Scharpf, R. ; White, J. R. ; O'Dwyer, P. J. ; Allen, P. J. ; Eshleman, J. R. ; Thompson, C. B. ; Klimstra, D. S. ; Linehan, D. C. ; Maitra, A. ; Hruban, R. H. ; Diaz, L. A. , Jr. ; Von Hoff, D. D. ; Johansen, J. S. ; Drebin, J. A. ; Velculescu, V. E. Clinical Implications of Genomic Alterations in the Tumour and Circulation of Pancreatic Cancer Patients. *Nat. Commun.* 2015,7,7686.

77. Melo, S. A. ; Luecke, L. B. ; Kahlert, C. ; Fernandez, A. F. ; Gammon, S. T. ; Kaye, J. ; LeBleu, V. S. ; Mittendorf, E. A. ; Weitz, J. ; Rahbari, N. ; Reissfelder, C. ; Pilarsky, C. ; Fraga, M. F. ; Piwnica-Worms, D. ; Kalluri, R. Glypican-1 Identifies Cancer Exosomes and Detects Early Pancreatic Cancer. *Nature* 2015,523 (7559),177-182.

78. Koorstra, J. B. ; Feldmann, G. ; Habbe, N. ; Maitra, A. Morphogenesis of Pancreatic

Cancer：Role of Pancreatic Intraepithelial Neoplasia（PanINs），*Langenbecks Arch. Surg.* 2008，393，561-570.

79.　Cooper, C. L. ; O'Toole, S. A. ; Kench, J. G. Classification, Morphology and Molecular Pathology of Premalignant Lesions of the Pancreas. *Pathology* 2013,45,286-304.

80.　Nagata,M. ;Muto,S. ;Horie,S. Molecular Biomarkers in Bladder Cancer：Novel Potential Indicators of Prognosis and Treatment Outcomes. *Dis. Mark.* 2016,2016,8205836.

81.　Knowles, M. A. ; Hurst, C. D. Molecular Biology of Bladder Cancer：New Insights into Pathogenesis and Clinical Diversity. *Nat. Rev. Cancer* 2014,15（1），25-41.

82.　Yoshino,H. ;Seki,N. ;Itesako,T. ;Chiyomaru,T. ;Nakagawa,M. ;Enokida,H. Aberrant Expression of MicroRNAs in Bladder Cancer. *Nat. Rev. Urol.* 2013,10（7），396-404.

83.　Thierry,A. R. ;Mouliere,F. ;El Messaoudi,S. ;Mollevi,C. ;Lopez-Crapez,E. ;Rolet, F. ;Gillet, B. ; Gongora, C. ; Dechelotte, P. ; Robert, B. ; Del Rio, M. ; Lamy, P. J. ; Bibeau, F. ; Nouaille, M. ; Loriot, V. ; Jarrousse, A. S. ; Molina, F. ; Mathonnet, M. ; Pezet, D. ; Ychou, M. Clinical Validation of the Detection of KRAS and BRAF Mutations from Circulating Tumor DNA. *Nat. Med.* 2014,20（4），430-435.

84.　Grady, W. M. ; Pritchard, C. C. Molecular Alterations and Biomarkers in Colorectal Cancer. *Toxicol. Pathol.* 2014,42,124-139.

85. Zhou,L. ; Yao, F. ; Luan, H. ; Wang, Y. ; Dong, X. ; Zhou, W. ; Wang, Q. Three Novel Functional Polymorphisms in the Promoter of *FGFR2* Gene and Breast Cancer Risk：A HuGE Review and Meta-analysis. *Breast Cancer Res. Treat.* 2012,136（3），885-897.

86.　Lin, W. ; Lin, H. D. ; Guo, X. Y. ; Lin, Y. ; Su, F. X. ; Jia, W. H. ; Tang, L. Y. ; Zheng, W. ; Long, J. R. ; Ren, Z. F. Allelic Expression Imbalance Polymorphisms in Susceptibility Chromosome Regions and the Risk and Survival of Breast Cancer. *Mol. Carcinog.* 2016, doi：10. 1002/mc. 22493.

87.　Dias, J. A. ; Fredrikson, G. N. ; Ericson, U. ; Gullberg, B. ; Hedblad, B. ; Engström, G. ; Borgquist, S. ; Nilsson, J. ; Wirfält, E. Low-Grade Inflammation, Oxidative Stress and Risk of Invasive Post-Menopausal Breast Cancer—A Nested Case-Control Study from the Malmö Diet and Cancer Cohort. *PLoS One* 2016,11（7），e0158959.

88.　Salminen, A. ; Kaarniranta, K. ; Kauppinen, A. AMPK and HIF Signaling Pathways Regulate both Longevity and Cancer Growth：The Good News and the Bad News about Survival Mechanisms. *Biogerontology* 2016,17（4），655-680.

89.　Bonafè,M. ;Marchegiani,F. ;Cardelli,M. ;Olivieri,F. ;Cavallone,L. ;Giovagnetti,S. ; Pieri, C. ; Marra, M. ; Antonicelli, R. ; Troiano, L. ; Gueresi, P. ; Passeri, G. ; Berardelli, M. ; Paolisso, G. ; Barbieri, M. ; Tesei, S. ; Lisa, R. ; De Benedictis, G. ; Franceschi, C. Genetic Analysis of Paraoxonase（PON1）Locus Reveals an Increased Frequency of Arg192 Allele in Centenarians. *Eur. J. Hum. Genet.* 2002,10（5），292-296.

90.　Abu-Shanab, A. ;Quigley, E. M. The Role of the Gut Microbiota in Nonalcoholic Fatty

Liver Disease. *Nat. Rev. Gastroenterol. Hepatol.* 2010,7（12）,691-701.

91. Parnell,J. A. ;Raman,M. ;Rioux,K. P. ;Reimer,R. A. The Potential Role of Prebiotic Fibre for Treatment and Management of Non - alcoholic Fatty Liver Disease and Associated Obesity and Insulin Resistance. *Liver Int.* 2011,1-11.

黏膜暴露和食物毒性生物标志物

YUSEOK MOON[1,2]*

[1]Laboratory of Mucosal Exposome and Biomodulation, Department of Biomedical Sciences, Pusan National University, Yangsan, South Korea

[2]Immunoregulatory Therapeutics Group in Brain Busan 21 Project, Busan, South Korea

* E-mail：moon@ pnu. edu

摘要

暴露组是指存在于宿主内源微环境和外源宏环境中的所有因素的总和,这些因素可能影响疾病的发生和临床结果。具体而言,黏膜暴露组指黏膜中包含食物成分和微生物群的内部生态环境,这些因素都与宿主生理组分(包括免疫系统)进行交互作用,这个综合网络可能决定宿主的稳态和急性毒性疾病或慢性疾病的进展。本章主要描述基于黏膜暴露的对食物毒性和相关生物标志物的研究现状。在肠腔中,食源性毒素与其他膳食成分和肠道菌群混合在一起,所有这些都相互作用,影响机体健康。此外,产生肠道中代谢有毒物质的微生物的存在及其多样性是毒性易感性的另一个重要决定因素,并可用作易感性生物标志物。就黏膜对食源性外源物的生物反应而言,黏膜效应生物标志物对于评估与肠道相关的疾病(包括胃肠炎和全身性疾病)非常重要。例如,与肠-脑轴有关的厌食症的行为反应,从机制上来看,与来自肠道神经内分泌细胞的饮食失调相关激素的改变有关,这些可以作为黏膜暴露组相关并发症的有用生物标志物。总之,了解黏膜暴露组的重要性以及与食品毒性相关的生物标志物对于我们深入了解食品相关疾病的机制和评估风险非常关键。本章将涵盖与食品相关的疾病问题,包括食品过敏、慢性炎症性疾病和恶性肿瘤。通过这些内容,我们可以更好地理解食品对健康的影响,并采取相应的措施预防或治疗相关疾病。

2.1 引言

针对食源性病原体和有毒物质等的侵害,宿主的内源性黏膜微环境会发生变化,导致机体产生了系统性生物学反应。系统性生物学反应是指在人体的生物系统中,通过许多不同生物学层面的相互作用,对刺激做出的综合反应。这些反应包括基于基因表达水平的信号转导、蛋白质水平的相互作用和代谢通路的变化等。这些复杂的生物学反应可以帮助解释和预测人体疾病的发生和发展机制,并支持药物研发和治疗方案的优化。黏膜环境的改变可能决定宿主是否能够维持稳态或进入疾病状态。黏膜暴露组是指在内源性微环境中存在的所有因素的总和,可能影响宿主的生理状态和病原状态,并贯穿整个生命周期[1-3]。其中,对黏膜暴露组影响最大的外部因素是日常摄入的饮食成分,这些饮食成分包括大量营养素、调节营养素、有益的食品微生物以及包括食源性病原体和有毒化学物质在内的其他外源物。食源性人体黏膜疾病是由于食品成分、肠道菌群和宿主通过免疫和神经内分泌系统的动态黏膜相互作用的稳态被破坏所致。

营养物质能够对人类微生物群落的组成和多样性产生急性和慢性影响。此外,营养素和肠道菌群是肠道免疫反应和神经内分泌回路等信号系统的重要调节因子。饮食决定了其动态和组成,并构成了饮食–微生物群落–宿主哨兵的网络。食物因素改变肠道菌群或其产物,从而触发黏膜免疫系统,并通过微生物因子或免疫相关细胞释放神经内分泌刺激物[4]。此外,大量证据表明人体黏膜免疫系统和神经内分泌回路之间存在密切的相互作用,这有助于解释与饮食有关的临床结果。近年来,发达国家慢性疾病的发病率增加,包括心血管疾病(动脉粥样硬化)、代谢性疾病(胰岛素抵抗、2 型糖尿病)、炎症性肠病(IBD)、哮喘和各种上皮癌症等,这些都与饮食、微生物群落和宿主信号系统(包括胃肠免疫和神经内分泌系统)的变化密切相关(图 2.1)。综上所述,了解营养物质对微生物群落和肠道免疫神经调节的影响,对于理解饮食与疾病之间的关系至关重要,这一领域的研究有助于揭示慢性疾病的发病机制,并为预防或治疗疾病提供新的策略。

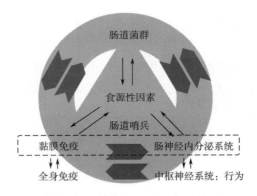

图 2.1 黏膜暴露组中的食品网络

以下几点提供了有关黏膜暴露组和效应标志物的相互作用中的不同方面,以便更全面地探讨该领域。

- 监测暴露组内不同因素交互作用的关键控制点。
- 探究暴露组内不同因素间相互作用对临床结果的影响。
- 干预和预防黏膜毒性和疾病发生。

2.2　食物组分和肠道菌群之间的相互作用

消化后的食物成分是肠道微生物的重要营养来源。根据成分的不同,肠道微生物的生态优势和多样性会发生变化。当膳食中的脂肪酸和简单碳水化合物在小肠内被吸收消耗时,优势微生物将与宿主争夺小肠内的单糖[5]。此外,小肠内腔的 pH 从 6 逐渐上升到末端回肠的 7.4 左右,但在盲肠中下降至 5.7。然而,在直肠内逐渐上升,达到 pH 6.7[6,7]。总的来说,膳食成分对肠道微生物群落的组成和功能会产生显著的影响。肠道微生物的营养和生态环境非常敏感,因此通过调节膳食结构和质量,可以对肠道微生物群落进行有针对性的调控,从而达到维持肠道健康和预防疾病的目的。由于小肠比结肠 pH 更大,含氧量更高,胆汁酸和抗微生物的肽含量也较高,因此小肠菌群主要以快速生长的兼性厌氧菌为主,例如能耐受不良黏膜环境的厚壁菌门[分节丝状菌(SFB),乳杆菌科]和变形菌门(肠杆菌科和螺旋菌属)。由于大多数单糖在小肠内被消耗完毕,因此结肠细菌需要发酵剩余的复杂多糖作为到达结肠的主要碳源。此外,结肠中抗菌肽含量较少、运转时间较慢,这有利于促进发酵性多糖降解厌氧菌的生长,尤其是拟杆菌属(拟杆菌科)、放线菌(双歧杆菌科)和厚壁菌门(梭菌属)。根据前期的临床研究,高脂饮食(HFD)会引起小鼠肠道菌群的组成变化,与肥胖无关。高脂饮食降低拟杆菌门细菌的比例并增加变形菌门细菌的比例[8],而含有高纤维的食物(如重要的不可消化的植物碳水化合物)可降低厚壁菌门细菌的比例[9]。除了营养因素外,宿主黏膜成分也能选择特定的微生物群落组成。例如,肠道细菌可以利用宿主黏蛋白,而"细菌本身偏好宿主细胞黏蛋白中的复杂聚糖"这一特性可以为某些肠道微生物提供生长优势,并为其进入肠道黏液层中的空间特权生态位创造条件。这样一来,这些微生物可以更好地与宿主对黏液层进行共生,从而有效地保持肠道健康[5]。大多数肠道微生物位于上层凝胶状层,下层脱水层的黏液不容易被微生物穿透,因此微生物在这一区域的分布比较稀疏。这种黏液的层状结构形成了肠道黏膜的屏障作用,有利于维持肠道内部环境的稳定性,同时也有助于防止有害微生物侵入体内,保护身体免受感染和疾病的侵扰。

尽管营养成分决定肠道菌群的组成,肠道微生物对饮食影响最大的一个方面是它们对食物成分进行代谢修饰,从而导致食物成分被吸收后在体内的生物利用率发生变化。肠道菌群能够释放出各种有益的代谢产物,如有机酸、氨基酸、胆汁酸及多肽等,这些代谢产物可以改善营养成分的消化、吸收和利用,并且也可以影响人体代谢和免疫系统的功能。因此,肠道微生物代谢作用的变化可以改变身体对不同食物成分的利用效率,这对人体健康具有重要的影响[10]。经过微生物代谢修饰后的食物成分对人体健康可以产生有益或有害的影响。例如,膳食磷脂酰胆碱(PC)的代谢产物,如胆碱、三甲胺(TMA)N–氧化物和甜菜碱等与许多心血管疾病的风险呈正相关,这些代谢产物能够刺激肠道中的一些细菌代谢产生三甲胺,而三甲胺经过肝脏代谢后会生成氧化三甲胺,这个代谢产物已被证实与心血管疾病、2 型糖尿病、非酒精性脂肪肝等疾病的发生和发展相关。因此,肠道微生物代谢作用的改变将会导致营养代谢健康风险[11,12]。膳食中富含磷脂酰胆碱的食物包括红肉、蛋、牛奶和某些鱼类等。此外,这些食品也富含左旋肉碱,在肠道微生物的作用下,左旋肉碱可以被代谢为 TMA,就像磷脂酰胆碱一样。因此,减少膳食磷脂酰胆碱和左旋肉碱的摄入等,可能有助于控制肠道微生物的代谢修饰,降低慢性代谢性疾病的风险[13]。此外,三甲胺经过肝脏黄酮单加氧酶或肠道微生物酶进一步代谢成氧化三甲胺,后者是心血管炎症性疾病中的有害代谢产物。氧化三甲胺可以促进胆固醇的积累,导致动脉粥样硬化,增加脑卒中和心脏病等心血管疾病的发病风险。因此,降低膳食中 TMA 生成物的摄入量、控制肠道微生物代谢修饰可能有助于减少氧化三甲胺的形成,进而降低慢性代谢性疾病的风险[10,11]。(作为一种在肠道中形成的受宿主乃至菌群共同调控的代谢物,三甲胺需要通过肝脏黄素单加氧酶或肠道微生物酶等酶的催化作用,进一步代谢产生氧化三甲胺。氧化三甲胺在肠道和其他体内部位中存在,并且其对心血管健康的负面影响已经得到了科学界的广泛关注。具体来讲,氧化三甲胺的大量沉积会导致胆固醇在齿突、肝脏和动脉壁等位置的沉积增加,同时也减少了胆固醇从外周细胞如动脉壁细胞的清除。胆固醇沉积会进一步激发动脉壁细胞的炎症反应,从而导致整体血管内环境的紊乱和失衡。长期以来,心血管疾病一直被视为人类健康的主要威胁之一,而氧化三甲胺这一代谢物正是导致心血管疾病的有害代谢产物之一。因此,控制氧化三甲胺的产生及其在体内的水平,对于维护心血管健康至关重要。为了达到这个目标,可以通过改善饮食结构、增加每日的体育锻炼和通过其他生活方式干预手段来调控肠道微生物群落的生态平衡,从而减少不良代谢产物的生成和积累。——译者注)虽然没有明确的机制,但素食者从左旋肉碱中产生的氧化三甲胺比杂食者少,表明宿主中三甲胺代谢的肠道微生物群依赖于膳食纤维或纤维相关成分[13]。

与促进疾病的微生物食物代谢物相比,一些食物材料,如膳食纤维,可以通过肠道微生物代谢转化为更多的促进健康成分。膳食纤维的可溶性部分,如果胶、树胶和黏液可被降解为生物活性短链脂肪酸(SCFA,一到六个碳组成的饱和脂肪族有机酸)。乙酸盐(C2)、丙酸盐(C3)、丁酸盐(C4)主要以 60∶20∶20(摩尔比)的比例存在于结肠中[14-16]。在盲肠和大肠中,95%产生的短链脂肪酸通过结肠细胞被迅速吸收,剩余的 5%通过粪便排出[14,17]。结肠的近端部分是糖化发酵拟杆菌门降解难消化纤维的主要部位[17]。由初级发酵罐(如拟杆菌门)发酵细菌蛋白质和氨基酸,也能产生短链脂肪酸。当可发酵的膳食纤维聚集在大肠较远的部位时,随着肠腔内 pH 的升高,产丁酸类的拟杆菌数量减少,产乙酸类和丙酸类的拟杆菌数量占优势[18]。然而,细菌蛋白质和氨基酸的发酵发生在结肠的更远端部分,通过次级蛋白水解发酵,导致在结肠的远端产生潜在的有毒代谢物,如胺、酚类化合物和挥发性硫化合物[18]。

2.3 食物组分与菌群的相互作用调节人体肠道健康

膳食成分或有毒污染物可通过直接调节具有免疫或神经内分泌功能的黏膜相关组织来影响人体肠道健康。除此之外,有些食物中含有外源物质,这些外源物质可以被肠道微生物酶转化为黏液活性代谢产物。除了微生物代谢外源物质外,宿主细胞(包括肠上皮细胞和免疫相关细胞)的肠道特异性代谢酶也可以降低或增加食源性外源物质的生物活性。此外,这些来源于肠道的代谢活性还可能会影响患者治疗效果和临床疾病进程。在本章中,本书将着重探讨肠道代谢产物在肠道暴露组内炎症和致癌方面的功能和机制。

2.3.1 食源性疾病的宿主细胞源性代谢——外源物质与食物介导的药物代谢改变

　　细胞色素 P450(CYP)是参与药物和其他外来化合物生物转化的主要酶类,这些 CYP 负责大多数 Ⅰ 相药物代谢反应,在人体小肠黏膜中表达的最常见的 P450 细胞色素亚家族是 CYP3A,平均占约 80% 的光谱测定的 P450 含量,其次是 CYP2C9(15%)。CYP1A 细胞色素同时在十二指肠中表达,CYP2C8-10 和 CYP2D6 的浓度较低[19]。许多食物毒素可以通过 CYP 超家族代谢,如 CYP3A4(黄曲霉毒素 B_1,苯[α]芘-7,8-二氢二酚)和 CYP1B1(杂环胺)[19]。肠道屏障的破坏导致有害胆汁酸(包括脱氧胆酸和石胆酸)转移。这些次生胆汁酸由肠道菌群代谢产生,是胆固醇代谢的潜在有毒产物,其浓度必须受到严格调节。然而,胆酸诱导的 CYP3A4 可能是肠黏膜整体保护机制的一个重要可能前馈反应,以抵御这些肝毒性或致癌性的胆汁酸[20]。此外,肠道 CYP 酶也可以通过介导抗炎结肠皮质酮或花生四烯酸代谢产物[如双羟基-5Z,8Z,11Z,17Z-二十四碳五烯酸(dihydroxy-5Z,8Z,11Z,17Z-eicosatetraenoic acid,11,12-DiHETE)和 14,15-DiHETE]的生产,对抗食物毒素引起的促炎性损伤具有保护作用[21,22]。

　　除了代谢食物毒素外,膳食成分还可以改变正常药物代谢,从而影响患者的治疗效果。然而,其中一些营养素-药物相互作用对患者可能没有或只有很少的影响,而其他一些可能是致命的,这取决于多种宿主因素,比如患者的年龄、性别和罹患潜在疾病等[23],因此,需要识别、理解、预测并管理危险人群中的交互反应,以控制食物-药物相互作用。葡萄柚汁的临床影响包括显著降低 CYP3A4 酶代谢的药物在肠道的转化,导致系统暴露增加,引起不良药物反应和毒性[24,25]。此外,葡萄柚汁中发现的黄酮类物质如柚皮苷和橙皮苷也可抑制内流转运蛋白家族,即有机阴离子转运肽,其总体效果包括降低生物利用度,从而导致接受药物的系统和组织中黄酮类物质浓度降低。由于葡萄柚汁的 CYP3A4 抑制作用可能持续超过 3d,因此,在葡萄柚成分清除后,需要等待新的 CYP3A4 酶在肠壁上合成,才能应用 CYP3A4 依赖型药物。此外,像穿心莲内酯、姜黄素和番茄红素等草药成分对 CYP1A2、CYP2D6 和 CYP3A4 没有显著诱导作用,但在肠道浓度下进行体外评估时,柚皮素和白藜芦醇对肠道细胞 CYP1A2 具有显著的诱导作用[26]。对草药膳食补充剂的临床研究显示,它们可以调节人体内的 CYP 代谢,例如银杏提取物可以调节 CYP3A4 和 CYP2C19,水飞蓟可以抑制 CYP2C9,黄连/小檗碱可以抑制 CYP3A4 和 CYP2D6,紫锥菊可以抑制 CYP3A4、CYP1A2 和 CYP2C9[27]。由于饮食和药物之间存在复杂的相互作用,如何在膳食和药物之间平衡需要制订谨慎而又以证据为基础的指南,这些指南应该包括哪些膳食成分会影响药物代谢,如何调整饮食来避免与药物相互作用,以及在什么情况下适当地停止或调整药物治疗。正确理解饮食和药物之间的交叉作用可以帮助我们精确地使用药物,提高其疗效,降低不当膳食干扰的风险。因此,我们需要基于充足的科学证据,制订出可靠的指导方针,以支持安全而有效的药物治疗和健康的膳食饮食。

2.3.2 肠道微生物对食物和污染物的代谢及其代谢产物在肠道相关健康完整性中的作用

　　肠道菌群的高代谢能力主要是由于其大量的酶,这些酶催化膳食组分和食源性污染物的外源物质代谢的Ⅰ期和Ⅱ期反应,这些主要细菌菌株的高 CYP 酶活性来源于人的粪便菌群[19]。第一阶段,酶池将物质转化为草酸酯和硫酸酯等化合物,随后细胞色素 P450 介导发生氧化反应等代谢作用;第二阶段,酶池将物质转化为硫酸酯和葡萄糖醛酸等代谢产物,并通过与肝脏中协同作用的酶的配合作用来减少毒性物质和不稳定性物质的积累,起到保护身体健康的作用。通过这种方式,肠道菌群在异源物质的代谢过程中可以有效地将其转化为更安全的形式。由于肠道菌群的高代谢能力,在人体中积累的外源性有毒物质浓度得以减少,并且患病风险也得到降低。因此,营养丰富的食物和健康的饮食习惯是支持肠道健康和调节肠道微生物群落代谢功能的重要因素。从人类粪便中分离出的肠产气真杆菌、猪脱硫单胞菌和天蓝色链霉菌 A3 被发现具有类似于 CYP 的基因[28,29]。肠道微生物群介导的外源代谢可能导致生物活性食物成分产生不同的影响,对宿主的健康可能有益的、也有可能是有害的。如前所述,红肉中富含的磷脂酰胆碱(PC)和1-肉碱转化为三甲胺(TMA)和 TMA N-氧化物(TMAO),引发巨噬细胞活化,造成内皮损伤,导致心血管病变。此外,内源性因素如原代胆汁酸也被肠道微生物群转化为肝毒性或致癌胆汁酸,如脱氧胆酸和石胆酸。高生理浓度的次生胆汁酸可引起氧化应激、亚硝化应激、DNA 损伤和细胞凋亡,导致扁平腺瘤病变、集合淋巴小结增生和慢性结肠炎。肠道微生物群经常重复和长期暴露于次级胆汁酸中可导致基因组不稳定,发展凋亡抵抗,最终导致癌症[30,31]。

　　与肠道菌群介导代谢的有害效应相反,来自食物(如十字花科蔬菜)和肠道微生物代谢物的类黄酮和吲哚可以有效激活芳香烃受体(AhR),这是一个重要的核受体,可以调节控制免疫和炎症的许多基因,而一些食物成分如白藜芦醇则对 AhR 相关信号产生拮抗作用[10]。必需氨基酸色氨酸是另一种可能具有抗炎活性的营养素。例如在各种蔬菜和鱼类中发现,色氨酸在胃和小肠中由菌群(例如乳酸菌)代谢为吲哚-3-醛,这是另一种 AhR 激动剂。肠道中的吲哚胺-2,3-双加氧酶可以将色氨酸转化为另一种 AhR 配体犬尿氨酸[32]。食物菌群来源的 AhR 激活可能通过促进调节性 T 细胞和诱导白细胞介素 22 的产生影响肠道微生物群的组成,从而有助于黏膜免疫耐受性并重塑肠道微生物群落的组成,比如提高对白念珠菌等病原体的耐受性,并保护黏膜免受炎症的影响[33]。这种"食物-微生物群-AhR"三位一体可能代表了人类暴露体共进化共生的一个重要策略,用于精细调节宿主黏膜防御。然而,AhR 的持续激活和诱导与人类上皮性肿瘤的不良预后密切相关,尤其是在大多数人类肿瘤中 AhR 对肿瘤细胞的选择性优势和免疫抑制作用(如前所述)[34,35]。例如,肿瘤细胞分泌通过色氨酸-2,3-双加氧酶产生的犬尿氨酸,并以自分泌/旁分泌的方式作为 AhR 的另一种色氨酸衍生配体,从而抑制抗肿瘤免疫反应并促进肿瘤细胞存活和运动[36]。

　　除了色氨酸代谢物外,许多其他的生物活性分子也与具有重要生理功能的 G 蛋白偶联受体(GPCR)相互作用[37],其中,犬尿氨酸和烟酸等色氨酸代谢物就是与 GPCR 紧密关联的代表性分子之一。此外,n-3 多不饱和脂肪酸和肠道微生物里的短链脂肪酸(SCFA)也可以通过 GPCR 信号通路来影响宿主的营养代谢和免疫反应,这是因为在肠道内,n-3 多不饱和脂肪酸和 SCFA 可以通过刺激上皮细胞 GPCR 信号通路,促进其中某些关键酶的活性,从而提高肠道分泌物的产生和进一步增强营养物质,如葡萄糖的吸收。同时,SCFA 还可以通过抑制组蛋白去乙酰化酶(HDAC)等酶的活性,促进免疫系统的调节和抗炎反应的产生,这种营养物质与 GPCR 的相互作用,成为了人体和肠道微生物之间密不可分的一部分,并发挥着极其重要的功能。因此,在日常饮食中,适当摄入含有丰富多样的生物活性分子的食物,可以促进肠道微生物群的健康平衡,增强肠道黏膜的完整性和免疫功能,从而提高整体健康水平。然而,感受代谢物的 GPCR 在肠道炎症反应和代谢紊乱中也具有调节功能,通过改变瘦素产生、肥胖和胰岛素分泌等方式实现调节功能[37]。通过感受代谢物的 GPCR、HDAC 或转录因子(例如 AhR)来操纵肠道免疫和代谢,将为了解食物–菌群–免疫轴对人类许多黏膜炎症和致癌疾病的潜在缓解作用提供新的见解。

2.4 黏膜暴露组中的神经内分泌调节

肠内分泌细胞(EECs)分布于肠上皮层,虽然只占上皮细胞的 1%,但它们共同构成了人体最大的内分泌系统。此外,在 EECs 中嵌入大多数非内分泌细胞,包括吸收肠上皮细胞、杯状细胞和潘氏细胞,并通过分泌 20 多种肽激素,包括胆囊收缩素(CCK)、胰高血糖素样肽 1 和 2(GLP-1,GLP-2)、葡萄糖依赖性促胰岛素肽、肽类 YY(PYY)、生长抑素和胃饥饿素,以及生物活性胺如血清素[5-羟色胺(5-HT)][38]。肠内分泌细胞作为管腔内容物的化学传感器,转导上皮信号、触发神经内分泌激素的胞外作用进入循环或邻近的肠内分泌细胞或传入神经元细胞。有时肠肽可以扩散到体循环或淋巴系统,最终到达大脑并以内分泌级联的方式作用于中枢受体。肠腔内的食物成分可能向传入神经末梢发出两种不同的信号,首先,腔内刺激物可以通过特定的运输蛋白穿过上皮细胞,然后它们与传入神经末梢上的特定受体相互作用;第二,腔内抗原识别的 EECs 通过激活的受体传递信号,并分泌激素结合并激活传入神经细胞。在 EECs 中,K 和 I 细胞主要分布在近端肠,而 L 细胞主要分布在远肠和结肠[39]。肠肽,包括胃饥饿素、瘦素、CCK、GLP-1 和 PYY,其受体的激活导致迷走神经和脊髓传入神经元的放电。除了激活传入神经末梢和肠神经细胞,某些 EECs 如十二指肠 I 细胞还能够通过神经内分泌激素来调节代谢稳态。这些 I 细胞可以受长链脂肪酸的刺激,发生钙通量和膜去极化,从而导致激素 CCK 的分泌。CCK 通过 GPCR 受体的作用,促进胆囊收缩和胰腺酶的分泌,并在小肠内刺激胰岛素的分泌,从而可能增加葡萄糖的利用率,这些作用最终使得长链脂肪酸得以在小肠内迅速分解,从而允许这些膳食长链脂肪酸从管腔迅速被吸收到肠壁和血液中,这种调节代谢稳态的机制在肠道中扮演着至关重要的角色。I 细胞会发生钙离子流和膜电位去极化,最终释放 CCK 激素,该激素通过 CCK 受体引发胆囊收缩和胰腺酶的分泌,使膳食中的长链脂肪酸得以从肠腔中高效地被吸收[40,41]。

2.4.1 EEC 协调的免疫调节对饮食和微生物群的响应

除可检测到的肠腔营养物质和味觉分子的典型作用外,EEC 细胞还通过表达模式识别受体捕捉病原体并对其作出反应,也能通过表达肠道微生物产生的代谢产物如 SCFA 或内源性大麻素(N-油酰乙醇胺和 2-油酰甘油)的 G-PCR 来捕捉肠道微生物群并对其作出反应。这些受体通过识别病原体的特异性配体来引发特异性的免疫反应,并通过介导免疫细胞的分泌来增强肠道的免疫防御能力。这些 G-PCR 能够捕捉肠道中产生的多种代谢产物,如酸类、血管紧张素和内源性大麻素等,以作出相应的代谢调节反应[42,43],当共生菌产生 2-油酰甘油和 N-油酰乙醇胺等代谢产物时,这些分子可以被 EECs 发现,并通过激活 G-PCR 而引发代谢调节反应,这些调节反应可以直接影响肠道微生物组的代谢功能,从而影响肠道微生物群落的种类和数量,从而维持肠道健康。因此,肠道细胞的模式识别分子和代谢 GPCR 等介导的信号转导途径,在肠道健康和免疫防御方面扮演着极为重要的角色。EECs 对病原体和微生物代谢物产生反应,向周围的黏膜白细胞分泌肽类激素和典型的细胞因子。免疫细胞除了典型的细胞因子受体和神经内分泌激素受体外,还表达各种类型的神经内分泌肽激素,如促肾上腺皮质激素、内啡肽、促甲状腺激素、绒毛膜促性腺激素、生长激素等,这些激素具有直接的免疫调节作用[44]。这些神经内分泌肽激素的信号也从迷走神经传入触发抗炎的迷走反射,导致迷走传出神经释放乙酰胆碱,下调周围黏膜免疫细胞的炎症反应,这一抗炎途径首次在失血性休克中提出[45]。高脂饮食对 CCK 的营养刺激通过迷走反射产生乙酰胆碱,抑制巨噬细胞的促炎细胞因子分泌,对炎症有保护作用。摄入大量脂肪诱导 CCK 的释放,触发周围迷走传入神经元和 CCK 受体的激活,然后激活迷走传出神经元分泌副交感乙酰胆碱,下调了对肠腔中抗原(包括共栖细菌和膳食成分)的过度炎症反应[45]。因此,高脂饮食对黏膜炎症和肠通透性的保护作用可通过迷走神经切断术和 CCK 受体或尼古丁受体拮抗剂来消除。经脑电图调节的迷走神经传入信号也调节了传统的进食途径,导致脂肪沉积改变,这反过来促进脂肪细胞分泌脂肪因子如瘦素,最终影响免疫细胞的功能。此外,归巢 T 淋巴细胞通过调节自我更新或从一个大的干细胞库的分化直接影响肽激素的功能或 EECs 的数量[42]。

2.4.2 饮食/肠道微生物调节的神经元调节、营养感知和能量平衡

先吸收的营养物触发了肠道-脑轴,它们通过刺激肠道肽的释放,激活脑干和下丘脑中的多条神经或体液途径,通过改变能量摄入和能量消耗来调节能量平衡[46],这些肠道-脑信号对于控制食物摄入量至关重要,尤其是在用餐终止(饱腹感)和用餐间隔时间的长短方面[38]。肠道菌群可以通过影响宿主中枢神经系统,进而改变"微生物-肠-脑轴"中的相关行为。

肠易激综合征(IBS)是一种功能性胃肠疾病,高达 50%~90% 的 IBS 患者表现为精神疾病共病。与生态失调相关的实验性炎症性肠病(IBD)在出现急性炎症过程中表现出情绪和行为的改变,而使用益生菌是一种可以有效预防这些改变的方法。实验结果显示,使用益生菌可以显著缓解 IBD 患者中出现的行为缺陷[47],并进一步证实了大约 50% 的患者中常见的皮质改变和随后的精神障碍与炎症性肠病之间的临床关联,这主要是由于益生菌能够调节肠道微生物群落的结构和功能,抑制有害菌的生长,并增加有益菌的数量。益生菌还能够促进肠道屏障功能的恢复和修复,有助于肠道炎症的缓解和控制。同时,益生菌还能够

调节模式识别受体和 G 蛋白偶联受体等在肠道内的表达和功能,有助于防止肠道内环境的恶化,从而降低炎症性肠病和情绪行为障碍的风险。这些结果表明,良好的肠道微生物群落结构和功能的维持对于人体健康和情绪行为的正常发展具有重要意义。例如,使用益生菌——长双歧杆菌 NCC3001 的治疗使中度结肠炎小鼠的焦虑样行为正常化,这可能是通过迷走神经依赖机制调节脑源性嗜神经因子导致的[48]。与肠道微生物群对精神的影响一致,微生物群-肠-脑轴可以调节营养感知和能量平衡。间接证据表明,细菌 SCFA 通过 GPCR 激活 EEC,诱导 5-羟色胺或 PYY 的分泌。因此,微生物副产品可以影响功能性肠道肽激素的表达,并有效地调节食物摄入导致饱腹感。此外,膳食益生元成分,如不可消化的碳水化合物,可改变肠道微生物的能力,影响胰高血糖素样肽、血清素或通过 SCFA 影响 PYY,促进饱腹感和减肥[38,49]。益生元可增加双歧杆菌和乳酸杆菌的丰度或微生物群特征,具有调节 EEC 分化的能力,进而调节肠道胰高血糖素样肽的分泌,最终导致饱腹感增加,能量摄入减少,脂肪质量和体重减少,这表明了"饮食-微生物-肠-脑"轴在控制食物摄入量中的重要性[50-52]。此外,产生益生菌的 SCFA 和内源性大麻素刺激胰高血糖素样肽的产生,该肽改善肠道通透性,减少肥胖症和 2 型糖尿病引起的低度炎症和代谢疾病[49]。

2.5　食源性致病菌在黏膜暴露组和相关生物标志物中的应用

黏膜中的多种效应分子受到病原体入侵和毒性的影响而发生改变,这种影响常常与胃肠道疾病有关,包括炎症性疾病和上皮癌等。食源性病原体的作用机制主要包括微生物入侵和毒素的产生,这些对肠黏膜的影响表现为显性成分的损伤,包括胃肠道屏障的破坏、肠道微生物群的组成和多样性的改变、黏膜免疫的异常和黏膜神经内分泌系统的紊乱等。(一方面,微生物入侵和毒素的产生会导致肠黏膜屏障功能失调,在胃肠道黏膜的外层形成缺陷,从而导致可溶性和胶体颗粒通过这些缺陷进入组织,引起肿胀和炎症等损害;另一方面,病原微生物的侵略还会改变肠道中微生物的组成和多样性,引起肠道微生物群的不平衡。这些微生物群的不平衡会导致肠黏膜下的免疫反应增强,从而导致肠道炎症,并为肠癌等恶性肿瘤的发生提供条件。此外,肠道微生物的不平衡也会影响肠道免疫系统的发育和功能,从而使其对有害微生物的清除能力降低。同时,黏膜神经内分泌系统也受到微生物入侵和毒素的影响而发生紊乱,导致肠道神经功能紊乱,并影响肠道运动和排便功能的正常运作,这些损害加速了病理状态的发展,影响了胃肠道生理和生化过程的正常发展,使肠道功能失调和相关疾病的发生率增加。——译者注)

2.5.1　肠道病原菌对胃肠屏障的影响

许多引起肠胃炎的病原体可能通过改变肠细胞的水平衡来损害上皮完整性,最终导致严重腹泻,其中最知名的是霍乱肠毒素和肠毒性大肠杆菌(ETEC)产生的热不稳定毒素,这些毒素通过激活 G 蛋白偶联受体(GPCR)内的腺苷酸环化酶来引起腹泻,从而导致环腺苷酸含量(cAMP)的增加。具体来说,这些毒素与肠道上皮细胞中的 GPCR 结合,激活内部的腺苷酸环化酶,产生 cAMP,并通过 cAMP 信号转导途径促进肠上皮细胞的分泌。cAMP 的过度增加会导致肠上皮细胞内部钠和水分的大量流失,从而引起腹泻。此外,热稳定毒素也能够通过类似的信号途径来引起细胞内 cAMP 的增加和肠道水和电解质的丢失,从而引发腹泻。一些食源性细菌和霉菌通过细胞毒素如核糖体非激发态毒素等引起上皮细胞毒性,这些毒素与真核细胞的核糖体特异性结合,并阻止肠道细胞中蛋白质的整体翻译。例如,感染各种食物的志贺毒素、类志贺毒素和单端孢霉烯族毒素可通过使上皮细胞中的核糖体灭活和随后的细胞凋亡,引起人类和动物急性肠胃炎和腹泻。除了肠毒素的作用外,细菌定植本身也会造成肠上皮细胞的损伤。肠道致病性大肠杆菌(EPEC)和弥漫性黏附大肠杆菌通过传递微生物代谢物的Ⅲ型分泌系统使上皮表面结构发生组织学改变,而不是主动侵袭性感染,会破坏宿主肠细胞的细胞骨架结构。随后,肠上皮细胞间紧密连接的松动导致上皮极性丧失和细胞死亡,从而促进腔内微生物的流入和严重炎症。此外,在慢性疾病如 IBD 和结、直肠癌患者的肠黏膜表面经常观察到包括 EPEC 在内的黏膜相关大肠杆菌菌株[53,54]。肠致病性大肠杆菌也抑制 DNA 修复蛋白的表达,它有可能在促进肠癌中发挥作用[53,55]。

2.5.2　对黏膜免疫和效应生物标志物的影响

　　许多引起胃肠炎的病原体可损害黏膜免疫,这种黏膜免疫防御的破坏可能使更多的病原体在宿主体内系统扩散。一个普遍的机制是通过对宿主细胞的毒性和食源性病原体引起的免疫逃避导致黏膜先天免疫防御功能障碍,包括肠侵袭性大肠杆菌(EIEC)、单核细胞增生李斯特菌和肠道沙门菌,虽然它们被巨噬细胞吞噬,但在巨噬细胞从黏膜区域迁移到淋巴结时可以存活,它们可以逃避或抑制单核细胞内溶酶体的融合和降解过程。一些食源性病原体分泌细胞毒素,包括抑制吞噬细胞和淋巴细胞的核糖体非激活态毒素。在临床诊断方面,食源性核糖体非激活态毒素引起贫血、白细胞减少症和血小板减少症。此外,肠上皮细胞因子可以作为判定核糖体非激活态微生物毒素肠道黏膜免疫毒性的诊断生物标志物[56]。作为血液学生物标志物,肝珠蛋白是脱氧雪腐镰孢霉烯醇(DON)的特异性增加物,已被证实为一种效应性标志物[57]。肝珠蛋白是急性溶血中的重要蛋白质,在吸附和回收游离血红蛋白方面发挥重要作用[56,57]。虽然在小型猪灌胃模型中,肝珠蛋白和血清淀粉样蛋白在接受脱氧雪腐镰孢霉烯醇(DON)后 1~8 天均上升[56],但其他长时间暴露的生物标志物可能是更有用的慢性影响预测因子。例如,在接触单端孢霉烯的早期,免疫球蛋白 M、A 和 G 含量在早期时间内会降低[57],免疫球蛋白 A(IgA)的产生在饮食暴露 8 周后在黏膜和脾脏中显著增加。血液中 IgA 含量的过度增加会形成免疫复合物,沉积在肾小球中,导致 IgA 肾炎症状,类似于自身免疫疾病的伯杰病(IgA 肾病)[58-60]。根据法规,在动物实验中,只有 1~10mg/L 的 DON 膳食暴露可以增加 IgA,可以作为过敏反应的亚慢性效应生物标志物。由于该暴露水平几乎接近大多数国家的法规限制(1mg/L),因此必须重新设置 DON 的安全限值[61,62]。因此,在涉及与黏膜应激相关的系统性疾病(包括 IgA 肾炎)的慢性暴露中,黏膜或血清 IgA 和 IgA 免疫复合物有望成为非常敏感的效应生物标志物。除了过敏相关的 IgA,对自身抗原的高反应性也与自身免疫性疾病相关,这种疾病可以在一些食源性细菌包括空肠弯曲杆菌和幽门螺杆菌引起的肠道感染中观察到。格林-巴利综合征(GBS)是弯曲杆菌感染的严重后遗症,是一种急性神经肌肉麻痹。据估计,每 1000 例弯曲杆菌病中有 1 例发生 GBS,高达 40% 的自身免疫综合征患者有弯曲杆菌近期感染的证据,这是由于宿主抗原序列与空肠弯曲杆菌血清群 O19 的同源性[63]。分子模拟的另一个例子是 80% 的幽门螺杆菌菌株的 LPS O 抗原与人类 Lewis 血清抗原具有同源性,有助于细菌引起的胃炎和肿瘤的形成[64]。

2.5.3　对黏膜神经内分泌系统的影响:以食源性木霉菌素暴露为例

从 DON 的同义词呕吐毒素的命名中可以推测出,这种毒素最初在猪身上引发呕吐和厌食,迅速导致体重减轻。这种毒理学模式可以在暴露于 8-酮基三唑烷类霉毒素的动物中普遍观察到[65,66]。从机理上讲,8-酮基三唑烷类霉毒素也会增加黏膜或系统炎症因子[如 IL-1β、IL-6、TNF-α、环氧合酶-2(COX-2)和微粒体前列腺素合成酶 1(mPGES-1)] 刺激的拒食效应[67]。然而,厌食通常不与系统性炎症因子相关联。相反,5-羟色胺(5-HT)是三唑烷暴露和厌食相关的已知神经内分泌生物标志物,因为 5-羟色胺受体拮抗剂可以抑制拒食现象[68-70]。虽然血清素和其他相关代谢物可以作为效应生物标志物,但它们只在急性暴露于 DON 时暂时升高,因此不足以代表长期或慢性暴露于 8-酮基单端孢烯。5-羟色胺不依赖于 5-羟色胺受体的激活,其上游调节因子(如多肽 PYY)[3-36]可通过调节食物摄入量和能量代谢来调节 DON 诱导的厌食症[71]。

2.5.4　食源性微生物致病性效应的生物标志物的应用与展望

食源性病原体介导的代谢物是指示微生物与宿主之间腔内对话的重要暴露生物标志物。事实上,宿主分子的效应生物标志物也可以应用于开发定量生物测定,如病原体的生物标志物链接的报告基因测定,这将为基于微生物和化学的分析方法提供支持。最近,一种以人肠细胞为基础的生物标志物报告系统被开发出来,以评估作为替代动物实验的黏膜外生物制剂的早期黏膜作用[72,73],这可能解决使用动物模型中的一些伦理问题。此外,开发接近生理条件的仿生模型将大大有助于减少动物在食源性病原体和毒素的病理评估中的使用。

关键词

- 黏膜暴露组
- 食品毒性生物标志物
- 人体微生物群落
- 黏膜免疫
- 胃肠神经内分泌系统

参考文献

1. Fiocchi, C. Towards a ' Cure' for IBD. *Dig. Dis.* 2012, 30, 428-433.

2. Putignani, L.; Dallapiccola, B. Foodomics as Part of the Host – Microbiota – Exposome

Interplay. *J Proteomics* 2016,47,3-20.

3. Fiocchi,C. Integrating Omics:The Future of IBD? *Dig. Dis.* 2014,32（Suppl. 1）,96-102.

4. De Rosa, V. ; Galgani, M. ; Santopaolo, M. ; Colamatteo, A. ; Laccetti, R. ; Matarese, G. Nutritional Control of Immunity:Balancing the Metabolic Requirements with an Appropriate Immune Function. *Semin. Immunol.* 2015,27,300-309.

5. Donaldson, G. P. ; Lee, S. M. ; Mazmanian, S. K. Gut Biogeography of the Bacterial Microbiota. *Nat. Rev. Microbiol.* 2016,14,20-32.

6. Fallingborg,J. Intraluminal pH of the Human Gastrointestinal Tract. *Dan. Med. Bull.* 1999, 46,183-196.

7. Press, A. G. ; Hauptmann, I. A. ; Hauptmann, L. ; Fuchs, B. ; Fuchs, M. ; Ewe, K. ; Ramadori, G. Gastrointestinal pH Profiles in Patients with Inflammatory Bowel Disease. *Aliment. Pharmacol. Ther.* 1998,12,673-678.

8. Hildebrandt,M. A. ; Hoffmann, C. ; Sherrill-Mix, S. A. ; Keilbaugh, S. A. ; Hamady, M. ; Chen,Y. Y. ;Knight, R. ; Ahima, R. S. ; Bushman, F. ; Wu, G. D. High-Fat Diet Determines the Composition of the Murine Gut Microbiome Independently of Obesity. *Gastroenterology* 2009,137, 1716-1724,e1711-1712.

9. Walker,A. W. ;Ince,J. ;Duncan,S. H. ;Webster,L. M. ;Holtrop,G. ;Ze,X. ;Brown,D. ; Stares,M. D. ;Scott,P. ;Bergerat,A. ;Louis,P. ;McIntosh,F. ;Johnstone,A. M. ;Lobley,G. E. ; Parkhill,J. ;Flint, H. J. Dominant and Diet-Responsive Groups of Bacteria within the Human Colonic Microbiota. *ISME J.* 2011,5,220-230.

10. Tilg,H. ;Moschen,A. R. Food,Immunity,and the Microbiome. *Gastroenterology* 2015, 148,1107-1119.

11. Hartiala, J. ; Bennett, B. J. ; Tang, W. H. ; Wang, Z. ; Stewart, A. F. ; Roberts, R. ; McPherson,R. ;Lusis,A. J. ;Hazen,S. L. ;Allayee,H. ;Consortium,C. A. Comparative Genome-Wide Association Studies in Mice and Humans for Trimethylamine N-Oxide,a Proatherogenic Metabolite of Choline and l-Carnitine. *Arterioscler. Thromb. Vasc. Biol.* 2014,34,1307-1313.

12. Wang,Z. ;Klipfell,E. ;Bennett,B. J. ;Koeth,R. ;Levison,B. S. ;Dugar,B. ;Feldstein, A. E. ;Britt,E. B. ;Fu,X. ;Chung,Y. M. ;Wu,Y. ;Schauer,P. ;Smith,J. D. ;Allayee,H. ;Tang, W. H. ;DiDonato, J. A. ;Lusis, A. J. ; Hazen, S. L. Gut Flora Metabolism of Phosphatidylcholine Promotes Cardiovascular Disease. *Nature* 2011,472,57-63.

13. Koeth, R. A. ; Wang, Z. ; Levison, B. S. ; Buffa, J. A. ; Org, E. ; Sheehy, B. T. ; Britt, E. B. ;Fu,X. ;Wu,Y. ;Li,L. ;Smith,J. D. ;DiDonato,J. A. ;Chen,J. ;Li,H. ;Wu,G. D. ;Lewis, J. D. ; Warrier, M. ; Brown, J. M. ; Krauss, R. M. ; Tang, W. H. ; Bushman, F. D. ; Lusis, A. J. ; Hazen,S. L. Intestinal Microbiota Metabolism of l-Carnitine,a Nutrient in Red Meat,Promotes Atherosclerosis. *Nat. Med.* 2013,19,576-585.

14. Cook, S. I. ; Sellin, J. H. Review Article: Short Chain Fatty Acids in Health and Disease. *Aliment. Pharmacol. Ther.* 1998,12,499-507.

15. Tan, J. ; McKenzie, C. ; Potamitis, M. ; Thorburn, A. N. ; Mackay, C. R. ; Macia, L. The Role of Short-Chain Fatty Acids in Health and Disease. *Adv. Immunol.* 2014, 121, 91-119.

16. Hamer, H. M. ; Jonkers, D. ; Venema, K. ; Vanhoutvin, S. ; Troost, F. J. ; Brummer, R. J. Review Article: The Role of Butyrate on Colonic Function. *Aliment. Pharmacol. Ther.* 2008, 27, 104-119.

17. den Besten, G. ; van Eunen, K. ; Groen, A. K. ; Venema, K. ; Reijngoud, D. J. ; Bakker, B. M. The Role of Short-Chain Fatty Acids in the Interplay between Diet, Gut Microbiota, and Host Energy Metabolism. *J. Lipid Res.* 2013, 54, 2325-2340.

18. Macfarlane, G. T. ; Macfarlane, S. Fermentation in the Human Large Intestine: Its Physiologic Consequences and the Potential Contribution of Prebiotics. *J. Clin. Gastroen-terol.* 2011, 45 *Suppl.*, S120-127.

19. Bezirtzoglou, E. E. Intestinal Cytochromes P450 Regulating the Intestinal Microbiota and its Probiotic Profile. *Microb. Ecol. Health Dis.* 2012, 23.

20. Cheng, J. ; Fang, Z. Z. ; Kim, J. H. ; Krausz, K. W. ; Tanaka, N. ; Chiang, J. Y. ; Gonzalez, F. J. Intestinal CYP3A4 Protects against Lithocholic Acid-Induced Hepatotoxicity in Intestine-Specific VDR-Deficient Mice. *J. Lipid Res.* 2014, 55, 455-465.

21. Ahlawat, S. ; Xie, F. ; Zhu, Y. ; D'Hondt, R. ; Ding, X. ; Zhang, Q. Y. ; Mantis, N. J. Mice Deficient in Intestinal Epithelium Cytochrome P450 Reductase Are Prone to Acute Toxin-Induced Mucosal Damage. *Sci. Rep.* 2014, 4, 5551.

22. Zhu, Y. ; Xie, F. ; Ding, L. ; Fan, X. ; Ding, X. ; Zhang, Q. Y. Intestinal Epithelium-Specific Knockout of the Cytochrome P450 Reductase Gene Exacerbates Dextran Sulfate Sodium-Induced Colitis. *J. Pharmacol. Exp. Ther.* 2015, 354, 10-17.

23. Maka, D. A. ; Murphy, L. K. Drug-Nutrient Interactions: A Review. *AACN Clin. Issues* 2000, 11, 580-589.

24. Dolton, M. J. ; Roufogalis, B. D. ; McLachlan, A. J. Fruit Juices as Perpetrators of Drug Interactions: The Role of Organic Anion-Transporting Polypeptides. *Clin. Pharmacol. Ther.* 2012, 92, 622-630.

25. Kane, G. C. ; Lipsky, J. J. Drug-Grapefruit Juice Interactions. *Mayo Clin. Proc.* 2000, 75, 933-942.

26. Koe, X. F. ; Tengku Muhammad, T. S. ; Chong, A. S. ; Wahab, H. A. ; Tan, M. L. Cytochrome P450 Induction Properties of Food and Herbal-Derived Compounds Using a Novel Multiplex RT-qPCR In Vitro Assay, a Drug-Food Interaction Prediction Tool. *Food Sci. Nutr.* 2014, 2, 500-520.

27. Hermann, R. ; von Richter, O. Clinical Evidence of Herbal Drugs as Perpetrators of Pharmacokinetic Drug Interactions. *Planta Med.* 2012, 78, 1458-1477.

28. Lei, L. ; Waterman, M. R. ; Fulco, A. J. ; Kelly, S. L. ; Lamb, D. C. Availability of Specific Reductases Controls the Temporal Activity of the Cytochrome P450 Complement of *Streptomyces*

coelicolor A3(2). *Proc. Natl. Acad. Sci. USA* 2004,101,494-499.

29. Sperry, J. F. ; Wilkins, T. D. Presence of Cytochrome *c* in *Desulfomonas pigra. J. Bacteriol.* 1977,129,554-555.

30. Bernstein, C. ; Holubec, H. ; Bhattacharyya, A. K. ; Nguyen, H. ; Payne, C. M. ; Zaitlin, B. ; Bernstein, H. Carcinogenicity of Deoxycholate, a Secondary Bile Acid. *Arch. Toxicol.* 2011,85, 863-871.

31. Saracut, C. ; Molnar, C. ; Russu, C. ; Todoran, N. ; Vlase, L. ; Turdean, S. ; Voidazan, S. ; Copotoiu, C. Secondary Bile Acids Effects in Colon Pathology. Experimental Mice Study. *Acta Cir. Bras.* 2015,30,624-631.

32. Zelante, T. ; Iannitti, R. G. ; Cunha, C. ; De Luca, A. ; Giovannini, G. ; Pieraccini, G. ; Zecchi, R. ; D'Angelo, C. ; Massi - Benedetti, C. ; Fallarino, F. ; Carvalho, A. ; Puccetti, P. ; Romani, L. Tryptophan Catabolites from Microbiota Engage Aryl Hydrocarbon Receptor and Balance Mucosal Reactivity via Interleukin-22. *Immunity* 2013,39,372-385.

33. Ikuta, T. ; Kurosumi, M. ; Yatsuoka, T. ; Nishimura, Y. Tissue Distribution of Aryl Hydrocarbon Receptor in the Intestine: Implication of Putative Roles in Tumor Suppression. *Exp. Cell. Res.* 2016,343 (2),126-134.

34. Esser, C. ; Rannug, A. The Aryl Hydrocarbon Receptor in Barrier Organ Physiology, Immunology, and Toxicology. *Pharmacol. Rev.* 2015,67,259-279.

35. Murray, I. A. ; Patterson, A. D. ; Perdew, G. H. Aryl Hydrocarbon Receptor Ligands in Cancer: Friend and Foe. *Nat. Rev. Cancer* 2014,14,801-814.

36. Opitz, C. A. ; Litzenburger, U. M. ; Sahm, F. ; Ott, M. ; Tritschler, I. ; Trump, S. ; Schumacher, T. ; Jestaedt, L. ; Schrenk, D. ; Weller, M. ; Jugold, M. ; Guillemin, G. J. ; Miller, C. L. ; Lutz, C. ; Radlwimmer, B. ; Lehmann, I. ; von Deimling, A. ; Wick, W. ; Platten, M. An Endogenous Tumour-Promoting Ligand of the Human Aryl Hydrocarbon Receptor. *Nature* 2011, 478,197-203.

37. Thorburn, A. N. ; Macia, L. ; Mackay, C. R. Diet, Metabolites, and "western-lifestyle" Inflammatory Diseases. *Immunity* 2014,40,833-842.

38. Duca, F. A. ; Lam, T. K. Gut Microbiota, Nutrient Sensing and Energy Balance. *Diabetes Obes. Metab.* 2014,16 *Suppl* 1,68-76.

39. Mace, O. J. ; Tehan, B. ; Marshall, F. Pharmacology and Physiology of Gastrointestinal Enteroendocrine Cells. *Pharmacol. Res. Perspect.* 2015,3,e00155.

40. Bertrand, P. P. The Cornucopia of Intestinal Chemosensory Transduction. *Front. Neurosci.* 2009,3,48.

41. Steinert, R. E. ; Beglinger, C. Nutrient Sensing in the Gut: Interactions between Chemosensory Cells, Visceral Afferents and the Secretion of Satiation Peptides. *Physiol. Behav.* 2011,105,62-70.

42. Worthington, J. J. The Intestinal Immunoendocrine Axis: Novel Cross - Talk between

enteroendocrine cells and the Immune System during Infection and Inflammatory Disease. *Biochem. Soc. Trans.* 2015,43,727−733.

43.　Cani, P. D. ; Everard, A. ; Duparc, T. Gut Microbiota, Enteroendocrine Functions and Metabolism. *Curr. Opin. Pharmacol.* 2013,13,935−940.

44.　Carr,D. J. ;Weigent,D. A. ;Blalock,J. E. Hormones Common to the Neuroendocrine and Immune Systems. *Drug Des. Deliv.* 1989,4,187−195.

45.　Luyer, M. D. ; Greve, J. W. ; Hadfoune, M. ; Jacobs, J. A. ; Dejong, C. H. ; Buurman, W. A. Nutritional Stimulation of Cholecystokinin Receptors Inhibits Inflammation via the Vagus Nerve. *J. Exp. Med.* 2005,202,1023−1029.

46.　Bauer,P. V. ; Hamr, S. C. ; Duca, F. A. Regulation of Energy Balance by a Gut−Brain Axis and Involvement of the Gut Microbiota. *Cell Mol. Life Sci.* 2016,73,737−755.

47.　Emge,J. R. ;Huynh,K. ;Miller,E. N. ;Kaur,M. ;Reardon,C. ;Barrett,K. E. ;Gareau, M. G. Modulation of the Microbiota − Gut − Brain Axis by Probiotics in a Murine Model of Inflammatory Bowel Disease. *Am. J. Physiol. Gastrointest. Liver Physiol.* 2016,310,G989−998.

48.　Bercik, P. ; Denou, E. ; Collins, J. ; Jackson, W. ; Lu, J. ; Jury, J. ; Deng, Y. ; Blennerhassett,P. ;Macri,J. ;McCoy,K. D. ;Verdu,E. F. ;Collins,S. M. The Intestinal Microbiota Affect Central Levels of Brain − Derived Neurotropic Factor and Behavior in Mice. *Gastroen* − *terology* 2011,141,599−609,609 e591−593.

49.　Everard, A. ; Cani, P. D. Diabetes, Obesity and Gut Microbiota. *Best Pract. Res. Clin. Gastroenterol.* 2013,27,73−83.

50.　Paul, H. A. ; Bomhof, M. R. ; Vogel, H. J. ; Reimer, R. A. Diet − Induced Changes in Maternal Gut Microbiota and Metabolomic Profiles Influence Programming of Offspring Obesity Risk in Rats. *Sci. Rep.* 2016,6,20683.

51. Reid,D. T. ;Eller,L. K. ;Nettleton,J. E. ;Reimer,R. A. Postnatal Prebiotic Fibre Intake Mitigates Some Detrimental Metabolic Outcomes of Early Overnutrition in Rats. *Eur. J. Nutr.* 2015,55(8),2399−2409.

52. Yang, J. ; Summanen, P. H. ; Henning, S. M. ; Hsu, M. ; Lam, H. ; Huang, J. ; Tseng, C. H. ; Dowd, S. E. ; Finegold, S. M. ; Heber, D. ; Li, Z. Xylooligosaccharide Supplementation Alters Gut Bacteria in both Healthy and Prediabetic Adults:A Pilot Study. *Front. Physiol.* 2015, 6,216.

53.　Maddocks, O. D. ; Short, A. J. ; Donnenberg, M. S. ; Bader, S. ; Harrison, D. J. Attaching and Effacing *Escherichia coli* Downregulate DNA Mismatch Repair Protein In Vitro and Are Associated with Colorectal Adenocarcinomas in Humans. *PLoS One* 2009,4,e5517.

54.　Weber, P. ; Koch, M. ; Heizmann, W. R. ; Scheurlen, M. ; Jenss, H. ; Hartmann, F. Microbic Superinfection in Relapse of Inflammatory Bowel Disease. *J. Clin. Gastroenterol.* 1992, 14,302−308.

55. Maddocks,O. D. ;Scanlon,K. M. ;Donnenberg,M. S. An *Escherichia coli* Effector Protein

Promotes Host Mutation via Depletion of DNA Mismatch Repair Proteins. *MBio* 2013, 4, e00152-00113.

56. Mikami, O.; Kubo, M.; Murata, H.; Muneta, Y.; Nakajima, Y.; Miyazaki, S.; Tanimura, N.; Katsuda, K. The Effects of Acute Exposure to Deoxynivalenol on Some Inflammatory Parameters in Miniature Pigs. *J. Vet. Med. Sci.* 2011, 73, 665-671.

57. Kim, E. J.; Jeong, S. H.; Cho, J. H.; Ku, H. O.; Pyo, H. M.; Kang, H. G.; Choi, K. H. Plasma Haptoglobin and Immunoglobulins as Diagnostic Indicators of Deoxynivalenol Intoxication. *J. Vet. Sci.* 2008, 9, 257-266.

58. Dewa, Y.; Kemmochi, S.; Kawai, M.; Saegusa, Y.; Harada, T.; Shimamoto, K.; Mitsumori, K.; Kumagai, S.; Sugita-Konishi, Y.; Shibutani, M. Rapid Deposition of Glomerular IgA in BALB/c Mice by Nivalenol and its Modifying Effect on High IgA Strain (HIGA) Mice. *Exp. Toxicol. Pathol.* 2011, 63, 17-24.

59. Goyarts, T.; Danicke, S.; Tiemann, U.; Rothkotter, H. J. Effect of the Fusarium Toxin Deoxynivalenol (DON) on IgA, IgM and IgG Concentrations and Proliferation of Porcine Blood Lymphocytes. *Toxicol. In Vitro* 2006, 20, 858-867.

60. Pestka, J. J.; Moorman, M. A.; Warner, R. L. Dysregulation of IgA Production and IgA Nephropathy Induced by the Trichothecene Vomitoxin. *Food Chem. Toxicol.* 1989, 27, 361-368.

61. Park, D. L.; Troxell, T. C. U. S. Perspective on Mycotoxin Regulatory Issues. *Adv. Exp. Med. Biol.* 2002, 504, 277-285.

62. Yazdanpanah, H.; Shafaati, A.; Foroutan, S. M.; Zarghi, A.; Aboul-Fathi, F.; Khoddam, A.; Shaki, F.; Nazari, F. Occurrence of Deoxynivalenol in Foods for Human Consumption from Tehran, Iran. *Iran. J. Pharm. Res.* 2014, 13, 87-92.

63. Nachamkin, I.; Allos, B. M.; Ho, T. *Campylobacter* species and Guillain-Barre Syndrome. *Clin. Microbiol. Rev.* 1998, 11, 555-567.

64. Wang, G.; Ge, Z.; Rasko, D. A.; Taylor, D. E. Lewis Antigens in *Helicobacter pylori*: Biosynthesis and Phase Variation. *Mol. Microbiol.* 2000, 36, 1187-1196.

65. Flannery, B. M.; Wu, W.; Pestka, J. J. Characterization of Deoxynivalenol-Induced Anorexia Using Mouse Bioassay. *Food Chem. Toxicol.* 2011, 49, 1863-1869.

66. Wu, W.; Flannery, B. M.; Sugita-Konishi, Y.; Watanabe, M.; Zhang, H.; Pestka, J. J. Comparison of Murine Anorectic Responses to the 8-Ketotrichothecenes 3-Acetyldeoxynivalenol, 15-Acetyldeoxynivalenol, Fusarenon X and Nivalenol. *Food Chem. Toxicol.* 2012, 50, 2056-2061.

67. Girardet, C.; Bonnet, M. S.; Jdir, R.; Sadoud, M.; Thirion, S.; Tardivel, C.; Roux, J.; Lebrun, B.; Mounien, L.; Trouslard, J.; Jean, A.; Dallaporta, M.; Troadec, J. D. Central Inflammation and Sickness-Like Behavior Induced by the Food Contaminant Deoxynivalenol: A PGE2-Independent Mechanism. *Toxicol. Sci.* 2011, 124, 179-191.

68. Prelusky, D. B. The effect of Low-Level Deoxynivalenol on Neurotransmitter Levels

Measured in Pig Cerebral Spinal Fluid. *J. Environ. Sci. Health B* 1993,28,731-761.

69. Prelusky, D. B. The Effect of Deoxynivalenol on Serotoninergic Neurotransmitter Levels in Pig Blood. *J. Environ. Sci. Health B* 1994,29,1203-1218.

70. Prelusky, D. B. ; Rotter, B. A. ; Thompson, B. K. ; Trenholm, H. L. Effect of the Appetite Stimulant Cyproheptadine on Deoxynivalenol - Induced Reductions in Feed Consumption and Weight Gain in the Mouse. *J. Environ. Sci. Health B* 1997,32,429-448.

71. Wu, W. ; Bates, M. A. ; Bursian, S. J. ; Flannery, B. ; Zhou, H. R. ; Link, J. E. ; Zhang, H. ; Pestka, J. J. Peptide YY3 - 36 and 5 - Hydroxytryptamine Mediate Emesis Induction by Trichothecene Deoxynivalenol(Vomitoxin). *Toxicol. Sci.* 2013,133,186-195.

72. Yang, H. ; Park, S. H. ; Choi, H. J. ; Do, K. H. ; Kim, J. ; An, T. J. ; Lee, S. H. ; Moon, Y. Mechanism - Based Alternative Monitoring of Endoplasmic Reticulum Stress by 8 - Keto - Trichothecene Mycotoxins Using Human Intestinal Epithelial Cell Line. *Toxicol. Lett.* 2010,198, 317-323.

73. Denizot, J. ; Desrichard, A. ; Agus, A. ; Uhrhammer, N. ; Dreux, N. ; Vouret-Craviari, V. ; Hofman, P. ; Darfeuille - Michaud, A. ; Barnich, N. Diet - Induced Hypoxia Responsive Element Demethylation Increases CEACAM6 Expression, Favouring Crohn's Disease - Associated *Escherichia coli* Colonisation. *Gut* 2015,64,428-437.

摄入纳米材料的毒性

3

YI CAO *

Key Laboratory of Environment‑Friendly Chemistry and Applications of Ministry of Education, Lab of Biochemistry, College of Chemistry, Xiangtan University, Hunan 411105, PR China

* E‑mail：caoyi39@ xtu. edu. cn

摘要

随着纳米技术的快速发展,许多纳米材料(nanomaterials,NMs),特别是固体纳米材料,如二氧化钛(TiO_2)纳米材料、氧化锌(ZnO)纳米材料、银(Ag)纳米材料和二氧化硅(SiO_2)纳米材料,越来越多地应用于食品添加剂或食品包装材料中,这引起了对口服暴露纳米材料后产生不良健康影响的担忧。本章基于最新的研究,讨论了摄入纳米材料的潜在毒性。研究表明,口服暴露后,ZnO 纳米材料和 Ag 纳米材料在较小程度上可被胃肠道吸收并蓄积在肝、肾、脾等各种器官中,而 TiO_2 和 SiO_2 纳米材料则很少被吸收。大量研究表明,ZnO 纳米材料是毒性最强的纳米材料,其次是 Ag 纳米材料,其毒性较小,而 TiO_2 和 SiO_2 纳米材料在体外和体内通常几乎没有毒性作用,这可以用 ZnO 和 Ag 纳米材料相对较高的生物利用度和活性来解释,而口服 TiO_2 和 SiO_2 纳米材料的生物利用度通常可以忽略不计。在未来,有必要进一步评估食品中使用的纳米材料的毒性,特别是在长期暴露的情况下,以确保安全使用,但是我们也还需要进一步研究其作用机制。

3.1 引言

根据欧盟委员会 2011/696/EU 号建议书,纳米颗粒(nanoparticles,NPs)被定义为"是一种由基本颗粒组成的天然或人工材料,这些颗粒以自由态、聚集态或团聚体形式存在,至少 50%颗粒的一维或多维尺寸在 $1\sim100\mu m$"[1]。在日常生活中,人类暴露于自然生成的超细颗粒(颗粒直径$\leqslant0.1\mu m$)的情况主要来源于燃烧(燃气炉灶、柴油和汽油发动机、烹饪、火灾和吸烟)和加热元件(吹风机、电熨斗、空调)[2]等。多年的研究表明,如果呼吸道长期暴露于超细颗粒,会对健康造成不利影响。最近使用实验动物(如大鼠和小鼠)进行的研究也表明,口服暴露于超细颗粒和较大尺寸的颗粒物会损害胃肠道和次级器官,如骨髓、肝脏和肺[3-6],这些研究提出了口服接触纳米颗粒后的健康问题,这可能与食品受颗粒污染有关[7]。

随着纳米技术的快速发展,纳米材料越来越多地用于商业之中。在食品工业中,纳米材料被用作食品添加剂,用于提高颜色质量、改善营养成分和增强抗菌效果[8,9]。同时,纳米材料也被用于食品包装,但这可能导致纳米材料从包装材料迁移到食物中造成污染[10,11]。通过模拟天然存在的超细颗粒,引起了摄入纳米材料的健康问题。本章将讨论食品添加剂或食品包装材料中使用纳米材料的潜在健康影响。未来,需要更深入地研究这些纳米材料对人体健康产生的影响,并推动这个新兴领域的发展,以确保纳米材料的安全使用,为人们的健康保障做出贡献。

3.2　食品中的纳米材料

在市场上销售的食品中已经存在有许多纳米材料,纳米材料在食品中的使用量也逐年增加,特别是固体纳米材料,即二氧化钛(TiO_2)、氧化锌(ZnO)、银(Ag)和二氧化硅(SiO_2)NPs。这些纳米颗粒可以作为色素、防晒剂、抗菌剂、抗氧化剂、稳定剂等添加到食品中,以提高食品的外观、保鲜性、口感等。其中,TiO_2是一种最常用的固体纳米材料,在食品中的应用历史最长。天然的TiO_2颗粒以金红石、锐钛矿和板钛矿的形式存在,食品级的TiO_2颗粒(欧盟食品工业中称为E171),因其天然的白色而被作为食品添加剂使用。TiO_2颗粒可以增加食品的亮度和不透明度,使食品看起来更加诱人。然而,应注意的是,食品级TiO_2颗粒中只有纳米TiO_2颗粒是无色的,而大多数用于食品的TiO_2颗粒,由于是初级粒子,其尺寸在200~300nm,光散射呈现白色[12,13]。纳米TiO_2颗粒是一种最常用的纳米颗粒[14],在常见食品中也有发现,例如糖果和口香糖,这些可能占食品级TiO_2总量的40%以下[15-18]。这些食品通常被认为是低危险性的,但实际上可能导致人体暴露于较高水平的TiO_2纳米颗粒。此外,研究表明,口香糖中的TiO_2颗粒很容易从食物中释放出来。志愿者嚼口香糖10min后,超过90%的食品级TiO_2颗粒被释放出来[15],这些颗粒随着唾液进入胃肠道,并可能与胃肠道壁发生相互作用。虽然很难估算膳食中TiO_2颗粒的总摄入量(因为商业产品中含有的TiO_2颗粒数量不同),但这项研究揭示了食用含TiO_2颗粒的食品容易导致人体胃肠道中TiO_2颗粒的暴露,这种暴露可能会对人体健康产生不利影响,例如引起细胞毒性、氧化应激、炎症反应等。因此,需要对TiO_2纳米颗粒在胃肠道中的行为和效应进行更多的研究,以评估其安全性和潜在危害。

ZnO纳米材料是一种常见的固体纳米材料,在食品工业中有着多种应用。ZnO纳米材料是指尺寸在1~100nm的氧化锌颗粒,它们具有高比表面积、高催化活性、高光学活性和高电化学活性等特点。ZnO纳米材料作为食品添加剂用于补充Zn。Zn是人体最重要的必需微量元素之一。300多种酶(如锌指蛋白等)含有Zn,缺Zn与某些疾病的发生有关,如糖尿病、传染病(如腹泻、肺炎和疟疾)和关节炎[19]。因此,增加膳食中Zn的摄入量对于维持人体健康是非常必要的。然而,传统的Zn补充剂,如ZnO粉末或Zn盐,通常具有低的生物利用度和高的副作用,如恶心、呕吐、腹泻。与 ZnO 粉末相比,口服 ZnO 纳米材料可导致 Zn 离子在不同器官(如肝脏、胰腺和肾脏)内累积,最近的一些研究表明口服 ZnO 纳米材料对链脲霉素诱导的 1 型和 2 型糖尿病大鼠存在有益作用,尽管尚未在患者身上得到证实[9,20]。这些研究发现,口服 ZnO 纳米材料可以降低血糖水平、改善胰岛素敏感性、减少氧化应激和炎症反应等,尽管这种有益的效果还没有在患者身上得到证实,但这些结果为 ZnO 纳米材料在食品中作为 Zn 补充剂的潜力提供了依据。

ZnO 纳米材料在食品科学中的另一个重要应用是其强大的抗菌能力,特别是对革兰阳性菌的抗菌能力,所以 ZnO 纳米材料可作为食品添加剂,也可用于包装材料[11,21]。这些应用可以有效延长食品的保质期,防止食品污染和变质,保障食品安全。ZnO 纳米材料的抗菌机制目前尚不完全清楚,但各种活性氧(reactive oxygen species,ROS)的形成,如羟基自由基($\cdot OH$)、单线态氧或超氧阴离子(O_2^-)和过氧化氢(H_2O_2),可能发挥了核心作用。这些 ROS 可以损伤细菌的细胞膜、细胞壁、DNA 和蛋白质等生物分子,导致细菌死亡或失活。ZnO 纳米材料与细菌之间的相互作用以及随后 Zn 离子的释放也可能是其有抗菌能力的原因[21-23]。

Ag 纳米材料是一种常见的固体纳米材料,在食品工业中有着多种应用。许多研究表明,Ag 纳米材料具有广谱抑菌性,因此,Ag 纳米材料(在欧盟食品工业中称为 E174)在食品科学中主要用于抗菌和灭菌[23-25]。最重要的是,微生物对抗生素的耐药性越来越强,而 Ag 纳米材料可以在不产生耐药性的情况下有效抑制或杀死微生物,因此,近年来,Ag 纳米材料在食品科学和医学上的应用越来越广泛[25]。由于 Ag 纳米材料引起的健康问题,它们很少作为食品添加剂,而是用于食品包装或容器中[8,11,25]。这可能会导致 Ag 纳米材料迁移到食物中造成污染,但迁移速率的测量仍然是一个很大的挑战[8,11],迁移速率取决于许多因素,如 Ag 纳米材料的尺寸、形状、浓度、分散性、包装材料、食物成分、温度、时间等。迁移后的 Ag 纳米材料可能会被人体摄入,并在不同器官中积累,引起毒性反应。此外,Ag 纳米材料也可能被添加到动物饲料中取代抗生素,这可能会导致 Ag 在肉类中残留[25]。

SiO$_2$ 纳米材料(在欧盟食品工业中称为 E551)用于啤酒和葡萄酒的清洗,并作为抗结块剂(主要为无定形)[8,9],这些应用可以提高饮料的质量和稳定性,防止沉淀和浑浊,增加食品的流动性和均匀性。美国食品药品管理局(FDA)和《联邦法规》第 21 条规定,食品中 SiO$_2$ 的使用不得超过其重量的 2%。最近的一项调查发现,在美国销售的食品中含有纳米级 SiO$_2$ 颗粒(主要尺寸为 9~26nm),除一份牙膏样品外,14 种食品和消费品中的 Si 含量按重量计算为 0.13%~1.63%。因此,美国销售的大多数食品中 Si 含量低于美国食品药品管理局(FDA)规定的允许值[26]。

3.3 摄入纳米材料的毒性

胃肠道(gastrointestinal tract,GIT)的基本组成部分包括口腔、食道、胃、小肠和大肠。小肠,特别是空肠和回肠的各个部分,是大多数营养物质消化和纳米颗粒吸收的部位[13]。纳米颗粒可能穿过胃肠道并聚集在的派尔集合淋巴结(Peyer patch)底部,而该处微皱褶细胞

(M 细胞:该细胞缺乏微绒毛,通过表达强大的细胞连接作为屏障)将微生物和颗粒从肠道运输到免疫细胞,从而启动黏膜免疫反应[27]。由于纳米颗粒很小,其中一些也可能被吸收到血液中,从而启动次要效应,这些效应可能包括血液循环系统、心脏、肝脏、肾脏、脑等其他器官的损伤或功能障碍。在这一节中,本书将讨论四种固体纳米材料经口暴露接触后对健康的不利影响,重点是对胃肠道的,但也将提到其他次要影响。对于固体纳米材料的体外效应,我们只讨论使用胃肠道相关细胞的研究(最常用的细胞是肠道细胞,如 Caco-2 细胞)。

3.3.1　TiO_2 纳米材料

在三项独立的研究中已经确定了实验动物(大鼠或小鼠)经口暴露 TiO_2 纳米材料后的吸收、分布和排泄,结果显示,即使反复暴露在非常高浓度的 TiO_2 粒子(大鼠高达 1041.5mg/kg bw)下,TiO_2 粒子在胃肠道中的吸收程度也非常小。大部分 TiO_2 纳米材料可通过粪便排出,故 Ti 在各脏器中的累积量可忽略不计[3,28,29]。与动物数据一致,人类志愿者经口暴露于不同尺寸的 TiO_2 颗粒(即 15、100 和 <5000 nm)时,无论颗粒大小,均未显示吸收;尿样或血样中 Ti 含量无明显升高[30]。体外研究也证实了 TiO_2 纳米颗粒在体内的低吸收,即仅用 Caco-2 细胞观察不到转移,而在 M 细胞和黏液分泌细胞中有 TiO_2 纳米颗粒的积累[3,30,31]。所有这些研究都表明,口服 TiO_2 NMs 的生物利用度可以忽略不计。

根据经济合作与发展组织(Organization for Economic Co-operation and Development, OECD)的试验指南,对口服暴露 TiO_2 颗粒对动物的毒性进行了研究,通过对各种毒理学终点的评估,结果表明,无论是单次剂量(大鼠体重剂量最高达到 24000mg/kg bw)或者重复暴露(14、28 和 90d)都几乎没有毒性,这说明 TiO_2 颗粒的毒性很小或没有毒性,这与 TiO_2 颗粒的低吸收相一致[13,32]。经口暴露不同形式的 TiO_2 颗粒(食用色素级或纳米级)也不会对骨髓细胞产生遗传毒性,这可能与微粒在血液或肝脏中的吸收可忽略不计有关[33]。此外,果蝇暴露食品级 TiO_2 颗粒(高达 2mg/mL)的实验也表明 TiO_2 颗粒的毒性很小。尽管暴露与氧化应激的迹象相关(下调了过氧化氢酶的表达并且减少了超氧化物歧化酶 2 的含量),但这些纳米颗粒并不影响黑腹果蝇的生存率或繁殖力[34]。

与上述研究相反,一些研究表明,实验室动物经口服暴露 TiO_2 颗粒后具有全身效应。大鼠在连续 5d 中经口暴露于 TiO_2 纳米颗粒(0、1 和 2mg/kg bw),结果显示与内分泌和生殖系统毒性相关[35]。给大鼠胃-睾丸给药 TiO_2 纳米颗粒(0、2、10 和 50mg/kg bw,30 和 90d)可导致心血管不良反应[36]。在经口暴露的大鼠(0、10、50 和 200mg/kg bw,连续 30d)或小鼠(0、40、200 和 1000mg/kg bw,连续 7d)[37-41] 的骨髓细胞和肝脏中观察到遗传毒性。一些研究还表明摄入的 TiO_2 颗粒对中枢神经系统的不利影响[42]。由于次级器官中的颗粒移位和积聚水平较低,这些效应可能受到氧化应激和/或炎症介质的影响。不同研究得出的结果不一致的原因尚不清楚,但有人建议,研究应严格遵循毒理学研究的标准方案,以便将来进行风险评估[13,32]。

肠道细胞已被广泛应用于 TiO_2 颗粒的体外毒性研究,例如 Caco-2 细胞,结果通常表明,即使暴露于 200μg/mL 的高浓度颗粒中[15,31,43-49],TiO_2 颗粒对细胞毒性、氧化应激(例如,细胞内 ROS 的产生)或炎症反应(例如,炎性细胞因子的释放)的影响也很小甚至没有[15,31,43-49]。此外,最近的一项研究表明,200μg/mL TiO$_2$ 颗粒对未分化的 Caco-2 细胞的毒性很小,但对分化的 Caco-2 细胞没有毒性,这可能是由于未分化的 Caco-2 细胞对颗粒物的吸收更大,这表明 Caco-2 细胞的分化状态对颗粒物的安全性评估起着关键作用。在浓度低于 200μg/mL 的情况下,两种细胞均未观察到毒性作用[31]。

　　总的来说,经口暴露 TiO$_2$ 纳米材料通常被认为是安全的,而且它们已经作为食品添加剂添加到一些商业化的产品中。然而,还需要更多的工作来评估 TiO$_2$ 纳米材料对人类的潜在健康影响。例如,最近发现暴露于食品级 TiO$_2$ 和从口香糖糖衣中分离出来的食品级 TiO$_2$(两个样品都含有一部分 TiO$_2$ 纳米材料)引发了生物反应,并破坏了 Caco-2BBe1 人源性细胞系的边缘微绒毛,暴露在最低浓度(即 350ng/mL 或 100ng/cm^2)下,约 42% 的微绒毛丢失[16]。先前的一项研究表明,聚苯乙烯纳米颗粒的暴露会影响肠细胞膜的破坏和肠道微绒毛的重塑,从而影响铁的摄取和运输[27],而这些影响可能与纳米颗粒的物理化学性质、暴露浓度、暴露时间、细胞类型等因素有关。因此,可能需要进一步研究食品级 TiO$_2$ 暴露引起的微绒毛损失是否会影响营养素的吸收,以及这种影响是否具有剂量-效应关系和可逆性。

3.3.2　ZnO 纳米材料

　　与 TiO$_2$ 颗粒不同,一些体内研究表明,动物经口暴露于 ZnO 纳米材料可导致 Zn 在各种器官(如胃肠道、肝脏和肾脏)中大量累积[20,28,50,51],但 Zn 的浓度在治疗一段时间后(如治疗后 7d[50] 或 14d[51])可能会恢复正常。由于相对较高的生物利用度,经口暴露的高浓度 ZnO 纳米颗粒对动物具有毒性。最近的一项研究表明,经口灌胃给予 SD 大鼠带正电的 ZnO 纳米颗粒[500、1000 和 2000mg/(kg bw·d),后文简写为 mg/(kg·d),连续 14d]后,对其临床症状、死亡率、体重、进食量、血液学及血清生化、大体病理学、器官重量和组织病理学以及脾脏、胃和胰腺等主要靶器官进行检查。结果显示,在 ZnO 浓度<500mg/(kg bw)时,未观察到明显影响[52]。在另一项研究中,大鼠暴露于 2000mg/kg ZnO 纳米材料可导致一些血液生化指标的改变,但肝脏和肾脏的组织病理学损伤很少[51]。此外,以经口灌胃方式将怀孕的大鼠反复暴露于带正电的 ZnO 纳米材料[53],而非带负电的 ZnO 纳米材料时[41],在 ZnO 纳米材料浓度达到 400mg/kg 时显示出了胚胎毒性。相反,在低浓度(1、3 和 10mg/kg bw)下,大鼠口服 ZnO 纳米材料未显示任何毒性迹象,并对链脲霉素诱导的糖尿病具有有益影响[20]。

　　与体内研究数据一致,大量的研究表明 ZnO 纳米材料对肠道细胞具有毒性,可诱导细胞毒性、炎症反应、氧化应激和遗传毒性[43,44,48,49,55,56]。在一项研究中显示,ZnO 纳米颗粒对 Caco-2 细胞的 LD$_{50}$ 低至 0.431μg/mL[56],而在另一项研究中,通过 WST-1 测定法计算出 LD$_{50}$ 为 28μg/mL(注意,在该研究中,暴露期间存在高水平的蛋白质,这可能降低了 ZnO 纳米材料的毒性)[55]。尺寸和形状在决定 ZnO 颗粒的毒性效应时很重要,因为纳米颗粒被证明比普通颗粒的毒性更大[57,58]。同时,研究人员还通过三维细胞培养证实了其毒性效应,虽然三维培养比传统培养更能抵抗 ZnO 纳米材料的暴露[59]。许多研究表明,氧化应激在介导 ZnO 纳米材料的毒性作用方面起着重要作用,因为它们可以诱导 ROS(细胞内 ROS

和线粒体 ROS)以及肠道细胞中抗氧化系统(即谷胱甘肽和抗氧化酶)的变化[44,49,55,56,58,59]。另一个公认的机制是 ZnO 颗粒被内吞,随后 Zn^{2+} 从细胞内释放,从而破坏细胞内 Zn^{2+} 的稳态,从而导致细胞死亡[21,60]。但是,应注意的是,ZnO 纳米材料需要与细胞直接接触,并在细胞内被溶解(例如在溶酶体中),而 ZnO 颗粒的胞外溶解被认为对细胞毒性的作用不大[61,62]。

在评估口服暴露的 ZnO 纳米材料的毒性时,需要注意的是,最近研究显示,营养物质和颗粒之间的相互作用可能会影响毒理学反应。例如,研究表明,300μg/mL 维生素 C 的存在增强了 ZnO 纳米材料对胃上皮细胞系和神经干细胞的细胞毒性,这与维生素 C 促进 ZnO 纳米材料溶解并释放 Zn^{2+} 有关。此外,在体内条件下,反复口服 ZnO 纳米材料(14mg/kg bw)加维生素 C(50mg/kg bw)会导致小鼠肝和肾脏损伤。另一项研究表明,饱和脂肪酸(棕榈酸)的存在可以增强 ZnO 纳米材料对 Caco-2 细胞的细胞毒性,但不饱和脂肪酸和饱和脂肪酸的混合物(棕榈酸:油酸=1:2,摩尔比)没有此效果[63]。这可能与线粒体 ROS 的产生有关,与溶酶体失稳无关[55],这些研究都强调了在复杂系统中考虑食品中 ZnO 纳米材料的安全性时,需要考虑协同毒性的可能性。

总之,ZnO 纳米材料的摄取量较高,可导致体内外的毒理学反应。这表明,使用 ZnO 纳米材料作为食品添加剂时应遵循指南,以降低潜在的不良影响。在美国,Zn 的推荐膳食摄入量被设定为女性为 8mg,男性为 11mg。可耐受的摄入量为 40mg,因为较高水平的 ZnO 可阻止 Cu 的吸收[64]。

3.3.3　Ag 纳米材料

最近,对经口暴露 Ag 纳米材料后实验动物的生物分布和毒理学反应研究表明,给大鼠口服不同大小(10、75、110nm)和浓度(100、200、400mg/kg bw)的 Ag 纳米材料 13 周后,显示出 Ag 在肝、肾、脾等不同器官中的积累呈现大小性依赖性(如 Ag 纳米材料尺寸的积累性:10≥75>110nm)。此外,结果显示,该影响还存在性别差异,即在雌性大鼠中,Ag 纳米材料的积累显著升高,尤其是在肾脏、肝脏、空肠和结肠中。尽管 Ag 在器官中积累,但在体重、饲料和水的摄入量、血液和生殖系统的改变或遗传毒性方面都没有显著的变化[65]。同样,雄性大鼠在单次暴露(2000mg/kg bw)或 30d 多次暴露(250mg/kg bw)灌胃 12 nm Ag 纳米材料后,导致 Ag 在肝脏、肾脏、脾脏、胃和小肠中积累,其中肝脏和肾脏中最高。然而,大于99%的 Ag 纳米材料可以有效地从生物体中排出,并且在单次或多次剂量暴露后没有观察到毒性的迹象[66]。一项研究表明,Ag 纳米材料通过大鼠的肠道,然后在各器官中形成 Ag 离子或者更小尺寸的 Ag 纳米颗粒。同样,反复口服 Ag 纳米材料(<20nm;90mg/kg bw)后,仍然未观察到肝毒性或免疫毒性[67]。

与上述讨论的阴性结果的毒理学反应相比,另外一些研究报道了口服暴露后 Ag 纳米材料对健康的不良影响。例如,连续 13 周口服 Ag 纳米材料(11 nm;高达 1030.5mg/kg bw)会诱导大鼠肝脏和肾脏毒性,表现为血清碱性磷酸酶和钙以及淋巴细胞浸润增加,这可以解释为 Ag 纳米材料在全身广泛分布,而 SiO_2 和 Fe_2O_3 纳米颗粒没有全身分布,不会引起毒性[68]。在一项遵循 OECD 测试指南的研究中,90d 重复口服暴露(56nm;30、125 和

500mg/kg bw 连续暴露 90d)会导致大鼠体重下降、轻微肝损伤和组织病理学变化,以及所有组织中 Ag 的剂量依赖性积累[69]。在口服暴露的小鼠中,也观察到体重的下降、微绒毛和肠腺的损伤[70]。在重复口服暴露 5d(10nm;5、25、50、100mg/kg bw)的大鼠骨髓中观察到遗传毒性,这与氧化应激相关[71]。一些对大鼠或小鼠开展口服暴露的研究,在肠道细胞和免疫细胞中同样观察到炎症反应[25,72]。目前,不同研究报告的数据不一致的原因尚不清楚,但有几个因素,如大小、剂量、形状和电荷,可能在定义 Ag 纳米材料的生物学反应中发挥重要作用。因此,未来的研究需要根据大小、形状、电荷和浓度,系统地评估用于食品中的 Ag 纳米材料的范围,并应根据具体情况进行[25]。

许多体外研究表明,Ag 纳米材料暴露与对肠道细胞的毒性作用有关,如细胞毒性、遗传毒性和炎症反应[43,56,73-78]。一些研究表明,细胞的氧化应激(即细胞内 ROS 的增加)与 Ag 纳米材料的体外毒性有关[73-75]。而其他研究没有发现 Ag 纳米材料暴露后的氧化应激[43,56,78],Ag 纳米材料的体外毒性可能是通过活性氧依赖和独立的方式介导的。在最新的研究中,研究人员也使用了先进的 3D 共培养模型评估了 Ag 纳米材料的体外毒性。在由 Caco-2 细胞、人巨噬细胞和树突状细胞组成的共培养中,Ag 纳米材料(剂量为 1.25 ~ 625μg/cm^2)比 TiO$_2$ 和 Au 纳米材料毒性更强,并且 Ag 纳米材料可以显著诱导细胞毒性、破坏屏障功能和促进炎症介质的释放。此外,细胞因子暴露诱导的炎症调节了模型对 Ag 纳米材料的反应[79]。在由 Caco-2 和 HT29-MTX 细胞组成的共培养模型中,Ag 纳米材料(剂量10~100μg/mL)诱导炎症反应,以代谢活性评估未发现活性氧或细胞毒性,可能是因为黏液层的存在降低了这种作用。蛋白质组学分析显示,与较大的 Ag 颗粒(200 nm)或 AgNO$_3$ 相比,Ag 纳米颗粒(20nm)导致 IL-8 的更高释放,以及不同的蛋白表达,并具有不同的细胞反应模式,这表明 Ag NPs 在毒理学反应中具有特异性的作用[80]。

总的来说,口服 Ag 纳米材料可被 GIT 吸收,并在各种次级器官中积累到较低水平。体内毒性可根据 Ag 纳米材料的类型和剂量诱导,而体外毒性可由高浓度的 Ag 纳米材料诱导,两者都具有 ROS 依赖和独立的方式。除了传统上使用的毒理学终点外,Ag 纳米材料以及其他具有抗菌应用的纳米材料的一个可能的毒理学作用是纳米材料与肠道微生物群的相互作用,这可能需要广泛开展研究[81]。人类肠道中存在着大量的微生物(微生物群),肠道微生物群的改变与肥胖和糖尿病等代谢性疾病的发展有关[82]。对于具有抗菌作用的纳米材料,可能有必要研究它们对肠道微生物群的影响[81]。最近研究才表明,SD 大鼠连续 13 周口服不同大小的 Ag 纳米材料,导致了其回肠黏膜微生物种群的变化,减少了免疫调节基因的表达和显著增加了肠道微生物群革兰阴性菌的比例,这表明 Ag 纳米材料可调节肠道相关免疫反应和胃肠道的整体稳态[83],但目前尚不清楚 Ag 纳米材料是否会在人类肠道中产生类似的作用。

3.3.4　SiO$_2$纳米材料

研究比较了不同途径对 SiO$_2$纳米材料(平均尺寸 110nm;50mg/kg bw)在小鼠体内的吸收和毒性,结果表明,经口暴露的大部分颗粒通过粪便排出,只有一小部分摄入的颗粒被肠道和肝脏吸收。与低口服吸收相一致的是,口服颗粒暴露后未观察到不良的健康影响,而肌肉注射和皮下注射颗粒可引起注射部位周围的炎症反应[84]。同样,口服不同大小的 SiO_2 颗粒(70、300、100 nm;2.5mg/只,6 周龄小鼠)可导致颗粒被肠道吸收,表面涂有羧基或胺基可增强颗粒的吸收。暴露后,血液学、组织病理学和生化指标均无明显变化[85]。反复口服(14 和 90d,浓度高达 2000mg/kg bw) SiO_2 颗粒(20 和 200 nm,带负电荷)对大鼠无毒性[86]。经口暴露 SiO_2 颗粒后大鼠的各个器官中均未观察到明显的遗传毒性,但结肠中微核细胞的百分比略有增加,表明遗传损伤较小[87]。相比之下,黑腹果蝇口服暴露于 SiO_2 纳米材料(<30nm;1~100μg/mL)导致中肠细胞氧化应激、半胱氨酸蛋白酶激活、膜失稳和线粒体膜电位损失,并通过内吞囊泡和直接膜渗透摄取颗粒[88]。这表明,对口服暴露的 SiO_2 纳米材料的反应可能依赖于物种,但通常 SiO_2 纳米材料在口服暴露后表现出良好的生物相容性。

与体内数据一致,大多数体外研究显示,不同尺寸的 SiO_2 颗粒对氧化应激几乎没有影响,也没有细胞毒性或对肠道细胞的遗传毒性,即使浓度高达 150μg/mL 也是如此[48,49,74,89-91]。仅在 20μg/cm² SiO_2 纳米材料暴露的未分化的 Caco-2 细胞中观察到炎症反应显著增强(即 IL-8 mRNA 的表达和 IL-8 蛋白的释放),而在分化的细胞中没有观察到。而相同浓度的 ZnO 纳米材料在两种模型中都诱导了炎症反应[92]。只有极少数的研究表明 SiO_2 颗粒对肠道细胞有毒性作用。例如,最近的一项研究表明, SiO_2 在颗粒直径为 15nm 时,可诱导细胞毒性、遗传毒性、氧化应激和对 Caco-2 细胞的炎症反应,而 55nm 颗粒或者石英 DQ12 对照物则没有,这表明颗粒大小在毒理学反应中具有重要的作用。然而,大多数毒理学反应是在相对较高的浓度(≥32μg/mL)下观察到的[93]。

总的来说,大多数体内和体外研究表明 SiO_2 纳米材料几乎没有影响,它们作为食品添加剂和药物使用被认为是相对安全的。然而,与食品级 TiO_2 暴露的 Caco-2BBe1 人源细胞系统中所看到的相似,即使在非常低的浓度下(即 1μg/mL 或 10ng/cm²),食品级 SiO_2 也会破坏微绒毛,这可能与 ROS 的产生增加有关[26]。关于食品级 SiO_2 对人类微绒毛的影响,以及由此影响到营养的吸收,特别是在长期暴露期间,可能还需要进一步探索。

3.4　结论

在食品科学中纳米材料越来越多地被用于食品添加剂或食品包装,预计未来它们在食品中的使用将会继续增加。固体纳米材料例如 TiO_2、ZnO、Ag 和 SiO_2,是食品中最受欢迎的纳米材料之一。口服暴露后,ZnO 纳米材料和 Ag 纳米材料在较小程度上可以被胃肠道吸收并积累到肝、肾、脾等各种器官中,而 TiO_2 和 SiO_2 纳米材料则几乎不被吸收。大量研究表明,ZnO 纳米材料是毒性最强的纳米材料,其次是 Ag 纳米材料,其毒性程度较小,而 TiO_2 和 SiO_2 纳米材料在体外和体内研究中通常显示很低的毒性,甚至没有。这可以用 ZnO 和 Ag 纳米材料相对较高的生物利用度和活性来解释,而口服 TiO_2 和 SiO_2 纳米材料的生物利用度通常可以忽略不计。尽管目前已有大量关于纳米材料口服暴露毒性作用的研究,但仍存在许多不确定性。首先,在评估纳米材料毒性时需要考虑多种因素,如剂量、粒径、形态、表面修饰、溶解度等,这些因素可能影响纳米材料与生物体之间的相互作用;其次,在实验条件下使用的纯净或单一类型的纳米材料与实际食品中存在的复杂或混合类型的纳米材料可能有很大差异,这可能影响实验结果与现实情况之间的可比性;再次,在评估纳米材料毒性时需要考虑长期或慢性暴露效应,因为人们可能会持续摄入含有纳米材料的食品,并且部分纳米材料可能会在体内积累;最后,在评估纳米材料毒性时需要考虑不同人群或个体之间的敏感性或易感性差异,因为人们可能存在不同的遗传背景、健康状况、饮食习惯等。因此,在未来,有必要对在食品中使用的纳米材料进行更加全面、系统和规范的毒性评估,特别是在长期暴露的情况下,以确保安全使用它们。在未来,有必要评估在食品中使用的纳米材料的毒性,特别是在长期暴露的情况下,以确保安全使用它们。我们还需要进一步研究这些机制。人们普遍认为,氧化应激在口服纳米颗粒暴露引起的毒性作用中起着至关重要的作用,因为纳米颗粒具有生物活性,可导致氧化损伤。次级效应可能是由纳米颗粒在间接暴露后的器官中的易位和随后的积累和从接触部位向次级器官释放生物介质引起的。

关键词

- 纳米材料
- 纳米颗粒
- 微量元素
- 微生物
- 暴露

参考文献

1. European Commission. *Commission Recommendation of 18 October 2011 on the Definition of Nanomaterial Text with EEA Relevance*, 2011.

2. Wallace, L. ; Ott, W. Personal Exposure to Ultrafine Particles. *J. Exposure Sci. Environ. Epidemiol.* 2011, 21, 20-30.

3. Brun, E. ; Barreau, F. ; Veronesi, G. ; Fayard, B. ; Sorieul, S. ; Chaneac, C. ; Carapito, C. ; Rabilloud, T. ; Mabondzo, A. ; Herlin‐Boime, N. ; Carriere, M. Titanium Dioxide Nanoparticle Impact and Translocation through Ex Vivo, In Vivo and In Vitro Gut Epithelia. *Part Fibre Toxicol.* 2014, 11, 13.

4. Danielsen, P. H. ; Loft, S. ; Jacobsen, N. R. ; Jensen, K. A. ; Autrup, H. ; Ravanat, J. L. ; Wallin, H. ; Moller, P. Oxidative Stress, Inflammation, and DNA Damage in Rats after Intratracheal Instillation or Oral Exposure to Ambient Air and Wood Smoke Particulate Matter. *Toxicol. Sci.* 2010, 118, 574-585.

5. Hadrup, N. ; Sharma, A. K. ; Poulsen, M. ; Nielsen, E. Toxicological Risk Assessment of Elemental Gold Following Oral Exposure to Sheets and Nanoparticles—A Review. *Regul. Toxicol. Pharmacol.* 2015, 72, 216-221.

6. Moller, P. ; Folkmann, J. K. ; Danielsen, P. H. ; Jantzen, K. ; Loft, S. Oxidative Stress Generated Damage to DNA by Gastrointestinal Exposure to Insoluble Particles. *Curr. Mol.*

Med. 2012,12,732-745.

7. Marano, F. ; Guadagnini, R. Health Impacts of Nanomaterials. In: *Nanosciences and Nanotechnology: Evolution or Revolution?*; Lourtioz, J. M. , Lahmani, M. , Dupas-Haeberlin, C. , Hesto, P. , Eds. ; Springer International Publishing: Cham, 2016; pp. 273-286.

8. Contado, C. Nanomaterials in Consumer Products: A Challenging Analytical Problem. *Front. Chem.* 2015,3,48.

9. Wang, H. ; Du, L. J. ; Song, Z. M. ; Chen, X. X. Progress in the Characterization and Safety Evaluation of Engineered Inorganic Nanomaterials in Food. *Nanomedicine (Lond.)* 2013, 8, 2007-2025.

10. Arvanitoyannis, I. S. ; Bosnea, L. Migration of Substances from Food Packaging Materials to Foods. *Crit. Rev. Food Sci. Nutr.* 2004,44,63-76.

11. Bumbudsanpharoke, N. ; Ko, S. Nano-Food Packaging: An Overview of Market, Migration Research, and Safety Regulations. *J. Food Sci.* 2015,80,R910-R923.

12. Braun, J. H. Titanium Dioxide: A Review. *J. Coat. Technol.* 1997,69,59-72.

13. Warheit, D. B. ; Donner, E. M. Risk Assessment Strategies for Nanoscale and Fine-Sized Titanium Dioxide Particles: Recognizing Hazard and Exposure Issues. *Food Chem. Toxicol.* 2015, 85,138-147.

14. Rollerova, E. ; Tulinska, J. ; Liskova, A. ; Kuricova, M. ; Kovriznych, J. ; Mlynarcikova, A. ; Kiss, A. ; Scsukova, S. Titanium Dioxide Nanoparticles: Some Aspects of Toxicity/ Focus on the Development. *Endocr. Regul.* 2015,49,97-112.

15. Chen, X. X. ; Cheng, B. ; Yang, Y. X. ; Cao, A. ; Liu, J. H. ; Du, L. J. ; Liu, Y. ; Zhao, Y. ; Wang, H. Characterization and Preliminary Toxicity Assay of Nano-Titanium Dioxide Additive in Sugar-Coated Chewing Gum. *Small* 2013,9,1765-1774.

16. Faust, J. J. ; Doudrick, K. ; Yang, Y. ; Westerhoff, P. ; Capco, D. G. Food Grade Titanium Dioxide Disrupts Intestinal Brush Border Microvilli In Vitro Independent of Sedimentation. *Cell Biol. Toxicol.* 2014,30,169-188.

17. Weir, A. ; Westerhoff, P. ; Fabricius, L. ; Hristovski, K. ; von Goetz, N. Titanium Dioxide Nanoparticles in Food and Personal Care Products. *Environ. Sci. Technol.* 2012,46,2242-2250.

18. Yang, Y. ; Doudrick, K. ; Bi, X. ; Hristovski, K. ; Herckes, P. ; Westerhoff, P. ; Kaegi, R. Characterization of Food - Grade Titanium Dioxide: The Presence of Nanosized Parti - cles. *Environ. Sci. Technol.* 2014,48,6391-6400.

19. Haase, H. ; Overbeck, S. ; Rink, L. Zinc Supplementation for the Treatment or Prevention of Disease: Current Status and Future Perspectives. *Exp. Gerontol.* 2008,43,394-408.

20. Umrani, R. D. ; Paknikar, K. M. Zinc Oxide Nanoparticles Show Antidiabetic Activity in Streptozotocin-Induced Type 1 and 2 Diabetic Rats. *Nanomedicine(Lond.)* 2014,9,89-104.

21. Shi, L. E. ; Li, Z. H. ; Zheng, W. ; Zhao, Y. F. ; Jin, Y. F. ; Tang, Z. X. Synthesis, Antibacterial Activity, Antibacterial Mechanism and Food Applications of ZnO Nanoparticles: A

Review. Food Addit. Contam Part A Chem. Anal. Control Exposure Risk Assess. 2014,31,173-186.

22. Amna,S. ;Shahrom,M. ;Azman,S. ;Kaus,N. H. M. ;Ling,C. A. ;Siti Khadijah,M. B. ; Habsah,H. ; Dasmawati, M. Review on Zinc Oxide Nanoparticles: Antibacterial Activity and Toxicity Mechanism. *Nano-Micro Lett.* 2015,7,219-242.

23. Dizaj, S. M. ; Lotfipour, F. ; Barzegar-Jalali, M. ; Zarrintan, M. H. ; Adibkia, K. Anti-microbial Activity of the Metals and Metal Oxide Nanoparticles. *Mater. Sci. Eng. , C: Mater. Biol. Appl.* 2014,44,278-284.

24. Antony, J. J. ; Sivalingam, P. ; Chen, B. Toxicological Effects of Silver Nanoparticles. *Environ. Toxicol. Pharmacol.* 2015,40,729-732.

25. Gaillet,S. ; Rouanet, J. M. Silver Nanoparticles:Their Potential Toxic Effects after Oral Exposure and Underlying Mechanisms—A Review. *Food Chem. Toxicol.* 2015,77,58-63.

26. Yang,Y. ;Faust,J. J. ;Schoepf,J. ;Hristovski,K. ;Capco,D. G. ;Herckes,P. ;Westerhoff, P. Survey of Food-Grade Silica Dioxide Nanomaterial Occurrence, Characterization, Human Gut Impacts and Fate Across its Lifecycle,*Sci. Total Environ.* 2016,565,902-912.

27. Mahler,G. J. ;Esch,M. B. ;Tako,E. ;Southard,T. L. ;Archer,S. D. ;Glahn,R. P. ;Shuler, M. L. Oral Exposure to Polystyrene Nanoparticles Affects Iron Absorption. *Nat. Nanotechnol.* 2012,7, 264-271.

28. Cho, W. S. ; Kang, B. C. ; Lee, J. K. ; Jeong, J. ; Che, J. H. ; Seok, S. H. Comparative Absorption,Distribution, and Excretion of Titanium Dioxide and Zinc Oxide Nanoparticles after Repeated Oral Administration. *Part Fibre Toxicol.* 2013,10,9.

29. Geraets, L. ; Oomen, A. G. ; Krystek, P. ; Jacobsen, N. R. ; Wallin, H. ; Laurentie, M. ; Verharen, H. W. ; Brandon, E. F. ; de Jong, W. H. Tissue Distribution and Elimination after Oral and Intravenous Administration of Different Titanium Dioxide Nanoparticles in Rats. *Part Fibre Toxicol.* 2014,11,30.

30. Jones, K. ; Morton, J. ; Smith, I. ; Jurkschat, K. ; Harding, A. H. ; Evans, G. Human In Vivo and In Vitro Studies on Gastrointestinal Absorption of Titanium Dioxide Nanoparticles. *Toxicol. Lett.* 2015,233,95-101.

31. Song,Z. M. ;Chen,N. ;Liu,J. H. ;Tang,H. ;Deng,X. ;Xi,W. S. ;Han,K. ;Cao,A. ; Liu,Y. ;Wang,H. Biological Effect of Food Additive Titanium Dioxide Nanoparticles on Intestine: An In Vitro Study. *J. Appl. Toxicol.* 2015,35,1169-1178.

32. Warheit, D. B. ; Brown, S. C. ; Donner, E. M. Acute and Subchronic Oral Toxicity Studies in Rats with Nanoscale and Pigment Grade Titanium Dioxide Particles. *Food Chem. Toxicol.* 2015,84,208-224.

33. Donner, E. M. ; Myhre, A. ; Brown, S. C. ; Boatman, R. ; Warheit, D. B. In Vivo Micronucleus Studies with 6 Titanium Dioxide Materials(3 Pigment-Grade & 3 Nanoscale)in Orally-Exposed Rats. *Regul. Toxicol. Pharmacol.* 2016,74,64-74.

34. Jovanovic, B. ; Cvetkovic, V. J. ; Mitrovic, T. L. Effects of Human Food Grade Titanium

Dioxide Nanoparticle Dietary Exposure on *Drosophila melanogaster* Survival, Fecundity, Pupation and Expression of Antioxidant Genes. *Chemosphere* 2016,144,43-49.

35. Tassinari, R.; Cubadda, F.; Moracci, G.; Aureli, F.; D'Amato, M.; Valeri, M.; De, B. B.; Raggi, A.; Mantovani, A.; Passeri, D.; Rossi, M.; Maranghi, F. Oral, Short - Term Exposure to Titanium Dioxide Nanoparticles in Sprague-Dawley Rat: Focus on Reproduc-tive and Endocrine Systems and Spleen. *Nanotoxicology* 2014,8,654-662.

36. Chen, Z.; Wang, Y.; Zhuo, L.; Chen, S.; Zhao, L.; Luan, X.; Wang, H.; Jia, G. Effect of Titanium Dioxide Nanoparticles on the Cardiovascular System after Oral Administration. *Toxicol. Lett.* 2015,239,123-130.

37. Chen, T.; Yan, J.; Li, Y. Genotoxicity of Titanium Dioxide Nanoparticles. *J. Food Drug Anal.* 2014,22,95-104.

38. Chen, Z.; Wang, Y.; Ba, T.; Li, Y.; Pu, J.; Chen, T.; Song, Y.; Gu, Y.; Qian, Q.; Yang, J.; Jia, G. Genotoxic Evaluation of Titanium Dioxide Nanoparticles In Vivo and In Vitro. *Toxicol. Lett.* 2014,226,314-319.

39. Grissa, I.; Elghoul, J.; Ezzi, L.; Chakroun, S.; Kerkeni, E.; Hassine, M.; El, M. L.; Mehdi, M.; Ben, C. H.; Haouas, Z. Anemia and Genotoxicity Induced by Sub-chronic Intragastric Treatment of Rats with Titanium Dioxide Nanoparticles. *Mutat. Res. Genet. Toxicol. Environ. Mutagen.* 2015,794,25-31.

40. Mohamed, H. R. Estimation of TiO(2) Nanoparticle-Induced Genotoxicity Persistence and Possible Chronic Gastritis-Induction in Mice. *Food Chem. Toxicol.* 2015,83,76-83.

41. Sycheva, L. P.; Zhurkov, V. S.; Iurchenko, V. V.; Daugel - Dauge, N. O, Kovalenko, M. A.; Krivtsova, E. K.; Durnev, A. D. Investigation of Genotoxic and Cytotoxic Effects of Micro-and Nanosized Titanium Dioxide in Six Organs of Mice In Vivo. *Mutat. Res.* 2011,726, 8-14.

42. Czajka, M.; Sawicki, K.; Sikorska, K.; Popek, S.; Kruszewski, M.; Kapka-Skrzypczak, L. Toxicity of Titanium Dioxide Nanoparticles in Central Nervous System. *Toxicol. In Vitro* 2015, 29,1042-1052.

43. Abbott Chalew, T. E.; Schwab, K. J. Toxicity of Commercially Available Engineered Nanoparticles to Caco-2 and SW480 Human Intestinal Epithelial Cells. *Cell Biol. Toxicol.* 2013, 29,101-116.

44. De, A.; Barone, I. F.; Zijno, A.; Bizzarri, L.; Russo, M. T.; Pozzi, R.; Franchini, F.; Giudetti, G.; Uboldi, C.; Ponti, J.; Rossi, F.; De, B. B. Comparative Study of ZnO and TiO(2) Nanoparticles: Physicochemical Characterisation and Toxicological Effects on Human Colon Carcinoma Cells. *Nanotoxicology* 2013,7,1361-1372.

45. Fisichella, M.; Berenguer, F.; Steinmetz, G.; Auffan, M.; Rose, J.; Prat, O. Intestinal Toxicity Evaluation of TiO₂ Degraded Surface - Treated Nanoparticles: A Combined Physico - chemical and Toxicogenomics Approach in Caco-2 Cells. *Part Fibre Toxicol.* 2012,9,18.

46. Gerloff, K. ; Fenoglio, I. ; Carella, E. ; Kolling, J. ; Albrecht, C. ; Boots, A. W. ; Forster, I. ; Schins, R. P. Distinctive Toxicity of TiO$_2$ Rutile/Anatase Mixed Phase Nanoparticles on Caco-2 Cells, Chem. Res. Toxicol. 2012, 25, 646-655.

47. Koeneman, B. A. ; Zhang, Y. ; Westerhoff, P. ; Chen, Y. ; Crittenden, J. C. ; Capco, D. G. Toxicity and Cellular Responses of Intestinal Cells Exposed to Titanium Dioxide. *Cell Biol. Toxicol.* 2010, 26, 225-238.

48. McCracken, C. ; Zane, A. ; Knight, D. A. ; Dutta, P. K. ; Waldman, W. J. Minimal Intestinal Epithelial Cell Toxicity in Response to Short-and Long-Term Food-Relevant Inorganic Nanoparticle Exposure. *Chem. Res. Toxicol.* 2013, 26, 1514-1525.

49. Setyawati, M. I. ; Tay, C. Y. ; Leong, D. T. Mechanistic Investigation of the Biological Effects of SiO（2）, TiO（2）, and ZnO Nanoparticles on Intestinal Cells. *Small* 2015, 11, 3458-3468.

50. Konduru, N. V. ; Murdaugh, K. M. ; Sotiriou, G. A. ; Donaghey, T. C. ; Demokritou, P. ; Brain, J. D. ; Molina, R. M. Bioavailability, Distribution and Clearance of Tracheally-Instilled and Gavaged Uncoated or Silica-Coated Zinc Oxide Nanoparticles. *Part Fibre Toxicol.* 2014, 11, 44.

51. Srivastav, A. K. ; Kumar, M. ; Ansari, N. G. ; Jain, A. K. ; Shankar, J. ; Arjaria, N. ; Jagdale, P. ; Singh, D. A Comprehensive Toxicity Study of Zinc Oxide Nanoparticles versus their Bulk in Wistar Rats: Toxicity Study of Zinc Oxide Nanoparticles. *Hum. Exp. Toxicol.* 2016, 35, 1286-1304.

52. Ko, J. W. ; Hong, E. T. ; Lee, I. C. ; Park, S. H. ; Park, J. I. ; Seong, N. W. ; Hong, J. S. ; Yun, H. I. ; Kim, J. C. Evaluation of 2-Week Repeated Oral Dose Toxicity of 100 nm Zinc Oxide Nanoparticles in Rats. *Lab Anim. Res.* 2015, 31, 139-147.

53. Hong, J. S. ; Park, M. K. ; Kim, M. S. ; Lim, J. H. ; Park, G. J. ; Maeng, E. H. ; Shin, J. H. ; Kim, M. K. ; Jeong, J. ; Park, J. A. ; Kim, J. C. ; Shin, H. C. Prenatal Development Toxicity Study of Zinc Oxide Nanoparticles in Rats. *Int. J. Nanomed.* 2014, 9（Suppl 2. ）, 159-171.

54. Hong, J. S. ; Park, M. K. ; Kim, M. S. ; Lim, J. H. ; Park, G. J. ; Maeng, E. H. ; Shin, J. H. ; Kim, Y. R. ; Kim, M. K. ; Lee, J. K. ; Park, J. A. ; Kim, J. C. ; Shin, H. C. Effect of Zinc Oxide Nanoparticles on Dams and Embryo-Fetal Development in Rats. *Int. J. Nanomed.* 2014, 9 （Suppl. 2）, 145-157.

55. Cao, Y. ; Roursgaard, M. ; Kermanizadeh, A. ; Loft, S. ; Moller, P. Synergistic Effects of Zinc Oxide Nanoparticles and Fatty Acids on Toxicity to Caco-2 cells. *Int. J. Toxicol.* 2015, 34, 67-76.

56. Song, Y. ; Guan, R. ; Lyu, F. ; Kang, T. ; Wu, Y. ; Chen, X. In Vitro Cytotoxicity of Silver Nanoparticles and Zinc Oxide Nanoparticles to Human Epithelial Colorectal Adenocarcinoma （Caco-2）Cells. *Mutat. Res.* 2014, 769, 113-118.

57. Cepin, M. ; Hribar, G. ; Caserman, S. ; Orel, Z. C. Morphological Impact of Zinc Oxide Particles on the Antibacterial Activity and Human Epithelia Toxicity. *Mater. Sci. Eng. , C:*

Mater. *Biol. Appl.* 2015, 52, 204-211.

58. Kang, T. ; Guan, R. ; Chen, X. ; Song, Y. ; Jiang, H. ; Zhao, J. In vitro Toxicity of Different-Sized ZnO Nanoparticles in Caco-2 Cells. *Nanoscale Res. Lett.* 2013, 8, 496-498.

59. Chia, S. L. ; Tay, C. Y. ; Setyawati, M. I. ; Leong, D. T. Biomimicry 3D Gastrointestinal Spheroid Platform for the Assessment of Toxicity and Inflammatory Effects of Zinc Oxide Nanoparticles. *Small* 2015, 11, 702-712.

60. Saptarshi, S. R. ; Duschl, A. ; Lopata, A. L. Biological Reactivity of Zinc Oxide Nanoparticles with Mammalian Test Systems: An Overview. *Nanomedicine (Lond.)* 2015, 10, 2075-2092.

61. Gilbert, B. ; Fakra, S. C. ; Xia, T. ; Pokhrel, S. ; Madler, L. ; Nel, A. E. The Fate of ZnO Nanoparticles Administered to Human Bronchial Epithelial Cells. *ACS Nano* 2012, 6, 4921-4930.

62. Moos, P. J. ; Chung, K. ; Woessner, D. ; Honeggar, M. ; Cutler, N. S. ; Veranth, J. M. ZnO Particulate Matter Requires Cell Contact for Toxicity in Human Colon Cancer Cells. *Chem. Res. Toxicol.* 2010, 23, 733-739.

63. Wang, Y. ; Yuan, L. ; Yao, C. ; Ding, L. ; Li, C. ; Fang, J. ; Sui, K. ; Liu, Y. ; Wu, M. A Combined Toxicity Study of Zinc Oxide Nanoparticles and Vitamin C in Food Additives. *Nanoscale* 2014, 6, 15333-15342.

64. Institute of Medicine, Dietary Reference Intakes for Vitamin A, Vitamin K, *Arsenic, Boron, Chromium, Copper, Iodine, Iron, Manganese, Molybdenum, Nickel, Silicon, Vanadium, and Zinc.* The National Academies Press: Washington, DC, 2001.

65. Boudreau, M. D. ; Imam, M. S. ; Paredes, A. M. ; Bryant, M. S. ; Cunningham, C. K. ; Felton, R. P. ; Jones, M. Y. ; Davis, K. J. ; Olson, G. R. Differential Effects of Silver Nanoparticles and Silver Ions on Tissue Accumulation, Distribution, and Toxicity in the Sprague Dawley Rat Following Daily Oral Gavage Administration for 13 Weeks. *Toxicol. Sci.* 2016, 150, 131-160.

66. Hendrickson, O. D. ; Klochkov, S. G. ; Novikova, O. V. ; Bravova, I. M. ; Shevtsova, E. F. ; Safenkova, I. V. ; Zherdev, A. V. ; Bachurin, S. O. ; Dzantiev, B. B. Toxicity of Nanosilver in Intragastric Studies: Biodistribution and Metabolic Effects. *Toxicol. Lett.* 2016, 241, 184-192.

67. van der Zande, M. ; Vandebriel, R. J. ; Van Doren, E. ; Kramer, E. ; Herrera, R. Z. ; Serrano-Rojero, C. S. ; Gremmer, E. R. ; Mast, J. ; Peters, R. J. ; Hollman, P. C. ; Hendriksen, P. J. ; Marvin, H. J. ; Peijnenburg, A. A. ; Bouwmeester, H. Distribution, Elimination, and Toxicity of Silver Nanoparticles and Silver Ions in Rats after 28-Day Oral Exposure. *ACS Nano* 2012, 6, 7427-7442.

68. Yun, J. W. ; Kim, S. H. ; You, J. R. ; Kim, W. H. ; Jang, J. J. ; Min, S. K. ; Kim, H. C. ; Chung, J. ; Jeong, B. C. ; Kang, D. H. ; Che, J. H. Comparative Toxicity of Silicon Dioxide, Silver and Iron Oxide Nanoparticles after Repeated Oral Administration to Rats. *J. Appl. Toxicol.* 2015, 35, 681-693.

69. Kim, Y. S. ; Song, M. Y. ; Park, J. D. ; Song, K. S. ; Ryu, H. R. ; Chung, Y. H. ; Chang, H. K. ; Lee, J. H. ; Oh, K. H. ; Kelman, B. J. ; Hwang, I. K. ; Yu, I. J. Subchronic Oral Toxicity of Silver Nanoparticles. *Part Fibre Toxicol.* 2010, 7, 20.

70. Shahare, B. ; Yashpal, M. Toxic Effects of Repeated Oral Exposure of Silver Nanoparticles on Small Intestine Mucosa of Mice. *Toxicol. Mech. Methods* 2013, 23, 161−167.

71. Patlolla, A. K. ; Hackett, D. ; Tchounwou, P. B. Genotoxicity Study of Silver Nanoparticles in Bone Marrow Cells of Sprague − Dawley Rats. *Food Chem. Toxicol.* 2015, 85, 52−60.

72. Lappas, C. M. The Immunomodulatory Effects of Titanium Dioxide and Silver Nanoparticles. *Food Chem. Toxicol.* 2015, 85, 78−83.

73. Bohmert, L. ; Niemann, B. ; Lichtenstein, D. ; Juling, S. ; Lampen, A. Molecular Mechanism of Silver Nanoparticles in Human Intestinal Cells. *Nanotoxicology* 2015, 9, 852−860.

74. McCracken, C. ; Zane, A. ; Knight, D. A. ; Hommel, E. ; Dutta, P. K. ; Waldman, W. J. Oxidative Stress − Mediated Inhibition of Intestinal Epithelial Cell Proliferation by Silver Nanoparticles. *Toxicol. In Vitro* 2015, 29, 1793−1808.

75. Miethling − Graff, R. ; Rumpker, R. ; Richter, M. ; Verano − Braga, T. ; Kjeldsen, F. ; Brewer, J. ; Hoyland, J. ; Rubahn, H. G. ; Erdmann, H. Exposure to Silver Nanoparticles Induces Size − and Dose − Dependent Oxidative Stress and Cytotoxicity in Human Colon Carcinoma Cells. *Toxicol. In Vitro* 2014, 28, 1280−1289.

76. Sahu, S. C. ; Roy, S. ; Zheng, J. ; Ihrie, J. Contribution of Ionic Silver to Genotoxic Potential of Nanosilver in Human Liver HepG − 2 and Colon Caco − 2 Cells Evaluated by the Cytokinesis−Block Micronucleus Assay. *J. Appl. Toxicol.* 2016, 36, 532−542.

77. Sahu, S. C. ; Roy, S. ; Zheng, J. ; Yourick, J. J. ; Sprando, R. L. Comparative Genotoxicity of Nanosilver in Human Liver HepG2 and Colon Caco2 Cells Evaluated by Fluorescent Microscopy of Cytochalasin B − Blocked Micronucleus Formation. *J. Appl. Toxicol.* 2014, 34, 1200−1208.

78. Sahu, S. C. ; Zheng, J. ; Graham, L. ; Chen, L. ; Ihrie, J. ; Yourick, J. J. ; Sprando, R. L. Comparative Cytotoxicity of Nanosilver in Human Liver HepG2 and Colon Caco2 Cells in Culture. *J. Appl. Toxicol.* 2014, 34, 1155−1166.

79. Susewind, J. ; de Souza Carvalho−Wodarz, C. ; Repnik, U. ; Collnot, E. M. ; Schneider−Daum, N. ; Griffiths, G. W. ; Lehr, C. M. A 3D Coculture of Three Human Cell Lines to Model the Inflamed Intestinal Mucosa for Safety Testing of Nanomaterials. *Nanotoxicology* 2016, 10, 53−62.

80. Georgantzopoulou, A. ; Serchi, T. ; Cambier, S. ; Leclercq, C. C. ; Renaut, J. ; Shao, J. ; Kruszewski, M. ; Lentzen, E. ; Grysan, P. ; Eswara, S. ; Audinot, J. N. ; Contal, S. ; Ziebel, J. ; Guignard, C. ; Hoffmann, L. ; Murk, A. J. ; Gutleb, A. C. Effects of silver Nanoparticles and Ions on a Coculture Model for the Gastrointestinal Epithelium, *Part Fibre Toxicol.* 2016, 13, 9.

81. Pietroiusti, A. ; Magrini, A. ; Campagnolo, L. New Frontiers in Nanotoxicology: Gut

Microbiota/Microbiome-Mediated Effects of Engineered Nanomaterials. *Toxicol. Appl. Pharmacol.* 2016,299,90-95.

82. Gregor, M. F. ; Hotamisligil, G. S. Inflammatory Mechanisms in Obesity. *Annu. Rev. Immunol.* 2011,29,415-445.

83. Williams, K. ; Milner, J. ; Boudreau, M. D. ; Gokulan, K. ; Cerniglia, C. E. ; Khare, S. Effects of Subchronic Exposure of Silver Nanoparticles on Intestinal Microbiota and Gut - Associated Immune Responses in the Ileum of Sprague-Dawley Rats. *Nanotoxicology* 2015,9, 279-289.

84. Fu, C. ; Liu, T. ; Li, L. ; Liu, H. ; Chen, D. ; Tang, F. The Absorption, Distribution, Excretion and Toxicity of Mesoporous Silica Nanoparticles in Mice Following Different Exposure Routes. *Biomaterials* 2013,34,2565-2575.

85. Yoshida,T. ;Yoshioka,Y. ;Takahashi,H. ;Misato,K. ;Mori,T. ;Hirai,T. ;Nagano,K. ; Abe,Y. ;Mukai, Y. ; Kamada, H. ; Tsunoda, S. ; Nabeshi, H. ; Yoshikawa, T. ; Higashisaka, K. ; Tsutsumi , Y. Intestinal Absorption and Biological Effects of Orally Administered Amorphous Silica Particles. *Nanoscale Res. Lett.* 2014,9,532-539.

86. Kim,Y. R. ;Lee,S. Y. ;Lee, E. J. ;Park,S. H. ;Seong, N. W. ;Seo, H. S. ;Shin,S. S. ; Kim,S. J. ; Meang, E. H. ; Park, M. K. ; Kim, M. S. ; Kim, C. S. ; Kim, S. K. ; Son, S. W. ; Seo, Y. R. ;Kang, B. H. ; Han, B. S. ; An, S. S. ; Lee, B. J. ; Kim, M. K. Toxicity of Colloidal Silica Nanoparticles Administered Orally for 90 Days in Rats. *Int. J. Nanomed.* 2014, 9 (Suppl. 2), 67-78.

87. Tarantini, A. ; Huet, S. ; Jarry, G. ; Lanceleur, R. ; Poul, M. ; Tavares, A. ; Vital, N. ; Louro,H. ;Joao, S. M. ; Fessard, V. Genotoxicity of Synthetic Amorphous Silica Nanoparticles in Rats Following Short - Term Exposure. Part 1: Oral Route. *Environ. Mol. Mutagen* 2015, 56, 218-227.

88. Pandey, A. ; Chandra, S. ; Chauhan, L. K. ; Narayan, G. ; Chowdhuri, D. K. Cellular Internalization and Stress Response of Ingested Amorphous Silica Nanoparticles in the Midgut of *Drosophila melanogaster. Biochim. Biophys. Acta* 2013,1830,2256-2266.

89. Contado,C. ;Mejia,J. ;Lozano,G. O. ;Piret,J. P. ;Dumortier, E. ;Toussaint,O. ;Lucas, S. Physicochemical and Toxicological Evaluation of Silica Nanoparticles Suitable for Food and Consumer Products Collected by Following the EC Recommendation. *Anal. Bioanal. Chem.* 2016, 408,271-286.

90. Sergent, J. A. ; Paget, V. ; Chevillard, S. Toxicity and Genotoxicity of Nano - SiO_2 on Human Epithelial Intestinal HT-29 Cell Line. *Ann. Occup. Hyg.* 2012,56,622-630.

91. Yang, Y. X. ; Song, Z. M. ; Cheng, B. ; Xiang, K. ; Chen, X. X. ; Liu, J. H. ; Cao, A. ; Wang,Y. ;Liu,Y. ;Wang,H. Evaluation of the Toxicity of Food Additive Silica Nanoparticles on Gastrointestinal Cells. *J. Appl. Toxicol.* 2014,34,424-435.

92. Gerloff, K. ; Pereira, D. I. ; Faria, N. ; Boots, A. W. ; Kolling, J. ; Forster, I. ; Albrecht,

C. ; Powell, J. J. ; Schins, R. P. Influence of Simulated Gastrointestinal Conditions on Particle - Induced Cytotoxicity and Interleukin−8 Regulation in Differentiated and Undifferentiated Caco−2 Cells. *Nanotoxicology* 2013, 7, 353−366.

93. Tarantini, A. ; Lanceleur, R. ; Mourot, A. ; Lavault, M. T. ; Casterou, G. ; Jarry, G. ; Hogeveen, K. ; Fessard, V. Toxicity, Genotoxicity and Proinflammatory Effects of Amorphous Nanosilica in the Human Intestinal Caco−2 Cell Line. *Toxicol. In Vitro* 2015, 29, 398−407.

食品饮料加工和包装工业中化学物质的安全性评价

MARTIN HOAGLAND[1], KATHRYN SANDE[2],
ALISON BEHLING[3], and NATHAN PECHACEK[2]*

[1] Nalco Water, An Ecolab Company, Naperville, IL, United States

[2] Ecolab, Eagan, MN, United States

[3] Ecolab, St. Paul, MN, United States

* Corresponding author. E-mail: Nathan. Pechacek@ ecolab. com

摘要

本章根据美国联邦机构有关人类饮食暴露和安全的观点,重点介绍了食品和饮料加工、公共饮食设施和包装行业中常用的各种化学物质的饮食暴露风险的评估方法。此外,还有一种方法是由企业根据其所使用的化学品的性质,选择或确定适当的暴露水平。对于某些化学品,如果在环境中暴露量很低,则不必考虑其对饮食的影响。从食品和饮料加工、公共饮食设施和包装行业中使用的各种化学品中提取、分离并量化这些化合物的性质和浓度是非常困难的。因此,采用各种方法来评估食品和饮料加工、公共饮食设施和包装行业中使用的各种化学品的饮食暴露风险是一项艰巨而复杂的任务。当这些化学品需要向监管机构注册或作为产品注册时,本章介绍的这些方法可被用于安全性评估。此外,这些方法也可用于确定食品的潜在健康危害,譬如化学物质在加工、包装、清洁或消毒过程中由于被误用所带来的意外污染。

4.1 引言

在食品生产、加工和包装过程中,许多化学物质都可能与食品接触,这种接触有些是有目的的,有些则是无意的。这些化学物质中的一部分可能会被留存在食物中,而另一些则会在食用前流失。这些化学物质无论在食品中的用途或最终命运如何,它们都需要接受监管审查,这些化合物不管是留存在食品本身,或是存在于食品所暴露的环境之中,都需要进行彻底的安全性评估。

本章将重点围绕制备食品过程中所涉及的清洁、消毒、食品加工和包装以及在公共饮食设施(如咖啡馆和餐馆)中常用的化学物质的安全性评估方法进行介绍,这类化学物质的使用情形包括直接接触食物,如动物屠体抗菌清洗液、用于清洁和消毒新鲜采收农产品表面的清洁剂等,此外,还包括在灌装前用于清洁消毒饮料容器(如瓶和罐)的化学物质。公共饮食设施中用于清洁和消毒的化学物质也有可能通过餐具、砧板和其他食品制备设施与食品产生接触从而污染食品。食品加工行业中使用的设备维护产品,如传送带润滑剂,也可能会间接或无意地与食品产生接触。最后,一些化学品也可能产生接触,如用于清洁和消毒食品加工设备的清洁剂,清洁和消毒储存容器、混合容器、输送线以及食品和饮料加工设施中使用的其他类型用于设备和机械的化学品。如前所述,本章从美国监管视角出发,关注的是食品的加工和包装方面,而不涉及在食品生产过程中与食品直接接触的化学物质。

在美国,对可能成为食品一部分或与食品接触的化学物质主要由美国食品药品管理局(FDA)和美国国家环境保护局(EPA)进行监管。美国食品药品管理局(FDA)对食品添加剂进行了监管,无论是上述清洗动物屠体时所使用的化学物质直接接触食品,还是通过间接接触添加到食品中的。根据食品包装材料或食品设备维修材料,其中的微量化学物质是可能通过物理接触和扩散迁移到食品中的。食品接触抗菌剂主要接受美国食品药品管理局(FDA)和美国国家环境保护局(EPA)的监管;但是,应用程序的划分还是有所差异,具体如表4.1所示。美国食品药品管理局(FDA)对用于肉类和家禽的清洗液,以及用于加工食品或食品包装材料的抗微生物化学物质进行了监管。EPA规定,抗菌剂作为杀虫剂可应用于生鲜的农产品和食品接触的硬表面进行消毒。美国农业部(USDA)在抗菌剂的监管方面也可以发挥作用,特别是那些直接用于肉类和家禽的抗菌剂;然而,虽然这些材料需要通过美国农业部食品安全检验局(FSIS)进行注册,但同时也需要向美国食品药品管理局(FDA)提交食品接触物通报(FCN)或食品添加剂申请(FAP)。

表4.1 美国食品药品管理局(FDA)和美国国家环境保护局(EPA)对抗菌剂(与食品接触的)的管辖权[5]

食品接触使用范畴	美国食品药品管理局(FDA)	美国国家环境保护局(EPA)
加工食品或饮料中[a]	X	
应用于食品加工设施中的水[a]:当水是运输抗菌药物到食物的载体时	X	
在动物饲料中	X	
适用于动物饮用水		X
收获前或收获后施加于作物上的产品		X
消费者级别的农产品原料:家庭生产洗涤用品、家庭花园		X
在原料农产品采后用水处理中(田间洗涤)的应用		X
永久性或半永久性食品接触面(消毒剂)的处理		X

续表

食品接触使用范畴	美国食品药品管理局（FDA）	美国国家环境保护局（EPA）
在食品接触物品的生产中，除食品包装外，抗菌剂旨在对食品接触表面或可能接触该物品的食品产生持续影响		X
应用在食品加工设施中的处理水，以控制水中的害虫：例如纸浆和纸板的使用、用于甘蔗糖和甜菜糖厂	X	X
在食品加工设施中对原始农产品的处理	X	X
食品包装生产	X	X
生产食品包装以外的食品接触物品；对物品表面无预期影响	X	X

注：ª用于家禽、牛肉或猪肉等生肉组织的非抗菌剂应由 FDA 进行安全审查，但同时也必须符合美国农业部食品安全检验局（FSIS）的监管要求；X 指该机构在这一项目中具有管辖权。

　　FDA 和 EPA 根据饮食风险评估要求，遵循风险评估原则，包括危害识别、剂量-反应评估、暴露评估和风险表征等对直接和间接食品接触物质（FCS）所构成的危害进行评估[11,14]，这些上市前的评估目的是确定 FCS 对人类、伴侣动物和用于食品生产的动物以及环境是否安全。本章的范围是介绍 FDA 和 EPA 用于评估食品接触物质对人类带来的风险所采用的评估方法。

4.2　食品添加剂

4.2.1　背景介绍

　　美国食品药品管理局（FDA）的任务是确保消费者所吃的食物是安全的。为此，美国食品药品管理局（FDA）会对食品添加剂进行上市前的审查，以防止不安全的产品进入食品供应链。根据法律定义，食品添加剂是指具有明确的或有理由认为合理的预期用途，直接或间接地，或者成为食品的一种成分，或者会影响食品特征的所有物质。用于生产食品容器和包装物的材料，如果直接或间接地成为包装在容器中食品的成分的一部分，或影响其特征，这样的材料通常认为不是公认安全的（GRAS）[10]。

　　传统上，添加到食物中的物质是根据直接或间接添加到食物中来区分的。直接食品添加剂包括有意添加到食品中的物质，具有对食物产生持续影响的特性。例如，黄原胶用于增强质感。其他直接添加剂的例子包括防腐剂和人工甜味剂。如前所述，间接添加剂，包括未故意添加到食品中的食品包装材料，这些材料符合美国食品的法律定义，并且由于可能通过直接接触迁移到食品中而同样被视为食品添加剂，纸和塑料食品包装中与食品接触的成分是间接食品添加剂的例子。其他实例包括在水和食品处理过程中用于浓缩小颗粒从而聚集或去除絮凝剂和澄清剂的加工助剂、防止含蒸汽锅炉和管线的机械故障的锅炉防腐添加剂、餐具机中使用的冲洗助剂（帮助将水从餐具中排出），以及小概率会接触到食物的制造材料，如通常应用于制造设备（如挤出机、垫圈）的溶剂、润滑剂和脱模剂。自 2000 年 FDA FCN 计划问世以来,业界更青睐于以"FCS"替代"间接食品添加剂"来称呼附带食品添加剂。

4.2.2 遵守法规的途径

添加未经授权物质的食品可能被美国食品药品管理局(FDA)视为掺假,也可能对人体健康造成潜在的危害,例如导致过敏反应、中毒或者其他健康问题。由于美国食品药品管理局(FDA)的监管职权,其将确保产品的合规性,这对于推出安全的食品产品、保持业务运营,以及促进消费者信心至关重要。有多种达到监管合规的途径,可以用于引入食品和食品接触物质,包括:

● FAP:通常用于直接食品添加剂,申办者可以向美国食品药品管理局(FDA)提交FAP,从而进行上市前审查。该申请书应包含化学物质的化学、毒理、代谢、营养和微生物学等各方面的必要信息,以及使用条件和目标人群的消费量,以支持拟使用的食品添加剂及使用条件的安全性。人体对该食品添加剂的累积膳食浓度(DC)通常大于 1mg/kg 的食物。也就是说,如果所使用的食品添加剂每日人体摄入量超过 1mg/kg,美国食品药品管理局(FDA)建议申办者提交 FAP。不过,抗菌剂的审查水平是标准食品添加剂的五分之一。因此,当膳食中的抗菌剂累积膳食浓度超过 200μg/kg 食物时,FDA 建议申办者提交 FAP。为了满足较低暴露水平的推荐测试指南,建议申请者提供饮食暴露水平等多种类型的数据,包括人体临床试验测试和流行病学研究等(表 4.2)。这些测试和研究需要遵守美国食品药品管理局(FDA)的指南和要求,以确保数据的准确性和可靠性。此外,还需要满足较低暴露水平的推荐测试指南来验证新出现添加剂的安全性,而不仅仅是针对高暴露水平的测试。人类临床试验和流行病学研究是确保新添加剂安全性的重要步骤,这些研究可以提供真实的人体数据,以评估新出现的添加剂对人类健康的潜在风险。同时,这些研究可以评估添加剂在不同人群中的效果和安全性,以确保其在不同人群中的安全性和适用性。经美国食品药品管理局(FDA)批准的食品添加剂将在《联邦法规》(CFR)第 21 条的范围内上市,批准的食品添加剂必须在其既定法规规定的限制范围内使用。由于《联邦法规》(CFR)第 21 条内列出的食品添加剂可以在不通知美国食品药品管理局(FDA)的情况下使用,因此申请成功的食品添加剂不会导致申请人的排他性,不会给申请人带来市场竞争的优势。如果生产商希望获得对其新添加剂的独家权利,他们需要申请专利或其他相关的知识产权保护措施来确保其他公司不能使用相同的添加剂。直接食品添加剂的例子包括抗氧化剂(如维生素叶酸)和防腐剂(如叔丁基对苯二酚)。

表 4.2   分级安全指南[9]

暴露水平		最低测试建议
累积膳食浓度 (DC)[a]/ppb	预估的每日摄入量 (EDI)[b]	
≤0.5	≤1.5	对于单一使用或累计暴露 不建议进行安全研究分析其潜在致癌性

续表

暴露水平		最低测试建议
累积膳食浓度（DC）[a]/ppb	预估的每日摄入量（EDI）[b]	
$0.5 < X \leqslant 50$	$1.5 < X \leqslant 150$	对于累计暴露分析其潜在致癌性、突变性试验（即细菌"Ames"试验）、致裂性试验、体外染色体畸变、小鼠淋巴瘤 tk 检测
$50 < X \leqslant 1000$	$150 < X \leqslant 3000$	对于累积暴露，采用上述方法建议使用 $0.5 < X \leqslant 50 \mu g$ 物质/kg 食物两种亚慢性口服毒性试验（一种啮齿动物，一种非啮齿动物） 基于对已知毒物的结构相似性的专门测试建议
$> 1 \mu g$ 物质/kg 食物	$> 3 mg/($人·d$)$	对于累积暴露 提交食品添加剂申请

注：[a] ppb 表示 μg 物质/kg 食物；

[b] 单位为：μg 物质/（人·d）。

● 法规阈值（TOR）豁免：法规阈值（TOR）豁免是 FDA 为了简化食品添加剂监管而引入的一项规定。TOR 规定了某些添加剂的最大使用水平，只要其使用量低于 TOR 值，赞助商就可以免除申请 FDA 批准的流程，这是一种比较少见的选择，当累计膳食剂量低于 $0.5 \mu g$/kg 食品时，制造商或供应商可以申请食品接触物品法规豁免。另外，当受监管的直接食品添加剂的每日允许摄入量（ADI）≤1% 的情况下，FDA 也可以允许 TOR 豁免。对于直接和间接食品接触物质（FCS）来说，在这种情况下，其暴露水平被认为是微不足道的，因此不建议在这些水平下进行毒理学测试。即暴露水平很低，即使直接和间接食品接触物质（FCS）有潜在危险，风险也会很微弱（即低于毒理学关注阈值）。对于某些直接和间接食品接触物质（FCS），如果暴露水平非常低，并且在人类饮食中的消耗量很小，那么这些暴露水平通常也被认为是微不足道的，并且不需要进行毒理学测试。相反，如果直接和间接食品接触物质（FCS）的暴露水平高于这个阈值，那么生产商需要进行毒理学测试，以确保其安全性。需要注意的是，即使当直接和间接食品接触物质（FCS）的暴露水平低于阈值的情况下，美国食品药品管理局（FDA）仍然会对其进行监管和审查。如果美国食品药品管理局（FDA）认为某个直接和间接食品接触物质（FCS）对人类健康存在潜在风险，它可以随时要求生产商停止使用该物质。此外，生产商也需要确保其使用的直接和间接食品接触物质（FCS）符合美国食品药品管理局（FDA）的规定和要求，并且对其使用情况进行适当的记录和报告。在提交直接和间接食品接触物质（FCS）申请书时，生产商需要提供有关该物质的所有信息，以便美国食品药品管理局（FDA）评估其安全性。这些信息包括化学物质的化学性质、制备方法、可能迁移至食品中的物质、任何可能的杂质和分解产物等，这些信息可能包括制造方法或材料成分（例如弹性体或塑料中的重金属含量），可以帮助 FDA 评估该物质对人类健康的潜在风险，并制订适当的监管措施。与 FAP 类似，TOR 并不专属于供应商或制造商，任何人都可以在不通知 FDA 的情况下，在规定的使用条件下使用所列材料。通过 TOR 豁免授权使用的化学物质的例子,如聚合物中低水平使用的抗氧化剂、防止变色的塑料和用于运输饮料容器的润滑剂。有趣的是,家庭用品,包括在家里或餐馆使用的与食物接触的物品(例如合金和陶瓷)也可能是 TOR 豁免的对象。例如,银和十六烷基三甲基溴化铵的抗菌配方允许在复合台面中使用,其重量占比最高为 1%。FDA 在《联邦法规》第 21 条第 170.39 小节(用于食品接触物质的法规阈值)中维护了这类豁免的数据库。

- GRAS 认证(食品添加剂的定义中存在"GRAS"豁免):一种经专家审查为食品中特定用途上标记为"普遍被认可为安全"(GRAS)的食品组分不被认定为食品添加剂,因此不受 FDA 监管当局的约束,这些物质被称为 GRAS 豁免物质,也称为"一般认为安全"物质。这一过程可以在不通知 FDA 的情况下完成,这种自我决定的行为被称为"自行认定 GRAS"。然而,FDA 确实支持自愿 GRAS 通知计划,该计划允许机构审查物质的预期使用条件。例如 GRAS 通知项目有效通报的物质包括:甜菊醇糖苷,是一种从甜菊属植物中提取的天然甜味剂,被广泛用于糖的替代品;柑橘纤维,用于酸奶中的增质剂;烘焙食品中的无麸质替代品"面包糠"。公司可以自行选择认定 GRAS 路线,以满足业务快速发展需求并保护机密商业信息,同时避免公开通知(例如,在 CFR 和互联网上发布)。该途径可能包括第三方法律合作伙伴的 GRAS 鉴定意见书,该意见书提供法律保护,以及关于安全性鉴定的外部意见。GRAS 状态的确认可以根据历史使用或安全信息进行评估。被美国食品药品管理局(FDA)确认为 GRAS 的食品添加剂列在 CFR 第 21 条内,可以在规定的条件下随时使用,无须通知。

- FCN:指食品接触通报(Food Contact Notification),是一种美国食品药品管理局(FDA)监管食品接触材料的方式。食品接触通报是由材料制造商或供应商向美国食品药品管理局(FDA)提交的一种通知,以便 FDA 评估该材料是否可以安全地用于食品接触。申办者可以通过提交 FCN 审查,通知 FDA 其使用直接和间接食品接触物质(FCS)的意图。在提交完整的包装后,法律规定 FDA 必须在 120d 内完成审查。食品添加剂的其他监管途径的最后期限可能会延长。虽然 FCN 计划为通知者提供排他性,但 FDA 会将所有有效的通知公开发布在其网站上,以便其他制造商或供应商可以查看,并了解这些材料或添加剂的使用情况。在此期限内,其他制造商可以提交类似的"我也是"通知,以使用相同的材料或添加剂,并且这些竞争对手通常会在第一份通知被批准后迅速提交自己的通知,以便更快地进入市场。这种竞争对手获取的通知仍然需要解决潜在的问题,包括纯度方面的差异,所以提交"我也是"通知的制造商或供应商需要提供有关其产品的详细信息,以便 FDA 评估其是否可以安全地用于食品接触。对这类通知的审查,FDA 通常会延长 120d 的完整审查期。支持申报使用所需的安全信息是基于直接和间接食品接触物质(FCS)和可能迁移到食品中的成分材料的累积暴露。作为审查的一部分,FDA 确定了通知和监管使用的累计预计每日摄入量(cEDI)暴露水平,以及通知是否具有替代性或被先前通知和监管使用水平所包含。如果暴露水平的增加量超过了分级安全暴露水平(表 4.2),FDA 可能需要额外的毒理学测试来评估其安全性。如果缺乏关键信息,FDA 可能会认为该产品存在潜在的安全风险,并建议撤回申请。如果制造商或供应商未能撤回申请,FDA 可能会提出反对意见,认为该产品不符合安全标准,并可能禁止其进入市场。在这些情况下,提交的材料不再是保密的,并依据《信息自由法》的公开信息要求,需向公众开放以便其获取信息。

4.2.3 暴露量计算

DC 暴露水平表示物质在食品中的预期使用水平,可以用不同的测量单位表示(例如,mg/kg、μg/g)。这种暴露通常发生在使用化学物质的场所,例如工作场所、家庭和食品加工业中。累积膳食浓度(DC)暴露的水平可以通过测量或估算来确定。由于食品添加剂只能在某些食品中使用,因此该信息可用于调整膳食暴露量,可以通过检测食品和饮用水中的化学物质含量来确定。例如,某种食品添加剂只能用于土豆,如果土豆的平均摄入量和高摄入量分别为 75g/d 和 300g/d,则可以相应地调整膳食暴露水平,而不是将一般使用水平应用于所有食物(即 3000g/d 的食品或液体)。根据预期使用条件和消费数据(例如,仅在汤中,仅在冷冻食品中)可以进行类似的调整。FDA 为常见的食品接触物质(FCS)提供了消费因子(CFs)[9]。例如,某机构的玻璃消费因子(CFs)为 0.1,则可以估计食品或液体每天通过接触玻璃而受到的暴露的最高迁移水平,占每日饮食中的食物/液体总量的10%,即 3000g。

进行直接和间接食品接触物质(FCS)的初步暴露评估时,可以通过假设 FCS 100%迁移(〈M〉)到食品中,来确定最坏情况下的暴露水平。以过氧化物为基础的化学品通常用于肉类和家禽加工厂。对于家禽洗涤,使用含有 50%过氧化氢,最终使用水平为 1mg/kg 的产品可按以下假设示例计算。

$$暴露量(E) = 产品使用水平(mg/kg、μg/kg) × 产品可浸出化学水平$$

$$E = 1mg/kg × 0.5$$

$$E = 0.5mg/kg$$

根据可公开获得的文献,我们可以合理地假设人均家禽消费量为 0.1kg/d。如果通报的用途占据了 100%的鸡肉市场,并且只与鸡肉一起使用,则最坏情况下的暴露水平将为0.05mg/kg(即,根据 0.1kg/d 的平均消费量估计,将 0.5mg/kg 的暴露估计向下调整一个数量级)。FDA 假设成年人的平均体重为 60kg,每天消耗 3kg 的食物/液体。假设饮食中的过氧化氢化学物质只通过食用鸡肉摄入,则可以确定累积膳食浓度(DC)和预估的每日摄入量(EDI)。

$$累积膳食浓度(DC) = E/3kg(每日食物/液体) = 0.05mg/3kg$$

$$= 0.0167mg/kg = 16.7μg/kg$$

$$预估的每日摄入量(EDI) = 16.7μg/kg × 3kg(每天的食物/液体)$$

$$= 50μg/(人·d) 或 0.83μg/(kg bw·d)$$

具有快速衰减特性的化学物质(如卤代二甲基乙内酰脲),安全性评估的重点不是起始材料,而是在于其在使用条件下,所形成的反应产物和潜在化学物质(如二甲基乙内酰脲、溴、溴仿)。对于分解为惰性化合物的化学物质(例如,过氧化氢转化为氧气和水,或过氧酸转化为乙酸和水),安全性评估的重点是产品的其他成分[例如稳定剂,包括 1-羟乙烷-1,1-二膦酸(HEDP)]。

用于制造食品包装材料的纸张所含化学物质的暴露水平,包括用于控制微生物生长的抗菌剂(即杀菌剂),可以使用美国食品药品管理局(FDA)规定的2%(质量分数,余同)的保守保留水平来计算,默认纸张重量为50mg/in²(1in = 2.54cm,余同),标准假设为10g食物/in²。例如:

$$累积膳食浓度(DC)= 50mg/in² \times [1/(10g 食物/in²)] \times 产品水平 \times 可浸出化学水平 \times 0.02 \times CF \times \langle M \rangle$$
$$累积膳食浓度(DC)= 50mg/in² \times [1/(10g 食物/in²)] \times 0.125\% 干重纤维 \times 100\% \times 0.02 \times 0.1 \times 100\%$$
$$累积膳食浓度(DC)= 1.25 \times 10^{-5} mg/g 食物 = 1.25 \times 10^{-8} g/g 食物 = 1.25 \times 10^{-2} mg/kg$$
$$预估的每日摄入量(EDI)= 12.5ppb \times 3kg/d = 37.5\mu g/(人 \cdot d) 或 0.63\mu g/(kg\ bw \cdot d)$$

由于湿端应用的材料通常是在制浆过程中添加的,其浓度可以通过稀释来减少,并且在生产过程中通常会进行水分的去除。而涂层剂,则不像湿端应用的材料可以被稀释,因此不适用2%的保留水平因素。但是,如果使用的材料是挥发性的,废气排放可能会大大降低潜在的暴露水平。

如果最严重的暴露水平引起关注或需要进行毒理学测试的支持,可以使用食品模拟剂进行迁移研究,以提供更准确的直接和间接食品接触物质(FCS)的膳食暴露水平。由于接触不同类型包装材料的食品类型各不相同,因此美国食品药品管理局(FDA)使用食品类型分布因子(f_T)来评估不同种类食品互相接触的多样性,这些因子考虑了不同类型食品对包装材料不同的相互作用,从而提供更准确的膳食暴露水平。通过将迁移水平和食品类型分布因子结合起来,可以计算出直接和间接食品接触物质(FCS)的膳食暴露水平,从而评估其安全性。这些分布因子是由美国食品药品管理局(FDA)根据接触每种包装材料的食品类型(例如含水、酸性、含酒精和含脂肪)的相对水平来确定的。直接和间接食品接触物质(FCS)在食品中的扩散程度取决于其溶解度。确定物质迁移水平的迁移研究将依赖于使用不同的溶剂来模拟各种食物。目前推荐使用的溶剂是10%的乙醇溶液用于含水和酸性食品,50%的乙醇溶液用于含酒精食品,以及中链甘油三酸酯812用于高脂肪食品。在迁移研究中,建议使用的溶剂体积为10 mL/in²涂敷在样品表面。对于迁移物的分析检测方法不需要过于严格(如高压液相色谱-气相色谱-质谱分光光度法),但是,该方法应具有足够的灵敏度。此外,为了定量分析样品,需要生成直接和间接食品接触物质(FCS)的标准曲线,以便对样品进行定量分析。

$$\langle M \rangle = f_{含水和酸性}(M_{10\%乙醇}) + f_{乙醇}(M_{50\%乙醇}) + f_{脂肪酸}(M_{脂肪酸})$$
$$预估的每日摄入量(EDI)= 3kg 食物/(人 \cdot d) \times \langle M \rangle \times CF$$

式中　CF——消费因子,无单位

　　　$\langle M \rangle$——迁移水平,无单位

以应用于无涂层纸的亲水性漂白剂为例,对于10%的乙醇溶液、50%的乙醇溶液和米基醇812,漂白剂从样品纸上迁移$\langle M \rangle$的量分别为1.0mg/kg、0.5mg/kg 和0.05mg/kg。使用FDA的食品类型分布因子和未涂布纸和涂泥纸的消费因子(CFs)(含水、酸性、酒精和脂肪食品的f_T分别为0.58,0.01,0.01 和0.41,CF 为0.1),预估的每日摄入量(EDI)可计算如下:

$$\langle M \rangle = 0.58(1.0mg/kg) + 0.01(0.5mg/kg) + 0.41(0.05mg/kg)$$
$$\langle M \rangle = 0.61mg/kg$$

$$预估的每日摄入量（EDI）= 3kg 食物/（人·d）×0.61mg/kg 食物×0.1$$
$$预估的每日摄入量（EDI）= 0.18mg/（人·d）$$
$$= 0.18mg/（人·d）×1 人/60kg$$
$$= 0.0031mg/（kg·d）[3.1\mu g/（kg\ bw·d）]$$

由于高分子材料的迁移性差,生物利用度低,因此应主要评估迁移样品中是否存在低分子低聚物(即分子质量小于 1000u)和未反应单体。尽管上述计算假设市场占有率为 100%,但如果迁移测试中存在暴露水平的顾虑,可以以市场容量限制(MVL)替代 CF,其中制造商限制生产水平以占据市场的一部分。在美国,每年消耗的纸张总量为 8000 万 t,其中 54%用于包装。保守估计,假设所有生产的纸张都漂白过,并且 50%的纸张用于食品接触应用,则美国食品接触漂白纸市场为 2200 万 t。如果前面的纸张漂白剂的例子是在 500mg/kg 干重的纸张上使用,100%的市场占有率将需要生产 11000t 漂白剂。通过市场容量限制(MVL),制造商报告的最大生产水平为 11t/年。市场容量限制(MVL)的确定方法如下:

$$市场容量限制（MVL）= 11t（该制造商最大生产量）/11000\ t$$
$$= 0.001$$

此市场容量限制(MVL)可以应用于先前计算的预估的每日摄入量(EDI):

$$预估的每日摄入量（EDI）= 0.18mg/（人·d）×0.001$$
$$= 0.00018mg/（人·d）[0.18\mu g/（人·d）]$$

4.3　毒理学

美国食品药品管理局分级安全指导

虽然食品添加剂可以通过多种方式获得美国食品药品管理局(FDA)授权,但需要注意的是,用于评估每种食品添加剂安全性的安全范式是相同的(表 4.2)[9]。然而,基于抗菌剂的预期生物活性,美国食品药品管理局(FDA)制定的测试指南层次仅为标准食品添加剂的五分之一。对于阈值毒素,该机构根据 ADI 和 cEDI 审核食品添加剂。传统上,当 cEDI<ADI 时,食品添加剂的安全性问题是可以忽略不计的;但是,如果估计暴露量接近感兴趣的化学物质的 POD 值[如未观察到有害作用剂量水平(NOAEL)、观察到不良效应的最低水平(LOAEL)、基准剂量下限(BMDL)],美国食品药品管理局(FDA)建议咨询专家。

关于聚合物材料,当人体累积膳食浓度(DC)小于 $5×10^{-2}$ mg/kg 时,评估此类直接和间接食品接触物质(FCS)的安全性需要基于材料组成单体的毒理学信息进行,这是一个保守的假设,是一种考虑"最坏情况"的评估方法。存在于单体内的活性双键在聚合过程中会被消耗,因此,这些结构性警告并不表示聚合物材料的安全问题。最近,美国食品药品管理局(FDA)正对聚合物材料生物利用度低的假设进行审查,通报应说明分子质量<1000u 的低聚物材料暴露的安全性。

直接和间接食品接触物质(FCS)中可能存在不可避免的致癌杂质(如丙烯酰胺、苯乙烯、低聚物三聚硅氧烷)。美国食品药品管理局(FDA)使用最坏情况终生癌症风险(LCR)对这些致癌杂质暴露的风险评估进行评估分析,其中,对人口中过量癌症病例的传统关注阈值是:累积暴露水平为 10^{-6},偶然暴露水平为 10^{-8}。例如,美国食品药品管理局(FDA)用于丙烯酰胺的单位风险因子(URF)是 $0.72[mg/(kg\ bw \cdot d)]^{-1}$。在下面的例子中,与新型聚丙烯酰胺 FCS 相关的膳食暴露水平是 $1 \times 10^{-3}mg/kg$(例如 $1\mu g/kg$ 食物)。在直接和间接食品接触物质(FCS)中,丙烯酰胺残留量为 $250mg/kg$,假设丙烯酰胺单体 100% 迁移,最坏情况下的累积膳食浓度(DC)水平为 0.25×10^{-12}(例如,$0.25ng/kg$ 食品)。转换这个值用于终生癌症风险(LCR)分析,如下所示。

$$0.25ng/kg\ 食物 \times 3kg\ 食物/d = 0.75ng/(人 \cdot d)$$

$$0.75ng/(人 \cdot d) \times 1 人/60kg\ bw = 0.0125ng/(kg\ bw \cdot d)$$

$$0.0125ng/(kg\ bw \cdot d) = 1.25 \times 10^{-8}mg/(kg\ bw \cdot d)$$

$$终生癌症风险(LCR) = 单位风险因子(URF) \times E$$

$$终生癌症风险(LCR) = 0.72/[mg/(kg\ bw \cdot d)] \times 1.25 \times 10^{-8}mg/(kg\ bw \cdot d)$$

$$终生癌症风险(LCR) = 9.0 \times 10^{-9}(<1 \times 10^{-8})$$

传统上,美国食品药品管理局(FDA)认为这种假设的直接和间接食品接触物质(FCS)与丙烯酰胺暴露相关的风险是可容忍的。致癌物的单位风险因子(URF)值可通过美国食品药品管理(FDA)局获得。

美国食品药品管理局(FDA)最近更新了分级安全指南以解决婴儿安全指导中特定的易感亚群。过去,预估的每日摄入量(EDI)阈值计算时所使用的传统假设是成人体重 60kg和每天摄入 3kg 的食物/流食。然而,这些假设不能代表婴儿的体重和饮食模式。更新后的分级包括了基于婴儿安全指南的阈值和婴儿体重假设为 6.3kg 和每天摄入 0.9kg 的食物/流食的平均摄入量。

4.4 食品接触面消毒剂

在美国,抗菌剂由美国食品药品管理局(FDA)和美国国家环境保护局(EPA)进行监管,在某些情况下,美国农业部也会参与监管。表 4.1 总结了联邦机构各种食品抗菌剂的使用模式和各个部门的监管管辖范围,在表中也突出强调了一些隶属于美国国家环境保护局(EPA)和 FDA 双重管辖的抗菌剂。像监管其他直接和间接食品接触物质(FCS)一样,美国食品药品管理局(FDA)对抗菌剂的安全性进行监管和评估。由于美国食品药品管理局(FDA)对 FCS 的监管已经在上文讨论过,本节的重点将放在美国国家环境保护局(EPA)对食品接触抗菌剂的监管方法上。

4.4.1 美国国家环境保护局(EPA)对抗菌剂的监管

根据《联邦杀虫剂、杀菌剂和灭鼠剂法案》(FIFRA),美国国家环境保护局(EPA)将抗菌剂作为农药进行监管。抗菌农药是一类与传统农药完全不同的物质[2]。传统农药通常直接添加到粮食作物中以处理害虫,而抗菌农药在直接或间接"食品接触物质(FCS)"中通常属于间接食品接触物质,它们与食物接触表面的物体(如台面或食品加工设备)接触。抗菌剂也可能应用于采后、食品加工设施内部的原料处理环节、加工农产品以及消费者洗涤农产品来直接接触食物。

• 美国国家环境保护局(EPA)的抗菌剂定义：

• 杀菌、消毒、减少或减缓微生物生长或繁殖。

• 或保护无生命物体、工业过程或系统、表面、水或其他化学物质免受细菌、病毒、真菌、原生生物、藻类或黏菌引起的污染、污垢或变质。

• 不受食品添加剂法规的约束，并通过美国国家环境保护局(EPA)抗菌农药部门(AD)注册，不过它们需符合 FIFRA 第3(h)节中所述的注册要求[2]。

美国食品药品管理局(FDA)通过间接食品添加剂工艺控制可能出现在加工食品上的抗菌残留物。抗菌剂因其上述作用也被认为是农药，需要根据 FIFRA 注册使用。然而，抗菌剂在美国国家环境保护局(EPA)批准该注册申请之前必须获得美国食品药品管理局(FDA)的添加剂许可。

每一种在美国国家环境保护局(EPA)注册的抗菌产品中所使用的成分都必须有正确的注册。美国国家环境保护局(EPA)农药项目办公室(OPP)内的抗菌农药部门(AD)负责注册符合抗菌使用模式的活性成分、其他成分和最终用途产品。活性成分是产品中被设计用于控制害虫的物质。所有非活性成分(即不是为控制害虫而设计的)都被认为是"其他"成分。需要注意的是，在1997年之前，"惰性成分"是非活性成分的首选术语，但该术语逐渐被更中性的术语"其他成分"所取代[3]。其他成分被添加到抗菌产品中，以提升产品的可用性和性能。活性成分也可以由 OPP 内的不同部门注册，但仍可用于抗菌最终使用产品中。抗菌最终用途产品中含有已经在 OPP 内的不同部门注册过的活性成分，但该抗菌最终用途产品仍需要根据使用模式在抗菌农药部门进行相应的注册。

4.4.2 美国国家环境保护局(EPA)对食品接触抗菌剂的膳食风险评估

通过 AD 注册的活性成分和最终用途产品必须符合 40 CFR 158W 中规定的数据要求[4]，它们还必须进行安全性评估。在公共饮食设施和食品加工厂使用的食品接触硬表面消毒剂中使用的所有非活性成分(其他成分)也必须经过安全性评估，并根据 40 CFR 180.940(以前为 21 CFR 178.1010)获得批准。

用于食品接触硬表面的抗菌剂被称为食品接触面消毒剂(FCSS)。食品接触面消毒剂(FCSS)用于接触食品的表面，如食品加工设备、器具和台面。这些食品接触面消毒剂(FCSS)被认为是间接食品接触面消毒剂(FCSS)。美国国家环境保护局(EPA)根据成分或最终用途产品的使用模式，通过以下三种情况中的一种来评估食品接触面消毒剂(FCSS)：①公共饮食设施。②食品加工设施，包括乳制品。③食品加工设施，不包括乳制品。在 40 CFR 180.940 中概述的食品接触面消毒剂(FCSS)的惰性成分许可对应于①、②和③，用途如上所述。

1996年之前，美国食品药品管理局(FDA)为食品接触面消毒剂(FCSS)[8]制订了膳食风险评估指南，且美国食品药品管理局(FDA)根据 21 CFR 180.1010 对食品接触面消毒剂(FCSS)进行监管。1996年，根据《食品质量保护法》(FQPA)，美国食品药品管理局(FDA)将食品接触面消毒剂(FCSS)的管辖权转移到了美国国家环境保护局(EPA)，美国国家环境保护局(EPA)采用了美国食品药品管理局(FDA)模式[13]。值得注意的是,美国食品药品管理局(FDA)仍然将食品接触面消毒剂(FCSS)的暴露模型用于评估冲洗添加剂中所使用的物质(即,能够从器皿、盘子、碗和玻璃制品中增强去除水分能力的物质)。

食品接触面消毒剂(FCSS)膳食风险评估的目的是评估人类暴露于可能从处理过食品接触表面转移到食物中的残留物,然后对食品中的这些残留物进行评估,以确定暴露是否构成健康风险。预估的每日摄入量(EDI)是指从食物表面转移到食物中的食品接触面消毒剂(FCSS)残留物的浓度。EDI 通常是基于最坏情况理论暴露假设的保守估计,因此导致的暴露估计比测量食物中实际残留物的预期要高得多。例如,除非有特定的化学残留物数据和转移数据,否则假定来自食物接触表面的抗菌残留物 100% 将转移到食物中。预估的每日摄入量(EDI)通常使用三种类型的信息。

(1)表面残留的溶液或残留浓度。

(2)食物接触已处理表面的质量或体积。

(3)估计一个人每天摄入的接触过被处理过表面的食物的量。

以下概述的暴露场景被认为是美国国家环境保护局(EPA)认定的机构环境(即公共饮食设施)中 FCSS 使用最广泛的工作场景。最广泛的使用场景适用于“将在此类设施中使用且不会进一步冲洗”的产品,该场景用于建立 40 CFR 180.940(a)许可,基于此方法的批准也适用于在食品加工环境中使用 FCSS 的批准,但是反过来则不成立。基于食品加工设施的暴露场景的批准不能用于公共饮食场所的 FCSS。

预估的每日摄入量(EDI)主要用于计算人体膳食剂量,其可以将食物中一种物质的残留物除以人体体重得出,用于推导预估的每日摄入量(EDI)和每日膳食剂量(DDD)的计算公式如下所示。

$$\text{EDI}[\text{mg}/(\text{人·d})] = \text{AR}\times\text{RS}\times\text{SA}\times F\times1\times10^{-6}$$

$$\text{DDD}[\text{mg}/(\text{kg·d})] = (\text{AR}\times\text{RS}\times\text{SA}\times F\times1\times10^{-6})/\text{bw}$$

式中　AR——使用速率,mg/kg

　　　RS——残留溶液,mg/cm^2

　　　SA——被处理表面(SA)与食品接触的表面积,cm^2

　　　 F——农药转移的比例或者迁移到食物的比例,无单位

　　　bw——人体体重,kg

$1\times10^{-6} = 1\text{kg}/1000000\text{mg}$。

在计算 FCSS 的预估的每日摄入量(EDI)时,通常在计算时使用以下默认假设。

● 当没有特定物质残留数据时,残留溶液为 1mg/cm^2。

● 接触食物的被处理表面的表面积为 4000cm^2。

● 食物接触物质转移至食物的效率为 100%,尽管当有明确的理由佐证该数值小于 100% 时,其较小的数值也可以被采用。

● 成人体重设定为 80kg,儿童体重设定为 15kg,婴儿体重设定为 10kg。

POD 代表指示危害效价的剂量描述符(通常是 NOAEL,LOAEL 或 BMDL),所有可能的食品接触面消毒剂(FCSS)都需进行危害识别,以确定 POD 值,并作为暴露水平评估的比较

点。POD 是通过将实验数据进行风险评估而获得的,它反映了食品接触面消毒剂(FCSS)的毒性和暴露水平之间的关系。在进行风险评估时,将每种物质的 POD 与每日膳食剂量(DDD)进行比较,用每日膳食剂量(DDD)除以 POD 来确定暴露残留量(MOE),以确定潜在的风险水平。如果预估的暴露水平低于 POD,则认为该食品接触面消毒剂(FCSS)在预期使用条件下不会产生潜在的风险。如果预估的暴露水平高于 POD,则需要采取措施来降低潜在的风险,例如使用更安全的替代品或实施更严格的暴露控制措施。在进行风险评估时,暴露残留量(MOE)是一个重要的指标,可帮助评估潜在的风险并确定任何必要的控制措施。一个可接受的暴露残留量(MOE)取决于几个因素:100 通常认为是一个可接受的暴露残留量(MOE),但暴露残留量(MOE)可以更高或更低,这取决于以下因素,如:①作为 POD 基础的不良反应的严重程度。②毒性数据库的质量。③是否有证据表明动物和人类以相似的作用方式代谢物质。④关于敏感人群,需要确定是否需要更大的安全边际。婴儿和儿童的潜在敏感性可以通过附加的 10 倍(10×)安全系数(称为 FQPA 安全系数)来确定。当在毒理学研究中观察到的不良反应是婴儿和儿童已知的特别脆弱或敏感的不良反应(例如,神经系统影响)时,通常需添加 FQPA 安全系数[13]。此外,当考虑婴儿和儿童暴露于农药的敏感性,但没有一个完整的数据库来充分评估暴露所带来的风险时,也可以使用 FQPA 安全系数。

当评估食品接触面消毒剂(FCSS)估计暴露水平是否可接受时,美国国家环境保护局(EPA)采用的另一种方法是将每日膳食剂量(DDD)与人口调整剂量(PAD)的毒理学基准进行比较。比较人口调整剂量(PAD)的估计暴露量类似于使用 MOE 方法来确定潜在暴露是否会增加健康风险。当 DDD 小于人口调整剂量(PAD)且每日膳食剂量(DDD)以人口调整剂量(PAD)的百分比(%PAD)表示时,美国国家环境保护局(EPA)判定每日膳食剂量(DDD)是可接受的,小于人口调整剂量(PAD)的值一般认为是可以被接受的。

美国国家环境保护局(EPA)在膳食风险评估中使用了本章所描述的食品接触面消毒剂(FCSS)暴露情景,包括季铵化合物[已知的烷基二甲基苄基氯化铵(ADBAC)和二癸基二甲基氯化铵]、二氧化氯和松油。表 4.3 所示为美国国家环境保护局(EPA)膳食风险评估的一个例子,该例评估了在食品处理过程中,将烷基二甲基苄基氯化铵作为清洁消毒剂或消毒剂用于食品表面(硬无孔)时,间接接触 ADBAC 残留物的风险。

表 4.3　　烷基二甲基苄基氯化铵(ADBAC)作为食品接触表面消毒剂(FCSS)用于公共食品处理机构时的膳食风险评估[6]

暴露和危害参数	数值
烷基二甲基苄基氯化铵的最大使用剂量/(mg/kg)	200
残留溶液浓度/(mg/cm²)	1
与食物产生接触并经过处理的接触表面的表面积/cm²	4000(食品用具)
转移率/%	10(EPA 假设)
体重*: 成人/kg	70kg 男性/60kg 女性

续表

暴露和危害参数	数值
儿童/kg	15kg
注:自2006年进行评估以来,默认的体重值可能已经发生了变化。	
未观察到有害作用剂量水平(NOAEL)	44mg/(kg·d)
总不确定因素(UF)	总 UF=100
	物种间外推:10×
	物种内变化:10×
FQPA 安全系数	1×
人群调整剂量(PAD)	0.44mg/(kg·d)
PAD=NOAEL/总不确定因素(UP)	
FCSS 使用的暴露估计水平和 PAD 的百分比	
所有 FCSS 使用的总 EDI(式 4.1)	
成年男性	0.0815mg/d
成年女性	0.0815mg/d
儿童	0.0815mg/d
DDD=EDI/体重(式 4.1)	
成年男性	0.00116mg/(kg·d)
成年女性	0.00136mg/(kg·d)
儿童	0.00543mg/(kg·d)
%PAD	
%PAD=(DDD/PAD)×100%	
成年男性	0.26
成年女性	0.31
儿童	1.23

注:EDI:预估的每日摄入量;DDD:每日膳食剂量;FCSS:食品接触面消毒剂。*:EDI[mg/(人·d)]=AR×RS×SA×F×1×10^{-6}(式 4.1)。

目前正在修订用于评估食品加工设施而非公共饮食设施的食品接触面消毒剂(FCSS)膳食暴露模型,该新模型将评估食品接触面消毒剂(FCSS)从食品加工设备向液态食品的转移,并根据疾病控制中心(CDC)国家人体和营养检查调查数据纳入最新的食品消费率[1]。

4.5 化学物质滥用的风险评估

4.5.1 关于食品添加剂/加工的案例研究

4.5.1.1 食品添加剂使用量超过规定的最大限度

如果一种食品添加剂的使用超过了规定的最大限度,那么食品加工者将几乎没有可用的选择。虽然在这种情况下可以进行膳食暴露评估,但超出限度的使用将不被允许销售。无论风险评估结果如何,该产品将被认定为假冒伪劣产品。

(尽管有许多其他方法可以用来检测使用的食品添加剂,但是不可能对所有情况都适用。此外,虽然许多加工食品都含有某种添加剂,但是每种加工食品中的添加剂种类和剂量都有很大的不同。在将产品投入市场之前,必须对其进行评估,以确定每种加工食品中的添加剂是否会对消费者造成健康风险。如果风险评估表明不存在健康风险,则可以对通过批准的产品放行。——译者注)

4.5.1.2 加工助剂使用量超过规定的最大限度

如果加工助剂的使用量超过了规定的最大限度,可以选择对其进行风险评估,以确定能否销售该食品,但前提是加工助剂不会对该食品产生持续的影响,且其成分含量的水平可忽略不计。

例如,根据美国《联邦法规》第 21 卷 173.370(b)(2)中,获得批准的过氧酸基团的抗菌剂仅可用于家禽的胴体、部位和器官,过氧乙酸(CASRN 79-21-0,POAA)最高浓度为 220mg/kg(mg/L)、过氧化氢(CASRN 7722-84-1,H_2O_2)为 110mg/kg 和 1-羟乙基-1,1-二膦酸(CASRN 2809-21-4,UEDP)为 13mg/kg。假设当 POAA、H_2O_2 和 HEDP 使用的最大浓度是允许使用的最大浓度的两倍(即 POAA 为 440mg/kg,H_2O_2 为 220mg/kg,HEDP 为 26mg/kg)时,则视为加工助剂过度使用。

在上述理论情况下,我们有理由认为过氧乙酸(POAA)会迅速降解为乙酸、水和氧(其平衡时的化学物质),对其残留物进行分析也证明了这一点。众所周知,过氧化氢也会迅速降解为水和氧气。降低 HEDP 含量最好的方法就是对家禽进行清洗,否则 HEDP 可能会残留在家禽上,但过度使用该化学物质可能在进一步加工家禽(例如绞碎的家禽)之前无法被察觉,这时的冲洗是不可行的。

现在摆在食品加工厂面前的问题是,是否需要对过度使用化学物质的家禽产品进行处理。在这种情况下,膳食暴露评估可用于确定暴露于 HEDP 物质(抗菌产品中唯一残留的具有潜在危害风险的物质)是否会在人类食用这些家禽时,对他们的健康造成不可接受的风险。鉴于 POAA 和 H_2O_2 的可快速降解特性,以及这些物质相对无害的分解产物,不需要进一步评估 POAA 和 H_2O_2。HEDP 的膳食暴露评估值与 ADI、口服参考剂量(RfD)或其他关于健康的参考值进行比较,以确定其膳食暴露是否低于已确定的安全消费水平。

用于理论产品过度应用的假设:

-1 液体盎司(1 盎司 = 28.349523 克,余同)/磅(1 磅 = 453.59237 克,余同)食物的使

用率

–100%HEDP 吸收率

–4 盎司(4 盎司≈113g)分量

注:1 液体盎司=0.0296 升(L)。

–HEDP 的 ADI/RfD =0.05mg HEDP/(kg bw·d) [7]

$$\frac{26mg\ HEDP}{L}\times\frac{1fL.oz.}{lb}\times\frac{0.0296L}{1fL.oz}\times\frac{lb}{454g}\times\frac{113g}{人/天}=\frac{0.19mg\ HEDP}{人/天}$$

式中   fL.oz.——液体盎司(容量计量单位)

对于一个 15kg 重的儿童,其膳食暴露量为:

$$(0.19mg\ HEDP/d)/(15kg)=0.01mg\ HEDP/(kg·d)$$

以过氧酸类抗菌食品处理的过度应用为例,敏感人群(如幼儿)保守但合理的饮食暴露场景表明,HEDP 的急性(即短期)饮食暴露约为 EPA 规定的慢性 RfD(即可接受的每日摄入量)的 20%。

4.5.2   污染问题

4.5.2.1   使用食品接触面消毒剂直接对食品进行消毒

虽然这样的方法是不可取的,但美国国家环境保护局(EPA)或其他监管机构已经对食品接触面消毒剂的成分进行了评估,并且根据应用于食品上的活性成分和其他成分的浓度计算合适的膳食暴露评估。消毒剂各个成分的暴露评估与上述示例类似(详见 4.5.1.2)。

美国国家环境保护局认为,对于这些消毒剂的暴露,可以依据美国农业部和其他联邦机构评估的每日摄入量和经口摄入量,而不需要考虑摄入途径(例如食物)或食物接触表面的数量(例如用于食品接触面的消毒剂)。

然而,美国国家环境保护局(EPA)没有对消毒剂的具体剂量进行任何估算。相反,它建议使用"可接受的安全水平"作为评价,该水平与接触表面上所含消毒剂浓度之间的比值来评估长期暴露风险,这意味着当你在使用消毒剂时必须考虑接触表面上消毒剂的浓度。虽然这可以降低使用成本,但也可能会增加潜在危害。

4.5.2.2   食品接触面消毒剂(FCSS)的用量超过规定标准的最大限度,或没有沥干和/或冲洗

从表面转移到食物中的食品接触面消毒剂(FCSS)残留物的暴露剂量评估方法,主要包括以下 3 种类型的信息描述。

(1)残留溶液或残留在表面的浓度,一般假定为 mg/cm^2。

(2)食物接触面的质量或体积。

(3)估计个人每日摄入经过表面处理的食品摄入量。

(4)溶液中食品接触面消毒剂(FCSS)成分的浓度(mg/kg)。

在这种情况下,评估的关键部分包括受影响的食品数量(质量或体积)、实际食品加工厂的清洁处理,以及食用分量。假设残留物 100%转移到食品中,可通过以下公式计算膳食

暴露。

$$\frac{物质(mg)}{人 \cdot 天} = \frac{物质(mg)}{溶液(kg)} \times \frac{溶液(mg)}{面积(cm^2)} \times SA(cm^2) \times \frac{食物(kg)}{人 \cdot 天} \times \frac{溶液(kg)}{溶液/10^6 mg}$$

4.5.2.3　使用设备清洁剂而不进行冲洗

在毒理学方面,大多数工业清洁剂的成分是众所周知的,通常使用的稀释度,其毒理学问题可忽略不计。此外,氢氧化钠、碳酸钠、磷酸和次氯酸钠等成分作为食品成分或加工助剂都具有清除作用。尽管设备清洁剂的主要成分通过了食品监管部门的审核,但清洁剂的其他成分可能是未经审核的,而且这种预期用途(即清洁)的前提是清洁剂的化学成分不会残留在食品中;因此在这种情况下,清洁剂的成分会被认为是食品中的污染物。那么问题就变成了:这些成为污染物的清洁剂组分的剂量是否会让食品变成掺杂品。

如果已知清洁产品成分的浓度、使用清洁溶液的体积、被清洁食品的总量(例如批次、大小),以及通过上述模型和方法计算的食品食用量,就可以计算出保守的膳食暴露量。可以在清洁产品的安全数据表中找到清洁产品中有害成分的浓度,清洁产品制造商也可以提供完整的清洁产品配方信息,用于确定成分的浓度。不仅如此,食品制造商也会提供受影响的食品量和食用量的信息。无论食品制造商、清洁产品制造商或第三方是否完成了膳食暴露评估,评估人员都需要获得这些信息。

通常,滥用清洁产品最大的问题是潜在的污染物是否会改变食品本身的气味或外观。FDA 和美国农业部认为感官特性改变的食品为造假食品,从而导致该食品被召回(即从市场上撤下该产品)和/或被谴责(即确定该产品不适合投放市场)。

4.6　纠正和纠正措施

4.6.1　用饮用水冲洗被污染的食品

在肉类加工厂中,常使用抗菌剂来防止有害细菌的生长和传播,从而减少食源性疾病的发生。然而,在某些情况下,抗菌剂被滥用可能导致肉类上出现残留物,这会对人类健康和安全构成危害。如果在肉类的表面或肉块上发现抗菌剂残留物,最好的解决方法是彻底冲洗肉类以除去残留物并重新使用抗菌剂对肉类进行处理,以确保有害细菌得到有效控制,这种纠正措施有助于将污染的风险降至最低。然而,如果在肉类进一步加工后才发现抗菌剂残留物,则应进行风险评估或饮食暴露评估以确定采取哪种合适的措施。根据残留物的含量和对人类健康的潜在风险,产品可能会被丢弃、重新处理,或者仍然可以安全食用。如果食品接触面消毒剂的使用超过了免洗应用的最大限度,则可以在加工食品前用饮用水冲洗设备、器具和其他食品接触面,以去除多余的消毒剂。在食品加工过程中,灌装设备中可能会残留一些旧的食品或杂质,这些残留物可能会影响到新食品的质量和安全。因此,在进行新的食品灌装之前,使用一部分食品来"清洁"灌装设备,然后将其丢弃,可以有效地清除残留物,从而减少新食品的污染风险并提高产品的质量。

4.6.2　使用经过审定的清洁和消毒方法

在食品安全事故发生后,查明根本原因并对设施的卫生标准操作程序和食品安全计划进行纠正至关重要,使得正确的流程得到准确记录,并确保食品生产人员接受适当培训,以遵循相关程序防止食品受到化学污染。

[在正常情况下,食品安全管理系统必须在发生任何重大食品安全事件之前进行分析,并通过实施适当的纠正措施来防止事件的发生。

食品生产过程中可能发生的食品安全事故包括:

(1)不安全或不卫生的原料或产品,例如过期或变质的食品。

(2)不合格的卫生设施、设备、工具和容器。

(3)未清洗、消毒或灭菌的容器和设备,如空气过滤系统。

(4)在生产过程中使用的任何物质,如清洗消毒溶液。

(5)产品生产设备或系统存在缺陷,如生锈、腐蚀、破裂或堵塞等。

(6)人员受到有害健康状况或卫生知识缺乏的影响。

根据这些可能发生的事故,制订纠正措施和预防措施是至关重要的。为了预防任何可能导致食品安全事件发生的食品安全事故,必须实施一套有效的程序和卫生标准操作程序,以确保生产人员有适当的培训和培训材料,并使用经过验证的清洁和消毒方法。——译者注]

关键词

- 膳食暴露
- 化学物质
- 包装行业
- 潜在的健康危害
- 化学品

参考文献

1. Centers for Disease Control(CDC). *National Health and Nutrition Examination Survey*, 2016. http://www.cdc.gov/nchs/nhanes/(accessed May 17,2016).

2. Environmental Protection Agency (EPA). Chapter 4—Additional Considerations for Antimicrobial Products. *Pesticide Registration Manual*,2016. https://www.epa.gov/pesticide-registration/pesticide-registration-manual-chapter-4-additional-considerations#whatis (accessed May 17,2016).

3. EPA. *PRN 97-6: Use of Term "Inert" in the Label Ingredients Statement*, 2016. https://www.epa.gov/pesticide-registration/prn-97-6-use-term-inert-label-ingredients-statement#policy(accessed May 17,2016).

4. EPA. *EPA Data Requirements for Registration of Antimicrobial Pesticides:Part 158W*, 2016. https://www.epa.gov/pesticide-registration/epa-data-requirements-registration-antimicr-

obial-pesticides-part-158w(accessed May 17,2016).

5. EPA. Chapter 18—Other Federal or State Agency Requirements, *Pesticide Registration Manual*, 2016. http://www. epa. gov/pesticide - registration/pesticide - registration - manual - chapter-18-other-federal-or-state-agency#fda_(accessed May 20,2016).

6. EPA. *Memorandum:Dietary Risk Assessment for Alkyl Dimethyl Benzyl Ammonium Chloride (ADBAC)for Registration Eligibility Decision(RED)Process*,2006.

7. EPA. Hydroxyethylidine Diphosphonic Acid—Exemption from the Requirement of a Tolerance. *Fed. Regist.* May 1998,63 (99),28253-28258. FR Doc. 98-13603.

8. Food and Drug Administration(FDA). *Sanitizing Solutions:Chemistry Guidelines for Food Additive Petitions*. Chemistry Review Branch, Office of Pre - Market Approval, Center for Food Safety and Applied Nutrition:Washington DC,1993.

9. FDA. *Guidance for Industry and Other Stakeholders. Toxicological Principles for the Safety Assessment of Food Ingredients (Redbook 2000)*, 2000. http://www. fda. gov/downloads/Food/GuidanceRegulation/UCM222779. pdf(accessed May 27,2016).

10. FDA. *Determining the Regulatory Status of a Food Ingredient*,2016. http://www. fda. gov/Food/IngredientsPackagingLabeling/FoodAdditivesIngredients/ucm228269. htm (accessed May 17, 2016).

11. National Academy of Science (NAS). *Science and Decisions:Advancing Risk Assess-ment*. National Academy Press:Washington,DC,2009.

12. Neal-Kluever, A.; Aungst, J.; Gu, Y.; Hatwell, K.; Muldoon-Jacobs, K.; Liem, A.; Ogungbesan, A.; Shackelford, M. Infant Toxicology:State of the Science and Considerations in Evaluation of Safety. *Food Chem. Toxicol.* 2014,70,68-83.

13. US Government Printing Office (GPO). *Food Quality Protection Act of 1996*, 1996. https://www. gpo. gov/fdsys/pkg/PLAW - 104publ170/pdf/PLAW - 104publ170. pdf (accessed May 17,2016).

14. World Health Organization(WHO). *Principles and Methods for the Risk Assessment of Chemicals in Food*. A Joint Publication of the Food and Agriculture Organization of the United Nations and the World Health Organization, Environmental Health Criteria 240:Geneva, Switzerland,2009.

食品添加剂安全性的神经发育毒性

YEN-CHING WU, SHRUTI V. KABADI, and APRIL NEAL-KLUEVER*

FDA/CFSAN/OFAS/DFCN, 5100 Paint Branch Pkwy, HFS 275, College Park, MD 20740, United States

* Corresponding author. E-mail: April. kluever@ fda. hhs. gov

摘要

发育过程中化学物质的暴露可能会引发不良的神经行为效应。神经发育毒性试验(DNT)通过评估人体接触化学物质,进而诱发不良神经行为效应的潜在风险,为风险和安全评估提供了重要参考依据。特别是对于生命早期阶段使用的食品添加剂和其他化学品,神经发育毒性试验可以提供相应的安全信息。在本章中,我们总结了各种现行神经发育毒性试验监管指南建立的过程,包括通过国际合作验证用于测量神经发育毒性试验方法的可靠性和灵敏度,并介绍了EPA和FDA目前所使用的神经发育毒性试验方法。接着重点阐述了神经系统在生命早期阶段对化学毒性尤其敏感的根本原因,最后对在神经发育毒性试验中常用的行为测定和组织学评估进行概述,并讨论了目前面临的一些挑战和未来发展的方向。

5.1 引言

发育过程中暴露于各种类型的化学物质,包括工业和环境化学物质、杀虫剂或药物等中,都有可能对人类或动物的神经系统产生不利影响[97,143],这种影响可能会导致神经系统的结构和功能的改变,从而影响其正常的生理和行为功能。然而,目前对于神经发育毒性试验(DNT)的研究还存在着重大挑战,例如一些不良神经系统毒性(如神经退行性疾病的易感性增加)可能是潜伏的,临床症状可能在最初的化学暴露后数年至数十年才能显现出来,这使得对神经发育毒性的研究和评估变得非常困难[58,144]。此外,一些细微的影响,如智力商数(IQ)的轻微缺陷,难以在个体基础上检测,只有在群体水平上才能得以显现[16]，例如，相对较低水平的神经发育毒物(如铅、有机磷化合物或甲基汞)暴露，可能会使人群的 IQ 分布向较低的智商得分方向偏移，而对个人智商得分的影响仅小于10 分[16,88]。虽然这种转变带来的个体负担在临床上可以忽略不计，但向低智商分数转变带来的人群负担可能会产生深远的社会成本[88,142]。由于难以检测到不良的中枢神经系统病变，只有少数化学物质被认定对实验动物和人类均具有神经发育毒性试验(DNT)危害[97,98]。已确认的神经发育毒性试验(DNT)有毒物质包括铅、有机汞、多氯联苯、甲苯、丙戊酸和其他抗惊厥药、乙醇和视黄酸[97,106]。相较之下，还发现许多化学物质在实验动物中能引发神经发育毒性试验(DNT)效应，但只是被怀疑(尚未证实)对人类具有神经毒性[97]，如除草剂百草枯[90]、尼古丁[205]和阿司匹林[106]，这些化学物质的毒性仍需要更多的研究和评估才能得到确认。

　　监管机构面临着诸多挑战，例如需要确定化学物质在特定用途下是否安全。需要完善接触途径、接触量、接触时间和毒理学关注的终点指标等相关数据，才能做出安全性评估。其中，神经毒性是一个重要的终点指标，因为它可以对人类和动物的神经系统造成不可逆的损害。因此，监管机构需要对化学物质的神经毒性进行评估，以确保其可以安全使用。本章重点关注神经发育毒性试验(DNT)的终点指标，我们首先讨论了神经发育毒性试验(DNT)的现状，描述了神经发育毒性试验(DNT)监管指南的演变过程和目前可用的试验方法，以及它们在分析神经毒性潜力方面的实用性和限制性。接着，我们提供了监管机构在确定化学物质安全使用方面所需的背景资料，并从解剖学和行为学的角度对神经发育进行基本概述，这个概述提供了常用于评估动物神经发育毒性试验(DNT)效应的监管毒理学检测的背景信息。最后，我们简要概述了目前神经发育毒性试验(DNT)的一些挑战，并描述了旨在解决其中某些问题的新兴方法。虽然神经发育毒性试验(DNT)方法仍存在着一些限制和挑战，但随着技术的不断发展，科研工作者将提供更准确、更快速和更经济的神经发育毒性试验(DNT)方法，从而帮助监管机构更好地评估化学物品的神经毒性。

5.2　神经发育毒性试验(DNT)监管指南

　　神经发育毒性试验(DNT)监管指南是一项关于毒理学的重要指南，最早于 1991 年由美国国家环境保护局发布，是 1983 年美国国家研究委员会关于《联邦政府的风险评估》报告中[129,170]的部分成果。1998 年隶属于美国国家环境保护局的污染防治、杀虫剂和有毒物质办公室(OPPTS)对 1991 年发布的神经发育毒性试验(DNT)监管指南进行修订并发行，并将其命名为 OPPTS 870.6300[224]，这是美国为了使国内各个部门和经济合作与发展组织(OECD)在国际上协调一致所做的努力[148]。

　　针对神经发育毒性试验(DNT)的潜力，多个大型实验室之间合作对其可靠性和敏感性进行了验证和试验研究，这些合作包括美国行为畸形学的合作研究(1878—1984 年)、辛辛那提试验方案(1984 年)、日本畸形学学会的合作研究(1982—1985 年)、欧洲实验室的合作研究(1985—1988 年)、威廉斯堡研讨会(1989 年)等[7,148]。

美国国家环境保护局(EDA)的神经发育毒性试验(DNT)指南为经济合作与发展组织(OECD)的 426 号试验指南(TG 426)奠定了基础。TG 426 是经济合作与发展组织(OECD)中负责生殖发育毒性的工作组发起的,旨在满足经济合作与发展组织成员国的监管需求[172]。Aoyama 及其同事对美国国家环境保护局(EPA)和经济合作与发展组织指南之间的现有差异进行了审查,经济合作与发展组织的 TG 426 是科学界公认的一种设计良好的试验方法,可用于评估特定化学物质对人体健康潜在的神经发育毒性试验(DNT)危害[148,230]。由于经济合作与发展组织(OECD)的 TG 426 是在美国国家环境保护局(EPA)OPPTS 870.6300 协议修订 10 年后才发布,因此其内容包含了更多基于当前科学讨论的最新建议(例如,更长的给药期以及考虑对幼崽进行直接给药)[148,230]。

美国国家环境保护局(EPA)的 OPPTS 870.6300 协议和 OECD 的 TG 426 被视为"独立的"神经发育毒性试验(DNT)协议,因为它们的主要目标是检测潜在的神经发育毒性。相比之下,另一种现有选择是通过添加指定的神经发育毒性组作为灵活的研究载体,从而将神经发育毒性试验(DNT)评估纳入其他研究类型(例如生殖评估)。例如,在通过扩展的一代生殖毒性研究(EOGRTS)经济合作与发展组织(OECD)TG 443 中,得到的第一代子代幼崽被分成三个不同的组,用于分析不同的参数[173]。第 1 组幼崽用于评估生殖/发育终点,第 2 组和第 3 组分别致力于评估神经发育毒性和免疫毒性。国家毒理学计划(NTP)还设计了改性一代(MOG)生殖研究,其中也使用了专门的神经发育毒性试验(DNT)队列[171,*]。在改性一代(MOG)生殖研究中,断奶的后代被分成四个组(即亚慢性毒性组、畸形学组、繁殖及产仔组、可选的神经发育毒性/发育免疫毒性组),每个组评估不同的参数。神经发育毒性试验(DNT)组评估了身体和发育标志,并采用了神经发育毒性试验(DNT)的 TG 426 中调整的神经行为指标。此外,亚慢性毒性组的一部分动物也被留用于神经组织病理学评估。改性一代(MOG)生殖研究还检测了靶器官毒性剂量水平并用于确定后续癌症生物鉴定的适当剂量水平[80]。

* MOG 指导文件可访问:https://ntp.niehs.nih.gov/ntp/test_info/mog_guidance_508.pdf.

现有各种评估神经发育毒性试验(DNT)的监管指南在检测方法上有所不同(如治疗周期、检测年龄、测量的指标类型)。不同的终点检测指标可以提供不同的信息,有助于更全面地评估化学物质的神经毒性。我们整理了一个汇总表(表 5.1)来分析不同的神经发育毒性试验(DNT)指南所提出的一些建议。例如一代生殖毒性研究获得了子代的神经特异性(如运动活动、声音惊跳反应)和一般发育标志(如阴道通畅、幼崽体重)的指标,但评估每个指标需要使用两个单独的动物组,相比之下,其他方案使用一个动物组来获得这两组指标。同时收集发育标志与神经特异性的指标,进而解释神经内分泌轴(即下丘脑-垂体轴和下丘脑-甲状腺轴,详见 5.4)潜在的化学影响。

随着对当前神经发育毒性试验(DNT)协议效用的不断深入分析,神经发育毒性试验(DNT)指南也在不断完善发展。本书的 5.5.4 将对当前神经发育毒性试验(DNT)指南的修改建议进行讨论。针对当前特定神经发育毒性试验(DNT)指南的详细信息,请根据需要参考查阅相应的指南文件。

表 5.1　不同神经发育毒性试验（DNT）监管指南的建议比较

方法	EPA OPPTS 870.8600 神经发育毒性试验（DNT）筛查	EPA OPPTS 870.6300 神经发育毒性试验（DNT）研究	OECD TG 426 神经发育毒性试验（DNT）研究	NTP:MOG 的神经发育毒性试验（DNT）部分	OECD TG 443 EOGRTS（第 2 组）
采用日期	1996 年 6 月	1996 年 6 月	2007 年 10 月 16 日	2015 年 9 月 24 日（草案）	2011 年 7 月 28 日
实验动物	SD 大鼠	大鼠，但不是 Fischer 344 品种，使用其他哺乳动物需有正当理由	大鼠，使用其他哺乳动物需有正当理由	SD 大鼠	首选大鼠，使用其他哺乳动物需有正当理由
剂量	3 个以上对照组	3 个以上对照组	至少 3 个样本和一个对照组	3 组和一个对照组	3 个以上对照组
干预时长	妊娠天数（GD）6－断乳（PDN 21）	GD 6－PND 10	最少 GD 6－PND 21	GD 6－断乳（PND 28）或研究终止	断乳（PND 28）前 2 周
给药途径	口腔灌管	口服给药或个案治疗	口服，但也考虑与人体暴露最相关的其他途径以及可用的代谢和分布信息试验动物	口服给药	与人体暴露相关的给药途径，虽然该方案建议主要是通过饮食摄入
断奶后直接给药	无	无	无，但应根据暴露和药代动力学信息考虑直接给药	饮食来源（PND 28－PND 72）	饮食来源（PND 28）直至研究终止
行为试验动物数量	未指定	20/（性别×剂量）	20/（性别×剂量）[认知功能测验除外，根据试验的敏感性，范围从 10/（性别×剂量）或更高]	20/（性别×剂量）	10/（性别×剂量）
详细的临床观察	母体：治疗前每天，GD 6－PND 21 后代：在称重或行为试验期间	母体：治疗前每天，GD 6－PND 10 后代：在称重行为试验期间	母体：妊娠期和哺乳期至少两次（至少 10 只母鼠/剂量）后代：断奶前每周一次，之后每两周一次[至少 1 只幼仔/（性别·窝）]	母体：妊娠期和哺乳期至少两次（至少 20 只母鼠/剂量）后代：每天[至少 1 只幼仔/（性别·窝）]	母体和后代：每周（断奶后）

运动活性	PNDs 13,17,21,45（±2d），60（±2d）	PNDs 13,17,21 和 60（±2d）	断奶前 1~3 次（例如，PND 13,17）；断奶日（PND 21），成年期（如 PND 60~70）	PNDs 31~33 和 PNDs 60~70	PNDs 63~75
运动功能试验（如力量，协调性）	不讨论	不讨论	青春期一次[如 PND（25±2）]，成年期一次（如 PND 60~70）	PNDs 31~33 和 PNDs 60~70	PNDs 63~75，也包括其他 FOBs[a]
感觉功能试验	PNDs 22,PNDs 60 的音音惊跳试验	PNDs 22 和 PNDs（60±2）的声音惊跳习惯性试验	可选择 PND（25±2）和 PNDs 60~70 的特定试验	声音惊跳试验 ~PNDs 31~33 和 ~PNDs 60~70	PND（24±1）的声音惊跳试验，作为 FOBs[①] 的一部分或根据需要进行的额外试验
认知功能试验	PNDs 60~61 的主动回避试验（一种关联学习测验）	在 PNDs 21~24 和成年期的关联学习和记忆试验（具体试验可自由选择）	青春期[如 PND（25±2）]和成年期（PND 60 及以上）的关联学习和记忆试验（具体试验可自由选择）	关联学习和记忆：首选 Morris 水迷宫,其次为被动或主动条条件回避试验,在 PNDs 60~70	根据需要
病理学检查的动物数量/只	至少为 6/剂量	6/（性别×剂量）	10/（性别×剂量）	10/（性别×剂量）	10/（性别×剂量）
发育标志	阴道开口,睾丸下降	阴道开口,包皮分离	阴道开口,包皮分离,睁眼,耳廓展开,门牙萌出	阴道开口,包皮分离,睾丸下降,雄性乳晕保留,肛门与生殖器的距离	仅在单独的群中收集终点数据（即第 1 组[②]）

续表

方法	EPA OPPTS 870.8600 神经发育毒性试验（DNT）筛查	EPA OPPTS 870.6300 神经发育毒性试验（DNT）研究	OECD TG 426 神经发育毒性试验（DNT）研究	NTP:MOG 的神经发育毒性试验（DNT）部分	OECD TG 443 EOGRTS（第 2 组）
神经病理学	断奶和成年后最后一次行为测量（灌注固定），包括大脑和脊髓	PND 11（浸泡固定）评估脑组织，并在研究终止时（灌注固定）评估组织和周围神经组织	PNDs 11～22（浸泡固定或灌注固定）评估脑组织，PND～70（灌注固定）评估脑组织和周围神经组织	PNDs 31～33（浸泡固定）评估脑组织，在研究终止时灌注固定（～PNDs 90～100，灌注固定）评估中枢神经系统和周围神经系统组织	PNDs 21～22（可选择灌注固定）和 PNDs 76～90（仅限高剂量组和对照组，灌注固定）大脑组织，包括脊髓和视神经病理学
脑重量测量	断奶和研究终止时	PND 11 固定前和研究终止时	PND 11～22 固定前，～PND 70 固定后，可选：PNDs 11～22 固定后	PNDs 31～33 和研究终止时（～PNDs 90～100）	PNDs 21 或 PNDs 22，PNDs 76～90
脑形态学分析	无	有	有	不讨论	有

注：①FOBs：功能观察组合（OECD TG 443）；家养笼和开放场地（例如怪异行为，毛发竖立，操作性（例如易于移动，肌肉张力，触摸反应，捏尾反应），以及生理性（例如体温，体重，瞳孔大小）。

②Cohort 1 of the OECD TG 443-EOGRTS 捕获了以下发育标志：肛门生殖器距离，雄性乳晕乳头保留，阴道开口，包皮分离以及生殖器官异常。

③PNDs 表示出生天数。

5.3　神经发育毒性试验(DNT)监管方法综述

5.3.1　美国国家环境保护局(EDA)

美国国家环境保护局(EDA)推荐使用特定的方法或试验指南来支撑《美国法典》(USC)第 7 章第 136 节《联邦杀虫剂、杀菌剂和灭鼠剂法案》(FIFRA)中的农药登记,和《联邦食品、药品和化妆品法案》(FFDCA)第 408 条规定的农药残留限量标准或豁免农药残留限量,或是《美国法典》第 15 章第 2601 节《有毒物质控制法案》(TSCA)规定的对工业化学品进行潜在监管的决策过程。特别是在《联邦杀虫剂、杀菌剂和灭鼠剂法案》(FIFRA)的 40 CFR 158.500 规定中,进行神经发育毒性试验(DNT)是农药注册必要的组成部分。考虑到有关人类或动物潜在神经毒理效应的机制信息,FIFRA 要求 DNT 要采用证据权重法。此外,EPA 还接受了 OPTTS 870.6300 和 OECD 426 指南研究的成果,以期对农药潜在的神经发育毒性试验(DNT)危害进行更好的评估[149]。EPA 的农药项目办公室(OPP)目前收集了最大规模的 DNT 研究数据,截至 2006 年初已拥有超过 100 项[148],这些研究对于评估农药的潜在危害和制订相关法规和标准具有重要意义。

†https://www.epa.gov/test-guidelines-pesticides-and-toxic-substances/about-test-guidelines-pesticides-and-toxic.

‡http://www.ecfr.gov/cgi-bin/text-idx?SID=8fd5cf01b197f999dd333ea416dea9b5&mc=true&node=se40.24.158_1500&rgn=div8.

5.3.2　FDA——食品安全与应用营养中心(CFSAN)

确保食品供应的安全以保护公众健康是 FDA 主要分支机构食品安全与应用营养中心(CFSAN)的重要任务,食品安全与应用营养中心(CFSAN)中的食品添加剂安全办公室(OFAS)负责评估食品添加剂的安全性。FDA 对食品添加剂的监管权力源自 1958 年的《食品添加剂修正案》。食品添加剂广义上被定义为"具有明确或有理由认为合理的预期用途,直接或间接地成为食品的一种成分,或者影响食品特征的所有物质"(FFDCA 第 201 节)。食品添加剂的安全标准是在预定的条件下,合理地使用该物质不会对人体造成伤害,这一安全标准收录在美国《联邦法规》(CFR)第 21 章 170.3(i),以下简称为 21 CFR。在美国,制造商和经销商销售这些食品配料之前必须明确所使用的食品配料不会造成危害(出自美国《联邦法规》第 21 章 70.3 和 170.3)。为确保食品添加剂的安全性,食品添加剂安全办公室(OFAS)使用多种方法对食品添加剂进行评估,包括添加剂的毒性、暴露水平和人体敏感性。食品添加剂安全办公室(OFAS)还与美国国家环境保护局(EPA)、美国农业部(USDA)等机构合作,确保农药和其他物质在食品中的含量不会超过安全水平。对于无害的合理性确定取决于毒理学研究结果、暴露信息和其他类型的信息。从动物模型推广到人类中需要使用安全因子。安全因子是一种保守的估计方法,用于考虑动物模型与人类之间的差异,以确保在实际使用条件下的食品安全。这些因子考虑了个体间的变异性、不确定性以及潜在的风险,以提供更可靠的安全评估。通过综合考虑多个因素和数据源,可以更准确地评估物质添加到食品中的安全性,保护公众健康。针对特定毒理学试验,FDA 提供建议,这些试验可用于在预期使用条件下保障食品添加剂的安全性。特定毒理学试验的推荐是基于对食品添加剂的累积暴露评估及其已知的潜在人体健康危害和化学结构信息的警示。FDA 关于食品添加剂安全评估的指南可以从在线出版物 *Toxicological Principles for the Safety Assessment of Direct Food Additives and Color Additives Used in Food*(即"红皮书")获得,该指南提供了食品添加剂安全性评估的框架和方法,以及对数据的评估和解释的指导。由于该指南在鉴别人类神经毒物方面仍存在重大挑战,因此 FDA 的食品安全与应用营养中心(CFSAN)等监管机构采用综合方法来筛查潜在的人类神经发育毒性危害,这种方法包括利用实验动物研究、物质的结构和理化信息,以及从体外研究中获得信息。

http://www.fda.gov/Food/GuidanceRegulation/GuidanceDocumentsRegulatoryInformation/IngredientsAdditivesGRASPackaging/ucm2006826.htm.

与美国国家环境保护局(EPA)不同,美国食品药品管理局(FDA)的食品安全与应用营养中心(CFSAN)采用分层试验方法评估化学物质的神经毒性潜力,除非 2000 版红皮书第Ⅳ.C.10 章的神经毒性研究中有明确说明,否则不进行单独的神经发育毒性试验研究。如果相关信息[如系统毒性试验、公共文献、结构-活性关系(SAR)等]表明存在神经发育毒性的风险,则需要科研工作者进行神经发育毒性试验[207]。尽管 FDA 的食品安全与应用营养中心(CFSAN)没有自己正式的神经发育毒性试验(DNT)研究方案,但可能会建议生产商遵循可靠来源的指南或方案(表 5.1),并规定所使用的方法必须能较好地测试出神经发育毒性试验(DNT)危害。神经发育毒性试验(DNT)既可以作为一项独立的研究进行,也可以作为另一项发育毒性研究(如两代发育和生殖研究)中附加的特定研究动物群体来进行。

5.3.3 总结

文中描述了两种神经发育毒性试验(DNT)的监管方法,其中 EPA 采用一种需要提交神经发育毒性试验的试验数据用于农药注册的方法,这是因为农药中的活性成分往往具有副作用,已明确知道其中一些对哺乳动物具有神经毒性。因此需要更多的证据来评估这些化学物质对人类和环境的潜在危害。而 FDA 的食品安全与应用营养中心(CFSAN)不强制要求提交神经发育毒性试验(DNT)数据,但建议根据具体情况进行此类试验,这两种方法存在特定的科学差异。例如,农药含有能够预防、消灭、驱逐或减轻害虫的有效成分,因此这些活性成分会被定义为具有不良生物活性,并且其中一些成分已被确认在哺乳动物中具有神经毒性活性。有机磷类和拟除虫菊酯类杀虫剂是具有神经发育毒性潜力的两大类杀虫剂[199,225],因此,这些化学物质提供了神经发育毒性试验(DNT)危害潜在的警示信息。相比之下,FDA 食品安全与应用营养中心(CFSAN)监管的食品添加剂通常旨在对食品和消费者产生有益、中性或无影响的作用。FDA 的 CFSAN 还提供了额外的指导和注意事项,以处理那些被设计用于产生不良生物活性的食品添加剂(例如抗菌剂)。食品添加剂在理化性质上与农药有着显著的差异,需要特别考虑其毒性。因此,在评估食品添加剂时,应采用证据权重方来进行专门的毒性试验,如神经发育毒性试验(DNT)。

神经发育毒性试验(DNT)的分级试验法并非 FDA 的食品安全与应用营养中心(CFSAN)所独有的,欧洲食品安全局(EFSA)也采用了这种方法对欧洲市场的食品添加剂进行毒理学试验。欧洲食品安全局(EFSA)的毒性试验分级方法包括三个级别:一级试验采用修改后的 90d 毒性试验,可用于识别具有潜在神经毒性、免疫毒性或生殖器官毒性效应的化学物质。如果观测到这些效用,根据欧洲食品安全局(EFSA)的方法则需要在更高的层次上进行额外评估。在这种模式下,如果一级研究的结果表明存在神经发育毒性问题,那么将对一代生殖毒性研究(EOGRTS)的神经发育毒性群组进行二级试验,即将神经发育毒性试验群组与一代生殖毒性研究(EOGRTS)进行联合试验,这种分层的方法有助于进一步评估潜在的神经毒性。此外,如果较低层级的数据表明存在神经发育毒性的问题,可将独立的经济合作与发展组织(OECD)TG 426 检测作为第三级进行研究[69]。经济合作与发展组织(OECD)的 TG 426 是用于评估化学物质影响神经系统的试验方法,可以在动物模型中进行。通过分层的评估过程,能够提供更全面且准确的毒性信息。

5.4　神经和行为发育方面的文献综述

许多神经发育毒性试验(DNT)指南中包含的检测方法涵盖的范围通常从行为评估到组织学神经病理学。接触化学物质后动物行为的改变或神经损伤的出现可能表明神经发育或途径中出现紊乱。这种动物身上的紊乱可能进一步表明,暴露于化学物质中的人类也可能出现类似或平行事件的不利影响。因此,实验室动物试验的结果有助于风险或安全评估员确定某种化学物质是否可能对人类产生不利影响以及可能产生不利影响的剂量。为了让读者更好地理解为什么发育中的人脑特别容易受到神经毒性的影响,接下来将简要介绍人类从出生到青春期的主要神经和行为发育事件里程碑。

5.4.1　结构神经发育概述

人类神经发育是一个复杂的过程,从受精几周后的胚胎细胞开始,需要数十年才能完成。在妊娠期间,神经系统从平滑、折叠的管状结构转变为具有特征性脑沟和脑回的复杂结构,这种转变是通过一系列重要的发育事件进行的。由于关键事件的紊乱可能产生不良的神经影响,并且这种影响几乎没有补救的希望,因此发育中的大脑很容易受到神经毒性的影响。目前已经明确定义了这些关键过程,包括神经胚形成、神经发生和胶质发生[4,24,146]。鉴于每一个过程都涉及大量的文献,我们提供了关键的参考文献供进一步阅读。在适当的情况下,还包括与这些过程中缺陷相关的不良影响的例子。与化学物质暴露有关的不良神经发育状况包括智力迟钝、自闭症谱系障碍(ASD)和神经管缺陷[245]。

5.4.1.1　神经胚形成

神经胚形成包括神经组织的初始形成,在人类中始于受精后 17 ~ 18d,8 ~ 10d 后完成[101]。在神经胚形成过程中,胚胎外胚层的上皮细胞经历一系列的形态变化,包括隆起和弯曲、贴附和融合以及重塑等步骤,这些步骤最终使得神经上皮从平坦的神经板转变为具有两个连续上皮层的管状结构[101,240]。这一复杂的过程是通过细胞外因子(如骨形成蛋白)和生长因子(如 sonic hedgehog)以及细胞内在因子(如遗传编程)提供的复杂信号系统实现的。神经胚形成的破坏会引起神经管缺陷,如脊柱裂或无脑畸形[102,235]。

神经胚形成是一个复杂的过程,在许多不同的条件下都会发生。目前对神经胚形成的分子机制知之甚少,但研究人员已经认识到许多不同的信号系统在神经化中起重要作用。神经胚形成的主要参与者包括胚胎外上皮细胞,主要是神经元细胞,它们对发育过程中形成的特定形态起着关键作用。例如,在胚胎发育过程中,神经元细胞群通过与周围神经组织或周围神经系统的相互作用而形成,并通过分化和迁移迁移到神经组织中。从表面上看,它们似乎与中枢神经系统没有直接关系。然而,研究人员发现它们可能对中枢神经系统的发育有影响。

神经元细胞群通过分化和迁移到周围神经系统中来控制细胞分化和迁移。在胚胎发育过程中,胚胎外上皮细胞可以分化为神经上皮细胞和周围神经元。胚胎外上皮细胞可通过与周围神经系统之间的接触或与邻近神经细胞相互作用而形成,这种相互作用可以通过多种方式实现,包括细胞间直接接触、细胞膜上的紧密连接或细胞表面的配体结合等。目前关于神经元细胞群形成及其功能的研究主要集中在胚胎外上皮细胞从胞体向管状结构的分化和迁移方面。

5.4.1.1.1 神经发生和胶质发生

神经形成后,当新的神经元或来自祖细胞的神经元前体细胞产生时,外源性信号分子和细胞内在因子发出神经发生的第一波信号,这一进程在人类胚胎的第 25 天左右开始,并且神经发生开始于脑室区神经上皮细胞的对称分裂[135],这些对称分裂增加了神经上皮细胞的细胞数量,同时增加了大脑体积。神经上皮细胞表现出双极性,其中一个突起与大脑的脑膜表面接触,另一个突起与大脑的脑室区域接触。随着大脑体积的扩张,神经上皮细胞的顶端突起延伸以保持与脑膜的接触,这个长长的顶端突起结构随之成为迁移子细胞的引导结构,而迁移子细胞主要由神经上皮细胞分裂形成[136]。

大脑由神经元以及其他类型的细胞组成,这些其他类型的细胞又统称为神经胶质细胞。星形胶质细胞、少突胶质细胞和小胶质细胞等神经胶质细胞在人类神经系统中具有多种功能,如为神经元提供营养支持、在神经传递中起到特殊的促进作用以及为大脑提供免疫功能。大胶质细胞(即星形胶质细胞和少突胶质细胞的总称)源自相同的祖细胞神经上皮细胞群;但是,在不同的细胞外在因素和内在因素的刺激下,会形成不同的神经胶质细胞群[73,186]。与大胶质细胞不同,在早期胚胎发育过程中,小胶质细胞来源于其他祖细胞群,如卵黄囊和胎肝。在发育后期,另一波小胶质始祖细胞起源于骨髓[36,50,89]。小胶质始祖细胞侵染神经组织在人类出生前和啮齿动物的出生后早期(出生后 0~15d)就已经完成。小胶质始祖细胞在神经组织定植后,可能会通过星形胶质细胞发出的信号分化成各种成熟的小胶质细胞[50]。

抑制神经发生的毒物包括镇静剂、抗癫痫药[214]、乙醇[155]和甲基汞[76]。尽管在神经发育毒性试验(DNT)研究中对于胶质细胞形成的影响因素研究较少,但有证据表明,接触有机磷毒死蜱可能会损害胶质细胞形成[78,87]。

5.4.1.1.2 迁移

神经发生后,细胞迁移到特定的位置,以促进神经回路形成。神经元迁移的方式主要包括两种,即放射状迁移和切线状迁移[136]。放射状迁移是指,神经元的胞体自室管膜区向软脑膜方向自内而外运动,这也是皮层神经元层状结构形成的主要方式。以这种方式迁移的神经细胞通常为简单的双极细胞,它们中大多数由放射状胶质细胞引导迁移至其目的地,这些放射状胶质细胞有着特殊的长突起,它们的胞体位于近脑室处,其长突起则向外延伸附着于脑膜,放射胶质细胞最后成为星状胶质细胞的一种。根据具体的迁移特点,神经元的放射状迁移可以分为两种模式:胞体移位式迁移和胶质细胞引导的整体运动式迁移。胞体移位式迁移主要发生在皮层发育的早期,在小鼠上是胚胎 11~13d,即放射状胶质细胞和皮层深层神经元第 V/VI 层形成时期,这种迁移方式不需要放射状胶质细胞的介导。迁移的细胞一端具有一根较长的引导纤维,它分支的末梢附着于软脑膜,胞体的另一端一般伴随着一根瞬时存在的尾随纤维。细胞通过胞体前端的引导纤维不断地变短变粗,带动迁移神经元的胞体向上做快速运动。切线状迁移是指,神经元胞体沿着与脑膜切线的方向进行移动,这种迁移模式可以使得神经元穿越大脑皮层不同的区域而进行长距离迁移,这类细胞大部分是 GABA(γ-氨基丁酸)源性的抑制性中间神经细胞,它们大多数甚至于全部都来源于皮层外的结构:胚胎期的中间节隆起(MGE)和外侧节隆起(LGE)切线状迁移的细胞主要有两条经典途径:①从胚胎期的中间节隆起分裂生成的中间神经元,平行于皮层的表面进行切线状迁移,最终融入大脑皮层和海马。②从外侧节隆起产生的中间神经元通过切线状迁移侵入嗅球,并持续到成年,这条通路被称为喙侧迁移流(RMS)。如果这两条迁移途径被损毁,大脑皮层内 γ-氨基丁酸神经元的数量会大大减少。

在人类和啮齿动物中,神经元迁移通常在出生前完成,除了大脑的少数区域(如脑室下区、嗅球、小脑等)[35,135]。胶质细胞迁移在出生后期仍持续进行。与神经元不同,胶质始祖细胞在迁移过程中仍然继续增殖[35]。研究表明,甲基汞暴露是导致发育期迁移缺陷的关键[10,38]。

(神经胶质细胞在神经发生后的迁移并不总是很快。尽管它需要足够的时间,但与神经元相比,它仍然是具有更快速度和更少迁移的细胞类型,这可以通过两种方式实现:①使用细胞生长因子或其他促进增殖和迁移的化合物。②使用神经生长因子受体和其他抑制性配体。在人类和小鼠中,在神经发生后的 1 周内,神经元和胶质细胞都开始迁移。然而,神经元迁移的速度较慢,而胶质细胞迁移则快速且具有高度选择性。研究人员对这两种迁移机制进行了比较,通过这些研究,确定了神经胶质细胞在神经元迁移中的作用。例如,小鼠中缺乏神经胶质细胞会导致神经元迁移异常,并且会导致小鼠神经元损伤。神经元迁移的变化可能会影响行为、学习和记忆功能。在神经胶质细胞中添加甲基汞会导致其增殖减少、迁移减少和分化减少,从而导致神经系统功能受损。在小鼠模型中观察到的神经元与胶质细胞之间的这种关系可能表明,这些细胞类型之间可能存在一种相互作用来控制神经元迁移的方向。尽管小鼠中缺乏神经胶质细胞会导致行为缺陷,但人类和啮齿动物中神经胶质细胞与神经细胞之间的相互作用表明,它们也可能有助于神经细胞的发育。——译者注)

5.4.1.1.3　分化和突触形成

神经元在到达大脑不同部位时会经历分化过程,使不同神经元具有专一化、执行特定功能的能力。细胞外环境中的局部信号驱动神经元和胶质细胞分化,同时也引导神经元轴突和树突的分化和生长[37]。在突触形成过程中,当一个神经元的轴突接触到另一个神经元的树突,轴突和树突会经历成熟和发展的过程,使其具备传递和接收神经递质信号的能力[193]。首先,当轴突与树突接触时,它们会通过一系列相互作用逐渐形成突触连接,这包括轴突释放神经递质的终端区域和树突上的接受器区域的发展和调整。其次,突触连接的成熟过程包括突触前细胞(轴突细胞)和突触后细胞(树突细胞)之间的相互作用和调节,这些相互作用涉及细胞表面分子的相互识别和黏附,导致突触结构的巩固和稳定化。随着突触连接的成熟,轴突和树突发展出特化的结构和功能。

当神经冲动到达突触前部时,突触囊泡移向突触前膜并与其融合,形成开口,将神经递质释放到突触间隙,然后作用于突触后膜上的受体,引起下一个神经元发生兴奋(或抑制性的变化)。这样,当突触形成完全成熟时,轴突和树突之间的突触传递机制变得高度专业化,使得神经元能够通过突触传递神经递质信号,实现神经信息的传递和处理。这对于神经系统的功能和正常运作至关重要。人类大脑中的突触形成从妊娠第 27 周开始,直到出生后的 15~24 个月达到顶峰,随后开始下降[26,114]。发育过程中接触到铅等化学物质会影响突触形成,进而对学习和记忆等认知功能产生不良影响[10,167,229]。

[神经胶质细胞是神经系统中最丰富的细胞类型之一,它们可分化为星形胶质细胞和少突胶质细胞。星形胶质细胞(包括小鼠和人类)在认知功能中起着关键作用,它们通过产生神经营养因子(如 BDNF、NGF 和 NT-3)来支持突触形成,并通过分泌促炎因子(如 IL-1β、TNF-α 和 IL-6)来增强神经元的可塑性。少突胶质细胞(包括小鼠和人类)具有在多种学习任务中增强突触可塑性的能力,并能在各类神经疾病中发挥作用。小鼠大脑中的神经元可以产生少突胶质细胞,它们分泌脑源性神经营养因子(BDNF),这是一种重要的神经营养因子,它与轴突生长有关。轴突生长需要 BDNF,并且可以通过其受体发挥作用,以支持突触形成。在神经元存活期间,BDNF 水平稳定下降。此外,在出生后不久,少突胶质细胞在新神经元迁移过程中起着重要作用,这与支持突触形成的成熟神经元迁移有关。神经胶质细胞对学习和记忆至关重要。它们参与神经细胞和神经元之间的信息传递,并产生大量神经递质信号。这些信号在突触发育、突触可塑性、空间记忆和神经退行性疾病中起着重要作用,它们还参与抑制突触可塑性,并防止神经元受损或死亡,最后,它们有助于大脑对环境变化和损伤的反应。——译者注]

5.4.1.1.4　神经细胞凋亡

细胞凋亡在维持大脑正常功能方面有着重要作用,包括精细化祖细胞池、误差校正和连通性优化[29]。神经系统的发育过程中细胞凋亡率非常高,据估计 50% 处于分裂期后的神经元会在不同的阶段以凋亡的形式自然死亡。因为神经元的生存依赖于接收上位和下位神经细胞分泌传递的凋亡抑制信号或称生存因子,在缺少这些信号时,它们会预设性地选择通过凋亡的方式来控制神经元数量,以使其适应机体实际所需量。发育过程中产生的神经元数量多于机体实际所需量,经过竞争那些没能及时迁移到位与其他神经元建立联系的神经元,因得不到生存因子而自然凋亡。通过这种自然的细胞死亡可以去除过量的神经元进而清除表型异常的细胞,纠正发育中出现的错误,使系统间更加匹配以及形成两性异型。当成熟的神经细胞遭受病毒或毒素损伤时,凋亡使这些神经元悄悄死亡,受到破坏的基因程序被平稳去除,以保护周围健康的神经元[56]。

大脑发育过程中凋亡不足会导致神经管闭合缺陷[241]和生长畸形,而细胞凋亡过度会导致神经退行性疾病的发生[137]。大脑发育过程中过度凋亡可能会对以后的学习和记忆产生不利影响[48]。与 N-甲基-D-天冬氨酸受体或 γ-氨基丁酸受体相互作用的异氟烷麻醉剂,可能会增加神经细胞的凋亡率,特别是在发育过程中接触后[117,119,190],会导致与小脑功能相关的运动协调行为短期变化[21]。

神经细胞的凋亡调控是一个复杂的过程,受细胞内外因素的影响。细胞外调控凋亡的因素:靶源性营养因子,如 NGF、BDNF 和非靶源性因子如胶质细胞源性的营养因子以及激素;某些疾病情况如缺氧、毒素、轴突断裂、谷氨酸兴奋毒性以及神经系统的退行性疾病也可以诱发神经细胞的凋亡。凋亡的发生还与神经细胞的类型、成熟度以及所处的发育阶段有关。细胞内调控因素则涉及一些蛋白酶家族的激活与抑制,其中研究较多的是 caspase 与 Bcl-2 蛋白家族。

在神经细胞内,存在着一类特异的蛋白质分子传导死亡信号,它们的活性中心均存在半胱氨酸,并均在特定的天冬氨酸位点对底物蛋白进行裂解,这类蛋白被称为 caspase。Caspase 以前体的形式存在于细胞中,死亡信号传入细胞后,这些前体转化为有活性的 caspase,并逐级水解活化下游的 caspase,形成逐级放大的蛋白水解链。活化的 caspase 作用于各种底物,引起细胞和细胞核的多种形态变化。例如,层黏连蛋白被 caspase 水解活化导致核膜破裂,核酸内切酶被活化造成 DNA 被切割成片段,细胞骨架蛋白被水解导致胞内微丝网络重新排列。执行死亡程序的前体 caspase 和其他蛋白质在健康神经细胞内被不断合成,但处于无活性状态。神经细胞受到损伤后,细胞能识别自身的损伤,当损伤达一定程度,将激活细胞内前体 caspase,启动死亡程序,当线粒体受损伤后,细胞色素 C 从线粒体释放到胞浆,与胞浆内的一种结合蛋白形成复合体,激活前体 caspase-9,启动死亡程序,但多数启动死亡程序的机制目前尚不清楚。Bcl-2 是神经细胞内另一类蛋白家族,包括抑制凋亡的 Bcl-2、Bcl-XL、Bcl-X、Bcl-1 和促进凋亡的 Bax、Bix、Bak、Bad 和 Bcl-xs。Bcl-2 家族成员自身和相互之间形成二聚体,两者的比例决定了细胞是否发生凋亡。抑制凋亡的 Bcl-2 家族蛋白,有些与胞浆内的一种结合蛋白结合,阻断其激活前体 caspase-9;有些抑制细胞色素 C 从线粒体内逸出;有些与促凋亡因子结合抑制其功能。

5.4.1.1.5 髓鞘化

神经元具有沿轴突远距离传递或传导电信号(即动作电位)的能力。需要动作电位快速传导的神经元必须由少突胶质细胞对其轴突进行髓鞘化。人类的髓鞘化开始于妊娠中期,并在出生后的数年持续进行[118]。在宏观结构上,髓鞘化可以通过白质束的形成进行可视化,这些白质束在妊娠中期的胎儿脑中已经建立[113],但是白质束的形成和优化是一个持续的过程,直到出生后的数年内才能最终完成,以确保神经系统的正常发育和功能的成熟[156]。髓鞘化在出生后[63]迅速发展,且不同部分在不同的年龄段接近成人水平,其中一些主要的白质束(如胼胝体)比内囊等白质束[63,110]更早地达到成人水平。暴露于有机锡[104,212]和乙醇[221]在内的化学物质会损害髓鞘化,并导致长期神经功能障碍的发生。

5.4.1.1.6 竞争性消除

竞争性消除,也被称为突触修剪,在这个过程中会减少突触的数量以优化神经元网络,这一关键进程对于优化连通性和确保高效的神经传递至关重要。突触修剪从人类出生时开始,并在性成熟时完成[26]。有研究表明,突触修剪的损伤会破坏突触的兴奋性和抑制性平衡,这可能导致神经发育障碍,比如自闭症谱系障碍的发生[65]。突触修剪受损还可能影响神经递质传递,例如多巴胺。在一些研究中,它被认为是自闭症谱系障碍的关键病理生理学因素。自闭症谱系障碍与多巴胺缺乏的联系使研究人员对该疾病的潜在机制产生了浓厚的兴趣。例如,多巴胺缺乏会导致自闭症患者在社交和情感上的困难。然而,近期的研究表明,这些神经递质缺乏也与其他精神疾病有关,包括抑郁、焦虑和精神分裂症。因此,这种影响可能与自闭症谱系障碍的发病机制有关。有一些理论认为,多巴胺缺乏会导致多巴胺受体的过量表达,这将导致对突触前神经元的抑制作用增加。这种抑制作用可以抑制突触前神经元,并损害突触后神经元的功能。许多理论都指向了竞争性消除受损可能是自闭症谱系障碍发病机制中的关键机制。有证据表明,竞争性消除受损会影响神经元之间信号传递和突触可塑性。在一项研究中,自闭症谱系障碍患者与正常人相比在视觉空间推理任务中表现更差,而与普通人相比在言语交流任务中表现更差。其他研究表明竞争性消除受损可能会影响信息传递和执行功能。例如,自闭症患者与正常人相比在认知和语言任务中表现更差。此外,该研究表明自闭症谱系障碍患者在执行功能方面也更差。除了这些直接影响外,竞争性消除受损还会导致突触可塑性受损。因此,它可能导致自闭症患者学习和记忆方面的问题和认知困难,并使他们难以执行任务以达到目标和适应环境变化。

5.4.1.1.7 大脑屏障系统的发育

由于存在多种屏障机制,可以将血清和血液与脑脊液和神经系统组织分隔开,因此大脑和脊髓被认为是特殊区域。这些屏障机制共同调节了中枢神经系统(CNS)的内环境,包括血脑屏障(BBB)、血-脑脊液屏障(BCB)等。在胚胎神经发育的早期阶段,当第一批血管侵入神经管时这些屏障开始形成[74]。

在体循环和神经系统之间有效的屏障功能包括:①内皮或上皮细胞之间紧密连接的存在。②限制大分子和小分子的流入或流出的转运蛋白的表达[189]。脑屏障中的紧密连接在胚胎发育早期形成,人类和实验动物出生前就具有此功能[12,158,159]。

血脑屏障是内皮细胞间通过紧密连接结构所构成的物理屏障,可经紧密连接相关蛋白对细胞构成高电阻的细胞旁屏障。周细胞、基底膜和小胶质细胞等对血脑屏障起诱导及维持血脑屏障基本功能的作用,它们能够通过相互之间的作用而调控血液与中枢神经系统间的各物质运动,进而使得血脑屏障可以有效调控中枢神经系统稳态。血脑屏障的这一功能被证实能够有效维持神经元生理功能,并且能够有效保护中枢神经系统免受病原体、炎症、损伤的影响。另外中枢神经系统内皮细胞的紧密结构不仅使血脑屏障极大地阻碍了溶质的细胞旁通量,也使得中枢神经系统内环境进一步稳定。

血-脑脊液屏障主要由脑室脉络丛(choroid plexus,CP)上皮细胞构成。脑室脉络丛是一种漂浮在脑室中的组织,由单层上皮细胞组成,位于高度血管化的结缔组织基质中。脑室脉络丛上皮细胞紧密连接,使其具有阻止外周中物质通过细胞旁扩散的屏障功能。因此,上皮细胞单层膜结构主要作用是构成了血-脑脊液屏障。此外,脑室脉络丛处的血流速度大约是其他脑区的5倍。与脑体积相比,脑室脉络丛是一个较小的结构,但其作为含有微绒毛上皮细胞的结构,其总表面积估计为覆盖大脑的毛细血管总表面积的25%~50%,这些结构特征均与脑室脉络丛的分泌和运输功能有关。同样,脑室脉络丛上皮细胞中富含线粒体,线粒体在提供主动运输和分泌所需的能量中有重要意义。脑室脉络丛的主要功能是产生脑脊液,脑脊液的分泌受到自主神经系统活动的调控。具体来说,脑室脉络丛毛细血管和上皮细胞受到颈上神经节的肾上腺素能神经纤维的支配,此外,其也可能受到迷走神经有关的副交感神经纤维的支配。跨膜蛋白作为血-脑脊液屏障的重要组成部分,其在各种特殊转运机制中发挥不同的作用,使分子能够选择性地通过。它们对血液和脑脊液之间代谢物和外源物质的交换至关重要,这些转运蛋白主要属于ATP结合盒转运蛋白(ATP-binding cassette protein,ABC)和溶质载体(solute carrier,SLC)超家族。

总而言之,小分子/亲水性分子的流入主要由溶质连接的载体转运蛋白介导,而排出则主要受血脑屏障(BBB)中的三磷酸腺苷结合盒转运蛋白和血-脑脊液屏障(BCB)调控,从而提供大脑功能所需的必需营养物质、离子和其他分子[189]。发育中的大脑运输特性与成年人不同,转运特性的差异可能导致不同的神经毒剂(TK)和毒效动力学谱。然而,需要强调的是,发育中的血脑屏障仍具有完全功能,并被认为是"动态屏障,具有适应早期神经发育系统的特定要求和环境的能力"[72,120,121]。神经毒素可以通过干扰血脑屏障(例如,硝基苯,环孢霉素A)或改变其调节功能(例如铝,铅)来促进神经毒性[247]。

5.4.2 行为发育概述

就像神经系统的结构发育需要数年的时间才能完成一样,行为发育也是一个漫长的过程。行为是各种脑回路协同作用的综合反映,它依赖于不同脑区的细胞的功能和协调工作,这些细胞会对内外环境的刺激做出反应。因此,个体的神经发育可以通过其外部行为进行监测[8]。通过这种方式,任何在神经发育期间可能发生的潜在破坏性神经毒性效应都可以通过异常的行为变化检测出来。例如,猴子出生后第2周出现海马损伤,在成年后可能导致严重的记忆缺陷。此外,行为缺陷也可能是由于接触有毒化学物质引起的非物理伤害导致的。例如,新生小鼠在出生后的第10天口服毒死蜱(一种常用的有机磷杀虫剂),在处理后24h内会引起神经蛋白的短暂减少,虽然这种减少不会延续到成年,但仍然会导致动物成年后的自发行为发生改变[145]。

大脑的发育按照一定的顺序进行,并且呈现出层次性组织,从最基础的结构(如脑干)逐渐向最复杂的结构(如边缘系统和皮质区域)发展[177]。大脑的成熟包含了突触形成、髓鞘化、神经元分化以及神经递质调节和胶质细胞的使用,这些事件都是支持大脑成熟的基础[55]。由于不同的脑区和神经环路以不同的速度发育和成熟,因此,不同的神经系统在生理和功能上会在不同的时间段内表现出易损性。这些易损期的范围从妊娠期延伸至青春期。在这些特定的阶段,神经系统对外界刺激和内部环境的影响更加敏感,容易受到干扰和不良影响[2]。总体而言,大脑中负责基本行为的区域(如运动和感觉系统)成熟得最早,其次是负责空间定位、语言等功能的区域,调节注意力和运动协调等最复杂的执行功能的区域最后成熟[92]。例如出生后几个月内,在脑中负责处理视觉和听觉信息的突触区域以最快速度形成,在 3~4 个月时达到最大密度[134],而负责记忆和决策控制的前额叶皮层(PFC)等区域则进展较慢;PFC 的功能发育通常从妊娠 6 个月开始,至少持续到出生后 15 个月[114]。同样,大脑的髓鞘化顺序与突触形成的区域模式相同。本节简述了一些主要的行为里程碑,这些里程碑大致对应于这些非同步的神经发育过程。

5.4.2.1 原始反射

脑干是中枢神经系统中最早成熟并在出生后促进婴儿呼吸的区域之一,它还调节着足月新生儿的无意识的刻板动作,这些动作总称为"原始反射"。

5.4.2.1.1 新生儿抓握反射

胎儿在子宫内 25 周时会出现手掌抓握反射和足底抓握反射,在出生后 6~12 个月时消失[84,244]。当一个物体放置在婴儿手中时,婴儿会自动紧握住物体,这就是手掌抓握反射。足底抓握反射是通过刺激婴儿足底,使其伸展出大脚趾。与婴儿不同,成年人在相同的刺激下会将脚趾向下弯曲。

5.4.2.1.2 莫罗反射

莫罗反射又名惊跳反射,是指在面对突然的运动或响声时,新生儿会向外摆动手臂和腿,然后再复原做拥抱状。胎儿在子宫内 8~9 周时出现莫罗反射,该行为在出生后 6 个月消失[83,85]。

5.4.2.1.3 强直性反射

非对称性强直颈部反射或"击剑姿势"是指当婴儿的头部转向一侧时,同侧的手臂和腿会伸展,同时另一侧的四肢弯曲,摆出击剑的姿势。胎儿在子宫内 18 周时会出现非对称性强直颈部反射,在出生后 4 个月左右消失[17]。

5.4.2.1.4 巴布金反射

巴布金反射也称为手-口反射,其特征是当施加压力于婴儿的两个手掌时,会引起婴儿头部的屈曲和旋转、口部的张开,这些反应会单独或者同时出现。胎儿在子宫内 26 周时就会出现手-口反射,5 个月后消失[86,174]。

5.4.2.1.5 加兰特反射

加兰特反射也叫躯体侧弯反射,当婴儿俯卧时,在其脊柱两侧轻轻下划,被刺激侧的背肌收缩产生脊柱向刺激侧的侧弯[243],该反射在婴儿出生后出现,在 4 个月后消失。

生命早期存在原始反射表明神经发育正常[133]。随着婴儿期的发育,原始反射会被自主运动代替(如翻身、坐立、站立和行走),这是由于大脑皮层的持续发育和皮质抑制的出现[108]。因此,原始反射的功能失调或延迟出现,又或是这些反射在婴儿出生一年后仍然存在,都表明大脑发育异常。1956 年在日本水俣市,长期暴露于甲基汞(MeHg)而导致先天性中毒的婴儿中,出现了原始反射的发生障碍,这首次证明了甲基汞是一种发育性神经毒剂[38,105]。

5.4.2.2　感官系统发育

　　婴儿期各种感官系统的功能也开始工作,并随着大脑主要皮层区域的成熟而逐渐显现,这些系统的发育是有时间和活动依赖性的,并且依赖于外部因素,因此如果在发育过程中受到干扰,感官系统的功能可能会丧失[177]。例如,产前暴露于尼古丁会对发育中的感觉皮层造成影响,从而损害婴儿视觉空间功能和听觉处理能力[20,107]。

　　体感(触摸):体感系统在妊娠期已完全发育,这使得新生儿能够将注意力集中在被触摸的身体部位上[236]。

　　味觉:味觉系统在出生时已经发育成熟,因此婴儿可以辨别不同甜度的甜味,但直到几天后才对苦味刺激产生厌恶[236]。味觉系统在胎儿到成年的过程中不断发育和优化,包括味觉感受器的增加和调整、神经通路的建立和加强等,因此盐味的识别能力要到四岁才能出现。

　　嗅觉:新生儿出生后嗅觉功能已相当完善,其嗅觉中枢、感觉器神经末梢及其传导通路已基本发育成熟,因此婴儿可以对母亲的气味以及空气中的刺激做出反应。例如,两周大通过母乳喂养的婴儿,相较于其他人会更倾向于自己母亲腋窝的气味[66],这意味着嗅觉辨别能力在这个年龄就已经成熟了。

　　视觉:足月婴儿的视觉系统在出生时尚未成熟,无法感知颜色,但能够感知图案、运动和不同的光强度[100]。婴儿刚出生时的视力仅有成人的1/30,到4～6个月时达到成人水平[23]。此外,婴儿在2～3个月开始区分红色[100],在3个月时发育出闪烁灵敏度,在3～7个月时建立双眼视觉,而对比敏感度则需要在出生几年后才能成熟[23]。视觉系统发育的关键期在孕20周到出生后的2～3年,其中视觉系统的关键组成部分会在第一年内完成[100]。值得注意的是,日常接触如物体上的间接光线以及运动等外部刺激,有助于促进婴儿出生后视觉的进一步发育。

　　听觉:听觉系统的发育开始于妊娠开始20周时耳朵结构部分(如中耳耳蜗)的形成,并在妊娠25周到5～6个月时形成听觉系统的神经感觉部分[99]。在妊娠25～29周,当耳蜗和大脑颞叶的听觉皮层连接时,听觉系统开始发挥作用。这种连接需要在妊娠28～40周接受外部刺激(如口语、音乐),并于出生后几年内进行适当的调整。然而,如果子宫内的背景噪声超过80dB,或者出生后环境中的背景噪声超过60dB,则会导致语言发育迟缓。这是因为婴儿可能无法发育出必要的神经回路来识别母亲声音中的音调、语音、音位和其他特征。人类的听力直到5～10岁才完全发育成熟[187]。

5.4.2.3　语言能力

　　拥有功能正常的听觉系统对于语言发育至关重要,因为在三岁之前经历失聪的儿童在所有语言形式(即书写、阅读、口语和手语)的掌握方面都有明显的延迟[217]。出生后不久,婴儿就能够辨别世界上各种语言中存在的不同声音[39]。出生后第一年是前语言阶段,婴儿在这个时期会使用交流手势(如指向)和咿呀学语。语言理解也发生在这一时期,此时婴儿开始识别自己的名字并且将物体与其名称联系起来。前语言阶段在婴儿说出第一个单词时结束,通常发生在出生后的第一年。婴儿在第一年对与母语相关的语音越来越敏感,对不重要的语音不敏感[138]。语言发育贯穿整个儿童时期,很大程度上受到认知和注意力的影响[41,216]。例如,从学龄前到成年,视觉识别记忆与语言技能(如理解能力、表达能力)呈正相关[185]。在某些疾病中都可以观察到语言理解能力的丧失或延迟,如自闭症、注意缺陷多动障碍(ADHD)、听觉处理障碍和发育性语言障碍等[162]。产前接触乙醇和可卡因等神经毒素会导致语言习得和语言理解发育迟缓。

5.4.2.4 记忆和认知控制的发育

支持认知、注意、认知控制和记忆等高级执行功能的额叶是最后一个达到最大突触密度和成熟度的区域。视觉皮层和听觉皮层分别在出生后的前3个月和前3年内成熟[11],与这两者不同,认知系统的额叶区和皮层-皮层连接[55]仅在婴儿时期部分存在,并在青春期继续成熟。由于大脑这一区域的发育过程相对较长,因此更容易受到神经毒物的影响。

工作记忆是一种对信息进行暂时加工和贮存(如视觉图像)的记忆系统。记忆是编码、存储和检索信息的过程,根据信息存储的时间长短分为三个阶段,即感觉记忆、短期记忆和长期记忆,并且记忆还包含多个记忆系统,这些系统在不同的时间内发育,并且需要不同的神经基质[168]。工作记忆可以识别环境中的变化,例如新位置或新人员,在婴儿7~10个月开始发育[61]。因此,在这个时期会出现分离焦虑症,这是因为工作记忆的巩固对分离焦虑症的形成有着重要作用[108]。随着婴儿工作记忆能力的发育和巩固,他们逐渐学会适应分离,并减少对分离的焦虑反应,这进一步强调了工作记忆在婴幼儿认知和情绪发展中的重要性。ADHD的动物模型中可以观察到工作记忆功能损害[59]。此外,早期暴露于神经毒物(如铅和大麻化合物)会导致学习和工作记忆功能的长期损害[238]。

与成年人相比,儿童大脑负责记忆功能的区域[如背外侧前额叶皮质(DLPFC)和顶叶皮层]的激活水平较低,并且无法激活控制思维和行为所需的区域(即腹外侧前额叶皮质)[27]。工作记忆和自我控制的发育主要发生在从儿童后期至青春期的突触修剪中[114],并伴随着髓鞘化和神经元连接的增加[27]。因此,成年人能够更有效地调动神经资源,并且只激活执行任务所需的大脑区域,而儿童和青少年在执行相同任务时会激活更广泛的大脑区域[134]。儿童后期和青春期DLPFC内连接的异常成熟可能与神经精神障碍和控制过程发育受损有关[11]。

5.4.2.5 认知和性成熟的开始

儿童向性成熟的转变发生在特定的时间,并且需要认知行为的成熟,下丘脑-垂体-性腺轴(HPG)以及下丘脑-垂体-肾上腺轴(HPA)的激活,最终到达青春期[103,202,203]。这些事件都是通过不同的神经过程进行,需要不同的神经生物学系统和不同的时间,但它们相互关联并共同促成了典型的青春期行为。

介导认知行为成熟的过程包括结构变化,例如不同脑区之间的神经回路重组,以及支持神经通信的神经化学物质水平的改变[134]。此外,持续的突触修剪和某些大脑区域神经元髓鞘化的增加提高了远距离神经元之间信息传递的效率和速度[153],这些结构和发育变化发生在青春期时大脑内与情绪(即杏仁核)和奖励(即纹状体)有关的皮质下区域,因此与成年人相比,青少年在这些大脑区域表现出更高的活动水平[134]。与负责奖励系统的区域(即纹状体)相比,青少年中负责调节认知控制和目标导向行为的大脑区域(即前额叶皮层)是不成熟的,这是青少年更容易受到危险行为影响的原因[11,33]。总的来说,这些皮质下区域的活动变化导致青少年表现出更多的冒险行为、更高涨的情绪和冲动性[14,194]。

当环境中的刺激向大脑发出信号,促使下丘脑分泌促性腺激素释放激素(GnRH)时,性腺开始成熟。促性腺激素释放激素指导垂体促性腺激素、促黄体生成素和促卵泡激素的合成和分泌,这些激素共同促进两性性腺中类固醇激素的产生和释放[203],这也被称为下丘脑-垂体-性腺轴。类固醇激素(如睾酮和雌二醇)会结合大脑中已有的类固醇受体,并以上述方式重塑大脑结构[134,222],例如,性激素参与髓鞘化并组织不同脑区之间的结构连接[176]。此外,皮质灰质的减少与女孩和男孩的雌二醇和睾酮水平的增加有关[175]。在与大脑结合时,类固醇激素还可以增加个体的性行为和性兴趣[203],影响他们对情感和社交刺激的处理[33],以及调节促性腺激素释放激素的释放和下丘脑-垂体-性腺轴的整体活动[222]。

下丘脑-垂体-性腺轴与下丘脑-垂体-肾上腺轴紧密相关,下丘脑-垂体-肾上腺轴控制应激反应和睡眠,并通过皮质醇的作用调节情绪和能量利用。相较于幼儿,青少年面对表现和社交压力时表现出更高的皮质醇水平,这可以在激素分泌的不同阶段抑制下丘脑-垂体-性腺轴[222]。此外,下丘脑-垂体-性腺轴也可以改变下丘脑-垂体-肾上腺轴活性,这是因为雌激素可以调节糖皮质激素受体和盐皮质激素受体,这些受体与皮质醇结合可以抑制下丘脑-垂体-肾上腺轴活性。

儿童向性成熟的过渡是由神经内分泌系统调控的,而神经内分泌系统可能受到环境因素的影响,比如个体的营养条件和健康状况,以及暴露于环境中的化学物质。一些流行病学研究发现,围产期或青春期暴露于环境污染物与青春期发育存在关联[195]。有两项研究[196,239]发现女性的高血铅水平与月经初潮延后有关,其中一项研究[196]还观察到了明显的乳房发育迟缓。相反,与低水平多溴联苯(PBBs)暴露或不进行母乳喂养的女性相比,在子宫内和哺乳期暴露于高水平多溴联苯的女性的月经初潮更早[19]。

5.4.3　文献总结

出生时,新生儿的大脑整体结构与成年人相似,但在整个生命周期中仍然不断成熟,不同的区域以不同的速度发育。因此,不同脑区存在一系列不同的关键发育窗口,如果在发育过程中受到干扰,就会导致大脑功能的改变或丧失,并且无法补救。此外,大脑中的前额叶皮层(PFC)等区域具有较长的发育时间尺度,这使得人的大脑从婴儿期到青春期,与成人相比更容易受到神经毒剂的不良影响。从婴儿期到青春期的行为标志大致反映了神经发育的个体发育,首先是初级皮层的成熟,其次是负责更复杂功能的脑区的发育,以及神经回路内部和神经回路之间联系的加强。因此,神经发育的变化在一定程度上可以通过行为功能的变化来追踪。

5.5　试验方法

实验室研究人员需要针对实验动物结果进行行为评估和神经解剖学评估,进而分析化学物质对其神经系统的影响。由于不同化学物质对实验动物身体和精神方面的影响是不同的,并且会对人类的神经和行为发育产生不同的影响,因此,针对各种化学物质的特征,实验室研究人员需要根据不同监管机构的神经发育毒性监管指南,选择合适的研究方法和策略,以充分评估化学物质对实验动物神经系统的影响。

(其中,行为评估是实验室常用的研究方法之一,可以通过观察实验动物在行为表现上的变化,来判断化学物质对它们神经系统的影响。行为评估的方法包括行为试验、认知任务、社交交互试验、感觉评估等。实验人员通过对实验动物的行为表现进行详细的观察和记录,获取充分的数据来评估化学物质对实验动物神经系统的影响。

另一方面,神经解剖学评估通常用于评估化学物质对实验动物神经系统神经结构和功能的影响,该方法需要依靠病理学家丰富的知识储备和专业技能。神经解剖学评估包括组织切片观察、显微镜检测、神经病理学评估等。病理学家需要对实验动物的神经系统进行详细的检查和评估,以确定潜在的神经病理学损伤和结构变化。

综上所述,实验室研究人员需要选择适当的方法和策略来评估化学物质对实验动物神经系统的影响,并对其成果进行解释和解读,以更好地了解化学物质对人类神经和行为发育的影响。同时,他们需要根据不同化学物质的特征,有针对性地选择研究方法和策略来保证研究成果的准确性和可信度。——译者注)

5.5.1　动物模型

理论上,分析化学物质对人类发育是否产生神经毒性的最佳方法是直接在人体中评估其影响,但在实际操作中,伦理道德排除了通过人类研究进行此类神经发育毒性评估的可能性。因此,实验室动物研究成为进行此类神经发育毒性评估的常用方法,它可以为人体发育发生相似反应的研究提供一些参考。作为可行的替代方案,实验室动物模型用于有效而可靠地识别具有引发人类神经发育毒性效应可能性的潜在化学物质。在选择合适的动物模型时,需要考虑以下几个因素:①动物的生物动力学、发育模式与人类的相似程度:生物动力学和发育模式与人类相似的动物模型可以提供更可靠的结果。这意味着对外源性物质的代谢过程、吸收和排泄能力以及发育过程与人类相似的动物模型具有更高的参考价值。②动物处理和研究的容易程度:选择容易处理和研究的动物模型可以提高实验的可重复性和效率,这包括动物的大小、寿命、繁殖能力和行为特征等方面的考虑。③动物繁殖和饲养所需的经济成本和时间:繁殖和饲养成本较低且时间投入相对较少的动物模型可以有效降低动物实验的成本和周期,这包括对动物的繁殖速度、饲养条件的要求以及动物的管理等多方面的考虑。④是否存在确定可靠的试验方法来评估实验动物中枢神经系统的完整性:选择已建立的可靠的试验方法来评估试验动物的中枢神经系统的完整性非常重要,这些试验方法可以帮助确定动物模型中的神经毒性效应,并提供可比较的结果。综上所述,选择适合的实验室动物模型需要综合考虑动物的生物动力学和发育模式与人类的相似程度、处理和研究动物的容易程度、繁殖和饲养动物所需的经济成本和时间,以及是否存在确定可靠的试验方法来评估中枢神经系统的完整性等因素。这样可以确保所使用的动物模型进行毒性研究时可得到可靠、有效的结果,并对人类的神经发育毒性效应有更好的理解。目前,已经有许多比较人类和各种实验室动物物种之间的神经发育和行为发展的文章发表[8,106,184,211,236,237]。

对于神经发育毒性评估来说,普遍认为啮齿动物是首选的动物模型,主要出于以下几方面的考虑。例如,与人类一样,相较于前脑区域,啮齿动物的后脑区域更早启动大脑成熟序列的发育[184]。此外,啮齿类动物感觉反射的发育顺序也与人类类似[236]。重要的是,啮齿动物对已确定的人类神经发育毒素也表现出明显的相似反应;在发育过程中接触甲基汞、铅、乙醇和多氯联苯后,人类和啮齿动物的运动发育、运动控制和认知功能都发生了改变[81]。从逻辑上讲,啮齿类动物非常适合用于动物毒性试验,因为它们具备以下条件:①体型小,易于饲养和照顾。②对新环境适应良好。③相对便宜。④寿命长达2~3年,这有助于研究人员进行终身毒性研究。⑤拥有研究人员所熟悉的遗传、生物学和行为特征。⑥还可以对许多人类发病症状,特别是行为异常进行模拟[25,227]。相较而言,灵长类动物通常不用于神经发育毒性试验,其原因有很多,如该类动物的饲养、照顾不便均会产生高昂的成本,以及涉及灵长类动物试验时将受到更严格的伦理关注。但是,由于灵长类动物与人类具有较高的相似性,它们有时可能会被用于某些特殊的行为试验,例如,孕期化学物质暴露引发的神经发育异常研究。使用灵长类动物进行神经发育毒性试验,仍然需要仔细权衡伦理考虑,以及在动物试验中的实际应用情况。

动物模型的行为评估有效性取决于以下三个因素:①是否能够呈现化学物质暴露强度或严重程度相关的实验动物行为变化的能力:有效的动物模型应能够较好地呈现化学物质暴露的强度与严重程度相关的行为变化,这意味着当暴露于潜在有毒物质时,动物模型应当能够展示与神经发育毒性相关的行为改变,如行动能力减退、协调性受损、认知功能下降等。②能够有效区分对照组和处理组观察到的行为结果,即敏感性;有效的动物模型应具有区分行为结果的敏感性,即能够明确检测到对照组和处理组之间的行为差异。这意味着动物模型应当能够准确地反映潜在有毒物质对实验动物行为的影响,并能够区分接受不同化学物质暴露水平的动物之间的差异。③是否能够有效确定试验化学物质的药理学、毒理学和行为后果:有效的动物模型应能够提供受测化学物质的药理学、毒理学和行为后果的有效信息。这包括了解受测化学物质对中枢神经系统的影响、神经传递的改变以及与行为相关的生物学机制等方面的信息。通过有效的行为评估,可以揭示化学物质的潜在毒性、药理特性以及对行为的影响。总之,动物模型的行为评估有效性取决于其能否展示化学物质暴露的强度与严重程度相关的行为变化,具有区分对照组和治疗组观察到的行为结果的敏感性,以及有效率地确定受测化学物质的药理、毒理和行为后果。综合考虑这些因素可以确保研究可通过动物模型进行行为评估时获得准确、可靠的结果,为理解潜在化合物的神经毒性效应提供重要的线索。

5.5.2 行为试验

目前已经开发了各种行为试验来评估受测化学物质对动物模型神经系统功能的影响[67,125,163,219]。在后代中,通常通过测试以下参数来评估神经毒素的神经行为发育效应:①动物身体的生长和成熟(例如,发育里程碑):后代的身体生长和发育里程碑等评估信息可以提供有关神经毒素对整体发育的影响,这包括体重增长、骨骼和器官的发育情况,以及其他与生长和成熟相关的参数。②反应发生过程:通过评估后代对刺激的反应能力,可以了解神经毒素对感知和反应过程的影响,这包括对声音、光线、触觉等刺激的反应速度和强度。③感觉功能:评估后代的感觉功能可以揭示神经毒素对感觉系统的影响,这包括视觉、听觉、触觉和嗅觉等感觉功能的试验,以确定潜在的神经毒性效应。④运动功能:评估后代的运动功能可以提供有关神经毒素对运动系统的影响的信息,这包括肌肉协调性、平衡能力、运动灵活性等方面的试验。⑤一般运动活动和情感水平:评估后代的一般运动活动水平和情感状态可以揭示受测化学物质对行为表现和情感调节的影响,包括活动范围、探索性行为、焦虑水平等方面的评估。⑥记忆和学习能力:评估后代的记忆和学习能力可以揭示受测化学物质对认知功能的影响,这可以通过测试空间记忆、条件学习、上下文联想等方面来评估。评估这些参数主要基于定量测量(例如速度、距离和时间)以及分类参数(例如使用的策略和对特定对象、位置或环境的偏好)进行。综合这些评估可以提供受测化学物质对后代神经行为发育影响的综合了解,帮助确定潜在的发育毒性效应[67]。在这里,我们介绍了一些功能性试验,从常规进行的筛选试验组合到更精细的试验程序,进一步表征化学物质的危害效应。这些分析不是强制性的,这有助于研究人员提前根据化学物质的毒理特性进行信息获取,灵活选择合适的分析方法研究特定化学物质的毒理特性,以便更有效地提供相关数据和结论,并有助于改善神经发育毒性试验的效率和准确性。

5.5.2.1 鉴别危害的筛选试验

功能观察组合(FOB)通常是在家笼或开阔场地里进行的一系列简短的试验,这些试验涵盖了广泛的终点,旨在进行危险识别,并且还可以确定发生不良效应的剂量水平。根据Tilson[220]和Moser[163]的研究,功能观察组合中的一些功能领域和评估功能领域的基础指标包括:①自主神经功能(如流泪、流涎、排便、排尿),这些功能通常与神经系统的正常功能密切相关。②中枢神经系统活动(如直立、笼舍姿势)。③中枢神经系统兴奋性(如易于移动、处理反应,觉醒,发声)。④神经肌肉功能(例如,步态评分,落地足距,翻正反射,握力)。⑤感觉运动功能(如夹尾反应、接近反应)。⑥生理功能(如体重、体温)。功能观察组合可以根据研究人员的需求进行定制,研究人员可以选择他们认为最相关的测定方法。

作为功能观察组合的一部分,三种常见的反射试验包括平面翻正反射、负向趋地性和听觉惊吓反射。平面翻正反射试验是将动物背朝下放置在平面或离平面 12in(1in = 2.54cm,余同)高的位置上,然后放开动物,观察其是否能够将自己翻正,即四肢都与平面接触,该实验结果分级如下:1 级:正常、立即翻正;2 级:翻正缓慢或协调性差;3 级:翻正非常缓慢或在 5s 内无法实现翻正[151]。平面翻正反射通常在大鼠出生后的第 1~3 天出现,并在其出生的第一周内发育成熟[236]。负向趋地(斜面)试验主要检测啮齿动物在静止斜坡或倾斜板上保持原有位置的能力。通过记录动物第一次跌倒的角度(阈值角度)、反复试验后跌落在斜面的总次数以及摔倒的平均潜伏时间来衡量感觉运动功能[64,164,242],一般而言,大鼠在出生后的 9~11d 拥有这种能力[236]。听觉惊吓反射(ASR)是一种对突然发生且强烈的听觉刺激产生的刻板运动反应,其特征是全身主要肌肉的收缩,即啮齿动物的前爪和后爪开始伸展,然后弯曲,并导致动物处于弓背姿势。由于大鼠在出生时对声音没有反应,听觉惊吓反射在大鼠出生后的第 12 天才能显现出来[236]。听觉惊吓反射试验评估了啮齿动物的感觉运动过程,且可以进一步改进以研究大脑高级中枢的参与情况[47]。例如,惊吓反射的前脉冲抑制(PPI)是一种在声音惊跳刺激之前出现较低强度的声音刺激可以减弱听觉惊吓反射的现象。惊吓反射的前脉冲抑制是感觉运动门控的一种操作措施,并受到前脑神经回路的调控。

自发运动活动是另一种经常在开阔场地中进行评估的筛选试验,也是评估化学物质对神经系统直接影响的一项早期指标。该试验对神经毒性的检测不仅限于运动系统,还可以反映对动物的唤醒状态、动机状态、昼夜活动和感觉运动功能的潜在影响[219]。作为一项筛选措施,这项试验是在接受其他进一步观察和功能实验的动物身上进行的,通过评估它们移动的距离、运动的速度以及静止时间与活动时间来评估运动功能的一种方法[115,116]。自发运动活动是一种常用的筛选试验方法,在毒理学研究中被广泛应用于评估化学物质对神经系统的影响。然而,它也可以作为一个独立的研究,并可根据需要进行进一步的特征描述(例如重复试验后的习惯评估)。比如,在这个试验的修改版本中,将设备分为不同的区域,例如中央和外围隔间[139]或亮区和暗区[131],并且分别记录动物在每个区域的行为(例如,跨越的线条数量),以进一步确定地点偏好。动物在开阔场地的某些区域中停留的时间和排便率都是衡量动物对新环境情绪反应的指标[67]。

在筛选研究中,检测化学物质毒性的能力很大程度上取决于研究人员的培训(例如改善处理实验动物的难易程度以及了解实验设计和良好实验技术的基本知识),以便他们能够识别和解释行为变化[40]。只有经过充分的培训,研究人员才能准确识别和解释行为变化,从而有效地评估化学物质对动物神经系统的影响。由于筛选试验可以对神经功能进行广泛评估,而动物行为不受程序控制且差异较大,因此这些研究数据通常更多变,也更难解释。另一方面,筛选试验的好处包括能够多次测试动物,以确定某效应的开始、进展、持续时间和潜在的可逆性的能力[163]。这意味着,研究人员可以多次测试同一组动物,以确保试验结果的准确性,并尽量降低试验结果的偏差。

5.5.2.2　危险特性的试验

与筛查试验相比,进行化学物质危害特性的专门评估试验成本更高,比如需要更长的执行时间和更高的执行成本,但同时也可以提供更多关于剂量-反应关系的信息。此外,由于专门评估化学物质危害特性的试验旨在研究特定的功能效应,且动物试验对象经过训练并处于程序控制下,因此数据的可变性降低,可以更容易地解释结果。因此这类试验通常用于产生定量数据和量化结论,以确定不同剂量水平下的毒性效应水平,并将结果应用于安全规定。因此,使用特定的危害特性评估试验来补充筛查试验,将有助于更全面地评估潜在毒性的影响[163]。虽然这些研究旨在评估不同的功能系统并且看起来很简单明了,但解释其数据可能很困难。实际上,针对神经毒性的大多数试验都涉及多个系统,例如感觉、认知和神经内分泌系统,这些系统之间存在相互影响和反馈机制。例如,感觉处理是认知试验的一个混杂因素;感觉试验的结果可能会影响对认知试验结果的解释。因此,研究人员必须综合考虑试验结果,并进行适当的解释和分析,以确定特定化学物质的毒理效应[40]。因此,通常需要进行多种行为试验或后续专门的试验来确定不良效应的作用机制。

在本节中,我们重点介绍了一些经过良好验证的神经发育毒性危害特性试验,它们也具有广泛的适用性,可用于评估神经发育毒性以外的功能障碍。这些试验可以在动物模型中揭示功能缺陷,例如中枢神经系统损伤、神经疾病、神经发育障碍等,并评估药物的神经保护作用的功效。这些试验可以通过机械、化学或遗传策略模拟鉴定出来人类疾病或潜在的毒性作用,为评估危险化学物质的安全性提供更准确、更可靠的数据。这些试验不仅可用于毒理学研究领域,而且也在其他神经研究领域得到广泛应用。

5.5.2.2.1　感觉运动试验

5.5.2.2.1.1　横梁行走试验

横梁行走试验用于检测感觉运动和运动功能障碍[79,93-95,122]。横梁行走试验通常用于评估啮齿动物在保持直立状态下,跨越狭窄的高架平衡木,到达安全平台的能力。通过啮齿动物通过平衡木需要的时间、脚爪滑动或失误的次数等参数来评估动物的精细运动功能和协调能力。最近,横梁行走试验的改进形式已经被研究出来,能够更准确、更敏感地检测啮齿类动物的精细运动和障碍协调能力,为深入研究神经发育毒性提供了更好的实验工具,其中包括在平衡木横穿路径中引入障碍物(例如钉子)[201]或减少平衡木的厚度[197]。

5.5.2.2.1.2　转棒试验

转棒试验是一个常规推荐的神经发育毒性研究,检测运动协调能力,作为评估啮齿动物的中脑和小脑功能障碍的指标。具体来说,它考察的是大鼠或小鼠在旋转的杆、梁或柱上(恒定或可变速度持续旋转)保持平衡的能力[32,34,141,192,199]。通过测定动物保持平衡或掉落旋转杆所需的时间来测量其精细运动协调能力。转棒试验还可以用来确定运动技能的学习程度,健康动物在反复的试验中运动技能的学习程度会有所提高,该试验通常用于评估动物神经系统功能和行为的研究,例如评估神经发育障碍、神经系统缺陷和各种药物的神经保护作用。因此,转棒试验是一种非常有用的实验,可以为毒理学研究提供重要的信息。

5.5.2.2.2　认知试验

5.5.2.2.2.1　莫里斯水迷宫试验

莫里斯水迷宫学习试验是一种高度可靠且重复性良好的评估方法,是评估啮齿动物学习和记忆功能的“黄金标准”,主要揭示了空间记忆和参照记忆的损伤障碍机制[161,180,192,231,232]。因此,研究人员通常会选择该试验评估试验对象的短期记忆。莫里斯水迷宫试验采用一个划分为四个虚拟象限的圆形水池,其中一个象限包含一个隐藏的平台,在水池周围将独特的视觉提示设置在墙上。试验动物每天接受多个试验的训练(例如进行

4~5d 的实验,每天四次试验,每次试验持续 60 或 90s)来寻找隐藏的平台。每次试验,试验对象从不同的起始位置引入,检测它快速找到平台的能力以及移除平台后停留在目标象限所花费的时间来测量的。莫里斯水迷宫(MWM)试验终点的所有试验通常使用视频跟踪软件捕获记录下来。试验对象的表现以导航参数为基础进行评估,例如寻找平台的潜伏期、总行程、速度,以及不同象限中停留的时间等[24,122]。

由于莫里斯水迷宫试验的设计高度依赖于动物的视力,因此在探测试验后会进行"视觉探针"或"提示"测试,以评估试验对象的视力,这包括将可见标志放置在平台上,然后将平台放回池中,并测量试验对象找到标记平台的潜伏期。除视力外的其他混淆因素可能包括运动行为或协调能力的缺陷,这可能会增加动物寻找平台的潜伏期。这些混淆因素可以通过其他试验来进一步确定,以验证是否存在其他功能缺陷。例如,可以使用转棒试验或横梁行走试验来测量动物的精细运动协调能力,以确定是否存在与莫里斯水迷宫试验表现差异相关的神经系统缺陷或运动行为缺陷。这些试验结果有助于提高对动物神经系统的理解,并有助于了解神经发育障碍和神经毒性的机制和影响。

5.5.2.2.2.2　觅食和延迟交替 T 形迷宫试验

觅食和延迟交替 T 形迷宫试验利用觅食动机作为评估认知能力的一种手段。在"位置辨别"任务中,啮齿动物在一只目标臂上始终能得到一种奖励(例如食物、葡萄糖水),并学会选择有奖励的目标臂,该试验结果可用于评估动物学习和记忆能力,以及神经损伤或药物对记忆的影响。该试验不仅可以用于评估毒性和神经保护作用,还可以用于研究神经退行性疾病、神经发育障碍和其他认知和神经疾病的机制和影响[52],实验人员提供了一种方法,该方法通过比较啮齿动物在特定的一天或数天内经过一定次数的试验找到奖励所需的时间来衡量学习和记忆的能力。在"延迟交替"任务中,每次试验包括两次探索,第一次探索时,试验会关闭一只目标臂,以迫使动物进入另一只置有诱饵的目标臂(强制性探索)。随后动物被移出 T 形迷宫,再被重新放入试验装置,此时试验动物有机会在两个目标臂之间做出选择(自由选择探索)。只有在选择先前未置有诱饵的目标臂时试验动物才能获得奖励[45,54],这些试验的测试装置在形状和大小上可以有所不同。例如,它可以是一个简单的 3 臂迷宫,呈"T"形或"Y"形,或者是一个圆形的八臂辐射迷宫,有一个中心平台,八个臂从中心辐射散出[68,192,200]。与莫里斯水迷宫任务类似,奖励位置可以在试验之间进行变换,以确定偏好的目标臂并评估"参考"和"工作"记忆功能。该试验通常会被标准化的神经发育毒性指南作为评估认知能力的一个选择进行推荐。该试验可用于评估动物的空间、视觉、情感和认知功能,例如学习、记忆、决策和灵敏度。因此,该试验具有重要的意义,可以为神经科学、毒理学和药理学等多个领域的研究提供有效的实验工具。除此以外,在了解认知能力的机制和功能方面,该试验可以发挥重要的作用。

5.5.2.2.2.3　新物体识别试验

不同于莫里斯水迷宫、觅食和延迟交替 T 形迷宫试验,新物体识别(NOR)试验不依赖负面或正面的强化来评估识别记忆能力。在新物体识别试验中,动物先熟悉两个相同的物体,在经过明确的试验时间间隔之后,动物需要注意到替代了其中一个相同物体的新物体。这个试验是基于试验对象探索新物体和旧/熟悉物体的时间来评估"保留"记忆的能力。此外,该试验评估了动物区分这两个物体的能力,计算为"辨别指数"。在行为学研究中,新物体识别试验已成为一种广泛使用的认知试验,可以用于评估记忆功能的影响因素、神经退化疾病和认知损伤等领域的研究。通过使用新物体识别试验,可以更好地了解认知和记忆疾病的病理机制,从而推动新药物和治疗方案的开发[18,122,123]。对这个协议的修改包括改变两个相同物体的位置或相对位置,以便评估"空间"记忆[62],或者进行更多的试验以提高难度或引入更多的新物体[130]。

5.5.2.2.2.4 被动/主动回避试验

被动/主动回避试验是利用动物对恐惧的条件反射原理[52,183],遵循某种行为模式,啮齿动物通过反复学习来避免厌恶刺激[165,166]。恐惧条件反射有两种形式:被动回避和主动回避。在前者中,动物不执行某种行为来避免厌恶刺激。例如,动物放置在两个区间隔室内(其中一个有明亮区域,另一个为黑暗区域),啮齿动物自然倾向于黑暗一侧。然而,每次当啮齿动物进入黑暗区时都会发生足部电击,它就学会了避免进入黑暗区。进入黑暗区的潜伏期是学会回避记忆的衡量指标;动物重新进入黑暗区所花的时间越长,记忆就越强。然而,这种解释可能会受到潜在的感觉处理缺陷的影响,潜在的感觉处理缺陷可能会使啮齿动物难以区分哪个区间隔室受到电击,哪个区间隔室没有受到电击。在主动回避中,当通常在厌恶刺激之前出现的信号发出时,动物会训练为沿着障碍物移动。例如,将一只啮齿动物放入一个有两个明亮区间隔室的穿梭箱中,训练它前往有提示的隔室的对侧,而这预示着,躲避电击是啮齿动物学习训练形成的,这个信号的回避被认为是主动回避。被动回避和主动回避都是从动物的避免学习中得到启示的基本试验。这些试验可以用于研究恐惧与情绪调节的神经机制,了解感觉处理和认知功能,以及标准化评估药物和治疗的效果[248]。这两种被动避免和主动避免试验的进行可以自动化,以及通过计算机控制,以避免试验人员的失误。被动回避试验经常用于评估神经发育毒性,因为它只需要一个试验来学习,而主动避免试验则需要多个学习试验。

5.5.2.2.3 情绪和社会行为试验

目前,评估啮齿动物情绪和社会行为的试验不被纳入神经发育毒性指南。然而,该试验提供的信息可以进一步表征危害,因此一般认为情绪和社会行为试验属于可根据具体情况进行选择考虑的专项试验。

5.5.2.2.3.1 高架十字迷宫试验

高架十字迷宫试验一般用于筛选药理制剂和类固醇激素的抗焦虑效果,可以更好地理解与焦虑行为相关的机制和大脑区域。试验装置是一个具有四个臂(两个开放和两个封闭)设备,可用于放置啮齿类动物的类似高架十字迷宫装置[139]。评估试验对象的接近-回避机制:基于动物探索环境的动机,包括动物对黑暗和封闭空间的偏好以及对高度和开放空间的恐惧[233]。

5.5.2.2.3.2 压力试验

压力试验主要通过将啮齿类动物暴露于短期无法逃脱的压力下,然后评估它们的不动状态与积极活动的程度,从而得出相应结论。在长时间的不动期间,动物仅有少数的挣扎尝试,这种不动状态被定义为类似于抑郁的行为。其中一个经典的例子是悬尾试验[215],该试验将小鼠尾巴悬挂在杠杆上并记录其挣扎的时间;另一个试验是游泳或强制游泳试验,啮齿类动物在没有逃生平台的水缸中的游泳时间[204],同时收集运动(如游泳、攀爬或挣扎)和被动(如不动或漂浮)的数据。如果一种物质减少了动物在悬尾试验和强制游泳试验中的不动时间,则被认为可能是一种抗抑郁药。

5.5.2.2.3.3　社交互动型试验

啮齿类动物通过嗅觉互动和声音交流社交。嗅觉互动是根据啮齿类动物花在感受新动物气味刺激上的时间,或是通过嗅觉提示在开放场地环境下分辨新动物与熟悉动物所花费的时间来进行衡量[9,154,160]。声音交流是通过动物社交互动时发出的超声波振动记录来评估的,特别是用于观察母体与幼崽的早期交流行为[150,191]。尽管存在评估啮齿类动物社交互动的工具,但通常情况下,标准神经发育毒性指南并不推荐评估社交行为,被排除的原因包括:①在实验室环境下通常不给予啮齿类动物社交的机会。②现有的试验模型不够标准化。③社交互动试验的评估难以实现自动化,而需要观察者接受培训,并能够同时记录两个或多个动物的行为[40]。

5.5.3　组织病理学评估

组织病理学变化评估是研究行为观察的重要补充,因为它能够识别特定神经功能障碍的潜在机制。组织病理学评估需要病理学家的专业知识来规划和执行组织病理学研究,并评估和解释所得结果数据。不同的研究目标和所探究的潜在神经缺陷需要选择不同的组织学测量方法。通常,一个剂量组至少要由接受过系统训练的病理学家在显微镜下检查至少七个有代表性的组织病理学切片,以寻找神经病理损伤的证据[181,182]。

组织病理学评估的准确性在很大程度上反映了组织样本的质量,而这又取决于适当的存储、处理和制备步骤(例如固定、切片和染色)。组织病理学检查可以借助显微镜进行定性或定量(形态测量)测量[22]。显微镜检查通常用于识别中枢神经系统和外周神经系统(PNS)中出现神经病理变化的区域,特别是与神经系统发育损伤有关的迹象,以及测试物暴露所引起的各种神经病理变化(例如神经元空泡化和细胞凋亡),并确定异常的严重程度[127,188]。对中枢神经系统和外周神经系统的评估通常包括大腿神经(例如坐骨神经和胫神经)取样、脊髓(例如颈部、胸部和腰部)和眼睛(例如视神经),以及脊神经后根神经节等[22,172]。而进行定性分析,通常将高剂量组的组织病理学切片与对照组进行比较,只有在这个初级比较中观察到神经病理改变的情况下,才会对其他剂量组进行评估。

正如 OECD TG 426 中所述,表明存在发育损伤的重要变化包括但不限于以下几点。

(1)嗅球、大脑或小脑的总体大小或形状的改变。

(2)大脑各区域的相对大小的改变,包括正常瞬时细胞群、轴突投射的消失或保留引起的区域大小的变化(例如小脑的外胚层、胼胝体)。

(3)增殖、迁移和分化的改变,表现为过度凋亡或坏死区域、异位、错位或畸形神经元的集聚或分散,或者各层皮层结构的相对大小的改变。

(4)髓鞘化模式的改变,包括整体大小的减小或髓鞘结构染色的改变。

(5)脑积水的出现,特别是室管膜下腔的扩大、脑导水管狭窄和大脑半球变薄[172]。

在观察神经病理改变后,研究人员通常会进行主观诊断以检测剂量-反应关系,并考虑所有组织病理学异常所提示的中枢神经系统区域。该试验必须进行准确可靠的统计分析,以确定治疗组之间的统计学差异。在这种情况下,为确认神经病理损伤的程度,形态计量学或立体学评估优于定性或半定量评估。本部分将介绍组织学家开展的不同组织病理学评估,以确定神经病理损伤的程度。

5.5.3.1 神经元细胞变化

神经元细胞变化,如细胞变性、死亡和神经元空泡退化,通常用于确定细胞受损或损伤的严重程度。根据细胞死亡的进展程度,细胞死亡类型包括凋亡或坏死。根据要检查的细胞死亡类型选择适当的染色程序。此外,该过程还要留意任何形式的发育不良(即神经元前体细胞死亡等对发育的影响导致的神经元数量减少)、增生(即异常神经元增殖)、离位病变(即由于早期神经细胞迁移和终端分化的干扰导致神经元误位)和发育不良性髓鞘化[126]。

常用的评估细胞变化的染色程序包括苏木精-伊红(H&E)和尼氏(Nissl)染色。根据研究目的,可以使用专门的染色程序对细胞变化进行深入的调查。例如,Fluoro-Jade C(氟代玉石 C)染色通过计算神经退行性细胞数量来估计神经退行程度[70],而末端脱氧核苷酸转移酶介导的脱氧尿嘧啶三磷酸(dUTP)切口末端标记(TUNEL)检测技术用于特异性地检测组织切片中的凋亡细胞[140]。其他各种技术,如经典的甲酚紫染色,染色复杂脂质的 klüver-barrera 技术,以及靶向髓鞘碱性蛋白的免疫组化,都可用于评估髓鞘减少的迹象[127]。

5.5.3.2 非神经细胞细胞变化

组织相关的变化可能不会伴随着细胞的死亡或退化,这种变化通常是由于受到某种伤害或其他来源而转化的组织或细胞类型。在神经毒性研究中,炎症是常见的研究对象,因为长期的炎症通常提供了神经退行性疾病或细胞死亡与行为功能障碍机制之间的联系。因此,在这类研究中,大部分的免疫学相关变化都涉及炎症细胞,如星形胶质细胞和微胶质细胞,或促炎性标志物(如白细胞介素和肿瘤坏死因子-α)等。本文总结了常用于评估神经病理损伤程度的组织变化的研究方法。

5.5.3.2.1 微胶质细胞激活

微胶质细胞是一类胶质细胞,是中枢神经系统中主动免疫防御的第一道和主要防线。通过激活微胶质细胞而引发的炎症反应是中枢神经系统病理的一个重要特征[60]。研究表明,在神经病理损伤后持续的微胶质细胞激活可能导致慢性神经元细胞死亡和相关的行为功能障碍[30,147]。微胶质细胞根据其形态学特征(树突状、肥大和丛枝状)和活性状态(静止或活跃)进行分类[49,124,210,246]。常见的用于表征微胶质细胞特征的染色程序包括离子钙结合适配分子 1(Iba1)等标志物。[209]

5.5.3.2.2 星形胶质细胞增生或星形胶质细胞瘤化

星形胶质细胞是中枢神经系统中呈星形的神经胶质细胞,为神经元提供能量代谢产物,维持细胞外液、离子和神经递质的稳态,调节血流,以及调节突触功能和重塑[96]。与微胶质细胞类似,星形胶质细胞也根据其形态特征和活化状态进行分类。作为对神经病理损伤的反应,星形胶质细胞可能会发生表达(如增殖)和形态上的变化,这种现象被称为星形胶质细胞增生或星形胶质细胞瘤化[208]。常用的用于表征星形胶质细胞特征的染色程序包括谷氨酰胺合成酶、胶原纤维酸性蛋白和S100β等标志物[209],这些标志物可通过免疫荧光技术鉴定,并可使用无偏体视学等工具进行量化分析。

5.5.3.2.3　囊肿形成

脑囊性病变是一种破坏了大脑连续性的囊肿,这些病变根据其内容物、位置和起源等因素而有所不同[91]。来自中枢神经系统的囊肿可能是静态的,是由梗死或其他破坏性过程产生的,例如血脑屏障损坏、血浆成分渗漏和水肿形成等[82]。其他病变可能是渐进性的(例如蛛网膜囊肿、室管膜囊肿)或源于感染过程[109]。由于中枢神经系统再生能力差,大面积坏死的脑组织不会被替换,而是被液体或其他物质所填充。最近,来自欧洲、英国、日本和北美的毒理病理学协会成立了联合计划“国际标准化诊断鼠和小鼠损伤的命名法和诊断标准项目(INHAND)”,该计划主要是协调啮齿动物中增生性和非增生性病变的诊断命名法。因此,一套源于毒素诱导、自发、频繁和与年龄相关的中枢神经系统和外周神经系统变化分类的标准化术语,以及相关特殊诊断技术的描述已经可用[126]。

5.5.4　方法论挑战

尽管现行的多种神经发育毒性指南在试验设计上各不相同,但当前所有的神经发育毒性协议都有一些缺点。由于这些缺点,许多评论家一直在评估当前神经发育毒性指南的实用性和局限性,并提出新的技术以改进神经发育毒性指南的设计。我们需要进一步改进神经发育毒性指南,以便准确评估对神经发育可能产生影响的物质[40,148,206]。在本节中,我们将简要介绍神经发育毒性试验中的一些主要挑战,并引用有关资源提供额外信息。

5.5.4.1　协议设计
5.5.4.1.1　指南选择

由于研究人员对所要测试神经发育毒性潜力的化学物质的毒理特性可能没有充分的了解,因此,需要仔细考虑从而选择最能描述所关注危险点的试验指南。在某些情况下,单独进行研究(例如OECD TG 426)可能是理想的选择,但在其他情况下,将神经发育毒性危害作为研究的主要部分与其他队列一起表征可能已足够,比如一代生殖毒性研究。Makris和Voorhees对EOGRTS和OECD TG 426的指南进行比较,就表明了这一点[149]。Makris和Voorhees指出,EOGRTS通常不需要对子代进行认知度量(即学习和记忆试验),而经济合作与发展组织则基于回顾性研究的结果剔除了这项试验[43,179]。在子代的试验中,这项试验缺乏敏感性[149]。Makris和Voorhees在经济合作与发展组织中对该指标的省略表示质疑,因为他们认为经济合作与发展组织是基于有问题的学习和记忆的数据进行决定的。虽然EOGRTS不需要进行学习和记忆试验,但研究人员可以根据初步数据决定后续试验是否需要评估动物的学习和记忆缺陷。然而,由于EOGRTS要求只进行常规评估(即非联想学习-习惯化),将其作为声音惊恐试验和旷场试验的一部分,因此不太可能启动联想学习评估。

由于对子代联想学习的任何指标不做要求,导致 EOGRTS 检测神经发育毒性的敏感性可能低于 OECD TG 426。此外,EOGRTS 还可能不够敏感,因为该方法建议的动物试验受试者数量(即每剂 10 只/性别包括雄性雌性)仅为 OECD TG 426 行为试验指南的 50%,并且子代行为的频率评估也较少(即行为试验只需要在断奶后某个时间点进行)。在另一篇审查文章中,作者分析了 MOG 的优势,MOG 不使用内部触发器即进行后续试验,但这在 EOGRTS 中并未取得成功[230]。相反,MOG 在研究开始之前就确定了动物将被如何利用。

5.5.4.1.2　行为试验的选择

除了适当的研究指南,合适且足够的行为试验以表征神经发育毒性效应也是具有挑战性的。目前,在进行神经发育毒性研究时往往存在一种照本宣科的方法,这可能导致误判阴性结果[230]。然而,并不是所有的试验都同等敏感,对不良效应的检测也会在很大程度上反映所测试物质的特性[28]。在理想情况下,一系列同时采用的试验可以评估所有可能的细胞内信号传导事件和综合神经功能。然而,在目前的情况下,这样一系列试验尚未被定义。因此,大多数神经发育毒性试验允许发起者灵活选择适当的行为试验。负责评审监管的科学家的责任是确保所选行为试验是否足以表征潜在的神经发育毒性危害。

5.5.4.2　阳性对照

所有神经发育毒性指南中的一个重要组成部分就是阳性对照,它能帮助实验室证明所采用程序的灵敏度足以检测不良事件。然而,一个阳性对照可能不会对所有检测指标产生影响[42]。因此,单个阳性对照对于一个神经发育毒性研究来说可能不够,需要多个阳性对照来进行神经发育毒性研究。阳性对照的选择取决于正在研究的行为功能。理想的阳性对照应该是相较于空白对照,在正确试验操作下能产生稳健、可靠且具有统计意义的任务表现变化(即评估行为)。例如,安非他命和氯丙嗪经常被用于运动活动试验的阳性对照,而东莨菪碱则作为阳性对照组用于学习和记忆试验[43]。

5.5.4.3　混淆效应和研究设计方面的挑战

有几个潜在的混淆因素可能会干扰神经发育毒性研究,导致其无法可靠证明研究中观察到的不良效应是由于测试物暴露所引起。其中包括:

(1)啮齿动物的试验处理可能会诱发应激反应,导致出现与受检测化学物质无关的行为不良变化[42,53]。

(2)断奶的幼崽与成年动物之间所需的护理存在差异,比如特定行为试验(例如基于奖励的认知试验)中剥夺食物或水对幼崽的影响可能更大[71]。

(3)啮齿动物的居住条件可能会影响它们对化学物质的反应并改变研究结果。居住条件的变化,包括居住环境是否社交丰富(即,动物以小群同性别的形式饲养与单独饲养)或环境丰富(即在大小不同的笼子里居住,居住环境只包含最基本的必需品,或者额外配备多感官刺激物品,例如玩具和跑步轮)。研究发现,社交和环境丰富都可以显著影响动物对化学物质的反应,并在某些情况下减轻丰富环境下动物不良效应的严重程度[112,169,218,228]。啮齿动物的最佳居住条件取决于其年龄、性别和品系以及研究实验目标[75]。目前,只有

OECD TG 426、OECD TG 443 和 MOG 指南规定了动物的居住条件,而这在美国国家环境保护局的 OPPTS 870.8600 和 870.6300 DNT 指南中均未被提及。OECD TG 426 指南规定,动物可以单独饲养或者以同性别小组的形式饲养,并且交配的雌鼠在临近分娩前应该获得明确的做窝材料。OECD TG 443 指南也规定了同样的居住条件,但是幼崽应该待在雌鼠身边直到断奶,随后被安置在同性别的小群体中,但如果经过科学合理的证明,也可以单独饲养。此外,垫料中的植物雌激素含量应尽量低。同样地,MOG 指南规定,幼崽应该待在母亲身边直到断奶,然后根据幼崽和性别进行分组饲养。

(4)行为试验结果可能受到试验进行的时间、环境条件的微小变化(例如,光线水平、湿度水平、视觉提示)和执行试验的人员更替的影响。当需要对每个处理组的大量动物进行神经发育毒性试验时,保持所有试验参数的一致性,使环境混淆最小化特别具有挑战性。此外,在同一个发育时期完成所有幼小啮齿动物的行为试验也存在后勤上的挑战。由于幼年期动物神经发育的节奏快速,即使在未经处理的动物之中,比较年龄相隔一天进行试验的动物也可能产生显著不同的行为反应[71]。

(5)实验变异性可能是混淆的另一个来源,变异性可能是内在的或外在的,具体取决于其来源。内在变异性或生物学变异性在试验动物中天生存在。除内在变异性以外的任何因素均为外在变异性,例如方法学的变化、数据分析方法和动物处理等方面的变化。尽管研究人员在控制生物变异性方面能力有限,但已开发了一个框架来帮助研究人员减少外在变异性[178]。

(6)如果在实验设计(例如,每个试验组中的动物数量)和数据分析(例如,将个别幼崽而非整个窝作为统计分析的单位)中采用不合适的方法,就会导致神经发育毒性数据的结论被错误解释,从而产生假阳性或假阴性的结果[111]。因此,来自国际生命科学研究基金会的风险科学研究所专家工作组建立了一个框架,以帮助神经发育毒性研究的研究人员和评审人员正确解释其数据[223]。该框架包括考虑研究设计的充分性、研究实施的可靠性以及适当的统计分析方法。

5.5.4.4　可选终点

当前的神经发育毒性指南包括一些用于检测和表征毒性的终点,但是,在特定情况下,可能有必要收集其他相关信息,这些另外的终点包括以下内容。

(1)药代动力学或毒代动力学数据　目前,神经发育毒性研究通常不需要药代动力学或毒代动力学数据,因此认为幼崽的试验物质暴露是通过泌乳和胎盘转移间接导致的。因此,幼崽暴露剂量的缺乏引入了不确定性,即在断奶之前,后代是否真正暴露于受测物质中无法确定。因此,添加药代动力学或毒代动力学试验数据采集可以确认化学物质正在通过这些途径转移从而减少神经发育毒性检测中幼崽暴露方面的不确定性。

(2)交配和社交行为　当前的神经发育毒性试验指南通常不包括交配和社交行为的评估,除非这些评估作为另一个研究的附加队列进行。添加这些终点试验对特定的化学物质可能是有指导意义的,例如那些靶向神经内分泌轴的化学物质[40,77]。或者,神经毒素也可以直接作用于大脑(例如改变形态学),并改变社交行为。例如,据 Cory-Slechta 等所述,早期胎儿时期接触铅的仓鼠表现出更强的攻击行为[57][40]。评估神经发育毒理社会行为有效的社会措施包括母性、攻击性和性行为。

（3）功能终点 神经活动的测量，例如通过电生理学或神经化学（即神经递质水平）的测量，在神经发育毒性指南研究中并未囊括（表 5.1）。尽管它们在例行安全评估中的代表性不足，但功能性神经发育毒性试验已经取得了进展，其中包括用于神经干原始细胞内部和细胞间信号传递的光学和电生理学测量，以及使用多电极阵列评估神经元网络中的网络活动[51]。尽管这些额外的功能参数可能提供更多有关神经发育毒性物质作用方式的信息，但将它们纳入常规神经发育毒性试验可能在实验设计上具有挑战性并引入额外的外在变异性。因此，虽然神经细胞的终点试验可能为某些化学物质提供有用的机制信息，但目前不建议将它们用于例行试验。

5.5.5 未来的方法方向

当前神经发育毒性指南建议的传统试验方法是资源密集型的，它们需要大量的动物（数千只），这会带来巨大的维护成本。此外，这些试验研究在进行和分析时会耗费大量时间和精力。由于以上原因，以及还有数千种化学物质暂未进行神经发育毒性研究，研究人员投入了大量精力来寻找新的、可靠的、高效的方法来筛选和优先考虑进行神经发育毒性试验的化学物质[44]。为了应对这些挑战，研究人员正在寻找新兴模式和监管方法来改进神经发育毒性试验。其中一些新的模式包括使用体外细胞模型、计算机模型和基于高通量筛选的方法。这些方法可以减少动物的使用数量，同时也可以减少实验的时间和成本。在本节中，我们将简要总结其中一些新兴模式以及监管方法。

5.5.5.1 新兴的实验模式

为了帮助识别和确定优先进行神经发育毒性试验的化学物质，科学家设计了新的高通量筛选（HTS）方法，这些方法中包括完全基于计算机模拟的方法，将一组分子的生物反应与其物理化学特性联系起来，这些方法可以快速地对大量的化学物质进行筛选，从而确定哪些化学物质具有潜在的神经毒性，这样可以优先考虑需要进一步试验的化学物质。一个简单的例子是，将一种新的未经试验的化学物质与已知具有神经发育毒性潜力的结构相似的一类化学物质进行比较，如有机磷杀虫剂，这种方法被称为"类比法"，它可以快速地确定哪些化学物质可能具有潜在的神经毒性。其他涉及体外试验的方法如三维细胞培养、大鼠血细胞瘤（PC12）细胞[44]、多电极阵列检测[234]以及以神经球的形式培养的人类和大鼠神经祖细胞等替代体内动物模型和模拟胚胎早期大脑发育的基本过程[13]，这些体外试验模型可以减少动物的使用数量，同时也可以减少实验的时间和成本。目前美国国家环境保护局（EPA）在托克斯卡斯特（Toxcast）研究计划中使用了计算机模拟和体外方法，该研究计划可以将化学库的高通量筛选用于大量的体外分析中，包括生化检测、人体细胞和替代模型（例如，小鼠胚胎干细胞和斑马鱼胚胎发育）[128,132]。托克斯卡斯特研究计划还使用计算毒理学来存储和处理这些数据，以确定可能需要进一步试验的化学物质的优先级。总之，高通量筛选（HTS）方法是一种快速、可靠和高效的方法，可以帮助识别和确定用于神经发育毒性试验的化学物质的优先级。

由于缺乏人体体内数据,因此依靠体外筛查检测和毒性研究转化为体内暴露信息进而确定可能对人类不利的暴露水平至关重要,而这对于风险评估员而言,却是一项艰巨的任务。为了解决这个问题,基于计算机模拟的生理药代动力学(PBPK)建模的发展使得体外数据外推到体内数据(IVIVE)成为可能。生理药代动力学建模是一种数学工具,可以预测化学物质在人类和其他物种中的吸收、分布、代谢和排泄情况(ADME),它可以模拟人体内化学物质的代谢和排泄过程,从而预测化学物质的体内暴露水平,这种模型基于人体的生理和解剖学数据,包括器官大小、血流量、代谢速率等因素,可将化学物质的物理化学特性与这些生理和解剖学数据相结合[46]。因此,生理药代动力学建模可用于预测对人体有毒的化学物质暴露,并指示动物模型中与实验处理相关的影响是否可能是人类的代表性结果。此外,在评估一种化学物质是否通过乳汁或胎盘途径转移时,生理药代动力学建模可以减少幼崽暴露于化学物质中的不确定性。

5.5.5.2　监管背景下出现的新兴方法

美国食品药品管理局(FDA)食品安全与应用营养中心目前正在更新《红皮书》,以纳入科学技术的最新进展,并于 2014 年 12 月举行了一次公开会议,征求对这项工作的反馈[226]。鉴于美国食品药品管理局(FDA)食品安全与应用营养中心目前尚未拥有自己正式的神经发育毒性研究方案,《红皮书》的修改可能会包括神经发育毒性的建议。

如前所述,传统的监管毒理学主要依靠观察现有动物模型中的顶端效应进行决策,然而,这种方法存在一些缺陷,例如动物模型与人类之间的生物学差异,以及需要大量的时间和资源进行体内研究。为了减少体内研究的资源密集性,试验可能会转向一种基于生物途径的方法,如不良结果途径(AOP)。经济合作与发展组织(OECD)和美国国家环境保护局(EPA)率先采用的不良结果途径方法在概念上旨在将分子启动事件与风险评估相关的不良结果联系起来[5],这种方法的核心思想是,化学物质可以通过作用于生物通路和分子机制来引发不良结果,而这些生物通路和分子机制可用于评估化学物质的毒性。目前,试验正在不断努力开发用于发育和成人神经毒性的特定不良结果途径[10]。总之,不良结果途径方法是一种新兴的毒理学方法,它可以帮助科学家更好地理解化学物质对生物通路和分子机制的影响,并提供更准确的风险评估。

美国联邦政府主动采取高效测试更多化学物质并优先考虑使用传统方法进行广泛试验的举措,通过建立毒理学 21(Tox21)联合会来减少对动物试验的依赖。为实现这一目标,FDA、国家毒理计划、EPA 和美国国立卫生研究院(NIH)于 2010 年建立了合作,利用 NIH 化学基因组学中心(NCGC)的定量高通量筛选(HTS)试验方法和最先进的机器人技术,测试了 10000 多种有毒物质问题化合物。项目包括体外试验建立化合物库,以及创建一个公开访问的数据库,其中包含化学物质的实验动物及人类的各种健康结果数据(http://www. epa. gov/chemicalresearch/tox21-work-groups)。虽然像 Toxcast 和 Tox21 这样的高通量方法可以为神经发育毒性试验提供机制信息和优先级排序,但在没有体内神经发育毒性研究的情况下,将这些研究中出现的危害识别信息融入风险评估范式仍然是一个挑战。科学家们需要继续努力开发更准确的神经发育毒性试验方法,并将这些试验结果与 Tox21 等高通量方法的结果相结合,以提供更全面的风险评估。

关键词

- 神经发育毒性
- 神经发育毒性指南
- 神经发育
- 行为里程碑
- 神经毒素
- 行为试验
- 组织学病理学评估

参考文献

1. Abkarian, G. G. Communication Effects of Prenatal Alcohol Exposure. *J. Commun Disord*. 1992, 25 (4), 221-240.

2. Adams, J.; Barone, Jr., S.; LaMantia, A.; Philen, R.; Rice, D. C.; Spear, L.; Susser, E. Workshop to Identify Critical Windows of Exposure for Children's Health: Neurobehavioral Work Group Summary. *Environ. Health Perspect*. 2000, 108 (Suppl. 3), 535-544.

3. Andersen, H. R.; Nielsen, J. B.; Grandjean, P. Toxicologic Evidence of Developmental Neurotoxicity of Environmental Chemicals. *Toxicology* 2000, 144 (1-3), 121-127.

4. Andersen, S. L. Trajectories of Brain Development: Point of Vulnerability or Window of Opportunity? *Neurosci. Biobehav. Rev.* 2003, 27 (1-2), 3-18.

5. Ankley, G. T.; Bennett, R. S.; Erickson, R. J.; Hoff, D. J.; Hornung, M. W.; Johnson, R. D.; Mount, D. R.; Nichols, J. W.; Russom, C. L.; Schmieder, P. K.; Serrrano, J. A.; Tietge, J. E.; Villeneuve, D. L. Adverse Outcome Pathways: A Conceptual Framework to Support Ecotoxicology Research and Risk Assessment. *Environ. Toxicol. Chem.* 2010, 29 (3), 730-741.

6. Antunes, M.; Biala, G. The Novel Object Recognition Memory: Neurobiology, Test Procedure, and Its Modifications. *Cogn. Process* 2012, 13 (2), 93-110.

7. Aoyama, H.; Naofumi, T.; Shutoh, Y.; Motomura, A.; Crofton, K. Developmental Neurotoxicology: History and Outline of Developmental Neurotoxicity Study. *Food Safety* 2015, 3 (2), 48-61.

8. Bachevalier, J.; Vargha-Khadem, F. The Primate Hippocampus: Ontogeny, Early Insult and Memory. *Curr. Opin. Neurobiol.* 2005, 15 (2), 168-174.

9. Bakker, J.; Honda, S.; Harada, N.; Balthazart, J. Sexual Partner Preference Requires a Functional Aromatase(cyp19)Gene in Male Mice. *Horm. Behav.* 2002, 42 (2), 158-171.

10. Bal-Price, A.; Crofton, K. M.; Sachana, M.; Shafer, T. J.; Behl, M.; Forsby, A.; Hargreaves, A.; Landesmann, B.; Lein, P. J.; Louisse, J.; Monnet-Tschudi, F.; Paini, A.;

Rolaki, A.; Schrattenholz, A.; Sunol, C.; van, T. C.; Whelan, M.; Fritsche, E. Putative Adverse Outcome Pathways Relevant to Neurotoxicity. *Crit. Rev. Toxicol.* 2015, 45 (1), 83–91.

11. Barber, A. D.; Caffo, B. S.; Pekar, J. J.; Mostofsky, S. H. Developmental Changes in Within − and Between − Network Connectivity between Late Childhood and Adulthood. *Neuropsychologia* 2013, 51 (1), 156–167.

12. Bauer, H. C.; Bauer, H.; Lametschwandtner, A.; Amberger, A.; Ruiz, P.; Steiner, M. Neovascularization and the Appearance of Morphological Characteristics of the Blood − Brain Barrier in the Embryonic Mouse Central Nervous System. *Brain Res. Dev. Brain Res.* 1993, 75 (2), 269–278.

13. Baumann, J.; Gassmann, K.; Masjosthusmann, S.; DeBoer, D.; Bendt, F.; Giersiefer, S.; Fritsche, E. Comparative Human and Rat Neurospheres Reveal Species Differences in Chemical Effects on Neurodevelopmental Key Events. *Arch. Toxicol.* 2016, 90 (6), 1415–1427.

14. Beck, A.; Schlagenhauf, F.; Wustenberg, T.; Hein, J.; Kienast, T.; Kahnt, T.; Schmack, K.; Hagele, C.; Knutson, B.; Heinz, A.; Wrase, J. Ventral Striatal Activation During Reward Anticipation Correlates with Impulsivity in Alcoholics. *Biol. Psychiatry* 2009, 66 (8), 734–742.

15. Bellinger, D.; Leviton, A.; Waternaux, C.; Needleman, H.; Rabinowitz, M. Longitudinal Analyses of Prenatal and Postnatal Lead Exposure and Early Cognitive Development. *N. Engl. J. Med.* 1987, 316 (17), 1037–1043.

16. Bellinger, D. C. A Strategy for Comparing the Contributions of Environmental Chemicals and Other Risk Factors to Neurodevelopment of Children. *Environ. Health Perspect.* 2012, 120 (4), 501–507.

17. Berk, L. E. *Child Development*, 9th ed. Pearson, Upper Saddle River, NJ, 2012.

18. Bevins, R. A.; Besheer, J. Object Recognition in Rats and Mice: A One − Trial Non − matching−to−Sample Learning Task to Study 'Recognition Memory'. *Nat. Protoc.* 2006, 1 (3), 1306–1311.

19. Blanck, H. M.; Marcus, M.; Tolbert, P. E.; Rubin, C.; Henderson, A. K.; Hertzberg, V. S.; Zhang, R. H.; Cameron, L. Age at Menarche and Tanner Stage in Girls Exposed In Utero and Postnatally to Polybrominated Biphenyl. *Epidemiology* 2000, 11 (6), 641–647.

20. Blood − Siegfried, J.; Rende, E. K. The Long − Term Effects of Prenatal Nicotine Exposure on Neurologic Development. *J. Midwifery Womens Health* 2010, 55 (2), 143–152.

21. Boctor, S. Y.; Wang, C.; Ferguson, S. A. Neonatal PCP Is More Potent than Ketamine at Modifying Preweaning Behaviors of Sprague−Dawley Rats. *Toxicol. Sci.* 2008, 106 (1), 172–179.

22. Bolon, B.; Garman, R.; Jensen, K.; Krinke, G.; Stuart, B.; Ad Hoc Working Group of the, S. T. P. S.; Regulatory Policy, C. A 'Best Practices' Approach to Neuropathologic Assessment in Developmental Neurotoxicity Testing—For Today. *Toxicol. Pathol.* 2006, 34 (3), 296–313.

23. Boothe, R. G.; Dobson, V.; Teller, D. Y. Postnatal Development of Vision in Human and Nonhuman Primates. *Annu. Rev. Neurosci.* 1985, 8, 495–545.

24. Brody, D. L.; Holtzman, D. M. Morris Water Maze Search Strategy Analysis in PDAPP Mice before and after Experimental Traumatic Brain Injury. *Exp. Neurol.* 2006, 197 (2), 330–340.

25. Bryda, E. C. The Mighty Mouse: The Impact of Rodents on Advances in Biomedical Research. *Mol. Med.* 2013, 110 (3), 207–211.

26. Budday, S.; Steinmann, P.; Kuhl, E. Physical Biology of Human Brain Development. *Front. Cell. Neurosci.* 2015, 9, 257.

27. Bunge, S. A.; Wright, S. B. Neurodevelopmental Changes in Working Memory and Cognitive Control. *Curr. Opin. Neurobiol.* 2007, 17 (2), 243–250.

28. Bushnell, P. J. Testing for Cognitive Function in Animals in a Regulatory Context. *Neurotoxicol. Teratol.* 2015, 52 (Pt. A), 68–77.

29. Buss, R. R.; Sun, W.; Oppenheim, R. W. Adaptive Roles of Programmed Cell Death During Nervous System Development. *Annu. Rev. Neurosci* 2006, 29, 1–35.

30. Byrnes, K. R.; Loane, D. J.; Stoica, B. A.; Zhang, J.; Faden, A. I. Delayed mGluR5 Activation Limits Neuroinflammation and Neurodegeneration after Traumatic Brain Injury. *J Neuroinflamm.* 2012, 9, 43.

31. Canfield, R. L.; Gendle, M. H.; Cory – Slechta, D. A. Impaired Neuropsychological Functioning in Lead–Exposed Children. *Dev. Neuropsychol.* 2004, 26 (1), 513–540.

32. Carter, R. J.; Morton, J.; Dunnett, S. B. Motor Coordination and Balance in Rodents. *Curr. Protoc. Neurosci.* 2001, *Chapter* 8, Unit 8. 12.

33. Casey, B. J.; Duhoux, S.; Malter Cohen, M. Adolescence: What Do Transmission, Transition, and Translation Have to Do with It? *Neuron* 2010, 67 (5), 749–760.

34. Caston, J.; Jones, N.; Stelz, T. Role of Preoperative and Postoperative Sensorimotor Training on Restoration of the Equilibrium Behavior in Adult Mice Following Cerebel – lectomy. *Neurobiol. Learn. Mem* 1995, 64 (3), 195–202.

35. Cayre, M.; Canoll, P.; Goldman, J. E. Cell Migration in the Normal and Pathological Postnatal Mammalian Brain. *Prog. Neurobiol.* 2009, 88 (1), 41–63.

36. Chan, W. Y.; Kohsaka, S.; Rezaie, P. The Origin and Cell Lineage of Microglia: New Concepts. *Brain. Res. Rev.* 2007, 53 (2), 344–354.

37. Chen, S. Y.; Cheng, H. J. Functions of Axon Guidance Molecules in Synapse Formation. *Curr. Opin. Neurobiol.* 2009, 19 (5), 471–478.

38. Choi, B. H. Methylmercury Poisoning of the Developing Nervous System: I. Pattern of Neuronal Migration in the Cerebral Cortex. *Neurotoxicology* 1986, 7 (2), 591–600.

39. Conti – Ramsden, G.; Durkin, K. Language Development and Assessment in the Preschool Period. *Neuropsychol. Rev.* 2012, 22 (4), 384–401.

40. Cory-Slechta, D. A. ; Crofton, K. M. ; Foran, J. A. ; Ross, J. F. ; Sheets, L. P. ; Weiss, B. ; Mileson, B. Methods to Identify and Characterize Developmental Neurotoxicity for Human Health Risk Assessment. I ; behavioral Effects. *Environ. Health Perspect.* 2001, 109 *Suppl* 1, 79-91.

41. Cowan, N. ; Nugent, L. D. ; Elliott, E. M. ; Ponomarev, I. ; Saults, J. S. The Role of Attention in the Development of Short – Term Memory : Age Differences in the Verbal Span of Apprehension. *Child Dev.* 1999, 70 (5), 1082-1097.

42. Crofton, K. M. ; Foss, J. A. ; Hass, U. ; Jensen, K. F. ; Levin, E. D. ; Parker, S. P. Undertaking Positive Control Studies as Part of Developmental Neurotoxicity Testing : A Report from the ILSI Research Foundation/Risk Science Institute Expert Working Group on Neurodevelopmental Endpoints. *Neurotoxicol. Teratol.* 2008, 30 (4), 266-287.

43. Crofton, K. M. ; Makris, S. L. ; Sette, W. F. ; Mendez, E. ; Raffaele, K. C. A Qualitative Retrospective Analysis of Positive Control Data in Developmental Neurotoxicity Studies. *Neurotoxicol. Teratol.* 2004, 26 (3), 345-352.

44. Crofton, K. M. ; Mundy, W. R. ; Lein, P. J. ; Bal – Price, A. ; Coecke, S. ; Seiler, A. E. ; Knaut, H. ; Buzanska, L. ; Goldberg, A. Developmental Neurotoxicity Testing : Recom – mendations for Developing Alternative Methods for the Screening and Prioritization of Chemicals. *ALTEX* 2011, 28 (1), 9-15.

45. Crofton, K. M. ; Peele, D. B. ; Stanton, M. E. Developmental Neurotoxicity Following Neonatal Exposure to 3, 3′-Iminodipropionitrile in the Rat. *Neurotoxicol. Teratol.* 1993, 15 (2), 117-129.

46. Croom, E. L. ; Shafer, T. J. ; Evans, M. V. ; Mundy, W. R. ; Eklund, C. R. ; Johnstone, A. F. ; Mack, C. M. ; Pegram, R. A. Improving In Vitro to In Vivo Extrapolation by Incorporating Toxicokinetic Measurements : A Case Study of Lindane – Induced Neurotoxicity. *Toxicol. Appl. Pharmacol.* 2015, 283 (1), 9-19.

47. Curzon, P. ; Zhang, M. ; Radek, R. J. ; Fox, G. B. The Behavioral Assessment of Sensorimotor Processes in the Mouse : Acoustic Startle, Sensory Gating, Locomotor Activity, Rotarod, and Beam Walking. *In Methods of Behavior Analysis in Neuroscience*, 2nd ed. ; Buccafusco, J. J. , Ed. ; CRC Press/Taylor & Francis : Boca Raton, FL, 2009.

48. Davidson, A. J. Anesthesia and Neurotoxicity to the Developing Brain : The Clinical Relevance. *Paediatr. Anaesth.* 2011, 21 (7), 716-721.

49. Davis, E. J. ; Foster, T. D. ; Thomas, W. E. Cellular Forms and Functions of Brain Microglia. *Brain Res. Bull.* 1994, 34 (1), 73-78.

50. Davoust, N. ; Vuaillat, C. ; Androdias, G. ; Nataf, S. From Bone Marrow to Microglia : Barriers and Avenues. *Trends Immunol.* 2008, 29 (5), 227-234.

51. de Groot, M. W. ; Westerink, R. H. ; Dingemans, M. M. Don't Judge a Neuron Only by its Cover : Neuronal Function in In Vitro Developmental Neurotoxicity Testing. *Toxicol. Sci.* 2013, 132 (1), 1-7.

52. Deacon, R. M. Appetitive Position Discrimination in the T-maze. *Nat. Protoc.* 2006, 1 (1), 13-15.

53. Deacon, R. M. Housing, Husbandry and Handling of Rodents for Behavioral Experiments. *Nat. Protoc.* 2006, 1 (2), 936-946.

54. Deacon, R. M. ; Rawlins, J. N. T-Maze Alternation in the Rodent. *Nat. Protoc.* 2006, 1 (1), 7-12.

55. Dehaene-Lambertz, G. ; Spelke, E. S. The Infancy of the Human Brain. *Neuron* 2015, 88 (1), 93-109.

56. Dekkers, M. P. ; Barde, Y. A. Developmental Biology. Programmed Cell Death in Neuronal Development. *Science* 2013, 340 (6128), 39-41.

57. Delville, Y. Exposure to Lead during Development Alters Aggressive Behavior in Golden Hamsters. *Neurotoxicol. Teratol.* 1999, 21 (4), 445-449.

58. Dencker, L. ; Eriksson, P. Susceptibility In Utero and upon Neonatal Exposure. *Food Addit. Contam.* 1998, 15 *Suppl.* , 37-43.

59. Denckla, M. B. Biological Correlates of Learning and Attention: What Is Relevant to Learning Disability and Attention-Deficit Hyperactivity Disorder? *J. Dev. Behav. Pediatr.* 1996, 17 (2), 114-119.

60. Dheen, S. T. ; Kaur, C. ; Ling, E. A. Microglial Activation and its Implications in the Brain Diseases. *Curr. Med. Chem.* 2007, 14 (11), 1189-1197.

61. Diamond, A. The Development and Neural Bases of Memory Functions as Indexed by the AB and Delayed Response Tasks in Human Infants and Infant Monkeys. *Ann. N. Y. Acad. Sci.* 1990, 608, 267-309.

62. Dix, S. L. ; Aggleton, J. P. Extending the Spontaneous Preference Test of Recognition: Evidence of Object-Location and Object-Context Recognition. *Behav. Brain Res.* 1999, 99(2), 191-200.

63. Dobbing, J. ; Sands, J. Quantitative Growth and Development of Human Brain. *Arch. Dis. Child.* 1973, 48 (10), 757-767.

64. Doeppner, T. R. ; Kaltwasser, B. ; Bahr, M. ; Hermann, D. M. Effects of Neural Progenitor Cells on Post-Stroke Neurological Impairment—A Detailed and Comprehensive Analysis of Behavioral Tests. *Front. Cell Neurosci.* 2014, 8, 338.

65. Doll, C. A. ; Broadie, K. Impaired Activity-Dependent Neural Circuit Assembly and Refinement in Autism Spectrum Disorder Genetic Models. *Front. Cell. Neurosci.* 2014, 8, 30.

66. Doty, R. L. Olfactory Function in Neonates. In *The Human Sense of Smell*; Laing, D. G. ; Doty, R. L. ; Briepohl, W. , Eds. ; Springer-Verlag: Berlin-Heidelberg, 1991; pp 155-163.

67. Dubovicky, M. ; Kovacovsky, P. ; Ujhazy, E. ; Navarova, J. ; Brucknerova, I. ; Mach, M. Evaluation of Developmental Neurotoxicity: Some Important Issues Focused on Neurobehavioral Development. *Interdisc. Toxicol.* 2008, 1 (3-4), 206-210.

68. Dudchenko, P. A. An Overview of the Tasks Used to Test Working Memory in Rodents. *Neurosci. Biobehav. Rev.* 2004,28（7）,699−709.

69. EFSA,Scientific Opinion：Guidance for Submission for Food Additive Evaluations. *EFSA J.* 2012,10（7）,2760.

70. Ehara, A. ; Ueda, S. Application of Fluoro − Jade C in Acute and Chronic Neurodegeneration Models：Utilities and Staining Differences. *Acta Histochem. Cytochem.* 2009,42（6）,171−179.

71. Ehman, K. D. ; Moser, V. C. Evaluation of Cognitive Function in Weanling Rats：A Review of Methods Suitable for Chemical Screening. *Neurotoxicol. Teratol.* 2006, 28（1）, 144−161.

72. Ek,C. J. ;Dziegielewska,K. M. ;Stolp,H. ;Saunders,N. R. Functional Effectiveness of the Blood − Brain Barrier to Small Water − Soluble Molecules in Developing and Adult Opossum （*Monodelphis domestica*）. *J. Comp. Neurol* 2006,496（1）,13−26.

73. Emery, B. Regulation of Oligodendrocyte Differentiation and Myelination. *Science* 2010, 330,779−782.

74. Engelhardt, B. ; Liebner, S. Novel Insights into the Development and Maintenance of the Blood−Brain Barrier. *Cell Tissue Res.* 2014,355（3）,687−699.

75. Everitt, J. I. ; Foster, P. M. Laboratory Animal Science Issues in the Design and Conduct of Studies with Endocrine−Active Compounds. *ILAR J.* 2004,45（4）,417−424.

76. Falluel−Morel,A. ;Sokolowski,K. ;Sisti,H. M. ;Zhou,X. ;Shors,T. J. ;Dicicco−Bloom, E. Developmental Mercury Exposure Elicits Acute Hippocampal Cell Death, Reductions in Neurogenesis, and Severe Learning Deficits during Puberty. *J. Neurochem.* 2007, 103（5）, 1968−1981.

77. Ferguson, S. A. ; Law, C. D. ; Kissling, G. E. Developmental Treatment with Ethinyl Estradiol,But not Bisphenol A,Causes Alterations in Sexually Dimorphic Behaviors in Male and Female Sprague−Dawley Rats. *Toxicol. Sci.* 2014,140（2）,374−392.

78. Flaskos, J. The Developmental Neurotoxicity of Organophosphorus Insecticides：A Direct Role for the Oxon Metabolites. *Toxicol. Lett.* 2012,209（1）,86−93.

79. Fleming, S. M. ; Salcedo, J. ; Fernagut, P. O. ; Rockenstein, E. ; Masliah, E. ; Levine, M. S. ; Chesselet, M. F. Early and Progressive Sensorimotor Anomalies in Mice Overexpressing Wild−Type Human Alpha−Synuclein. *J. Neurosci.* 2004,24（42）,9434−9440.

80. Foster, P. M. Regulatory Forum Opinion Piece：New Testing Paradigms for Repro − ductive and Developmental Toxicity—The NTP Modified One Generation Study and OECD 443. *Toxicol. Pathol.* 2014,42（8）,1165−1167.

81. Francis,E. Z. ;Kimmel,C. A. ;Rees,D. C. Workshop on the Qualitative and Quantitative Comparability of Human and Animal Developmental Neurotoxicity：Summary and Implications. *Neurotoxicol. Teratol.* 1990,12（3）,285−292.

82. Fredriksson, K. ; Kalimo, H. ; Nordborg, C. ; Olsson, Y. ; Johansson, B. B. Cyst Formation and Glial Response in the Brain Lesions of Stroke-Prone Spontaneously Hypertensive Rats. *Acta Neuropathol.* 1988, 76（5）, 441-450.

83. Futagi, Y. ; Suzuki, Y. Neural Mechanism and Clinical Significance of the Plantar Grasp Reflex in Infants. *Pediatr. Neurol.* 2010, 43（2）, 81-86.

84. Futagi, Y. ; Suzuki, Y. ; Goto, M. Clinical Significance of Plantar Grasp Response in Infants. *Pediatr. Neurol.* 1999, 20（2）, 111-115.

85. Futagi, Y. ; Toribe, Y. ; Suzuki, Y. The Grasp Reflex and Moro Reflex in Infants: Hierarchy of Primitive Reflex Responses. *Int. J. Pediatr.* 2012, 2012, 191562.

86. Futagi, Y. ; Yanagihara, K. ; Mogami, Y. ; Ikeda, T. ; Suzuki, Y. The Babkin Reflex in Infants: Clinical Significance and Neural Mechanism. *Pediatr. Neurol.* 2013, 49（3）, 149-155.

87. Garcia, S. J. ; Seidler, F. J. ; Slotkin, T. A. Developmental Neurotoxicity of Chlorpyrifos: Targeting Glial Cells. *Environ. Toxicol. Pharmacol.* 2005, 19（3）, 455-461.

88. Gilbert, S. G. ; Weiss, B. A Rationale for Lowering the Blood Lead Action Level from 10 to 2 microg/dL. *Neurotoxicology* 2006, 27（5）, 693-701.

89. Ginhoux, F. ; Lim, S. ; Hoeffel, G. ; Low, D. ; Huber, T. Origin and differentiation of microglia. *Front. Cell. Neurosci.* 2013, 7, 45.

90. Giordano, G. ; Costa, L. Developmental Neurotoxicity: Some Old and New Issues. *ISRN Toxicol.* 2012, 2012.

91. Go, K. G. ; Hew, J. M. ; Kamman, R. L. ; Molenaar, W. M. ; Pruim, J. ; Blaauw, E. H. Cystic Lesions of the Brain. A Classification Based on Pathogenesis, with Consideration of Histological and Radiological Features. *Eur. J. Radiol.* 1993, 17（2）, 69-84.

92. Gogtay, N. ; Giedd, J. N. ; Lusk, L. ; Hayashi, K. M. ; Greenstein, D. ; Vaituzis, A. C. ; Nugent, T. F. , 3rd; Herman, D. H. ; Clasen, L. S. ; Toga, A. W. ; Rapoport, J. L. ; Thompson, P. M. Dynamic Mapping of Human Cortical Development during Childhood through Early Adulthood. *Proc. Natl. Acad. Sci. U. S. A.* 2004, 101（21）, 8174-8179.

93. Goldberg, M. S. ; Fleming, S. M. ; Palacino, J. J. ; Cepeda, C. ; Lam, H. A. ; Bhatnagar, A. ; Meloni, E. G. ; Wu, N. ; Ackerson, L. C. ; Klapstein, G. J. ; Gajendiran, M. ; Roth, B. L. ; Chesselet, M. F. ; Maidment, N. T. ; Levine, M. S. ; Shen, J. Parkin - Deficient Mice Exhibit Nigrostriatal Deficits But Not Loss of Dopaminergic Neurons. *J Biol. Chem.* 2003, 278（44）, 43628-43635.

94. Goldstein, L. B. Model of Recovery of Locomotor Ability after Sensorimotor Cortex Injury in Rats. *ILAR J.* 2003, 44（2）, 125-129.

95. Goldstein, L. B. ; Davis, J. N. Beam - Walking in Rats: Studies towards Developing an Animal Model of Functional Recovery after Brain Injury. *J. Neurosci. Methods* 1990, 31（2）, 101-107.

96. Gordon, G. R. ; Mulligan, S. J. ; MacVicar, B. A. Astrocyte Control of the Cerebrovasculature.

Glia 2007,55（12）,1214-1221.

97. Grandjean, P. ; Landrigan, P. J. Developmental Neurotoxicity of Industrial Chemicals. *Lancet* 2006,368（9553）,2167-2178.

98. Grandjean, P. ; Weihe, P. ; Debes, F. ; Choi, A. L. ; Budtz－Jorgensen, E. Neurotoxicity from Prenatal and Postnatal Exposure to Methylmercury. *Neurotoxicol. Teratol.* 2014,43,39-44.

99. Graven, S. ; Browne, J. Auditory Development in the Fetus and Infant. *Newborn Infant Nurs. Rev.* 2008,8（4）,187-193.

100. Graven, S. ; Browne, J. Visual Development in the Human Fetus, Infant and Young Child. *Newborn Infant Nurs. Rev.* 2008,8（4）,194-201.

101. Greene, N. D. ; Copp, A. J. Development of the Vertebrate Central Nervous System：Formation of the Neural Tube. *Prenat. Diagn.* 2009,29（4）,303-311.

102. Greene, N. D. ; Copp, A. J. Neural Tube Defects. *Annu. Rev. Neurosci.* 2014,37,221-242.

103. Grumbach, M. M. The Neuroendocrinology of Human Puberty Revisited. *Horm. Res* 2002,57（Suppl. 2）,2-14.

104. Guo, F. ; Lu, X. W. ; Xu, Q. P. Diagnosis and Treatment of Organotin Poisoned Patients. *World J. Emerg. Med.* 2010,1（2）,122-125.

105. Harada, M. Minamata Disease：Methylmercury Poisoning in Japan Caused by Environmental Pollution. *Crit. Rev. Toxicol.* 1995,25（1）,1-24.

106. Hass, U. The Need for Developmental Neurotoxicity Studies in Risk Assessment for Developmental Toxicity. *Reproduct. Toxicol.* 2006,22（2）,148-156.

107. Heath, C. J. ; Picciotto, M. R. Nicotine－Induced Plasticity During Development：Modulation of the Cholinergic System and Long－Term Consequences for Circuits Involved in Attention and Sensory Processing. *Neuropharmacology* 2009,56（Suppl. 1）,254-262.

108. Herschkowitz, N. Neurological Bases of Behavioral Development in Infancy. *Brain Dev.* 2000,22（7）,411-416.

109. Hirano, A. ; Hirano, M. Benign Cysts in the Central Nervous System：Neuropathological Observations of the Cyst Walls. *Neuropathology* 2004,24（1）,1-7.

110. Holland, A. ; Haas, D. K. ; Norman, D. ; Brant－Zawadzki, M. ; Newton, T. H. MRI of Normal Brain Maturation. *Am. J. Neuroradiol.* 1985,7,201-208.

111. Holson, R. R. ; Freshwater, L. ; Maurissen, J. P. ; Moser, V. C. ; Phang, W. Statistical Issues and Techniques Appropriate for Developmental Neurotoxicity Testing：A Report from the ILSI Research Foundation/Risk Science Institute Expert Working Group on Neurodevelopmental Endpoints. *Neurotoxicol. Teratol.* 2008,30（4）,326-348.

112. Horvath, G. ; Reglodi, D. ; Vadasz, G. ; Farkas, J. ; Kiss, P. Exposure to Enriched Environment Decreases Neurobehavioral Deficits Induced by Neonatal Glutamate Toxicity. *Int. J. Mol. Sci.* 2013,14（9）,19054-19066.

113. Huang, H. ; Zhang, J. ; Wakana, S. ; Zhang, W. ; Ren, T. ; Richards, L. J. ; Yarowsky, P. ; Donohue, P. ; Graham, E. ; van Zijl, P. C. ; Mori, S. White and Gray Matter Development in Human Fetal, Newborn and Pediatric Brains. *Neuroimage* 2006, 33 (1), 27-38.

114. Huttenlocher, P. R. ; Dabholkar, A. S. Regional differences in synaptogenesis in human cerebral cortex. *J. Comp. Neurol.* 1997, 387 (2), 167-178.

115. Hutter-Saunders, J. A. ; Gendelman, H. E. ; Mosley, R. L. Murine Motor and Behavior Functional Evaluations for Acute 1-methyl-4-phenyl-1, 2, 3, 6-Tetrahydropyridine (MPTP) Intoxication. *J. Neuroimmune Pharmacol.* 2012, 7 (1), 279-288.

116. Ijomone, O. M. ; Olaibi, O. K. ; Biose, I. J. ; Mba, C. ; Umoren, K. E. ; Nwoha, P. U. Performance of Motor Associated Behavioural Tests Following Chronic Nicotine Administration. *Ann. Neurosci.* 2014, 21 (2), 42-46.

117. Ikonomidou, C. ; Bosch, F. ; Miksa, M. ; Bittigau, P. ; Vockler, J. ; Dikranian, K. ; Tenkova, T. I. ; Stefovska, V. ; Turski, L. ; Olney, J. W. Blockade of NMDA Receptors and Apoptotic Neurodegeneration in the Developing Brain. *Science* 1999, 283 (5398), 70-74.

118. Jakovcevski, I. ; Filipovic, R. ; Mo, Z. ; Rakic, S. ; Zecevic, N. Oligodendrocyte Development and the Onset of Myelination in the Human Fetal Brain. *Front. Neuroanat.* 2009, 3, 5.

119. Jevtovic-Todorovic, V. ; Hartman, R. E. ; Izumi, Y. ; Benshoff, N. D. ; Dikranian, K. ; Zorumski, C. F. ; Olney, J. W. ; Wozniak, D. F. Early Exposure to Common Anesthetic Agents Causes Widespread Neurodegeneration in the Developing Rat Brain and Persistent Learning Deficits. *J. Neurosci.* 2003, 23 (3), 876-882.

120. Johansson, P. A. ; Dziegielewska, K. M. ; Ek, C. J. ; Habgood, M. D. ; Liddelow, S. A. ; Potter, A. M. ; Stolp, H. B. ; Saunders, N. R. Blood - CSF Barrier Function in the Rat Embryo. *Eur. J. Neurosci.* 2006, 24 (1), 65-76.

121. Johansson, P. A. ; Dziegielewska, K. M. ; Liddelow, S. A. ; Saunders, N. R. The blood-CSF Barrier Explained: When Development is Not Immaturity. *Bioessays* 2008, 30 (3), 237-248.

122. Kabadi, S. V. ; Stoica, B. A. ; Hanscom, M. ; Loane, D. J. ; Kharebava, G. ; Murray Ii, M. G. ; Cabatbat, R. M. ; Faden, A. I. CR8, a Selective and Potent CDK Inhibitor, Provides Neuroprotection in Experimental Traumatic Brain Injury. *Neurotherapeutics* 2012, 9 (2), 405-421.

123. Kabadi, S. V. ; Stoica, B. A. ; Loane, D. J. ; Luo, T. ; Faden, A. I. CR8, a Novel Inhibitor of CDK, Limits Microglial Activation, Astrocytosis, Neuronal Loss, and Neurologic Dysfunction after Experimental Traumatic Brain Injury. *J. Cereb. Blood Flow. Metab.* 2014, 34 (3), 502-513.

124. Kabadi, S. V. ; Stoica, B. A. ; Zimmer, D. B. ; Afanador, L. ; Duffy, K. B. ; Loane, D. J. ; Faden, A. I. S100B Inhibition Reduces Behavioral and Pathologic Changes in Experimental Traumatic Brain Injury. *J. Cereb. Blood Flow Metab.* 2015, 35 (12), 2010-2020.

125. Kaufmann, W. Current Status of Developmental Neurotoxicity: An Industry Perspec-

tive. *Toxicol. Lett.* 2003,140−141,161−169.

126. Kaufmann,W. ;Bolon,B. ;Bradley,A. ;Butt,M. ;Czasch,S. ;Garman,R. H. ;George, C. ;Groters,S. ;Krinke,G. ;Little,P. ;McKay,J. ;Narama,I. ;Rao,D. ;Shibutani,M. ;Sills, R. Proliferative and Nonproliferative Lesions of the Rat and Mouse Central and Peripheral Nervous Systems. *Toxicol. Pathol.* 2012,40（4 Suppl）,87S−157S.

127. Kaufmann,W. ;Groters,S. Developmental Neuropathology in DNT−Studies—A Sensitive Tool for the Detection and Characterization of Developmental Neurotoxicants. *Reprod. Toxicol.* 2006,22（2）,196−213.

128. Kavlock,R. ;Dix,D. Computational Toxicology as Implemented by the U. S. EPA：Providing High Throughput Decision Support Tools for Screening and Assessing Chemical Exposure,Hazard and Risk. *J. Toxicol. Environ. Health B*：*Crit. Rev.* 2010,13(2−4),197−217.

129. Kimmel,C. A. Current Approaches to Risk Assessment for Developmental Neurotoxicity. In *Handbook of Developmental Neurotoxicology*；Slikker Jr. ,W. ,Chang,L. ,Eds. ；Academic Press：San Diego,CA,1998；pp 675−685.

130. Kinnavane,L. ;Albasser,M. M. ;Aggleton,J. P. Advances in the Behavioural Testing and Network Imaging of Rodent Recognition Memory. *Behav. Brain Res.* 2015,285, 67−78.

131. Klejbor,I. ;Ludkiewicz,B. ;Turlejski,K. Effect of Light − Dark Changes on the Locomotor Activity in Open Field in Adult Rats and Opossums. *Folia Morphol.*（*Warsz.*）2013,72 (4),300−305.

132. Knudsen,T. ;Martin,M. ;Chandler,K. ;Kleinstreuer,N. ;Judson,R. ;Sipes, N. Predictive Models and Computational Toxicology. *Methods Mol. Biol.* 2013,947,343−374.

133. Kobesova,A. ;Kolar,P. Developmental Kinesiology：Three Levels of Motor Control in the Assessment and Treatment of the Motor System. *J. Bodyw. Mov. Ther.* 2014,18（1）,23−33.

134. Konrad,K. ;Firk,C. ;Uhlhaas,P. J. Brain Development during Adolescence：Neuroscientific Insights into This Developmental Period. *Dtsch. Arztebl. Int.* 2013,110（25）, 425−431.

135. Kriegstein,A. ;Alvarez−Buylla,A. The Glial Nature of Embryonic and Adult Neural Stem Cells. *Annu. Rev. Neurosci* 2009,32,149−184.

136. Kriegstein,A. R. ;Noctor,S. C. Patterns of Neuronal Migration in the Embryonic Cortex. *Trends Neurosci.* 2004,27（7）,392−399.

137. Kuan,C. Y. ;Roth,K. A. ;Flavell,R. A. ;Rakic,P. Mechanisms of Programmed Cell Death in the Developing Brain. *Trends Neurosci.* 2000,23（7）,291−297.

138. Kuhl,P. ;Rivera − Gaxiola,M. Neural Substrates of Language Acquisition. *Annu. Rev. Neurosci.* 2008,31,511−534.

139. Kumar,J. ;Hapidin,H. ;Bee,Y. T. ;Ismail,Z. Effects of the mGluR5 Antagonist MPEP on Ethanol Withdrawal Induced Anxiety − Like Syndrome in Rats. *Behav. Brain Funct.*

2013,9,43.

140. Labat-Moleur,F. ;Guillermet,C. ;Lorimier,P. ;Robert,C. ;Lantuejoul,S. ;Brambilla, E. ;Negoescu, A. TUNEL Apoptotic Cell Detection in Tissue Sections: Critical Evaluation and Improvement. *J. Histochem. Cytochem.* 1998,46（3）,327-334.

141. Lalonde,R. ;Bensoula, A. N. ;Filali, M. Rotorod Sensorimotor Learning in Cerebellar Mutant Mice. *Neurosci. Res.* 1995,22（4）,423-426.

142. Landrigan, P. J. ;Garg, A. Chronic Effects of Toxic Environmental Exposures on Children's Health. *J. Toxicol. Clin. Toxicol.* 2002,40（4）,449-456.

143. Landrigan, P. J. ;Goldman, L. R. Children's Vulnerability to Toxic Chemicals: A Challenge and Opportunity to Strengthen Health and Environmental Policy. *Health Aff. (Millwood)* 2011,30（5）,842-850.

144. Landrigan, P. J. ;Sonawane, B. ;Butler, R. N. ;Trasande, L. ;Callan, R. ;Droller, D. Early Environmental Origins of Neurodegenerative Disease in Later Life. *Environ. Health Perspect.* 2005,113（9）,1230-1233.

145. Lee, I. ;Eriksson, P. ;Fredriksson, A. ;Buratovic, S. ;Viberg, H. Developmental Neurotoxic Effects of Two Pesticides: Behavior and Biomolecular Studies on Chlorpyrifos and Carbaryl. *Toxicol. Appl. Pharmacol.* 2015,288（3）,429-438.

146. Lenroot, R. K. ;Giedd, J. N. Brain Development in Children and Adolescents: Insights from Anatomical Magnetic Resonance Imaging. *Neurosci. Biobehav. Rev.* 2006,30（6）, 718-729.

147. Loane, D. J. ;Kumar, A. Microglia in the TBI Brain: The Good, the Bad, and the Dysregulated. *Exp. Neurol.* 2016,275（Pt. 3）,316-327.

148. Makris,S. L. ;Raffaele,K. ;Allen,S. ;Bowers,W. ;Hass,U. ;Alleva,E. ;Calamandrei, G. ;Sheets, L. ;Amcoff, P. ;Delrue, N. ;Crofton, K. M. A Retrospective Performance Assessment of the Developmental Neurotoxicity Study in Support of OECD Test Guideline 426. *Environ. Health Perspect.* 2009,117（1）,17-25.

149. Makris, S. L. ;Vorhees, C. V. Assessment of Learning, Memory and Attention in Developmental Neurotoxicity Regulatory Studies: Introduction. *Neurotoxicol. Teratol.* 2015, 52 （Pt. A）,62-67.

150. Malkova, N. V. ;Yu, C. Z. ;Hsiao, E. Y. ;Moore, M. J. ;Patterson, P. H. Maternal Immune Activation Yields Offspring Displaying Mouse Versions of the Three Core Symptoms of Autism. *Brain Behav. Immunol.* 2012,26（4）,607-616.

151. Mandella, R. Neurotoxicology. In *Handbook of Toxicology*, 3rd ed. ;Derelanko, M. , Auletta,C. ,Eds. ;CRC Press:Boca Raton,FL,2014;pp 303-322.

152. Maren,S. Neurobiology of Pavlovian Fear Conditioning. *Annu. Rev. Neurosci.* 2001,24, 897-931.

153. Markham, J. A. ;Greenough, W. T. Experience - Driven Brain Plasticity: Beyond the

Synapse. *Neuron Glia Biol.* 2004,1（4）,351-363.

154. McGraw, L. A. ; Young, L. J. The Prairie Vole：An Emerging Model Organism for Understanding the Social Brain. *Trends Neurosci.* 2010,33（2）,103-109.

155. Miller,M. W. Effects of Alcohol on the Generation and Migration of Cerebral Cortical Neurons. *Science* 1986,233（4770）,1308-1311.

156. Mishra,V. ;Cheng,H. ;Gong,G. ;He,Y. ;Dong,Q. ;Huang,H. Differences of Inter-Tract Correlations between Neonates and Children around Puberty：A Study Based on Microstructural Measurements with DTI. *Front. Hum. Neurosci.* 2013,7,721.

157. Mitchell,R. G. The Moro reflex. *Cereb. Palsy Bull.* 1960,2,135-141.

158. Mollgard,K. ;Saunders,N. R. The Development of the Human Blood-Brain and Blood-CSF Barriers. *Neuropathol. Appl. Neurobiol.* 1986,12（4）,337-358.

159. Mollgoard,K. ;Saunders,N. R. Complex Tight Junctions of Epithelial and of Endothelial Cells in Early Foetal Brain. *J. Neurocytol.* 1975,4（4）,453-468.

160. Moretti,P. ;Bouwknecht,J. A. ;Teague,R. ;Paylor,R. ;Zoghbi,H. Y. Abnormalities of Social Interactions and Home - Cage Behavior in a Mouse Model of Rett Syndrome. *Hum. Mol. Genet* 2005,14（2）,205-220.

161. Morris,R. G. ;Garrud,P. ;Rawlins,J. N. ;O'Keefe,J. Place Navigation Impaired in Rats with Hippocampal Lesions. *Nature* 1982,297（5868）,681-683.

162. Morrow, C. E. ; Bandstra, E. S. ; Anthony, J. C. ; Ofir, A. Y. ; Xue, L. ; Reyes, M. B. Influence of Prenatal Cocaine Exposure on Early Language Development：Longitudinal Findings from Four Months to Three Years of Age. *J. Dev. Behav. Pediatr.* 2003,24（1）,39-50.

163. Moser,V. C. Functional Assays for Neurotoxicity Testing. *Toxicol. Pathol.* 2011,39(1), 36-45.

164. Murphy,M. P. ; Rick, J. T. ; Milgram, N. W. ; Ivy, G. O. A simple and Rapid Test of Sensorimotor Function in the Aged Rat. *Neurobiol. Learn. Mem.* 1995,64（2）,181-186.

165. Myers,K. ;Goulet,M. ;Rusche,J. ;Boismenu,R. ;Davis,M. Inhibition of Fear Potentiated Startle in Rats Following Peripheral Administration of Secretin. *Psychopharmacology（Berl.）* 2004, 172（1）,94-99.

166. Myers,K. M. ; Davis, M. AX + , BX - Discrimination Learning in the Fear-Potentiated Startle Paradigm：Possible Relevance to Inhibitory Fear Learning in Extinction. *Learn. Mem.* 2004, 11（4）,464-475.

167. Neal, A. P. ; Guilarte, T. R. Mechanisms of Lead and Manganese Neurotoxicity. *Toxicol. Res.* 2013,2,99-114.

168. Nelson, C. A. The Ontogeny of Human Memory：A Cognitive Neuroscience Perspec-tive. *Dev. Psychol.* 1995,31（5）,723-738.

169. Neugebauer, N. M. ; Cunningham, S. T. ; Zhu, J. ; Bryant, R. I. ; Middleton, L. S. ; Dwoskin, L. P. Effects of Environmental Enrichment on Behavior and Dopamine Transporter

Function in Medial Prefrontal Cortex in Adult Rats Prenatally Treated with Cocaine. *Brain Res. Dev. Brain Res.* 2004,153（2）,213-223.

170. NRC. *Risk Assessment in the Federal Government : Managing the Process*. National Academy Press : Washington, DC, 1983.

171. NTP. Draft Protocol outline for the Modified One-generation Study（MOG#）of Test Article（CAS#, Test Article#）in Harlan Spargue Dawley Rats Exposed via Dosed feed, 2015.

172. OECD. Test No. 426 : Developmental Neurotoxicity Study. *OECD Guidelines for the Testing of Chemicals*, Section 4, 2007.

173. OECD. Test No. 443 : Extended One-Generation Reproductive Toxicity Study. *OECD Guidelines for the Testing of Chemicals*, Section 4, 2011.

174. Pedroso, F. S. ; Rotta, N. T. Babkin Reflex and Other Motor Responses to Appendicular Compression Stimulus of the Newborn. *J. Child Neurol.* 2004,19（8）,592-596.

175. Peper, J. S. ; Hulshoff Pol, H. E. ; Crone, E. A. ; van Honk, J. Sex Steroids and Brain Structure in Pubertal Boys and Girls : A Mini-review of Neuroimaging Studies. *Neuroscience* 2011, 191,28-37.

176. Peper, J. S. ; van den Heuvel, M. P. ; Mandl, R. C. ; Hulshoff Pol, H. E. ; van Honk, J. Sex Steroids and Connectivity in the Human Brain : A Review of Neuroimaging Studies. *Psychoneuroendocrinology* 2011,36（8）,1101-1113.

177. Perry, B. D. Childhood Experience and the Expression of Genetic Potential : What Childhood Neglect Tells Us About Nature and Nurture. *Brain Mind* 2002,3,79-100.

178. Raffaele, K. C. ; Fisher, J. E. , Jr. ; Hancock, S. ; Hazelden, K. ; Sobrian, S. K. Determining Normal Variability in a Developmental Neurotoxicity Test : A Report from the ILSI Research Foundation/Risk Science Institute Expert Working Group on Neurodevelopmental Endpoints. *Neurotoxicol. Teratol.* 2008,30（4）,288-325.

179. Raffaele, K. C. ; Rowland, J. ; May, B. ; Makris, S. L. ; Schumacher, K. ; Scarano, L. J. The Use of Developmental Neurotoxicity Data in Pesticide Risk Assessments. *Neurotoxicol. Teratol.* 2010,32（5）,563-572.

180. Ramani, M. ; van, G. T. ; Kadish, I. ; Bulger, A. ; Ambalavanan, N. Neurodevelopmental Impairment Following Neonatal Hyperoxia in the Mouse. *Neurobiol. Dis.* 2013,50,69-75.

181. Rao, D. B. ; Little, P. B. ; Malarkey, D. E. ; Herbert, R. A. ; Sills, R. C. Histopathological Evaluation of the Nervous System in National Toxicology Program Rodent Studies : A Modified Approach. *Toxicol. Pathol.* 2011,39（3）,463-470.

182. Rao, D. B. ; Little, P. B. ; Sills, R. C. Subsite Awareness in Neuropathology Evaluation of National Toxicology Program（NTP）Studies : A Review of Select Neuroanatomical Structures with their Functional Significance in Rodents. *Toxicol. Pathol.* 2014,42（3）,487-509.

183. Rescorla, R. A. Conditioned Inhibition of Fear Resulting from Negative CS-US Contingencies. *J. Comp. Physiol. Psychol.* 1969,67（4）,504-509.

184. Rice, D. ; Barone, S. , Jr. Critical Periods of Vulnerability for the Developing Nervous System: Evidence from Humans and Animal Models. *Environ. Health Perspect.* 2000, 108 (Suppl. 3), 511-533.

185. Rose, S. A. ; Feldman, J. F. ; Jankowski, J. J. A Cognitive Approach to the Development of Early Language. *Child Dev.* 2009, 80 (1), 134-150.

186. Rowitch, D. H. Glial Specification in the Vertebrate Neural Tube. *Nat. Rev. Neurosci.* 2004, 5 (5), 409-419.

187. Ruben, R. J. The Ontogeny of Human Hearing. *Int. J. Pediatr. Otorhinolaryngol.* 1995, 32 *Suppl.* , S199-204.

188. Salvo, H. ; Butt, M. Regulatory Guide to the Histopathological Assessment of Neurotoxicity Studies. In *Fundamental Neuropathology for Pathologists and Toxicologists: Principles and Techniques*; Bolon, B. , Butt, M. , Eds. ; Johns Wiley & Sons, Inc. : Hoboken, NJ, 2011; pp 519-535.

189. Saunders, N. R. ; Daneman, R. ; Dziegielewska, K. M. ; Liddelow, S. A. Transporters of the Blood-Brain and Blood-CSF Interfaces in Development and in the Adult. *Mol Aspects Med.* 2013, 34 (2-3), 742-752.

190. Scallet, A. C. ; Schmued, L. C. ; Slikker, W. , Jr. ; Grunberg, N. ; Faustino, P. J. ; Davis, H. ; Lester, D. ; Pine, P. S. ; Sistare, F. ; Hanig, J. P. Developmental Neurotoxicity of Ketamine: Morphometric Confirmation, Exposure Parameters, and Multiple Fluorescent Labeling of Apoptotic Neurons. *Toxicol. Sci.* 2004, 81 (2), 364-370.

191. Scattoni, M. L. ; Gandhy, S. U. ; Ricceri, L. ; Crawley, J. N. Unusual Repertoire of Vocalizations in the BTBR T+tf/J Mouse Model of Autism. *PLoS One* 2008, 3 (8), e3067.

192. Schaar, K. L. ; Brenneman, M. M. ; Savitz, S. I. Functional Assessments in the Rodent Stroke Model. *Exp. Transl. Stroke Med.* 2010, 2 (1), 13.

193. Scheiffele, P. Cell-Cell Signaling during Synapse Formation in the CNS. *Annu. Rev. Neurosci.* 2003, 26, 485-508.

194. Schneider, S. ; Peters, J. ; Bromberg, U. ; Brassen, S. ; Miedl, S. F. ; Banaschewski, T. ; Barker, G. J. ; Conrod, P. ; Flor, H. ; Garavan, H. ; Heinz, A. ; Ittermann, B. ; Lathrop, M. ; Loth, E. ; Mann, K. ; Martinot, J. L. ; Nees, F. ; Paus, T. ; Rietschel, M. ; Robbins, T. W. ; Smolka, M. N. ; Spanagel, R. ; Strohle, A. ; Struve, M. ; Schumann, G. ; Buchel, C. ; Consortium, I. Risk Taking and the Adolescent Reward System: A Potential Common Link to Substance Abuse. *Am. J. Psychiatry* 2012, 169 (1), 39-46.

195. Schoeters, G. ; Den Hond, E. ; Dhooge, W. ; van Larebeke, N. ; Leijs, M. Endocrine Disruptors and Abnormalities of Pubertal Development. *Basic Clin. Pharmacol. Toxicol.* 2008, 102 (2), 168-175.

196. Selevan, S. G. ; Rice, D. C. ; Hogan, K. A. ; Euling, S. Y. ; Pfahles - Hutchens, A. ; Bethel, J. Blood Lead Concentration and Delayed Puberty in Girls. *N. Engl. J. Med.* 2003, 348

（16），1527-1536.

197. Selwyn, R. ; Hockenbury, N. ; Jaiswal, S. ; Mathur, S. ; Armstrong, R. C. ; Byrnes, K. R. Mild Traumatic Brain Injury Results in Depressed Cerebral Glucose Uptake: An (18) FDG PET Study. *J. Neurotrauma* 2013,30 (23),1943-1953.

198. Shafer, T. J. ; Meyer, D. A. ; Crofton, K. M. Developmental Neurotoxicity of Pyrethroid Insecticides: Critical Review and Future Research Needs. *Environ. Health Perspect.* 2005, 113 (2),123-136.

199. Shiotsuki, H. ; Yoshimi, K. ; Shimo, Y. ; Funayama, M. ; Takamatsu, Y. ; Ikeda, K. ; Takahashi, R. ; Kitazawa, S. ; Hattori, N. A Rotarod Test for Evaluation of Motor Skill Learning. *J Neurosci. Methods* 2010,189 (2),180-185.

200. Shoji, H. ; Hagihara, H. ; Takao, K. ; Hattori, S. ; Miyakawa, T. T - Maze Forced Alternation and Left-Right Discrimination Tasks for Assessing Working and Reference Memory in Mice. *J. Vis. Exp.* 2012,60. doi:10. 3791/3300.

201. Singleton, R. H. ; Yan, H. Q. ; Fellows-Mayle, W. ; Dixon, C. E. Resveratrol Attenuates Behavioral Impairments and Reduces Cortical and Hippocampal Loss in a Rat Controlled Cortical Impact Model of Traumatic Brain Injury. *J. Neurotrauma* 2010,27 (6),1091-1099.

202. Sisk, C. L. ; Foster, D. L. The Neural Basis of Puberty and Adolescence. *Nat. Neurosci.* 2004,7 (10),1040-1047.

203. Sisk, C. L. ; Zehr, J. L. Pubertal Hormones Organize the Adolescent Brain and Behavior. *Front. Neuroendocrinol.* 2005,26 (3-4),163-174.

204. Slattery, D. A. ; Cryan, J. F. Using the Rat Forced Swim Test to Assess Antidepressant-Like Activity in Rodents. *Nat. Protoc.* 2012,7 (6),1009-1014.

205. Slotkin, T. A. ; Skavicus, S. ; Card, J. ; Stadler, A. ; Levin, E. D. ; Seidler, F. J. Developmental Neurotoxicity of Tobacco Smoke Directed Toward Cholinergic and Serotonergic Systems: More Than Just Nicotine. *Toxicol. Sci.* 2015,147 (1),178-189.

206. Smirnova, L. ; Hogberg, H. T. ; Leist, M. ; Hartung, T. Developmental Neurotoxicity—Challenges in the 21st Century and In Vitro Opportunities. *ALTEX* 2014,31 (2),129-156.

207. Sobotka, T. J. ; Ekelman, K. B. ; Slikker, W. , Jr. ; Raffaele, K. ; Hattan, D. G. Food and Drug Administration Proposed Guidelines for Neurotoxicological Testing of Food Chemicals. *Neurotoxicology* 1996,17 (3-4),825-836.

208. Sofroniew, M. V. Molecular Dissection of Reactive Astrogliosis and Glial Scar Formation. *Trends Neurosci.* 2009,32 (12),638-647.

209. Sofroniew, M. V. ; Vinters, H. V. Astrocytes: Biology and Pathology. *Acta Neuropathol.* 2010,119 (1),7-35.

210. Soltys, Z. ; Ziaja, M. ; Pawlinski, R. ; Setkowicz, Z. ; Janeczko, K. Morphology of Reactive Microglia in the Injured Cerebral Cortex. Fractal Analysis and Complementary Quantitative Methods. *J. Neurosci. Res.* 2001,63 (1),90-97.

211. Spear, L. P. The Adolescent Brain and Age‐Related Behavioral Manifestations. *Neurosci. Biobehav. Rev.* 2000,24 (4),417-463.

212. Stahnke,T. ;Richter-Landsberg,C. Triethyltin-Induced Stress Responses and Apoptotic Cell Death in Cultured Oligodendrocytes. *Glia* 2004,46 (3),334-344.

213. Stanton, M. E. ; Spear, L. P. Workshop on the Qualitative and Quantitative Compa‐rability of Human and Animal Developmental Neurotoxicity,Work Group I Report:Comparability of Measures of Developmental Neurotoxicity in Humans and Laboratory Animals. *Neurotoxicol. Teratol.* 1990,12 (3),261-267.

214. Stefovska,V. G. ; Uckermann, O. ; Czuczwar, M. ; Smitka, M. ; Czuczwar, P. ; Kis, J. ; Kaindl, A. M. ; Turski, L. ; Turski, W. A. ; Ikonomidou, C. Sedative and Anticonvulsant Drugs Suppress Postnatal Neurogenesis. *Ann. Neurol.* 2008,64 (4),434-445.

215. Steru, L. ; Chermat, R. ; Thierry, B. ; Simon, P. The Tail Suspension Test:A New Method for Screening Antidepressants in Mice. *Psychopharmacology (Berl.)* 1985, 85 (3), 367-370.

216. Stevens,C. ;Sanders,L. ;Neville,H. Neurophysiological Evidence for Selective Auditory Attention Deficits in Children with Specific Language Impairment. *Brain Res.* 2006,1111 (1), 143-152.

217. Svirsky,M. A. ; Robbins, A. M. ; Kirk, K. I. ; Pisoni, D. B. ; Miyamoto, R. T. Language Development in Profoundly Deaf Children with Cochlear Implants. *Psychol. Sci.* 2000, 11 (2), 153-158.

218. Szabadfi,K. ; Atlasz, T. ; Horvath, G. ; Kiss, P. ; Hamza, L. ; Farkas, J. ; Tamas, A. ; Lubics, A. ; Gabriel, R. ; Reglodi, D. Early Postnatal Enriched Environment Decreases Retinal Degeneration Induced by Monosodium Glutamate Treatment in Rats. *Brain Res.* 2009, 1259, 107-112.

219. Tilson, H. A. Behavioral Indices of Neurotoxicity:What Can Be Measured? *Neuro‐toxicol. Teratol.* 1987,9 (6),427-443.

220. Tilson, H. A. Neurobehavioral Methods Used in Neurotoxicological Research. *Toxicol. Lett.* 1993,68 (1-2),231-240.

221. Treit,S. ;Lebel,C. ;Baugh,L. ;Rasmussen,C. ;Andrew,G. ;Beaulieu,C. Longitudinal MRI Reveals Altered Trajectory of Brain Development During Childhood and Adolescence in Fetal Alcohol Spectrum Disorders. *J. Neurosci.* 2013,33 (24),10098-10109.

222. Trotman, H. D. ; Holtzman, C. W. ; Ryan, A. T. ; Shapiro, D. I. ; MacDonald, A. N. ; Goulding, S. M. ; Brasfield, J. L. ; Walker, E. F. The Development of Psychotic Disorders in Adolescence:A Potential Role for Hormones. *Horm. Behav.* 2013,64 (2),411-419.

223. Tyl, R. W. ; Crofton, K. ; Moretto, A. ; Moser, V. ; Sheets, L. P. ; Sobotka, T. J. Identification and Interpretation of Developmental Neurotoxicity Effects:A Report from the ILSI Research Foundation/Risk Science Institute Expert Working Group on Neurodevelopmental

Endpoints. *Neurotoxicol. Teratol.* 2008,30（4）,349-381.

224. USEPA. OPPTS 870. 6300 Developmental Neurotoxicity Study. *Health Effects Test Guidelines*,1998(EPA 712-C-98-239).

225. USEPA. Revised OP (Organophosphate) Cumulative Risk Assessment. US Environmental Protection Agency:Washington,DC,2002.

226. USFDA. Toxicological Principles for the Safety Assessment of Food Ingredients:Public Meeting on Updates and Safety Risk Assessment Considerations:Request for Comments. Federal Register 79,2014;Vol. 79;pp 64603-64604.

227. Vandamme, T. F. Use of Rodents as Models of Human Diseases. *J. Pharm. Bioallied Sci.* 2014,6（1）,2-9.

228. Verwer,C. M. ; van der Ven, L. T. ; van den Bos, R. ; Hendriksen, C. F. Effects of Housing Condition on Experimental Outcome in a Reproduction Toxicity Study. *Regul. Toxicol. Pharmacol.* 2007,48（2）,184-193.

229. von Stackelberg,K. ;Guzy,E. ;Chu,T. ;Henn,B. C. Exposure to Mixtures of Metals and Neurodevelopmental Outcomes:A Multidisciplinary Review Using an Adverse Outcome Pathway Framework. *Risk Anal.* 2015,35（6）,971-1016.

230. Vorhees, C. V. ; Makris, S. L. Assessment of Learning, Memory, and Attention in Developmental Neurotoxicity Regulatory Studies:Synthesis, Commentary, and Recommen-dations. *Neurotoxicol. Teratol.* 2015,52（Pt. A）,109-115.

231. Vorhees, C. V. ; Williams, M. T. Morris Water Maze:Procedures for Assessing Spatial and Related Forms of Learning and Memory. *Nat. Protoc.* 2006,1（2）,848-858.

232. Vorhees, C. V. ; Williams, M. T. Value of Water Mazes for Assessing Spatial and Egocentric Learning and Memory in Rodent Basic Research and Regulatory Studies. *Neuro-toxicol. Teratol.* 2014,45,75-90.

233. Walf,A. A. ;Frye,C. A. The Use of the Elevated Plus Maze as an Assay of Anxiety-Related Behavior in Rodents. *Nat. Protoc.* 2007,2（2）,322-328.

234. Wallace,K. ;Strickland,J. D. ;Valdivia,P. ;Mundy,W. R. ;Shafer,T. J. A Multiplexed Assay for Determination of Neurotoxicant Effects on Spontaneous Network Activity and Viability from Microelectrode Arrays. *Neurotoxicology* 2015,49,79-85.

235. Wallingford, J. B. ; Niswander, L. A. ; Shaw, G. M. ; Finnell, R. H. The Continuing Challenge of Understanding, Preventing, and Treating Neural Tube Defects. *Science* 2013, 339 （6123）,1222002.

236. Wood, S. L. ; Beyer, B. K. ; Cappon, G. D. Species Comparison of Postnatal CNS Development:Functional Measures. *Birth Defects Res. B: Dev. Reprod. Toxicol.* 2003, 68（5）, 391-407.

237. Workman,A. D. ; Charvet, C. J. ; Clancy, B. ; Darlington, R. B. ; Finlay, B. L. Modeling Transformations of Neurodevelopmental Sequences across Mammalian Species. *J. Neurosci.* 2013,

33（17）,7368-7383.

238. Wu,C. S. ;Jew,C. P. ;Lu,H. C. Lasting Impacts of Prenatal Cannabis Exposure and the Role of Endogenous Cannabinoids in the Developing Brain. *Fut. Neurol.* 2011,6（4）,459-480.

239. Wu, T. ; Buck, G. M. ; Mendola, P. Blood Lead Levels and Sexual Maturation in U. S. Girls:the Third National Health and Nutrition Examination Survey, 1988-1994. *Environ. Health Perspect.* 2003,111（5）,737-741.

240. Yamaguchi, Y. ; Miura, M. How to Form and Close the Brain: Insight into the Mechanism of Cranial Neural Tube Closure in Mammals. *Cell Mol. Life Sci.* 2013, 70（17）, 3171-3186.

241. Yamaguchi,Y. ;Shinotsuka, N. ; Nonomura, K. ; Takemoto, K. ; Kuida, K. ; Yosida, H. ; Miura,M. Live Imaging of Apoptosis in a Novel Transgenic Mouse Highlights its Role in Neural Tube Closure. *J. Cell Biol.* 2011,195（6）,1047-1060.

242. Yonemori,F. ;Yamaguchi,T. ;Nakayama,H. ;Narita,K. ;Hojo,S. ;Tamura,A. Effect of JTP-2942,a Novel Thyrotropin-Releasing Hormone Analog,on Motor Deficits after Chronic Focal Cerebral Ischemia in Rats. *J. Cereb. Blood Flow Metab.* 2000,20（1）,74-81.

243. Zafeiriou, D. I. Primitive Reflexes and Postural Reactions in the Neurodevelopmental Examination. *Pediatr. Neurol.* 2004,31（1）,1-8.

244. Zafeiriou, D. I. ; Tsikoulas, I. G. ; Kremenopoulos, G. M. ; Kontopoulos, E. E. Plantar Response Profile of High-Risk Infants at One Year of Life. *J. Child Neurol.* 1999, 14（8）, 514-517.

245. Zeliger,H. I. Exposure to Lipophilic Chemicals as a Cause of Neurological Impairments, Neurodevelopmental Disorders and Neurodegenerative Diseases. *Interdiscip. Toxicol.* 2013, 6（3）, 103-110.

246. Zhan, X. ; Kim, C. ; Sharp, F. R. Very Brief Focal Ischemia Simulating Transient Ischemic Attacks（TIAs）Can Injure Brain and Induce Hsp70 Protein. *Brain Res.* 2008,1234, 183-197.

247. Zheng, W. Neurotoxicology of the Brain Barrier System:New Implications. *J. Toxicol. Clin. Toxicol.* 2001,39（7）,711-719.

248. Zovkic,I. B. ;Sweatt, J. D. Epigenetic Mechanisms in Learned Fear: Implications for PTSD. *Neuropsychopharmacology* 2013,38（1）,77-93.

食品级乳酸菌对氧化应激的保护作用

J. E. AGUILAR-TOALÁ[1] , B. VALLEJO-CORDOBA[1] ,
A. F. GONZÁLEZ-CÓRDOVA[1] , R. GARCÍA-VARELA[2] ,
H. S. GARCÍA[3] ,and A. HERNÁNDEZ-MENDOZA[1] *

[1] Centro de Investigación en Alimentación y Desarrollo A. C. ,Carretera a la Victoria Km. 0. 6 ,Hermosillo ,Sonora 83304 ,México

[2] CIATEJ ,Autopista Monterrey-Aeropuerto ,Km 10 ,Parque PIIT ,Via de Innovacion 404 ,Apodaca ,NL 66629 ,México

[3] Unidad de Investigación y Desarrollo de Alimentos ,Instituto Tecnológico de Veracruz, M. A. de Quevedo 2779 ,Col. Formando Hogar ,Veracruz ,Veracruz 91897 ,México

* Corresponding author. E-mail:ahernandez@ ciad. mx

摘要

氧化应激是指由于人体内的氧化作用[氧化剂如活性氧(ROS)和活性氮(RNS)]与抗氧化作用(抗氧化剂如谷胱甘肽、过氧化物酶、过氧化氢酶)之间的平衡被破坏而形成的一种生理状态,更倾向于氧化,这种生理状态会对人体的细胞功能和生存的基础物质造成损害从而在体内产生一种负面作用,并且还是导致不同疾病如癌症、神经退行性疾病和心血管疾病的一个重要因素。因此,人们发现了一些方法可以用来调节氧化还原平衡,其中包括使用植物化学物质(多酚、类胡萝卜素)、维生素(E 和 C)、矿物质(Zn)和蛋白质(生物活性肽)。最近的体内和体外研究表明,摄入食品级乳酸菌(lactic acid bacteria,LAB)可以加强宿主的抗氧化防御系统,从而减轻与氧化应激相关的疾病症状。然而,食品级乳酸菌的保护机制尚不清楚,但有研究表明,食品级乳酸菌能够抵抗氧化应激的原因可能与下列作用机制密切相关:①细菌对 ROS⁻ 和 RNS⁻ 的清除作用。②螯合金属离子(如铁离子、铜离子),这些金属离子参与 ROS 和 RNS 形成。③细菌能够产生生物活性肽、多糖和脂肪酸等具有抗氧化能力的化合物。因此,本章的目的是概述食品级乳酸菌对氧化应激的潜在保护作用,并描述可能涉及的机制。

6.1 引言

自由基和自由基衍生物是一类有高度活性的分子,它们具有不成对电子,从而产生极强的氧化还原能力。在正常的新陈代谢过程中,自由基和自由基衍生物不断形成,这些物质对人体的正常生理功能起着重要作用。其中,活性氧类是一类重要的自由基衍生物,在受体介导的信号通路中发挥重要作用[28]。许多活性氧介导的反应可以保护细胞免受氧化应激的侵害并重建体内氧化还原平衡稳态,活性氧可以通过这种方式维持细胞的健康状态,从而发挥生理功能[32,94,97]。此外,活性氧还是一种炎症反应的产物,可以作为一种防御机制来诱导细胞的衰老和凋亡,这些特性为活性氧的抗肿瘤功能提供了基础[13],因此,活性氧在预防癌症方面也有着不可替代的重要作用。另外一种机制是线粒体在氧化磷酸化过程中产生的活性氧,可以作为氧张力的传感器来控制气体的流通和促进红细胞生成素的产生[79,83],这些调节作用对于维持机体循环和呼吸作用非常重要。一氧化氮的代谢也是活性氧的主要来源之一[22,27,101],一氧化氮中也存在不成对电子,是一种典型的自由基,也是一种非常重要的气体信号分子和血管调节因子;当血管内皮细胞向肌肉发出放松指令以促进血液流通时会产生一些一氧化氮分子,这些分子很小,能很容易地穿过细胞膜,而且还有扩张血管、降低血压和抑制血小板聚集的功能;然而,一氧化氮的代谢产物也会引发氧化应激反应进而导致细胞受损。总之,自由基和自由基衍生物在正常的新陈代谢过程中起着重要作用,包括信号通路、抗氧化应激、炎症反应、癌症预防和机体调节。但是,过多的自由基也会对人体健康造成负面影响,因此需要注意控制其生成量和活性。

一氧化氮被认为是血管舒张和神经传递的信号分子,但当它与活性氧反应时,可以形成有剧毒的活性氮[2,95]。此外,当在细胞内发现活性氧时,它们可以作为细胞信号转导的二级信使,诱导和维持癌细胞的致癌表型[96]。细胞内活性氧的过度产生和积累可能是通过线粒体电子转运链的增加、NAD(P)H的过度刺激和/或缺乏酶和非酶抗氧化剂而发生的[22],这些过程可将活性氮转化为对生物体有害的活性物种从而导致氧化应激,这是一种生理状态,其特征是高活性氧化分子和抗氧化剂之间的平衡被中断[62,63],这种生理状态与衰老过程和年龄相关疾病(如神经退行性疾病)以及不同的慢性和退行性疾病(如癌症、心血管疾病、糖尿病、类风湿关节炎、缺血/再灌注损伤和阻塞性睡眠呼吸暂停等)有关[22,109]。

人体拥有特定的防御机制来抵抗氧化应激,如人体内有多种自我修复机制[如细胞色素P450、超氧化物歧化酶(SOD)、谷胱甘肽过氧化物酶(GPx)等抗氧化酶]可以对活性氧进行清除和抑制。但是,这种防御机制不足以防止氧化应激对机体所造成的损害,因此,含有抗氧化剂的食物可用于防止或减少氧化应激产生的损害[30,51]。通过这种方式来调节氧化还原稳态的几种策略已被报道过[14,82,84],[其中包括植物化学物质(多酚、类胡萝卜素)、维生素(E和C)、矿物质(Zn)和蛋白质(生物活性肽)等的使用。多酚、类胡萝卜素、维生素E和C、锌等是常见的抗氧化剂,它们可通过多种机制清除及中和活性氧,使机体恢复氧化还原平衡;生物活性肽也被认为是一种天然的抗氧化剂,其抗氧化活性机制与其他类型的抗氧化剂不太一样,它主要是通过协同作用、覆盖面积大等增强人体对氧化应激的抵抗能力。——译者注]总之,氧化应激对人体健康的影响是多方面的,人体内存在的抗氧化酶、抗氧化剂以及食物中含有的抗氧化剂等多种防御机制都可以帮助人体抵御氧化应激、维持身体健康。

近年来,随着人们越来越重视健康和养生,乳酸菌、双歧杆菌等益生菌在食品生产中的应用越来越广泛,而且含有这些益生菌的食品也具有抗氧化性。同时,越来越多的科学研究表明了食品级乳酸菌作为潜在的抗氧化剂对于机体抗氧化和减少氧化应激等健康保护作用的重要性[5],然而,其保护作用的机制尚未完全阐明。有研究表明,食品级乳酸菌可以在体内和体外发挥多种抗氧化作用。一方面,乳酸菌可以清除活性氧自由基和活性氮自由基,从而降低细胞和组织的氧化应激水平;另一方面,乳酸菌可以通过螯合金属离子(铁离子、铜离子)的形式来减少自由基的形成,从而减轻氧化应激所带来的损伤和危害。此外,乳酸菌还能产生一系列有益的抗氧化物质如生物活性肽、多糖和脂肪酸等,这些物质能够进一步增强食品级乳酸菌的抗氧化能力,防止自由基的产生和氧化应激的加剧。除了上述的抗氧化作用外,食品级乳酸菌对于人体健康还有其他作用,如可以调节肠道微生物菌群的平衡、增强人体免疫能力、维持肠道黏膜的完整性和健康等。总之,食品级乳酸菌的抗氧化作用以及多种健康保护作用在科学研究和生产应用方面受到广泛的关注和重视。因此,本章概述了食品级乳酸菌对氧化应激的保护作用,并描述了可能涉及的机制。

6.2　氧化和亚硝化应激

当细胞中活性氧或活性氮过量时就会发生氧化应激,这意味着体内的内源性抗氧化能力已经超负荷[59]。

活性氧和活性氮是最重要的生物自由基,包括羟基(—OH·)、超氧化物(O_2^{-})、脂质过氧化物(LOO·)、一氧化氮(NO·)、过氧硝酸盐(OONO$^-$),以及非自由基分子:过氧化氢(H_2O_2)、臭氧(O_3)和过氧化脂质(LOOH)。氧化应激主要是由活性氧和活性氮的过度产生、抗氧化剂防御机制不足以及从周围环境中吸收活性氧和活性氮引发的[104]。

有研究表明自由基是通过破坏脂质、蛋白质和DNA而导致了多种退行性疾病[40,45,68],如图6.1所示[19],这种损伤已经被证明是许多人类疾病如癌症、心血管和神经退行性疾病出现的重要原因[62]。此外,活性氧和活性氮参与了人体正常的衰老过程,从而导致与年龄相关的疾病如2型糖尿病和类风湿性关节炎的出现[26,27]。

氧化应激可能在以下各种情况中发生:①内源性和外源性化合物进入自氧化的水平增加,进而增加活性氧和活性氮的产生(图6.2)。②抗氧化剂储备减少。③抗氧化酶失活。④抗氧化酶和低分子质量抗氧化剂的产生减少。⑤上述因素的组合[63]。活性氧是由线粒体、细胞色素P450代谢、过氧化物酶体、炎症过程、缺血或再灌注损伤和外源性(包括香烟烟雾、环境污染物、辐射、农药、臭氧)来源所产生的[62]。

6.2.1　抗氧化剂与人体

人体已经适应了对氧化应激的防御机制,这些机制涉及一个由酶和非酶成分组成的高

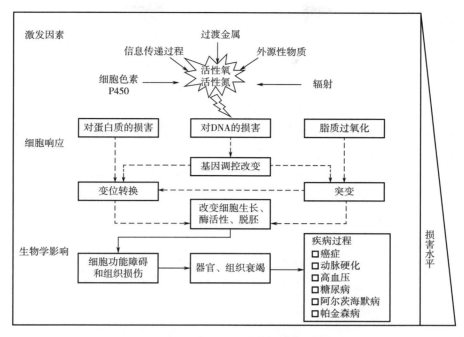

图 6.1 氧化应激及其病理效应的示意图

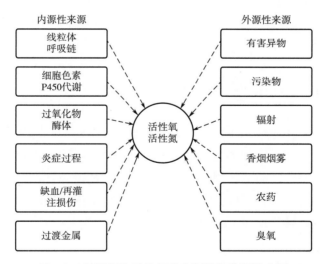

图 6.2 活性氧和活性氮的内源性和外源性来源

度复杂的抗氧化体系,这些成分互相协同工作以保护细胞免受氧化应激的侵害[75,76]。正常情况下,细胞能够通过产生内源性抗氧化剂来防止活性氧或活性氮引起的氧化损伤,这些内源性抗氧化剂包括谷胱甘肽(GSH)、超氧化物歧化酶(SOD)、过氧化氢酶(CAT)、谷胱甘肽还原酶(GR)、过氧化物酶(GPx),以及非酶型抗氧化剂如谷胱甘肽、泛素和半胱氨酸[7,62,65]。然而,在过度氧化应激的情况下,内源性抗氧化剂可能不足以发挥作用来维持人体健康。在这种情况下,膳食抗氧化剂或许能实现细胞的最佳功能[76]。

6.2.2 膳食抗氧化剂

外源性抗氧化剂主要来源于我们的日常饮食[14],主要的膳食抗氧化剂是β-胡萝卜素、番茄红素以及维生素 A、维生素 C 和维生素 E(α-生育酚)。此外,必需微量元素硒(Se)通常也被认为是一种膳食抗氧化剂,这是因为硒是构成硒代半胱氨酸的成分之一,而硒代半胱氨酸是 GPx 和硫氧还蛋白还原酶的活性位点或第二氧化还原活性位点的基本成分[20,67]。这些抗氧化剂在食物系统和人体中都发挥着减少氧化的重要作用,在食物系统中可以防止脂质过氧化和次级脂质过氧化产物的形成,这有助于在储存期间保持食物风味、质地和色泽[90],在人体中可以通过协助内源性抗氧化剂来调节人体中过多的活性氧或活性氮而发挥重要作用。有研究报道称,通过这种方式可以使用植物化学物质如多酚、类胡萝卜素、维生素 E 和维生素 C、矿物质(Zn)、蛋白质和生物活性肽来调节人体内的氧化还原平衡状态[14,82,8]。此外,流行病学研究表明,降低癌症、心血管疾病和神经退行性疾病的风险可能与在饮食中摄入较多的抗氧化剂有关[4,10,21,24,29,36,37,99]。而且这些研究大多都达成了一种共识:抗氧化剂在预防病理方面比治疗方面更加有效。例如,使用含有表没食子儿茶素-3-没食子酸酯(51.9%)、表没食子儿茶素(5.5%)、表儿茶素(12.2%)和表儿茶素-3-3-没食子酸酯(6.1%)的抗氧化治疗可使前列腺癌患者有效缓解病症[12];然而,使用含表没食子儿茶素-3-没食子酸酯(22.5%)和其他非特定多酚类物质的绿茶制剂进行抗氧化治疗对于患有转移性前列腺癌的患者无效[18,42]。

6.3 某些食品级乳酸菌对氧化应激的保护作用

食品级乳酸菌对氧化应激的保护作用得到了越来越多的关注和研究,食品级乳酸菌通常被认为是在工业上有广泛应用的安全微生物,由于它们已被证明对人类是安全的,因此是理想的微生物防腐剂。食品级乳酸菌也不会对食品中的营养特性产生不良影响,在低浓度和冷藏条件下都很有效,而且某些特定的菌株被证实具有促进人体健康的作用[53,57,105]。当特定的食品级乳酸菌被人体摄入时,其对人体的保护作用与多种基本的生物学功能相关联,包括肠道微生物群的调节、抑制病原体、免疫调节、上皮细胞增殖促进、肠道屏障增强、抵御细胞毒性、提高酸碱平衡、降低血中胆固醇、预防腹泻和减少乳糖不耐受[73,87,93,106]。

此外,一些乳酸菌尤其是乳酸菌菌株被认为具有抗氧化特性[5],这些细菌菌株通常存在于人体的肠道内[86],它们能够与宿主相互作用,并能作为整个细胞或通过释放不同的代谢物(如生物活性肽和多糖)而呈现抗氧化作用;此外,这些微生物也可能将其细胞内的内容物释放到肠道中,从而在肠道中作为抗氧化剂发挥抗氧化作用。另一方面,这些食品级乳酸菌产生的具有抗氧化活性的代谢物也可以用于制备发酵产品[100]。

有不同的方法可用来评估抗氧化能力,然而,由于自由基引发剂、氧化底物、评估氢原子或电子转移的抗氧化机制、金属螯合、生物学相关性以及结果的解释和表达等变量,建议采用两种以上的不同方法进行联合使用[8]。

6.3.1 乳酸菌产生的抗氧化化合物

特异性乳酸菌产生的生物活性化合物可能会表现出抗氧化活性,这些化合物包括共轭亚油酸(CLA)、胞外多糖(EPS)和生物活性肽。

Ha 等[33]报道了共轭亚油酸是一种有效的抗氧化剂,具有比 α-生育酚更强的效力,与丁羟基甲苯一样有效,这种脂肪酸的抗氧化机制主要是通过提供氢原子来清除自由基[112]。共轭亚油酸主要是由瘤胃细菌合成的,由此提出了是否有其他微生物能够产生共轭亚油酸的假设[89];这一假设促进了对乳酸菌的广泛研究,它具有亚油酸异构酶活性,因此在生长培养基和牛奶中具备产生共轭亚油酸的潜力[41,89],在牛奶中添加乳酸菌可以发酵产生 0.7～1.5 倍共轭亚油酸含量的乳制品[34,98]。在这方面,一些乳酸菌菌株已被鉴定为潜在的共轭亚油酸生产者,其中主要属有双歧杆菌(*Bifidobacterium*,Bb)、肠球菌(*Enterococcus*,E)、乳酸菌(*Lactobacillus*,Lb)、乳球菌(*Lactococcus*,Lc)、丙酸杆菌(*Propionibacterium*)和链球菌(*Streptococcus*,Strep)[6,89]。

多糖是一类天然高分子化合物,一般指由 3 个及以上的糖分子通过糖苷键连接起来形成的聚合物。多糖广泛存在于动物、植物、菌类等生物体内并具有多种生物活性。近年来,越来越多的研究表明,多糖还具有抗氧化活性,能够降低氧化应激、减少细胞和组织的氧化损伤。在多种生物体内获取的胞外多糖已经被证明具有抗氧化特性,包括由乳球菌、嗜热链球菌、嗜酸乳杆菌、德氏乳杆菌、瑞士乳杆菌、副干酪乳杆菌、鼠李糖乳杆菌等[31,50]合成的胞外多糖,这些菌株通常用于不同牛奶发酵的商业产品中。在实验性大鼠结肠炎[85]和 D-半乳糖诱导的衰老小鼠模型中,胞外多糖可能通过清除自由基、抑制脂质氧化和螯合金属离子来表现出抗氧化活性[61,72,107],并提高抗氧化酶活性[107]。研究表明,胞外多糖的抗氧化特性可能与游离羧基及其在多糖中相对均匀的分布以及醛酸的含量有关[103]。同样的,一些作者[55,107,114]发现,醛酸在梭状芽孢杆菌、动物双歧杆菌和瑞士乳杆菌 MB2-1 的抗氧化特性中起着重要作用。李等[55]报道了一种来自瑞士乳杆菌 MB2-1 的胞外多糖,该多糖含有更大比例的带负电荷的糖醛酸、具有更高的亚铁离子螯合能力,亚铁离子通过 Fenton and Haber-Weiss 反应参与了自由基的形成,产生了高活性的羟基自由基。有相关研究报道了糖醛酸含量与茶多糖清除自由基的能力有直接关系[16,17],说明多糖中糖醛酸的分布对于其抗氧化作用可能有很大的影响。虽然目前已经有较多的实验研究支持胞外多糖的抗氧化作用,但是仍需要更多严谨的科学研究来验证、深入探讨其机制和特性,从而进一步开发和应用于人类健康领域。

同时,Virtanen 等[100]对 25 株乳酸菌菌株的发酵乳抗氧化效果进行了评估,结果发现活性较高的菌株为肠膜明串珠菌、詹氏乳杆菌(ATCC 25258)和嗜酸乳杆菌(ATCC 4356),他们还观察到抗氧化能力与发酵时间(0～24h 或 48h)呈正相关。此外,Ramesh 等[78]评估了19 株乳酸菌在牛奶中产生抗氧化剂的能力,他们观察到经过 24h 的发酵后,发酵乳中产生抗氧化剂能力最高的菌株是乳酸菌、鼠李糖乳杆菌 NCDC24 和德氏乳杆菌保加利亚亚种NCDC08。在这两项研究中,抗氧化能力都与蛋白质水解程度呈正相关,这表明多肽参与了抗氧化作用。此外,Liu 等[58]报道了从"开菲尔谷物"中分离出来的德氏乳杆菌在发酵乳和豆浆中具有很强的蛋白水解能力,因此具有重要的抗氧化作用,并且该活性在发酵末期更加明显。Osuntoki 和 Korie[69]对尼日利亚发酵食品中分离出的各种乳酸菌菌株发酵乳的抗氧化能力进行评估,结果表明分离出的 5 株菌株中,有 4 株随着发酵时间的延长(0~24h),其抗氧化效果均有所提高,其余菌株的抗氧化能力在发酵期间保持不变。这些结果表明,尽管所有乳酸菌属于同一属,但它们的蛋白水解系统不同,不同乳酸菌发酵产生的抗氧化能力取决于菌株的特异性,不需要高度依赖于发酵时间或它们的蛋白水解能力。

6.3.2 乳酸菌的抗氧化能力

乳酸菌的抗氧化能力得到了越来越多的关注和研究,各种乳酸菌全细胞和无细胞提取物的抗氧化能力也已被测试,但是负责全细胞抗氧化能力的成分是有限的。有学者指出细胞壁多糖、肽聚糖、脂磷壁酸和蛋白质可能是细胞具有抗氧化作用的原因[54,60,110,113],然而,还需要进一步从分子角度研究负责乳酸菌全细胞抗氧化能力的成分。

多项研究表明乳酸菌细胞内的抗氧化作用是基于超氧化物歧化酶(SOD)、过氧化物酶(GPx)、NADH 氧化酶、NADH 过氧化物和谷胱甘肽(GSH)分子的酶活性。超氧化物歧化酶负责降解有毒的超氧化物,如将超氧自由基(O_2^-)降解为氧气(O_2)和过氧化氢(H_2O_2),超氧化物歧化酶按其金属辅助因子可分为 4 类:铁超氧化物歧化酶、锰超氧化物歧化酶、铜-锌超氧化物歧化酶和镍超氧化物歧化酶[1]。Yoon 和 Byun[111]证明了 11 种乳酸菌菌株无细胞提取物的抗氧化能力,他们报道了亚油酸过氧化物的抑制活性和细胞内 GSH 水平之间的正相关性,这表明 GSH 水平高的菌株具有较强的羟基自由基清除能力;Yoon 和 Byun[111]还报道了培养基组成和氮源类型的差异可能是导致细胞 GSH 水平变化的原因。Kim 等[44]研究测定了四株乳酸菌的抗氧化活性,他们发现与嗜酸乳杆菌相比,短乳杆菌 KCTC3498 表现出更高的 GPx 活性,这是一种保护细胞免受氧化损伤的有效清除剂;然而,他们在其他菌株中并没有发现抗氧化作用和 GPx 活性之间存在正相关关系,因此猜想可能是有其他化合物参与了抗氧化作用。乳酸菌经过检测确定为过氧化氢酶阴性,据报道,婴儿双歧杆菌(*Bb. infantis*)、短双歧杆菌(*Bb. breve*)、青春双歧杆菌(*Bb. adolescentis*)和长双歧杆菌(*Bb. longum*)都能够通过产生 NADH 过氧化物酶来降解过氧化氢[88]。Han 等[35]发现能自发产生超氧化物歧化酶的乳酸链球菌菌株 NZ9800(野生型)对由三硝基苯磺酸引起的炎症小鼠模型中的氧化损伤有明显的减轻作用。此外,Rochat 等[80]报道了含有过氧化氢酶载体质粒 *pLEM415mnkat*(MnKat⁺)的抗氧化剂干酪乳杆菌 BL23 对由葡聚糖硫酸钠诱导的小鼠结肠炎有预防作用,相较于干酪乳杆菌 BL23 MnKat⁻处理的对照组小鼠,用益生菌干酪乳杆菌 BL23 MnKat⁺干预处理的小鼠可通过产生锰依赖性 CAT 来显著减轻葡聚糖硫酸钠诱导产生的损伤。

6.3.3 食品级乳酸菌抗氧化性能的体外研究

关于食品级乳酸菌抗氧化性能的体外研究有很多,下面简单介绍一些相关的研究结果:①食品级乳酸菌对超氧自由基的清除能力:在 2015 年发表的一项研究表明,酸奶中的乳酸菌能够显著清除超氧自由基且清除率约为 60%,研究人员认为食品级乳酸菌能够通过产生抗氧化物质如 SOD、GSH-Px 等来清除自由基从而具有明显的抗氧化活性。②食品级乳酸菌对过氧化氢的清除作用:在 2016 年发表的一项研究发现,食品级乳酸菌在体外试验中能够显著降解过氧化氢,而且其降解效果比咖啡因、羟基苯甲酸等化合物更好,这表明乳酸菌能够通过代谢途径抑制氧化应激从而降低有害化合物的积累。③食品级乳酸菌的抗氧化活性变化:在 2018 年发表的一项研究中,研究调查了三种乳酸菌菌株的抗氧化活性,结果显示不同乳酸菌菌株的抗氧化能力不同,不同培养条件下的乳酸菌也会对其抗氧化性能产生显著影响。综上所述,食品级乳酸菌通过多种机制对氧化应激具有显著的抑制作用,从而减轻对人体的伤害,虽然这些研究结果很有前景和潜力,但还需要进一步研究证实其在人体内的生物活性和机制。多数研究分析了不同乳酸菌菌株包括一些益生菌在内的全细胞和无细胞提取物的抗氧化能力(表 6.1)。

Lin 和 Yen[57]通过抑制抗坏血酸自氧化实验分析了 19 种乳酸菌菌株无细胞提取物的体外抗氧化能力,他们发现所有菌株都表现出抗氧化活性,抗氧化机制可能包括金属离子螯合能力、清除活性氧和降低乳酸菌无细胞提取物的活性。Lin 和 Chang[56]研究了长双歧杆菌 ATCC15708 和嗜酸乳杆菌 ATCC4356 的抗氧化性能,总体而言,无细胞提取物对亚油酸过氧化活性的平均抑制率(45.3% ~ 48.0%)明显高于全细胞提取物(28.1% ~ 33.2%)($P < 0.05$);然而二苯代苦味肼基自由基(DPPH)的清除活性则具有相反的趋势,即全细胞提取物(43.2% ~ 52.1%)对 DPPH 的清除活性显著高于无细胞提取物(20.8% ~ 41.6%)($P < 0.05$)。Kullisaar 等[46]在研究两种发酵乳杆菌菌株 E-3 和 E-18 抑制亚油酸过氧化活性方面发现了类似的结果:无细胞提取物对亚油酸过氧化活性的平均抑制率(51% ~ 59%)明显高于全细胞提取物(21% ~ 29%)($P < 0.05$);此外,他们还发现这两种菌株均显著含有一定含量的谷胱甘肽,以及表达锰超氧化物歧化酶(Mn-SOD)的能力,这与预防脂质过氧化和过氧化氢降解有关,这些结果与 Ahotupa 等[3]的报道结果一致,即鼠李糖乳杆菌 GG 通过铁螯合和超氧阴离子清除活性来抑制脂质过氧化。

表 6.1   **部分食品级乳酸菌抗氧化特性的体外研究**

菌种	样品分析		应用的抗氧化方法	可能的抗氧化机制	参考文献
	WC	C-FE			
6 种嗜酸乳杆菌、6 种保加利亚乳杆菌、5 种嗜热链球菌和 2 种长双歧杆菌		+	抗坏血酸自氧化的抑制作用,金属离子螯合试验,清除活性氧,还原活性	清除活性氧,金属离子螯合能力,还原活性	Lin and Yen[57]
长双歧杆菌 ATCC 15708,嗜酸乳杆菌 ATCC 4356	+	+[a]	亚油酸过氧化的抑制作用,DPPH 自由基清除活性	清除活性 DPPH 和氧自由基	Lin and Chang[56]
发酵乳杆菌 E-3 和 E-18	+	+	亚油酸过氧化的抑制作用,ABTS 自由基清除活性	清除活性 ABTS 和氧自由基	Kullisaar et al[46]
嗜酸乳杆菌 LA5 和 LA100,干酪乳杆菌 01,保加利亚乳杆菌 LB207 和鼠李糖乳杆菌 GG744		+	亚油酸过氧化的抑制作用,金属离子螯合试验,清除活性氧,还原活性	清除活性氧,金属离子螯合能力,还原活性	Kim et al[43]

续表

菌种	样品分析		应用的抗氧化方法	可能的抗氧化机制	参考文献
	WC	C-FE			
13 种益生菌乳酸菌		+	亚油酸过氧化的抑制作用	清除活性氧,谷胱甘肽活性	Yoon and Byun[111]
鼠李糖乳杆菌 GG 和干酪乳杆菌 KCTC 3260、01、KCTK 3109	+	+[a]	亚油酸过氧化的抑制作用	清除活性氧	Lee et al[52]
德氏乳杆菌乳亚种(RM2-5,RM6-5,RM5-4),德氏乳杆菌保加利亚亚种(O16,NCFM,L-1),嗜酸乳杆菌(18,10442,Y-23),干酪乳杆菌(9018,E5,E10)	+	+[a]	氧自由基吸收能力	清除活性氧	Saide and Gilliland[81]
嗜热链球菌 ATCC 19258 和德氏乳杆菌保加利亚亚种 ATCC 11842		+	亚油酸对血浆脂质过氧化的抑制作用	清除活性氧	Ou et al[70]
嗜酸乳杆菌 KCTC 3111,约氏乳杆菌 KCTC 3141,嗜酸乳杆菌 KCTC 3151,短乳杆菌 KCTC 3498	+	+[a]	亚油酸过氧化的抑制作用,清除活性氧	清除活性氧	Kim et al[44]
发酵乳杆菌	+		DPPH 自由基清除活性	活性 DPPH 自由基的清除	Wang et al[102]
干酪乳杆菌亚种 SY13 和德氏乳杆菌保加利亚亚种 LJJ	+	+	亚油酸过氧化的抑制作用和清除 DPPH 自由基活性	清除活性 DPPH 和氧自由基	Zhang et al[113]
7 种双歧杆菌、11 种乳酸菌、6 种乳球菌和 10 种嗜热链球菌	+	+	亚油酸过氧化和抗坏血酸氧化的抑制作用	清除活性 DPPH 和氧自由基	Amaretti et al[5]

注:WC:全细胞提取物;C-FE:无细胞提取物;+:分析的食品级乳酸菌样品类型;[a]:表示与同一研究中分析的其他样品相比,获得显著较高的活性;ABTS:2,2-联氮-二(3-乙基-苯并噻唑-6-磺酸)二铵盐。

其他几种关于商业发酵剂抗氧化活性评价的研究也有报道。Kim 等[43]对嗜酸乳杆菌 LA5、嗜酸乳杆菌 LA100、干酪乳杆菌 01、保加利亚乳杆菌 LB207 和鼠李糖乳杆菌 GG744 的无细胞提取物的抗氧化作用进行了评价,结果发现它们的抗氧化能力不同,在所有评估的菌株中,脂质过氧化抑制率在 38%~81%。Yoon 和 Byun[111]通过抑制脂质过氧化实验,在 13 种益生菌乳酸菌菌株无细胞提取物的乳酸菌抗氧化能力中发现了类似的结果,他们的研究表明这些乳酸菌的抑制活性从 5%到 70%,他们还发现无细胞提取物中的细胞 GSH 含量与抗氧化活性之间呈正相关关系(相关系数 = 0.65, n = 11),这表明该分子可能负责部分抑制亚油酸过氧化物的活性。Ou 等[70]采用基于抑制脂质过氧化的两个模型系统(即游离脂肪酸、亚油酸、生物脂质和血浆脂质),评估了酸奶发酵剂(嗜热链球菌 ATCC19258 和保加利亚乳杆菌 ATCC11842)的无细胞提取物抗氧化能力,结果表明这两种模型均表现出较高的潜在抗氧化能力,对亚油酸和血浆脂质系统的抑制率分别为 56.9% ~ 61.4% 和 40.6% ~ 57.2%。

在另一项研究中,Zhang 等[113]评估了从传统酸奶中分离发酵剂的抗氧化能力,特别是干酪乳杆菌干酪亚种 SY13 和德氏乳杆菌保加利亚亚种 LJJ,结果表明全细胞和无细胞提取物均表现出 DPPH 清除活性和亚油酸过氧化的抑制作用,其中全细胞 DPPH 清除活性平均值(10% ~ 27.5%)显著高于无细胞提取物 DPPH 清除活性平均值(3% ~ 18%)($P < 0.05$);而在亚油酸过氧化抑制率方面,全细胞和无细胞提取物之间没有统计学差异。Lee 等[52]评估了鼠李糖乳杆菌 GG、干酪乳杆菌 KCTC3260、干酪乳杆菌 KCTC3109 和干酪乳杆菌 01 全细胞和无细胞提取物的抗氧化能力,结果发现无细胞提取物对亚油酸过氧化活性的平均抑制率(37.4% ~ 57.1%)高于全细胞的抑制率(9.8% ~ 46.2%)。同样的,Saide 和 Gilliland[81]也使用氧自由基吸收能力方法评估了某些乳杆菌的全细胞和无细胞提取物保护蛋白质免受自由基侵害的抗氧化能力,结果表明无细胞提取物的平均抗氧化能力显著提高($P < 0.05$),为 212 ~ 6070μmol/L Trolox 当量/10^9细胞(每十亿个细胞中的抗氧化能力);全细胞的抗氧化能力为 127 ~ 3152μmol/L Trolox 当量/10^9细胞。无细胞提取物抗氧化能力高于全细胞抗氧化能力的结果与 Lin 和 Chang[56]、Kullisaar 等[46]和 Lee 等[52]之前的报道一致。

Wang 等[102]的研究结果显示发酵乳杆菌的抗氧化能力随着乳杆菌浓度(10^6 ~ 10^9 CFU/mL)的变化而变化,如当发酵乳杆菌的浓度在 10^6 CFU/mL 时,其清除能力为 64.26%,而当浓度为 10^9CFU/mL 时,其清除能力为 87.89%。最近,Amaretti 等[5]对 34 种乳酸菌(7 种双歧杆菌,11 种乳杆菌,6 种乳球菌和 10 种嗜热链球菌)的抗氧化能力进行了评估,他们发现抗坏血酸和亚油酸氧化值存在很大差异,这表明抗氧化性质具有菌种特异性。

上述体外抗氧化研究表明乳酸菌的抗氧化性质具有菌种特异性。此外,大多数体外抗氧化试验表明,抗氧化作用的机制可能是通过清除活性氧、螯合参与活性氧或活性氮形成的过渡金属离子(如铁和铜)来实现的。另一方面,大多数研究证明,各种乳酸菌菌种的无细胞提取物比全细胞具有更高的抗氧化能力,这表明其抗氧化能力的主要化合物可能是 SOD、GPx、NADH-氧化酶、NADH-过氧化物和 GSH。然而,还需要进一步的研究来明确抗氧化化合物,并阐明其抗氧化活性的分子机制。此外,尽管体外方法因其快速和敏感而广受欢迎,但这些方法没有考虑复杂细胞环境下的某些参数,如生物利用度和膜通透性。因此,传统的化学抗氧化能力指标可能不能很好地反映体内的抗氧化作用。

6.3.4 食品级乳酸菌抗氧化应激保护作用的体内研究
6.3.4.1 动物模型研究

Yadah 等[108]评估了达希酸奶(一种含有嗜酸乳杆菌 NCDC14 和干酪乳杆菌 NCDC19 的印度酸奶)对链脲佐菌素诱导的氧化损伤大鼠的影响,他们发现达希酸奶通过抑制脂质过氧化和一氧化氮的形成以及保留抗氧化池(SOD,CAT,GPx 和 GSH 含量的活性)来抑制胰腺组织的氧化损伤。在一项类似的研究中,Arvind Sinha 等[9]研究了含有嗜酸乳杆菌和干酪乳杆菌的益生菌达希凝乳对 1,2-二甲基肼诱导大鼠脂质过氧化和肠道癌变的影响,结果表明益生菌达希凝乳对肝脏和结肠脂质过氧化的抑制作用显著高于普通凝乳。

Kumar 等[48]评估了含有鼠李糖乳杆菌 GG 和干酪乳杆菌的益生菌发酵乳对黄曲霉毒素 B_1 诱导的大鼠肝细胞癌的影响,结果表明,与黄曲霉毒素 B_1 组相比,益生菌发酵乳组的脂质过氧化作用减少,GPx、SOD、CAT 和谷胱甘肽 S 转移酶等抗氧化酶的活性增强。此外,Ishii 等[38]研究了口服短双歧杆菌对无毛小鼠模型中紫外线诱导的皮肤损伤的影响,结果表明,短双歧杆菌显著抑制了皮肤中的过氧化氢水平、蛋白质和脂质氧化以及黄嘌呤氧化酶活性,他们还认为短双歧杆菌可以通过防止活性氧的产生来减弱紫外线诱导的皮肤氧化应激。

在一项相关研究中,Sun 等[92]评估了不同乳酸菌菌株、鼠李糖乳杆菌 LGG、副干酪乳杆菌 Fn032 和植物乳杆菌 Fn001 对铁诱导小鼠结肠氧化应激的保护作用。他们发现鼠李糖乳杆菌 LGG 显著抑制了结肠黏膜自由基,增加了脂质过氧化指标丙二醛的含量,而副干酪乳杆菌 Fn032 只是抑制了丙二醛含量,这些数据表明不同的乳酸菌菌株具有特定的自由基清除活性。在另一项研究中,Sengül 等[85]评估了由益生菌德氏乳杆菌保加利亚亚种 B3 或 A13 产生的 EPS 对大鼠结肠炎期间肠道氧化损伤的保护作用,该研究中,结肠炎模型是在距肛门 8cm 处,通过聚丙烯导管将醋酸注入大鼠结肠所引起的肠道氧化损伤。结果表明,与对照组相比,益生菌处理组具有更高的抗氧化酶活性(SOD,CAT)和更高的总谷胱甘肽、还原谷胱甘肽和谷胱甘肽二硫水平,以及较低的脂质过氧化水平。这些发现表明,益生菌可能会显著减轻大鼠结肠炎模型中的氧化应激。

使用上述动物模型进行的体内研究表明,一些乳酸菌通过增加抗氧化酶的活性和降低组织(例如肝脏、胰腺和结肠)中脂质过氧化作用而具有抗氧化特性。这些结果表明,特定的乳酸菌可以通过全细胞形式或释放不同的代谢物和细胞内容物与宿主相互作用,从而改善动物宿主的总抗氧化状态(TAS),这可能与涉及氧化损伤的人类病理有关。尽管在动物研究中发现了疗效,但这些不一定能转化为人体试验,动物模型可以作为体内信息的重要来源,但需要其他的转化方法来建立动物模型用于分析和临床应用之间的联系。

6.3.4.2 临床试验

为了证明这些微生物(表 6.2)的适宜性和有效性,科学家们已经进行了人体研究(表 6.2),这可能确保表 6.2 所示的微生物可以在食品中使用并在人体生理水平上拥有抗氧化作用[47]。一些食品级乳酸菌具有抵抗通过胃肠道运输的能力,并可以黏附于肠上皮细胞,从而在肠道内壁生长和定植,这些乳酸菌产生不同的代谢物以及在细胞裂解过程中释放的化合物(如酶、乳酸菌自身、整个细胞、细胞内的成分)可以作为抗氧化剂,因此,食品级乳酸菌可以在胃肠道细胞生命周期中作为潜在的抗氧化剂而对宿主起抗氧化作用。

Mohammadi 等[66]研究了含嗜酸乳杆菌和双歧杆菌的益生菌酸奶和多种益生菌胶囊如干酪乳杆菌、嗜酸乳杆菌、鼠李糖乳酸杆菌、保加利亚乳杆菌、短双歧杆菌、长双歧杆菌、嗜热链球菌的作用,对暴露于苯、甲苯、乙苯、二甲苯和柴油的石化工人(益生菌酸奶组 $n=12$、常规酸奶组 $n=10$)给予酸奶补充($100g/d$)后,他们研究了工人的氧化应激生物指标,结果显示补充酸奶6周后,与基线水平相比,两组石化工人血浆中的异前列腺素平均水平均显著降低($P<0.05$);此外,多种益生菌胶囊组($n=13$)的血浆蛋白羰基水平显著降低($P<0.05$)。在另一项研究中,Marterelli 等[64]评估了运动员(益生菌组 $n=12$;对照组 $n=12$)在高强度训练期间服用两种益生菌菌株(鼠李糖乳杆菌和副干酪乳杆菌 IMC 502,剂量为 1×10^9 个细胞/d)的效果,由于他们强烈的体力活动、耗氧量增加,从而产生了过量的循环活性氧。4周后观察发现他们的活性氧代谢产物水平显著下降($P<0.05$),与此相反,血浆中的生物抗氧化剂含量增加。在一项类似的研究中观察到,给经过14周高强度运动后的运动员服用混合益生菌菌株,其血浆中的蛋白质碳基水平会降低[49]。

健康志愿者($n=16$)食用了含有发酵乳杆菌 ME-3 的发酵羊奶($150g/d$)后,其总抗氧化状态增加、氧化应激标志物减少[47]。同样,Ejtahed 等[23]描述了2型糖尿病患者(益生菌组 $n=30$,对照组 $n=30$)饮用含有嗜酸乳杆菌 La5 和乳酸双歧杆菌 Bb12 的益生菌酸奶($300g/d$)6周后,与饮用常规酸奶相比,其空腹时的血糖水平显著降低、SOD 和 GPx 活性显著升高。此外,两组患者的过氧化脂质浓度均显著降低;与常规酸奶食用组相比,实验组的CAT 活性保持不变、TAS 水平显著增加。Chamari 等[15]和 Songisepp 等[91]在之前的研究中也报道了健康受试者在食用益生菌酸奶($300g/d,n=60$)6周后和在食用益生菌发酵乳($150mL/d,n=21$)或胶囊[9log CFU/d(每天摄入的益生菌数量,余同),$n=23$]3周后,TAS水平均显著增加。然而,这些结果与 Asemi 等[11]以及 Fabian 和 Elmadfa[25]的报告结果不同,他们发现健康孕妇(益生菌组 $n=37$,对照组 $n=33$)和年轻健康女性(益生菌组 $n=17$,对照组 $n=16$)分别摄入 $200g/d$ 和 $100g/d$ 的益生菌酸奶后,其 TAS 水平并不会显著增加,这些结果可能归因于实验周期的差异和受试者饮用发酵乳的量有关(表6.2)。

表 6.2 动物和人类模型的研究

菌株	样本	结果	参考文献
干酪乳杆菌,嗜酸乳杆菌,鼠李糖乳杆菌、保加利亚乳杆菌、长双歧杆菌、嗜热链球菌	石化工人	血液: 羰基蛋白↓ 异前列腺素↓	Mohammadi et al[66]
鼠李糖乳杆菌 IMC501,副干酪乳杆菌 IMC502	进行高强度运动训练的运动员	血液: 活性氧代谢物↓ 生物抗氧化能力↑	Marterelli et al[64]
双歧杆菌 W23,乳双歧杆菌 W51,屎肠球菌 W54,嗜酸乳杆菌 W22、短乳杆菌 W63,乳酸乳球菌 W58	进行高强度运动训练的运动员	血液: 羰基蛋白↓	Lamprecht et al[49]
短双歧杆菌	皮肤损伤的小鼠	皮肤: 蛋白质氧化作用↓ 脂质过氧化作用↓	Ishii et al[38]

续表

菌株	样本	结果	参考文献
鼠李糖乳杆菌 GG,干酪乳杆菌代田株	肝细胞癌大鼠	肝: 脂质过氧化作用↓ 抗氧化酶活性↑	Kumar et al[48]
鼠李糖 LGG,副干酪乳杆菌 Fn032,植物乳杆菌 Fn001	肠道癌变大鼠	结肠: 脂质过氧化作用↓	Sun et al[92]
嗜酸乳杆菌和干酪乳杆菌	肠道癌变大鼠	肝脏和结肠: 脂质过氧化作用↓	Arvind Sinha et al[9]
嗜酸乳杆菌 NCDC14,干酪乳杆菌 NCDC19	糖尿病大鼠	胰腺: 脂质过氧化作用↓ 抗氧化酶活性↑	Yadah et al[108]
多发酵芽孢杆菌	肠道癌变大鼠	血液: 脂质过氧化作用↓ 总抗氧化水平↑	Park et al[74]
多发酵芽孢杆菌 SCD	高脂肪和胆固醇喂养的大鼠	血液: 共轭二烯↓ 总抗氧化水平↑	Paik et al[71]
嗜热链球菌 YIT2001	结肠铁超载的小鼠	结肠: 脂质过氧化作用↓	Ito et al[39]

上述证据充分表明食品级乳酸菌可减轻氧化损伤、减少活性氧自由基和调节细胞防御抗氧化酶,从而预防和控制各种氧化应激相关疾病。然而,潜在的保护作用首先应该通过体外抗氧化剂建立,随后使用动物模型进行体内研究,这样收集到的信息最终才可能用于人体临床试验。

6.4 结语

最近的科学证据表明食品级乳酸菌作为潜在抗氧化剂的重要性,这意味着这些细菌作为日常饮食的一部分,可能在预防与氧化应激相关的慢性退行性疾病中发挥重要作用。然而,必须进行详细的机制研究以更好地了解细菌细胞表面和/或细胞内成分的抗氧化作用,从而发现更多的食品级乳酸菌。此外,确定乳酸菌抗氧化成分进入消化过程并进入循环系统后的代谢及其精确的生物活性仍然是一个巨大的挑战。在抗氧化应激相关疾病的功能性产品推向市场之前,必须对食品级乳酸菌作为新型抗氧化食品的技术功能特性进行评估,因为在食品配方、加工和储存过程中,可能会发生未知的细胞结构、组织和细菌组成的变化,这种变化可能会显著影响细菌的抗氧化作用。

关键词

- 乳酸菌
- 自由基
- 氧化应激
- 生物活性肽
- 谷胱甘肽

参考文献

1. Abreu, I. A.; Cabelli, D. E. Superoxide Dismutases—A Review of the Metal‐Associated Mechanistic Variations. *Biochim. Biophys. Acta* 2010, 1804, 263-274.

2. Adams, L.; Franco, M. C.; Estevez, A. G. Reactive Nitrogen Species in Cellular Signaling. *Exp. Biol. Med. (Maywood)* 2015, 240, 711-717.

3. Ahotupa, M.; Saxelin, M.; Korpela, R. Antioxidative Properties of *Lactobacillus* GG. *Nutr. Today* 1996, 31, 51-52.

4. Amara, F.; Berbenni, M.; Fragni, M.; Leoni, G.; Viggiani, S.; Ippolito, V. M.; Larocca, M.; Rossano, R.; Alberghina, L.; Riccio, P.; Colangelo, A. M. Neuroprotection by Cocktails of Dietary Antioxidants under Conditions of Nerve Growth Factor Deprivation. *Oxid. Med. Cell Longv.* 2015. doi: 10.1155/2015/217258.

5. Amaretti, A.; di Nunzio, M.; Pompei, A.; Raimondi, S.; Rossi, M.; Bordoni, A. Antioxidant Properties of Potentially Probiotic Bacteria: *In Vitro* and *In Vivo* Activities. *Appl. Microbiol. Biotechnol.* 2013, 97, 809-817.

6. Andrade, J. C.; Ascencao, K.; Gullón, P.; Henriques, S. M. S.; Pinto, J. M. S.; Rocha‐Santos, T. A.; Freitas, A. C.; Gomes, A. M. Production of Conjugated Linoleic Acid by Food‐Grade Bacteria: A Review. *Int. J. Dairy Technol.* 2012, 65, 467-481.

7. André, C. M.; Larondelle, Y.; Evers, D. Dietary Antioxidants and Oxidative Stress from a Human and Plan Perspective: A Review. *Curr. Nutr. Food Sci.* 2010, 6, 2-12.

8. Antolovich, M.; Prenzler, P. D.; Patsalides, E.; McDonald, S.; Robards, K. Methods for Testing Antioxidant Activity. *Analyst* 2002, 127, 183-198.

9. Arvind Sinha, P. R.; Singh, N. K.; Kumar, R. Effects of *Acidophilus casei* Dahi (Probiotic Curd) on Lipids in 1, 2‐Dimethylhydrazine Induced Intestinal Cancer in Rats. *Int. J. Probiotics Prebiotics* 2009, 4, 195-200.

10. Ascherio, A.; Weisskopf, M. G.; O'Reilly, E. J; Jacobs, E. J.; McCullough, M. L.; Calle, E. E.; Cudkowicz, M. Thun, M. J. Vitamin E Intake and Risk of Amyotrophic Lateral Sclerosis. *Ann. Neurol.* 2005, 57, 104-110.

11. Asemi, Z.; Jazayeri, S.; Najafi, M.; Samimi, M.; Mofid, V.; Shidfar, F.; Shakeri, H.; Esmaillzadeh, A. Effect of Daily Consumption of Probiotic Yogurt on Oxidative Stress in Pregnant Women: A Randomized Controlled Clinical Trial. *Ann. Nutr. Metab.* 2012, 60, 60-62.

12. Bettuzzi, S. ; Brausi, M. ; Rizzi, F. ; Castagnetti, G. ; Peracchia, G. ; Corti, A. Chemoprevention of Human Prostate Cancer by Oral Administration of Green Tea Catechins in Volunteers with High-Grade Prostate Intraepithelial Neoplasia: A Preliminary Report from a One-Year Proof-of-Principle Study. *Cancer Res.* 2006,66,1234-1240.

13. Bodamyali, T. ; Stevens, C. R. ; Blake, D. R. ; Winyard, P. G. Reactive Oxygen/Nitrogen Species and Acute Inflammation: A Physiological Process. In *Free Radicals and Inflammation*; Winyard, P. G. , Blake, D. R. , Evans, C. H. , Eds. ; Springer Science and Business Media: *Birkhauser*-Verlag Basel,2000;259 p.

14. Bouayed, J. ; Bohn, T. Exogenous Antioxidants – Double – Edged Swords in Cellular Redox State. *Oxid. Med. Cell. Longev.* 2010,3,228-237.

15. Chamari, M. ; Djazayery, A. ; Jalali, M. ; Yeganeh, H. S. ; Hosseini, S. ; Heshmat, R. ; Haeri, B. B. The Effect of Daily Consumption of Probiotic and Conventional Yogurt on Some Oxidative Stress Factors in Plasma of Young Healthy Women. *ARYA Atheroscler.* 2008, 4, 175-179.

16. Chen, H. ; Zhang, M. ; Xie, B. Quantification of Uronic Acids in Tea Polysaccharide Conjugates and their Antioxidant Properties. *J. Agric. Food Chem.* 2004,52,3333-3336.

17. Chen, H. ; Zhang, M. ; Qu, Z. ; Xie, B. Antioxidant Activities of Different Fractions of Polysaccharide Conjugates from Green Tea(*Camelia sinensis*). *Food Chem.* 2008,106,559-563.

18. Choan, E. ; Segal, R. ; Jonker, D. ; Malone, S. ; Reaume, N. ; Eapen, L. ; Gallant, V. A Prospective Clinical Trial of Green Tea for Hormone Refractory Prostate Cancer: An Evaluation of the Complementary/Alternative Therapy Approach. *Urol. Oncol.* 2005,23,108-113.

19. Dalle – Donne, I. ; Rosii, R. ; Colombo, R. ; Giustarini, D. ; Milzani, A. Biomarkers of Oxidative Damage in Human Disease. *Clin. Chem.* 2006,52,601-623.

20. Davis, C. D. ; Tsuji, P. A. ; Milner, J. A. Selenoproteins and Cancer Prevention. *Ann. Rev. Nutr.* 2012,32,73-95.

21. de Lau, L. M. ; Koudstaal, P. J. ; Witterman, J. C. ; Hofman, A. ; Breteler, M. M. Dietary Folate, Vitamin B12, and Vitamin B6 and the Risk of Parkinson Disease. *Neurology* 2006,67, 315-318.

22. Drögue, W. Free Radicals in the Physiological Control of Cell Function. *Physiol. Rev.* 2002,82,47-95.

23. Ejtahed, H. S. ; Mohtadi-Nia, J. ; Homayouni-Rad, A. ; Niafar, M. ; Asghari-Jafarabadi, M. ; Mofid, V. ; Akbarian – Moghari, A. Effect of Probiotic Yogurt Containing *Lactobacillus acidophilus* and *Bifidobacterium lactis* on Lipid Profile in Individuals with Type 2 Diabetes Mellitus. *J. Dairy Sci.* 2011,94,3288-3294.

24. Engelhart, M. J. ; Geerlings, M. I. ; Ruitenberg, A. ; van Swieten, J. C. ; Hofman, A. ; Witterman, J. C. ; Breteler, M. M. Dietary Intake of Antioxidants and Risk of Alzheimer Disease. *JAMA* 2002,287,3223-3229.

25. Fabian, E. ; Elmadfa, I. The Effect of Daily Consumption of Probiotic and Conventional Yoghurt on Oxidant and Antioxidant Parameters in Plasma of Young Healthy Women. *Int. J. Vitam. Nutr. Res.* 2007, 77, 79-88.

26. Finkel, T. ; Holbrook, N. J. Oxidants, Oxidative Stress and the Biology of Ageing. *Nature* 2000, 408, 239-247.

27. Finkel, T. Oxidant Signals and Oxidative Stress. *Curr. Opin. Cell Biol.* 2003, 15, 247-254.

28. Finkel, T. Signal Transduction by Reactive Oxygen Species. *J. Cell Biol.* 2011, 194, 7-15.

29. Geleijnse, J. M. ; Launer, L. J. ; Van der Kuip, D. A. ; Holfman, A. ; Witterman, J. C. Inverse Association of Tea and Flavonoid Intakes with Incident Myocardial Infraction: The Rotterdam Study. *Am. J. Clin. Nutr.* 2002, 75, 880-886.

30. Ginter, E. ; Simko, V. ; Panakova, V. Antioxidants in Health and Disease. *Bratisl. Lek. Listy.* 2013, 115, 603-606.

31. Girard, M. ; Schaffer-Lequart, C. Gelation and Resistance to Shearing of Fermented Milk: Role of Exopolysaccharides. *Int. Dairy J.* 2007, 17, 666-673.

32. Gutowski, M. ; Kowalczyk, S. A Study of Free Radical Chemistry: Their Role and Pathophysiological Significance. *Acta Biochim. Pol.* 2013, 60, 1-16.

33. Ha, Y. L. ; Storkson, J. ; Pariza, M. W. Inhibition of Benzo(a)pyrene-Induced Mouse for Stomach Neoplasia by Conjugated Dienoic Derivatives of Linoleic Acid. *Cancer Res.* 1990, 50, 1097-1101.

34. Ham, J. S. ; In, Y. M. ; Jeong, S. G. ; Kim, J. G. ; Lee, E. H. ; Kim, H. S. ; Yoon, S. K. ; Lee, B. H. Screening of Conjugated Linoleic Acid Producing Lactic Acid Bacteria from Fecal Samples of Healthy Babies. *Asian Australas. J. Anim. Sci.* 2002, 15, 1031-1035.

35. Han, W. ; Merceneir, A. ; Ait-Belgnaoui, A. ; Pavan, S. ; Lamine, F. ; van Swam, I. I. ; Kleerebezem, M. ; Salvador-Cartier, C. ; Hisbergues, M. ; Bueno, L. ; Theodorou, V. ; Fioramonti, J. Improvement of an Experimental Colitis in Rats by Lactic Acid Bacteria Producing Superoxide Dismutase. *Inflamm. Bowel Dis.* 2006, 12, 1044-1052.

36. Henríquez-Sánchez, P. ; Sánchez-Villegas, A. ; Ruano-Rodríguez, C. ; Gea, A. ; Lamuela-Raventós, R. M. ; Estruch, R. ; Salas-Salvadó, J. ; Covas, M. I. ; Corella, D. ; Schröder, H. ; Gutiérrez-Bedmar, M. ; Santos-Lozano, J. M. ; Pintó, X. ; Arós, F. ; Fiol, M. ; Tresserra-Rimbau, A. ; Ros, E. ; Martínez-González, M. A. ; Serra-Majem, L. Dietary Total Antioxidant Capacity and Mortality in the PREDIMED Study. *Eur. J. Nutr.* 2016, 55, 227-236.

37. Huxley, R. R. ; Neil, H. A. The Relation between Dietary Flavonol Intake and Coronary Heart Disease Mortality: A Meta-Analysis of Prospective Cohort Studies. *Eur. J. Clin. Nutr.* 2003, 57, 904-908.

38. Ishii, Y. ; Sugimoto, S. ; Izawa, N. ; Sone, T. ; Chiba, K. ; Miyazaki, K. Oral

Administration of *Bifidobacterium breve* Attenuates UV – Induced Barrier Perturbation and Oxidative Stress in Hairless Mice Skin. *Arch. Dermatol. Res.* 2014,306,467–473.

39. Ito,M.;Ohishi,K.;Yoshida,Y.;Yokoi,W.;Sawada,H. Antioxidative Effects of Lactic Acid Bacteria on the Colonic Mucosa of Iron–Overloaded Mice. *J. Agric. Food Chem.* 2003,51, 4456–4460.

40. Jay, D.; Hitomi, H.; Griendling, K. K. Oxidative Stress and Diabetic Cardiovascular Complications. *Free Radic. Biol. Med.* 2006,40,183–192.

41. Jiang,J.;Björck,L.;Fondén,R. Production of Conjugated Linoleic Acid by Dairy Starter Cultures. *J. Appl. Microbiol.* 1998,85,95–102.

42. Khan, N.; Adhami, V. M.; Mukhtar, H. Review: Green Tea Polyphenols in Chemoprotection of Prostate Cancer: Preclinical and Clinical Studies. *Nutr. Cancer* 2009, 61, 836–841.

43. Kim, H. S.; Chae, H. S.; Jeong, S. G.; Ham, J. S.; Im, S. K.; Ahn, C. N.; Lee, J. M. Antioxidant Activity of Some Yogurt Starter Cultures. *Asian – Australas. J. Anim. Sci.* 2005, 18,255–258.

44. Kim,H. S.;Chae,H. S.;Jeong,S. G.;Ham,J. S.;Im,S. K.;Ahn,C. N.;Lee,J. M. *In Vitro* Antioxidative Properties of Lactobacilli. *Asian–Australas. J. Anim. Sci.* 2006,19,262–265.

45. Klauning, J. E.; Kamendulis, L. M. The Role of Oxidative Stress in Carcinogenesis. *Annu. Rev. Pharmacol. Toxicol.* 2004,44,239–267.

46. Kullisaar,T.;Zilmer,M.;Mikelsaar,M.;Vihalemm,T.;Annuk,H.;Kairane,C.;Kilk, A. Two Antioxidative Lactobacilli Strains as Promising Probiotics. *Int. J. Food Microbiol.* 2002,72, 215–224.

47. Kullisaar, T.; Songisepp, E.; Milkesarr, M.; Zilmer, K.; Vihalemm, T.; Zilmer, M. Antioxidative Probiotic Fermented Goats' Milk Decreases Oxidative Stress – Mediated Atherogenicity in Human Subjects. *Br. J. Nutr.* 2003,90,449–456.

48. Kumar, M.; Verma, V.; Nagpal, R.; Kumar, A.; Behare, P. V.; Singh, B.; Aggarwal, P. K. Anticarcinogenic Effect of Probiotic Fermented Milk and Chlorophyllin on Aflatoxin – B – Induced Liver Carcinogenesis in Rats. *Br. J. Nutr.* 2012,107,1006–1016.

49. Lamprecht, M.; Bogner, S.; Schippinger, G.; Steinbauer, K.; Fankhauser, F.; Hallstroem, S.; Schuettz, B. Probiotic Supplementation Affects Markers of Intestinal Barrier, Oxidation, and Inflammation in Trained Men: A Randomized, Double–Blinded, Placebo–Controlled Trial. *J. Int. Soc. Sports Nutr.* 2012,9,45.

50. Laws, A.; Gu, Y.; Marshall, V. Biosynthesis, Characterization, and Design of Bacterial Exopolysaccharides from Lactic Acid Bacteria. *Biotechnol. Adv.* 2001,19,597–625.

51. Lee, J.; Koo, N.; Min, D. B. Reactive Oxygen Species, Aging, and Antioxidative Nutraceuticals. *Compr. Rev. Food Sci.* 2004,3,21–33.

52. Lee, J.; Hwang, K. Y.; Chung, M. Y.; Cho, D. H.; Park, C. S. Resistance of

Lactobacillus casei KCTC 3260 to Reactive Oxygen Species(ROS):Role for a Metal Ion Chelating Effect. *J. Food Sci.* 2005,70,388-391.

53. Leroy,F. ;De Vuyst,L. Lactic Acid Bacteria as Functional Starter Cultures for the Food Fermentation Industry. *Trends Food Sci. Technol.* 2004,15,67-78.

54. Li,S. ;Zhao,Y. ;Zhang,L. ;Zhang,X. ;Huang,L. ;Li,D. ;Niu,C. ;Yang,Z. ;Wang, Q. Antioxidant Activity of *Lactobacillus plantarum* Strains Isolated from Traditional Chinese Fermented Foods. *Food Chem.* 2012,135,1914-1919.

55. Li,W. ;Ji,J. ;Rui,X. ;Yu,J. ;Tang,W. ;Chen,X. ;Jiang,M. ;Dong,M. Production of Exopolysaccharides by *Lactobacillus helveticus* MB2 - 1 and its Functional Characteristics *In Vitro. LWT-Food Sci. Technol.* 2014,59,732-739.

56. Lin, M. Y. ; Chang, F. J. Antioxidative Effect of Intestinal Bacteria *Bifidobacterium longum* ATCC 15708 and *Lactobacillus acidophilus* ATCC 4356. *Dig. Dis. Sci.* 2000, 45, 1617-1622.

57. Lin, M. Y. ; Yen, C. L. Antioxidative Ability of Lactic Acid Bacteria. *J. Agric. Food Chem.* 1999,47,1460-1466.

58. Liu, J. -R. ; Chen, M. -J. ; Lin, C. -W. Antimutagenic and Antioxidant Properties of Milk-Kefir and Soymilk-Kefir. *J. Agric. Food Chem.* 2005,53,2467-2474.

59. Liu, C. S;Nam, T. G. ;Han, M. W. ;Ahn, S. M. ;Choi, H. S. ;Kim, T. Y. ;Chun, O. K. ; Koo, S. I. ; Kim, D. O. Protective Effect of Detoxified *Rhus verniciflua* Stokes on Human Keratinocytes and Dermal Fibroblasts against Oxidative Stress and Identification of the Bioactive Phenolics. *Biosci. Biotechnol. Biochem.* 2013,77,1682-1688.

60. Liu, C. F. ; Pan, T. M. *In Vitro* Effects of Lactic Acid Bacteria on Cancer Cell Viability and Antioxidant Activity. *J. Food Drug Anal.* 2010,18,77-86.

61. Liu, C. F. ; Tseng, K. C. ; Chiang, S. S. ; Lee, B. H. ; Hsu, W. H. ; Pan, T. M. Immunomodulatory and Antioxidant Potential of *Lactobacillus* Exopolysaccharides. *J. Sci. Food Agric.* 2011,91,2284-2291.

62. Lobo,V. ;Patil,A. ;Phatak,A. ;Chandra,N. Free Radicals,Antioxidants and Functional Foods:Impact on Human Health. *Pharmacogn. Rev.* 2010,4,118-126.

63. Lushchak, V. I. Free Radicals, Reactive Oxygen Species, Oxidative Stress and Its Classification. *Chem. Biol. Interact.* 2014,224,164-175.

64. Marterelli, D. ; Verdenelli, M. C. ; Scuri, S. ; Cocchioni, M. ; Silvi, S. ; Cecchini, C. ; Pompei, P. Effect of a Probiotic Intake on Oxidant and Antioxidant Parameters in Plasma of Athletes during Intense Exercise Training. *Curr. Microbiol.* 2011,62,1689-1696.

65. Matés, J. M. ; Segura, J. A. ; Alonso, F. J. ; Márquez, J. Intracellular Redox Status and Oxidative Stress:Implications for Cell Proliferation, Apoptosis, and Carcinogenesis. *Arch. Toxicol.* 2008,82,273-299.

66. Mohammadi, A. A. ;Jazayeri,S. ;Khosravi-Darani,K. ;Solati,Z. ;Mohanmmadpour,N. ;

Asemi, Z.; Adab, Z.; Djalali, M.; Tehrani – Doost, M.; Hosseini, M.; Eghtesadi, S. Effects of Probiotics on Biomarkers of Oxidative Stress and Inflammatory Factors in Petrochemical Workers: A Randomized, Double-Blind, Placebo-Controlled Trail. *Int. J. Prev. Med.* 2015, 4, 83–88.

67. Mustacich, D.; Powis, G. Thioredoxin Reductase. *Biochem. J.* 2000, 346, 1–8.

68. Oigo, K.; Wang, D. H. Biomarkers of Oxidative/Nitrosative Stress: An Approach to Disease Prevention. *Acta Med. Okayama* 2007, 61, 181–189.

69. Osuntoki, A.; Korie, I. Antioxidant Activity of Whey from Milk Fermented with *Lactobacillus* Species Isolated from Nigerian Fermented Foods. *Food Technol. Biotech.* 2010, 48, 505–511.

70. Ou, C. C.; Ko, J. L.; Lin, M. Y. Antioxidative Effects of Intracellular Extracts of Yogurt Bacteria on Lipid Peroxidation and Intestine 407 Cells. *J. Food Drug Anal.* 2006, 3, 304–310.

71. Paik, H. D.; Park, J. S.; Park, E. Effects of *Bacillus polyfermenticus* SCD on Lipid and Antioxidant Metabolisms in Rats Fed a High – Fat and High – Cholesterol Diet. *Biol. Pharm. Bull.* 2005, 28, 1270–1274.

72. Pan, D.; Mei, X. Antioxidant Activity of an Exopolysaccharide Purified from *Lacto – coccus lactis* subsp. *lactis* 12. *Carbohydr. Polym.* 2010, 80, 908–914.

73. Papadimitriou, K.; Zoumpopoulou, G.; Foligné, B.; Alexandraki, V.; Kazou, M.; Pou, B.; Tsakalidou, E. Discovering Probiotic Microorganisms: *In Vitro, In Vivo,* Genetic and Omics Approaches. *Front. Microbiol.* 2015, 6, 58.

74. Park, E.; Jeon, G. I.; Park, J. S.; Paik, H. D. A Probiotic Strain of *Bacillus polyfermenticus* Reduces DMH Induced Precancerous Lesions in F344 Male Rat. *Biol. Pharm. Bull.* 2007, 30, 569–574.

75. Pisoschi, A. M.; Pop, A. The Role of Antioxidants in the Chemistry of Oxidative Stress: A Review. *Eur. J. Med. Chem.* 2015, 97, 55–74.

76. Rahman, K. Studies on Free Radicals, Antioxidants, and Cofactors. *Clin. Interv. Aging* 2007, 2, 219–236.

77. Rahman, M. M.; Hossain, K. M.; Rahman, S. M. M. Isolation, Characterization, and Properties Study of Probiotic Lactic Acid Bacteria of Selected Yoghurt from Bangla – desh. *Afr. J. Microbiol. Res.* 2016, 10, 23–31.

78. Ramesh, V.; Kumar, R.; Singh, R. R. B.; Kaushik, J. K.; Mann, B. Comparative Evaluation of Selected Strains of Lactobacilli for the Development of Antioxidant Activity in Milk. *Dairy Sci. Technol.* 2012, 92, 179–188.

79. Reuter, S.; Gupta, S. C.; Chaturvedi, M. M.; Aggarwal, B. B. Oxidative Stress, Inflammation, and Cancer: How Are They Linked? . *Free Radic. Biol. Med.* 2010, 49, 1603–1616.

80. Rochat, T.; Bermúdez – Humarán, L.; Gratadoux, J. J.; Fourage, C.; Hoebler, C.; Corthier, G.; Langella, P. Antiinflammatory Effects of *Lactobacillus casei* BL23 Producing or Not a Manganese – Dependent Catalase on DSS – Induced Colitis in Mice. *Microb. Cell Fact.* 2007, 6,

1-10.

81. Saide, J. A. O. ; Gilliland, S. E. Antioxidative Activity of Lactobacilli Measured by Oxygen Radical Absorbance Capacity. *J. Dairy Sci.* 2005,88,1352-1357.

82. Sarmadi, B. H. ; Ismail, A. Antioxidative Peptides from Food Proteins: A Review. *Peptides* 2010,31,1949-1956.

83. Sakuma, S. ; Abe, M. ; Kohda, T. ; Fujimoto, Y. Hydrogen Peroxide Generated by Xanthine/Xanthine Oxidase System Represses the Proliferation of Colorectal Cancer Cell Line Caco-2. *J. Clin. Biochem. Nutr.* 2015,56,15-19.

84. Seifried, H. E. ; Anderson, D. E. ; Fisher, E. I. ; Milner, J. A. A Review of the Interaction among Dietary Antioxidants and Reactive Oxygen Species. *J. Nutr. Biochem.* 2007,18, 567-579.

85. Sengül, N. ; Isik, S. ; Aslim, B. ; Ucar, G. ; Demirbag, A. The Effect of Exopolysaccharide - Producing Probiotic Strains on Gut Oxidative Damage in Experimental Colitis. *Dig. Dis. Sci.* 2011,56,707-714.

86. Shah, N. P. Functional Cultures and Health Benefits. *Int. Dairy J.* 2007,17,1262-1277.

87. Shafi, A. ; Farooq, U. ; Akram, K. ; Hayat, Z. ; Murtaza, A. Prevention and Control of Diseases by Use of Pro-and Prebiotics(Synbiotics). *Food Rev. Int.* 2014,30,291-316.

88. Shimamura, S. ; Abe, F. ; Ishibashi, N. ; Miyakawa, H. ; Yaeshima, T. ; Araya, T. ; Tomita, M. Relationship between Oxygen Sensitivity and Oxygen Metabolism of *Bifidobacterium* Species. *J. Dairy Sci.* 1992,75,3296-3306.

89. Sieber, R. ; Collomb, M. ; Aeschlimann, A. ; Jelen, P. ; Eyer, H. Impact of Microbial Cultures on Conjugated Linoleic Acid in Dairy Products—A Review. *Int. Dairy J.* 2004,14,1-15.

90. Sindhi, V. ; Gupta, V. ; Sharma, K. ; Bhatnagar, S. ; Kumari, R. ; Dhaka, N. Potential Application of Antioxidants—A Review. *J. Pharm Sci.* 2013,7,828-835.

91. Songisepp, E. ; Kals, J. ; Kullisaar, T. ; Mändar, R. ; Hütt, P. ; Zilmer, M. ; Mikelsaar, M. Evaluation of the Functional Efficacy of an Antioxidative Probiotic in Healthy Volun - teers. *Nutr. J.* 2005,4,22-32.

92. Sun, J. ; Hu, X. L. ; Le, G. W. ; Shi, Y. H. Inhibition of Fe - Induced Colon Oxidative Stress by Lactobacilli in Mice. *World J. Microbiol. Biotechnol.* 2013,29,209-216.

93. Thomas, C. ; Versalovic, J. Probiotics - Host Communication: Modulation of Signaling Pathways in the Intestine. *Gut Microbes* 2010,1,148-163.

94. Trachootham, D. ; Lu, W. ; Ogasawara, M. A. ; Valle, R. D. V. ; Huang, P. Redox Regulation of Cell Survival. *Antioxid. Redox Signal.* 2008,10,1343-1374.

95. Tsang, A. H. ; Chung, K. K. Oxidative and Nitrosative Stress in Parkinson's Disease. *Biochim. Biophys. Acta* 2009,1792,643-650.

96. Valko, M. ; Leibfritz, D. ; Moncol, J. ; Cronin, M. T. ; Mazur, M. ; Telser, J. Free Radi - cals and Antioxidants in Normal Physiological Functions and Human Disease. *Int. J. Biochem.*

Cell Biol. 2007,39,44-84.

97. Valavanidis, A. ; Vlachogianni, T. ; Fiotakis, K. ; Loridas, S. Pulmonary Oxidative Stress, Inflammation and Cancer: Respirable Particulate Matter, Fibrous Dust and Ozone as Major Causes of Lung Carcinogenesis through Reactive Oxygen Species Mechanisms. *Int. J. Environ. Res. Public Health* 2013,10,3886-3907.

98. Van Nieuwenhove, C. P. ; Oliszewski, R. ; González, S. N. ; Pérez Chaia, A. B. Conjugated Linoleic Acid Conversion by Dairy Bacteria Cultured in MRS Broth and Buffalo Milk. *Lett. Appl. Microbiol.* 2007,44,467-474.

99. Vance, T. M. ; Azabdaftari, G. ; Pop, E. A. ; Lee, S. G. ; Su, L. J. ; Fontham, E. T. ; Bensen, J. T. ; Steck, S. E. ; Arab, L. ; Mohler, J. L. ; Chen, M. H. ; Koo, S. I. ; Chun, O. K. Intake of Dietary Antioxidants is Inversely Associated with Biomarkers of Oxidative Stress among Men with Prostate Cancer. *Br. J. Nutr.* 2016,115,68-74.

100. Virtanen, T. ; Pihlanto, A. ; Akkanen, S. ; Korhonen, H. Development of Antioxidant Activity in Milk Whey during Fermentation with Lactic Acid Bacteria. *J. Appl. Microbiol.* 2007, 102,106-115.

101. Waltz, P. ; Escobar, D. ; Botero, A. M. ; Zuckerbraun, B. S. Nitrate/Nitrite as Critical Mediators to Limit Oxidative Injury and Inflammation. *Antioxid. Redox Signal.* 2015,23,328-329.

102. Wang, A. N. ; Yi, X. W. ; Yu, H. F. ; Dong, B. ; Qiao, S. Y. Free Radical Scavenging Activity of *Lactobacillus fermentum In Vitro* and its Antioxidative Effect on Growing-Finishing Pigs. *J. Appl. Microbiol.* 2009,107,1140-1148.

103. Wang, J. ; Hu, S. ; Nie, S. ; Yu, Q. ; Xie, M. Reviews on Mechanisms of *In Vitro* Antioxidant Activity of Polysaccharides. *Oxid. Med. Cell. Longev.* 2015. doi:10. 1155/2016/ 5692852.

104. Weidinger, A. ; Kozlov, A. V. Biological Activities of Reactive Oxygen and Nitrogen Species: Oxidative Stress *versus* Signal Transduction. *Biomolecules* 2015,5,472-484.

105. Wessels, S. ; Axelsson, L. ; Bech Hansen, E. ; De Vuyst, L. ; Laulund, S. ; Lähteenmäki, L. ; Lindgren, S. ; Mollet, B. ; Salminen, S. ; Wright, A. The Lactic Acid Bacteria, the Food Chain, and their Regulation. *Trends Food Sci. Technol.* 2004,15,498-505.

106. Wolvers, D. ; Antoine, J. M. ; Myllyluoma, E. ; Schrezenmeir, J. ; Szajewska, H. ; Riijkers, T. Guidance for Substantiating the Evidence for Beneficial Effects of Probiotics: Prevention and Management of Infections by Probiotics. *J. Nutr.* 2010,140,698-712.

107. Xu, R. ; Shang, N. ; Li, P. *In Vitro* and *In Vivo* Antioxidant Activity of Exopolysaccharide Fractions from *Bifidobacterium animalis* RH. *Anaerobe* 2011,17,226-231.

108. Yadah, H. ; Jain, S. ; Sinha, P. R. Oral Administration of Dahi Containing *Lactobacillus acidophilus* and *Lactobacillus casei* Delay the Progression of Streptozoocin-Induced Diabetes in Rats. *J. Dairy Sci.* 2008. 75,189-195.

109. Yang, H. Y. ; Lee, T. H. Antioxidant Enzymes as Redox-Based Biomarkers: A Brief Review. *BMB Rep.* 2015,48,200-208.

110. Yi,Z. ;Fu,Y. ;Li,M. ;Gao,K. ;Zhang,X. Effect of LTA Isolated from Bifidobacteria on D–Galactose–Induced Aging. *Exp. Gerontol.* 2009,44,760–765.

111. Yoon,Y. H. ; Byun,J. R. Occurrence of Glutathione Sulphydryl (GSH) and Antioxidant Activities in Probiotic *Lactobacillus* spp. *Asian–Austral. J. Anim. Sci.* 2004,17,1582–1585.

112. Yu,L. ; Adams,D. ; Gabel,M. Conjugated Linoleic Acid Isomers Differ in their Free Radical Scavenging Properties. *J. Agric. Food Chem.* 2002,50,4135–4140.

113. Zhang,S. ;Liu,L. ;Su,Y. ;Li,H. ;Sun,Q. ;Liang,X. ;Lv,J. Antioxidative Activity of Lactic Acid Bacteria in Yogurt. *Afr. J. Microbiol. Res.* 2011,5,5194–5201.

114. Zhou,J. ;Hu,N. ;Wu,Y. L. ;Pan,Y. J. ;Sun,C. R. Preliminary Studies on the Chemical Characterization and Antioxidant Properties of Acidic Polysaccharides from *Sargassum fusiforme*. *J. Zhejiang Univ. Sci. B* 2008,9,721–727.

真菌毒素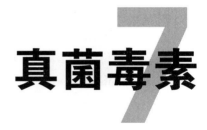

SUZANNE HENDRICH *

Food Science and Human Nutrition, Iowa State University, Ames IA 50011-4149, United States

* E-mail: shendric@ iastate. edu

摘要

近年来,对人类健康有重大影响的真菌毒素[黄曲霉毒素(AF)、脱氧雪腐镰孢霉烯醇(DON)、伏马菌素(FB)、赭曲霉毒素 A(OTA)]的研究集中在以下几方面,如作用机制、缓解策略和新的检测方法等,主要是深入了解这些真菌毒素对人体健康的影响,并开发出有效的控制和预防措施。

在作用机制方面,科学家们致力于研究真菌毒素在体内的途径和作用方式。他们发现,不同的真菌毒素对人体和植物的影响机制可能存在差异,这使得我们需要特定的研究方法来准确评估其危害程度。尽管黄曲霉毒素(AF)在某些地区的暴露更受关注,但相比之下,脱氧雪腐镰孢霉烯醇(DON)的暴露可能更令人担忧。AF、DON 和 OTA 在人类和植物中的代谢是可能不一致的。因此,科学家们正在加大研究力度,深入评估 DON 等真菌毒素对人体健康的风险。

为了减轻真菌毒素带来的危害,科研人员正在开发抗真菌毒素的粮食作物品种,并致力于开发真菌毒素的"绿色"生物控制技术。通过选择或改良具有抗性的作物品种,可以减少真菌毒素的生产和积累。此外,利用微生物降解真菌毒素的特性,开发生物控制技术也是一种有前景的缓解策略。

对于粮食系统资源管理者来说,加强监测和控制真菌毒素至关重要,通过建立健全的监测体系,能够及早发现和识别潜在的真菌毒素污染源,采取必要的控制措施来保护人类健康。

7.1 引言

真菌毒素又称霉菌毒素,是一类由真菌在食品或饲料里生长代谢产生的化合物,具有毒性。真菌毒素通常存在于粮食作物等食物中,对人体健康具有极大危害。真菌毒素的检测和控制已经成为全球食品安全评估的重要工作。在真菌毒素中,黄曲霉毒素(AF)、伏马菌素(FB)、脱氧雪腐镰孢霉烯醇(DON)和赭曲霉毒素A(OTA)等是比较常见的种类,它们对健康造成的影响各有不同。

黄曲霉毒素(AF)和伏马菌素(FB)是两种常见的致癌物质,它们被分类为可能的人类致癌物,长期食用被污染的食物可能增加患肝癌的风险。

脱氧雪腐镰孢霉烯醇(DON)则主要对胃肠道和免疫功能造成损害。高浓度的DON可能引起腹泻、呕吐、恶心等胃肠道症状,同时还可能导致免疫系统的抑制,增加感染的风险。

赭曲霉毒素A(OTA)则与肾脏疾病的风险有关。长期摄入含有高水平OTA的食物可能增加患肾小球肾炎、慢性肾功能衰竭等肾脏疾病的风险。

这些毒素通常是由真菌污染谷物和豆类等粮食作物产生的副产物。不同的真菌在不同作物中的污染范围也各不相同,伏马菌素主要存在于玉米中,脱氧雪腐镰孢霉烯醇主要存在于小麦、大麦和玉米中,而黄曲霉毒素则主要存在于花生和玉米等食物中。真菌毒素的生物特性是决定哪种作物成为真菌毒素主要来源的关键因素。

黄曲霉毒素 B_1(AFB$_1$)是黄曲霉毒素中最为重要且致癌性最强的一种。黄曲霉和寄生曲霉是产生黄曲霉毒素的典型菌株。黄曲霉是一种常见的腐生真菌,常见于花生、玉米、棉籽和树坚果等食物中,这些食物在种植、收获和贮存过程中,如果受到适宜的温湿度和存放条件的影响,可能有利于黄曲霉的生长和黄曲霉毒素的产生。而寄生曲霉则主要在花生中繁殖,并且相较于黄曲霉,寄生曲霉在产生黄曲霉毒素方面更为活跃。相较于亲本,黄曲霉与寄生曲霉之间杂交产生的菌株拥有更高效的产黄曲霉毒素能力。黄曲霉毒素主要存在于花生、玉米、稻谷、小麦等粮油食品中[1]。黄曲霉毒素对人体具有很强烈的毒性,特别是对肝脏的损伤作用。摄入含有高浓度黄曲霉毒素的食品可能导致急性或慢性肝脏损害,包括肝细胞变性、纤维化和肝癌等。长期暴露于低浓度的黄曲霉毒素也可能对肝脏产生慢性损害。长期暴露于含有黄曲霉毒素的食品可能影响儿童的发育,导致生长迟缓和营养不良。此外,黄曲霉毒素还可能削弱儿童的免疫功能,增加疾病感染的风险[2]。

黄曲霉毒素的危害不容小觑,目前全球许多地区都存在严重的污染问题。尤其是在一些地区,如中国南部、东南亚和非洲等地,由于气候条件和储存等因素,黄曲霉菌往往易于繁殖,导致粮食和主食中的黄曲霉毒素含量升高,这给当地人民的健康带来了严重的威胁。

伏马菌素至少由15种镰刀菌产生,而串珠镰刀菌、轮状镰刀菌、层出镰刀菌等是伏马菌素的主要产生者,这些真菌引起作物茎部腐烂,是玉米的病原体,伏马菌素主要存在于受感染的玉米粒中,而伏马菌素B1是其中最常见和最具毒性的亚型之一。当玉米粒受到伏马菌素污染时,存在潜在的食品安全风险[3]。伏马菌素B1与人类食管癌和神经管缺陷密切相关[3],在以玉米为主食的地区,如一些发展中国家,人们可能长期暴露于高水平的伏马菌素B1。这可能是由于玉米种植、储存和加工过程中的不适当管理,以及缺乏对伏马菌素的认知和管控措施所导致的。最近的研究复审显示,镰刀菌毒素,特别是伏马菌素B1,对许多物种的影响是广泛的。除了对人类的潜在健康影响外,它还可能对动物、鸟类和其他生物产生负面影响,这些影响包括生殖毒性、肝脏和肾脏损害、免疫系统受损以及对发育和生长的不良影响等[4]。

脱氧雪腐镰孢霉烯醇是一种由禾谷镰刀菌和粉红镰刀菌产生的毒素[5]，这两种真菌通常引起小麦赤霉病，而脱氧雪腐镰孢霉烯醇则是引起赤霉病的主要毒素之一。除了小麦，大麦和玉米等其他谷物也可能受到脱氧雪腐镰孢霉烯醇的污染，因此它们也可能成为该毒素的重要来源。

过去，脱氧雪腐镰孢霉烯醇常被称为"呕吐毒素"，这是因为它被发现与食物中毒相关的呕吐有关。此外，脱氧雪腐镰孢霉烯醇还可以对免疫系统功能造成障碍，并与胃肠炎等疾病的发生相关[6]。

赭曲霉毒素主要由赭曲霉、炭黑曲霉和疣状青霉产生，这些真菌在特定的环境条件下生长并产生赭曲霉毒素。

赭曲霉主要在干燥条件和适宜温度下的储存谷物中生长，并产生赭曲霉毒素，这种毒素对小麦、玉米、大米等谷物产生潜在的食品安全风险。赭曲霉毒素被认为是一种致癌物质，可能对人类和动物的肝脏和免疫系统产生不良影响。

炭黑曲霉会在葡萄中生长，因此在葡萄酒和其他葡萄衍生的食品中也会出现赭曲霉毒素的污染。这些食品的制备过程和保存条件可能会促进炭黑曲霉生长和毒素产生。而疣状体真菌在较冷的气候条件下生长良好，因此北欧和北美的谷物，尤其是小麦，极易受到该来源的赭曲霉毒素的污染。

赭曲霉毒素 A 是对人类健康有重要影响的主要赭曲霉毒素之一，它主要由赭曲霉和黄曲霉等真菌产生。赭曲霉毒素 A 被认为是一种致癌性强的物质，特别与肝炎综合征相关。

然而，确实只有在高度赭曲霉毒素 A 暴露的地区，才会出现显著的危害。这种高暴露的地区通常与环境条件和食品加工不当有关。例如，一些地区的气候温暖潮湿，就有利于赭曲霉的生长和毒素产生。同时，不适当的食品储存和处理条件也可能导致赭曲霉毒素 A 的积累。

一些地区，尤其是埃及和塞拉利昂的特定地区，赭曲霉毒素 A 暴露引起的健康问题比较突出。在这些地区，由于环境因素和食品生产方式等的影响，赭曲霉毒素 A 的污染水平较高。长时间暴露于高水平的赭曲霉毒素 A 可能导致严重的健康问题，如肝脏疾病、肺癌和肾炎综合征等[6]。

最近研究人员通过 PubMed 对科学文献进行随机调查，发现有关真菌毒素的研究受到了广泛关注。特别是黄曲霉毒素和脱氧雪腐镰孢霉烯醇的毒性机制和缓解策略、与伏马菌素产生有关的真菌生物学以及赭曲霉毒素的新兴检测方法等领域的研究都备受关注（表7.1）。有关真菌毒素的风险评估、代谢和缓解的研究也取得了重要进展。这些研究的目标是更好地了解真菌毒素对人类健康的影响，并探索降低其风险的方法。对于真菌毒素相关公共卫生需求与科学研究活动的一致性的讨论也将持续进行。然而，由于产生真菌毒素的真菌不断进化，需要不断改进技术来识别和评估新出现的真菌毒素的健康风险。目前，还没有找到有效的系统解决方案。因此，继续进行研究以推动真菌毒素领域的技术进步和风险评估是非常重要的。

表 7.1　　PubMed 2016 年 1—5 月出版的有关真菌毒素的英文科学论文综述

真菌毒素	论文总数	不同分类的论文数及占比					
		食品中的定量	新兴检测方法	暴露和风险评估	作用机制和毒性减轻	食物中的排毒	真菌生物学
黄曲霉毒素	161	26(15%)	35(20%)	15(9%)	49(28%)	17(10%)	19(11%)
脱氧雪腐镰孢霉烯醇	91	11(12%)	10(11%)	4(4%)	35(37%)	5(5%)	28(30%)
烟曲霉毒素	64	7(11%)	13(20%)	4(6%)	16(25%)	4(6%)	20(31%)
赭曲霉毒素	110	12(11%)	40(36%)	7(6%)	26(24%)	9(8%)	16(15%)

注:烟曲霉毒素即伏马菌素。

7.2　真菌毒素风险评估

将人类健康风险与饮食暴露于真菌毒素联系起来是一个严峻的挑战。一些急性疾病的爆发与黄曲霉毒素 B_1、脱氧雪腐镰孢霉烯醇和赭曲霉毒素 A 等真菌毒素有关,分别引起肝脏中毒、肠胃炎和肾炎综合征等。

核实霉菌毒素的爆发需要对谷物样品进行霉菌毒素分析,需确认与发病前摄入的谷物是否为同一批次或来源。同时,还需要对血液或尿液的真菌毒素进行检测分析并评估其与疾病症状之间的关联。尽管有许多方法可用于真菌毒素分析,但大多方法需要昂贵的仪器,如 LC/MS,并且需要经验丰富的医务人员进行结果的解读和诊断,这使得全球范围内基本都缺乏协调这类公共卫生系统的能力。

为了评估黄曲霉毒素和伏马菌素的致癌风险,需要进行更长期的接触监测,以了解人类长期暴露于这些真菌毒素的潜在健康风险。对于像黄曲霉毒素这样的基因毒性物质来说,在生命早期接触可能导致基因损伤,从而增加癌症的风险;对于伏马菌素,长期接触可能是其致癌作用发生的必需条件。而针对存在霉菌毒素相关健康问题的地区,目前科学界对该地区人类饮食接触真菌毒素的模式尚未完全了解。虽然和肾炎综合征相比,更低剂量的赭曲霉毒素 A 可能引起肾脏损害,但要确立这种可靠的联系仍需要协调人群进行多变量分析。同样,脱氧雪腐镰孢霉烯醇可能会以重要但相对微妙的方式对免疫和肠道功能造成损害,这种损害往往很难辨别和评估。

加强全球科学合作与协调对于满足这些需求至关重要。目前,很多研究在某种程度上是因为疾病的存在而进行,而不是出于对疾病预防的考量。可持续的真菌毒素预防系统需要对农业实践、健康监测以及基础和转化研究进行长期投资。通过理论和实践来减轻真菌毒素对人类健康的危害非常重要。据估计,在全球霉菌毒素相关疾病的病例中,每年约有 20 万例肝癌病例是由黄曲霉毒素引起的。然而,伏马菌素、脱氧雪腐镰孢霉烯醇和赭曲霉毒素 A 引起的疾病负担仍不确定,但可能性很大,尤其是伏马菌素[6]。同时也需要更加关注真菌毒素组合摄入的影响。

最近就黄曲霉毒素膳食暴露开展研究,以肯尼亚地区三种玉米食品的黄曲霉毒素进行分析,并对这些食物的摄入量进行建模,结果表明摄入整粒玉米导致的黄曲霉毒素暴露量约为 300ng(黄曲霉毒素)/kg(整粒玉米粒),是摄入玉米粉或玉米(去皮和加工过的玉米)的 5~10 倍,这一暴露量是美国记录的 1000 倍[8]。

在黎巴嫩开展的另一项研究中,黄曲霉毒素 B_1 的平均暴露量为 0.63ng/(kg·d),推断出癌症的风险增加约为 0.05 例/100000 人[9],额外风险相对较低。马来西亚一项关于食物中黄曲霉毒素摄入量的调查显示,黄曲霉毒素的平均摄入量更多,约为 30ng/(kg·d),每 10 万人中约有 0.7 例肝癌病例。马来西亚将黄曲霉毒素的最高限值确定为 15μg/kg,这一发现表明需要继续保持警惕,并限制摄入超过该限值的黄曲霉毒素污染食品[10]。

根据最近的法国总膳食研究的结果显示,仅接触脱氧雪腐镰孢霉烯醇而不接触黄曲霉毒素、伏马菌素或赭曲霉毒素 A,其摄入量可能超过健康指导值(HBGV),即每天摄入量估计为 1000ng/kg(体重)。该研究表明,只有 0.5%的成人和 5%的儿童超过了脱氧雪腐镰孢霉烯醇的估计摄入量,成人和儿童的脱氧雪腐镰孢霉烯醇平均每天暴露量分别为 400ng/kg(体重)和 550ng/kg(体重)[11]。这项研究的结果提供了一种有效的方法,可以作为其他国家评估真菌毒素健康风险的参考模型。

一项针对黎巴嫩城市居民的总膳食研究表明,脱氧雪腐镰孢霉烯醇的平均摄入量为 1560ng/(kg bw·d)[以下均简写为(kg·d)],超过了欧洲食品安全局(EFSA)的 HBGV[1000ng/(kg·d)],而赭曲霉毒素 A 的平均摄入量为 4.3ng/(kg·d),是欧洲食品安全局(EFSA)记录 HBGV 的 80%[9]。在中国上海进行的一项包含 1269 名受试者的个案研究中,当暴露于脱氧雪腐镰孢霉烯醇与暴露于 3-脱氧雪腐镰孢霉烯醇和 15-乙酰基脱氧雪腐镰孢霉烯醇结合时,这 3 种形式的脱氧雪腐镰孢霉烯醇平均暴露量略高于 HBGV,为 1085ng/(kg·d)[12]。因此,脱氧雪腐镰孢霉烯醇对公共卫生的影响还需要进一步研究。

突尼斯一项针对 69 名乳腺癌女性和 41 名对照者的研究显示,乳腺癌女性尿液中的 α-玉米赤霉烯醇浓度显著增高,平均浓度为 4.6ng/mL,是对照组的 3 倍[13]。玉米赤霉烯酮的雌激素代谢物可能会促进雌激素反应性乳腺癌细胞的生长。这项研究表明,尿液中 α-玉米赤霉烯醇的含量可能预测乳腺癌风险的程度,这是一个值得研究的方向。然而,比利时最近一项针对真菌毒素生物监测的研究表明,239 名受试者中只有 1 名成年人的尿液中含有 α-玉米赤霉烯醇,在儿童中未检测到这种代谢物(n=155)[14]。比利时的这项研究表明,在食品安全体系较为发达的国家,玉米赤霉烯酮不会对人类乳腺癌构成风险。另一项研究将玉米赤霉烯酮暴露量与新泽西州 163 名 9、10 岁女孩的生殖发育联系起来,研究显示她们的尿液的平均水平中 α-玉米赤霉烯醇比突尼斯妇女少 10 倍,而玉米赤霉烯酮暴露量较大的女孩乳房发育较少[15],这表明在该暴露水平下真菌毒素具有抗雌激素作用。因此,在类似暴露条件下,玉米赤霉烯酮对乳腺癌的保护作用值得进一步研究。

7.3 真菌毒素代谢

动物、肠道相关细菌和植物中的代谢作用可能对减轻真菌毒素的健康风险起着积极作用。虽然这方面的研究对于理解真菌毒素代谢和减轻风险具有重要意义,但目前这些研究还没有直接纳入真菌毒素的风险评估或减轻策略中。(一些动物,如家禽和鸟类,具有较强的真菌毒素耐受性和代谢能力,因此它们不易受真菌毒素的影响。此外,一些肠道相关细菌(厚壁菌门中的芽孢杆菌属、乳杆菌属)也具有降解真菌毒素的能力。这些微生物能够分解真菌毒素并将其转化成低毒或者无害的代谢产物,从而减轻真菌毒素对人体的危害。植物也可以通过一些代谢途径来减轻真菌毒素的中毒风险。例如,在小麦中发现了一种名为维吉尼亚霉素的化合物,它可以转化成更为稳定且不具有毒性的代谢产物;而在玉米中,其种子胚乳中的一些酶能够将黄曲霉毒素转化为不具有毒性的代谢产物。此外,人群的饮食和其他健康习惯也可能影响真菌毒素的代谢和解毒。例如,膳食中的一些维生素和微量元素可能有助于减轻真菌毒素的危害,而摄入大量的膳食纤维和水分也可以促进肠道健康,从而提高人体的代谢和解毒能力。总体而言,真菌毒素在动物、肠道相关细菌和植物中的代谢,以及人类饮食和其他健康习惯对真菌毒素的代谢和解毒能力,都是减轻真菌毒素健康风险的重要途径。未来的研究应该着重研究真菌毒素的代谢和解毒机制,通过饮食和其他健康习惯来探索减轻真菌毒素危害的方法,从而为制订更有效的真菌毒素防控措施提供理论和技术支撑。——译者注)

在以上四种主要真菌毒素中,已知哺乳动物可以大量代谢黄曲霉毒素,包括通过细胞色素 P450[16] 激活黄曲霉毒素 8,9-环氧化物的致癌形式,以及解毒,如通过谷胱甘肽硫转移酶(GSTs)将环氧化物位点转化为羟基和谷胱甘肽加合物[17]。可诱导产生 P450 的膳食成分,包括黄酮类化合物[18] 和十字花科蔬菜[19],如花椰菜和卷心菜。长期食物限制也可能诱导产生 P450s[20],这表明在食物短缺和营养不良较普遍的地区,人群对黄曲霉毒素 B_1 的易感性增强。矛盾的是,类黄酮也抑制 P450 的产生[21],一些黄酮类化合物,如芹菜中的芹菜素,在体外抑制了黄曲霉毒素 B_1 的致突变性,而这种致突变性是由 P450 酶的 hCYP1A2 介导的,其被认为在黄曲霉毒素 B_1 活化中扮演重要角色[22],这一发现对预防黄曲霉毒素 B_1 诱导的人类癌症仍有待确定。而在动物模型中的研究表明,通过饮食改变黄曲霉毒素的代谢可以减轻黄曲霉毒素的毒性和致癌性。如对黄曲霉毒素 B_1 最敏感的虹鳟鱼中,β-萘黄酮(BNF)和吲哚-3-甲醇(十字花科蔬菜中的一种成分)可显著抑制黄曲霉毒素 B_1 的致癌作用,但此模型中只有 β-萘黄酮能诱导 P450[23]。这项早期研究说明通过调节 P450 介导的饮食成分预防黄曲霉毒素 B_1 致癌性的复杂性。饲喂黄曲霉毒素 B_1(100μg/kg)的雏鸡表现出对 P450 的诱导作用,与添加 0.2mg/kg 硒相比,添加 0.5mg/kg 硒饲料可防止这种诱导作用,这表明添加适量硒的饲料可以减轻黄曲霉毒素 B_1 的激活。在黄曲霉毒素 B_1 污染普遍存在的地区,这种方法作为一种人类干预措施进行调查可能是可行的。使用模型抗氧化剂 Oltipraz 对大鼠进行 GSTs 的饮食诱导作为减轻 AFB_1 致癌性的策略已被相关研究证实[24]。在一项人体临床试验中,Oltipraz 增加了 AFB-谷胱甘肽代谢物的产生,证明了这种方法的可行性[25],但是通过识别有效的 GSTs 膳食诱导剂,以减轻黄曲霉毒素 B_1 对人类的毒性的研究仍有待完成。最近提出了不涉及黄曲霉毒素 B_1 代谢的策略,例如增加膳食中的叶绿素含量,结合黄曲霉毒素 B_1 从而抑制其吸收,可能更值得考虑,因为改变 P450 和谷胱甘肽转移酶可能会影响许多药物的代谢,从而使有关这些膳食成分的公共政策建议存在很大问题[26]。

在动物体内,DON 也通过诱导性的生物转化作用进行代谢。特别是,DON 的羟基是添加硫酸盐(通过硫酸转移酶[STs])或葡萄糖醛酸的位点。基于有限的数据,在拥有这两种生物转化酶的物种中,由 UDP-葡萄糖醛酸转移酶(UGTs)进行的葡萄糖醛酸化可以将 DON 代谢为稳定且不具有毒性的代谢产物,有利于减轻 DON 的毒性[27]。此外,UDP-葡萄糖醛酸转移酶(UGTs)的诱导可以通过加速 DON 的代谢处理过程来降低 DON 代谢的时间,从而减轻对人体的损害。人体的 UDP-葡萄糖醛酸转移酶(UGTs)在体外形成 DON 葡萄糖醛酸的能力低于大鼠的 UGTs,但这些代谢产物是整个物种主要的尿液排泄物[28]。与人类 K562 细胞中的 DON 相比,DON-3-葡萄糖醛酸的毒性可以忽略不计,这与毒理学的一般观点一致,即此类代谢物是解毒物质[29]。由于一些膳食成分高度诱导 UDP-葡萄糖醛酸转移酶(UGTs)的产生,所以这种诱导可以减轻人体中的 DON 毒性。例如,一些饮食成分中的多酚化合物被发现可以刺激 UDP-葡萄糖醛酸转移酶(UGTs)的表达并促进 DON 的代谢。此外,一些天然提取物(如大豆异黄酮)和试验性药物(如斑马鱼补救试验中使用的槲皮素)也显示出可以激活 UDP-葡萄糖醛酸转移酶(UGTs)的表达并减轻 DON 的毒性。但无论是 UGTs 诱导的程度,还是这种现象对 DON 毒性的影响,都尚未在人类身上得到证实。因此,UDP-葡萄糖醛酸转移酶(UGTs)的葡萄糖醛酸化在人类食品中的真实应用还需要进一步的研究。另外,针对不同 UGTs 亚型的研究也是十分必要的。总之,UDP-葡萄糖醛酸转移酶(UGTs)的表达以及 UDP-葡萄糖醛酸转移酶(UGTs)促进 DON 的代谢,可以帮助减轻 DON 毒性。使用一些膳食成分和试验性药物等方法可以激活 UDP-葡萄糖醛酸转移酶(UGTs)表达,从而达到减轻 DON 毒性的目的,但 UGTs 诱导的程度和对 DON 毒性的影响在人体中尚未明确,需要在未来的研究中进一步探索。

目前已有研究观察到 DON 在植物中生物转化为 DON 葡萄糖苷,特别是 DON-3-葡萄糖苷(D3G)[30]。许多羟基化的次级植物代谢产物也以葡萄糖苷的形式储存在植物中。最初,DON 的这种转化被认为是对其检测的"面罩"。此后,D3G 被认为是 DON 污染的谷物中 DON 的一种次要形式,占小麦和玉米 DON 总量的 25%[31]。D3G 在哺乳动物肠道中很容易被细菌 β-葡萄糖苷酶转化回 DON。D3G 本身实际上是不可吸收的,因此 D3G 对 DON 的吸收主要发生在含有大部分肠道细菌的回肠和结肠中。饮食中 D3G 的存在可能会改变肠道的毒性部位。有一点需要注意的是,DON 的解毒作用是普遍存在的,除非谷物本身具有DON 去环氧化能力,否则特意去培育拥有 DON 转化为 D3G 能力的谷物是不可取的。D3G 在大鼠体内的排泄量是 DON 的 5 倍,大多数 D3G 在大鼠粪便中以 DON 或去环氧 DON (DOM-1)的形式排出[32]。DON 替换 D3G 作为猪饲料时,其表观生物利用率约为 D3G 的两倍[33]。瘤胃内 DON 的去环氧化是 DON 在牛体内的主要代谢途径[34],这似乎是反刍动物相对受到 DON 毒性保护的原因。在猪肠道的偏下位置,去环氧化也很常见,但是这对 DON 毒性没有保护作用,因为 DON 在真菌毒素之前就被小肠吸收了[35]。同样的,在一项法国农民群体的研究中,大约 30%测试者的粪便细菌中具有 DON 去环氧化活性[36]。而在英国的个体中,这种代谢程度较小[37],但目前情况并非如此,除非 DON 主要以 D3G 的形式存在,否则 DON 在人体中的去环氧化作用不能明显减轻 DON 的毒性。假设 DON 能够迅速广泛地转化为 DON 葡萄糖醛酸盐,那么 DON 葡萄糖醛酸盐将主要在胆汁中被消除,而不被重吸收,直到它们在下肠中被细菌的葡萄糖醛酸酶转化为 DON。在 DON 的代谢过程中,肠道细菌的 DON 去环氧化酶可能起到解毒作用。因此,探索通过改善人类肠道微生物群的方法来实现解毒代谢是值得研究的。已经识别出一类可能被视为新型潜在益生菌的物种,它们具备 DON 去环氧化的能力,可以被引入到食物中供给人体。改变人类肠道菌群的必要性仍有待商榷,毕竟这不是一个简单的过程。但是,如果这种需求得到证实(在不具备这种肠道微生物菌群代谢能力的人类中),就可以有效确保益生菌的有效性和安全性[38]。

OTA 是危害人类健康的典型赭曲霉毒素,它可以被蛋白酶水解,形成一种明显无毒的形式,即赭曲霉毒素-α 和苯丙氨酸。最近在斑马鱼模型中证实了赭曲霉毒素-α(OTA-α)没有毒性[39]。出于伦理和安全的考虑,不会有意将人类暴露于被认为是致癌物的物质中。因此,对于人体赭曲霉毒素(DON)的吸收百分比尚未完全明确,但在几个物种中的研究表明 DON 吸收量约为摄入量的 50%[40]。在有限的人体研究中,尿液中的 OTA-α 似乎是最主要的 OTA 形式。在一项研究中,人类尿液中 OTA 和 OTA-α 含量大致相等[41]。孕妇的尿液中 OTA-α 含量比 OTA 高 10 倍[42],表明孕妇的 OTA 解毒能力似乎比非孕妇强。微生物酶水解 OTA 可能是缓解霉菌毒素的一种方法[43],但在人体内增强这种微生物酶的水解能力仍有待商榷。

伏马菌素作为一种高度水溶性、分子相对较大的成分,在体内不具备代谢能力,因此如预期的那样,其是一种难以吸收的毒素。该类物质的高度水溶性有助于其快速排泄,减少在体内组织的不良滞留,正如在啮齿动物模型中,通过对伏马菌素 B1(FB1)进行放射性标记追溯其代谢走向所证明的结果类似[44],这些化合物在一些食品加工反应过程中(例如,将还原糖添加到 FB1 的伯胺中)和微生物酶(例如,羧酸酯酶)可能会发生改变,这有助于减轻毒素的潜在作用[45]。

总之,在未来的缓解策略中,改变人体/肠道微生物对某些霉菌毒素的代谢可能值得考虑。由于未来可能有能力对个体生物转化酶的遗传学和多态性进行基因鉴定,从而有可能根据饮食情况量身定制饮食,使其含有适当的生物转化酶诱导剂或抑制剂的组合,因此未来,改变代谢可能成为对抗这些毒素的防御武器之一。

7.4 缓解真菌毒素毒性

减少人类食品供应中真菌毒素的存在,主要是指减少人类食品中的粮食作物中的真菌毒素的含量。可以通过培育抗真菌品种、加强防治措施、提高存储条件等方式来减少真菌的感染和生长,从而降低真菌毒素含量。此外,加强检测和监管措施,及时发现和排除有真菌毒素的食品也是保障食品安全的重要手段。同时,人们还可以选择安全、干净的食品原材料和加工技术,避免食用过的真菌毒素,保障自身健康与安全。这些措施的实施不仅有助于提高粮食作物的质量与产量,也有利于减少真菌毒素对人类健康的危害。

人们还非常关注降低牲畜饲料中真菌毒素的含量,例如,黄曲霉毒素,因为黄曲霉毒素的代谢物 AFM$_1$ 会进入牛奶。缓解策略包括改进真菌毒素检测和监管,而这意味着食品中

AFM$_1$的含量一旦超过美国食品药品管理局(FDA)制定的水平,则检测机构必须将 AFM$_1$ 超标食品从食品供应中剔除。许多国家,包括欧洲联盟(EU),都或多或少有类似的严格标准。FDA 只对美国的黄曲霉毒素制定了监管水平,目前规定供人食用的食品中黄曲霉毒素含量为 20μg/kg。FDA 还建议将供人食用的食品中 DON 的含量设定为 1μg/kg,此外,也为供人食用的食品中的伏马菌素提供了 2~4μg/kg 的指导水平[46]。

目前科学界的关注重点是检测方法的创新,但这项研究似乎没能很好地匹配霉菌毒素快速、准确和廉价的检测需求,特别是在低收入国家。最近对霉菌毒素的分析方法进行了审查[47],并指出了该领域的主要制约因素,包括霉菌毒素的不同化学性质,需要评估食品样品中的多种霉菌毒素并确保样品能适当地代表可能的污染范围,以及快速和经济的需求。快速、简便、廉价、有效、坚固、安全(QuEChERs)技术在霉菌毒素分析领域也特别重要。分析方法的便携性正在改善,来自纳米技术领域的一些研究进展和基于抗体的真菌毒素检测的替代方法相结合,这些替代品包括适配体(RNA 结合)和分子印迹聚合物。目前,已经开发出霉菌毒素的纳米材料传感器,包括 AFB$_1$,DON,FB1 和 OTA[48]。由于许多纳米材料在自然界中不存在,因此在评估环境可持续性以及对人类和生态系统的潜在健康影响相关的安全性时,需要特别谨慎。光谱检测与各种类型的色谱分离方法相结合,在可靠性方面仍然是最先进的,但光谱的便携性仍需提高[47]。最近,一些关于霉菌毒素检测的研究显示出了良好的前景。与标准 ELISA 方法相比,基于适配体的 AFB$_1$ 试纸在 μg/kg 范围内具有相当的检测能力,可用于食品样品的检测,该方法仅需 30min,就可以对粮食样品(如玉米[49])进行简单的溶剂萃取(20%甲醇)。此外,基于抗体的微阵列系统可同时检测 AFB$_1$ 和 FB1,并且在检测水平上与标准 ELISA 相当,但该方法需要对食品样品[50]进行进一步验证。有研究发现一种具有可逆配体接枝生物传感表面的便携式蒸发波光感应器,对 OTA 的检测限为 0.4μg/kg,从小麦粉中提取的 OTA 回收率为 89%~106%,CV 为 15%。这种检测限足以满足当前的监管政策[51],但这种看似相对具有成本效益且可重复使用的方法还需要在不同食物来源的 OTA 中进行进一步验证。最近发现了可以模拟 DON 的 DON 特异性纳米体(单域抗体),可能有助于进一步优化 DON 检测[52]。2011 年美国通过的《食品安全现代化法案》(*Food Safety Modernization Act*,FSMA)强调了对食品污染的预防,FSMA 将如何影响霉菌毒素检测还有待观察,但可能需要提供快速、可靠和廉价的方法来帮助农民和食品生产者在生产过程中检测霉菌毒素,因此这些具有前景的新兴技术将至关重要。

田间预防真菌毒素对粮食生产者来说是一种挑战,目前他们依赖于自己识别真菌污染的能力,并在适当和允许的情况下使用杀菌剂来控制真菌的生长。然而,杀菌剂的耐药性是一个长期存在的问题,而且化学合成杀菌剂的使用也会对整体环境和人类健康带来负面影响,因此正在研究产毒抑制真菌的植物及其提取物作为替代品[53]。然而,尽管植物及其提取物显示出潜在的效果,但是其商业化仍有待实现,而且在"绿色化学品"领域存在着重大的技术和经济瓶颈。

抗真菌毒素作物品种的识别和开发在玉米中显示出了特别的前景,因为玉米中至少有几种自然变异的变体对 AFB$_1$ 具有抗性[54]。相关研究已经确定了 AFB$_1$ 抗性相关蛋白,目前的基因组技术可能能够将此类蛋白工程引入其他作物物种。但是目前抗 AFB$_1$ 玉米品系还没有商业化[54]。最近在南非的田间试验中,几个杂交玉米品系被确定能抵抗 AFB$_1$ 和 FB1 污染,其中几个杂交品种的 AFB$_1$ 不会累计超过 5μg/kg 或 FB1 不会超过 4μg/kg(目前的监管水平)[55]。在小麦中,数量性状位点 Fhb1 允许 DON 与葡萄糖、几种葡萄糖衍生物以及谷胱甘肽共轭结合,显著提高了 D3G/DON 比值[56]。正如上面关于 DON 代谢的章节所提到的,除非这种转化在摄入这种谷物的个体中也存在 DON 去环氧化能力,否则可能不能显著消除 DON 的毒性。可以推测,任何 DON 共轭物,无论是与葡萄糖、谷胱甘肽或其他葡萄糖衍生物结合,都可能被肠道细菌降解,但这有待证实。大麦是 DON 的另一个主要来源,最近发现,黑大麦的 DON 污染程度约为黄大麦的一半,因此改用这种大麦可能是一种可行的缓解方法[57]。研究发现克鲁维酵母耐热菌(*Kluyveromyces thermotolerans*)能够降低葡萄中的 OTA[58],而葡萄可能是这种毒素的一个重要来源,因此某些类型的生物防治可能是可行的,但肯定需要在特定作物的基础上进行开发。在本次审查中,未发现粮食作物品种对 OTA 的抗性研究。但目前正在取得进展,特别是在玉米对 AFB$_1$ 和 FB1 的抗性方面。

文献中已经列举了在食品加工过程中减少真菌毒素的多种潜在策略。目前美国的监管政策不允许将超过关键限度的污染作物与未污染的作物混合;当发生严重的真菌毒素污染流行时可以例外。在监管水平允许的情况下,可能会将受真菌毒素污染的作物转化为动物饲料[46]。全球的监管者、科学家和公民应该就供给人类农作物的真菌毒素污染问题进行有效的讨论。在这个世界上,由于已经发生和预计将发生的越来越极端的天气和气候条件,这可能使真菌毒素污染成为一个日益严重的问题,因此,解决问题的关键是确定一个合理的未来。作为食品加工的一部分,我们有必要开发更多低成本和有效的方法来减少人类食品中的真菌毒素。

目前已经开发出了黄曲霉毒素的净化方法。美国允许在紫外光下筛选谷物籽粒,以识别被黄曲霉毒素严重污染的谷物,并通过机械分拣剔除受污染的谷物,使谷物批次符合黄曲霉毒素的作用水平。FDA 允许棉籽的氨化处理,尽管这种方法已被证实可以有效解毒含有黄曲霉毒素的玉米[59],并在牲畜和实验动物中进行的一些试验表明,相比最初受污染谷物中的黄曲霉毒素含量,经过该方法处理的谷物中黄曲霉毒素的含量降低 1% 或更低[59],但这种方法在美国未被批准用于谷物。正如最近一篇关于非洲对霉菌毒素补救的综述所总结的那样[60],在储存前进行分类和清洁,并保持储存的谷物干燥,可能对减少谷物和花生的黄曲霉毒素污染非常有效。在马拉维一项使用明显发霉的玉米的研究中,手工分拣去除明显受损或枯萎的种子和种子碎片,可去除约 95% 的 AFB$_1$ 或 FB1。分拣前将玉米粒浸入水中,只能去除两种毒素的 60% 左右;在手工分拣中加入浮选没有额外的好处[61]。因此,在对农民和消费者进行有关从食品中去除黄曲霉毒素对健康益处的教育时,此类简单但劳动密集型的方法可能是有益的。在受控压力室中使用 1000W 功率的冷常压等离子体处理榛子的新方法,12min 后可将榛子中的 AFB$_1$ 含量降低至原 1/3[62]。这项技术既不影响食品质量,也可能对许多其他含有 AFB 的食品有用,这类技术更广泛的可行性和主要的成本效益,仍有待今后开展更多的工作。

对于 DON,正如对其亲水性所预料的那样,在水中加工食品,并且在最终产品中去除水,可以去除大量的 DON。虽然很有意义,但对于意大利面来说可能不实用。将 310g 意大利面从 0 到 10min 煮沸,显示 DON 含量从 $0.62\mu g/kg$ 逐渐降低到 $0.16\mu g/kg$(降低约 75%)[63],但由于这是"新鲜"的意大利面,在经过更长时间的煮沸后,其食用质量无法满足消费者需求。小麦粉面包的制作和烘焙没有降低 DON 的浓度[63]。用 5% 的焦亚硫酸钠(SMB)处理受 DON 污染的苗猪饲料干酒糟颗粒固体,通过高压灭菌和干燥使该饲料中的 DON 浓度降低了 80% 以上。通过焦亚硫酸钠(SMB)加热,DON 会形成 DON-10-磺酸盐,这对猪是无毒的。经过这种处理,猪只平均日增重恢复到控制水平[64]。实际上,对供给人类食用的谷物面粉进行这种处理是可行的,但重要的是防止加工过程中释放的二氧化硫气体对工人产生有毒影响。此外,一些人可能对含有亚硫酸盐的食品添加剂有类似过敏的反应,因此需要贴上提醒标签,并且,对于加热处理本身,例如在玉米粉的挤压过程中可以去除多达 98% 的 DON[65],但另一个用小麦粉进行处理的研究并没有显示出这种热处理的降毒素能力[66]。根据一些地区可能出现的 DON 污染程度,使用焦亚硫酸钠(SMB)预处理人类食品的研究可能是必要的,因为这可能是一种具有成本效益的方法。对 DON 污染的谷物面粉进行焦亚硫酸钠(SMB)处理,会对亚硫酸盐敏感的人产生的不利影响的可能性有待进一步调查,可能还需要适当的额外食品标签。

在欧盟,食品中赭曲霉毒素的监管限制为 $2\sim10\mu g/kg$。人们认为,通过良好的农业规范进行收获前控制、谨慎使用杀菌剂和生物防治剂(如酵母、纳他霉素)[67]以及低湿度储存是控制 OTA 最有效的方法。通过饮料吸附 OTA 可能是可行的,但必须仔细评估其对营养物质和风味的影响,改性沸石可能会有较大作用[67]。体外实验表明,荧光光谱表明季铵 β-环糊精对 OTA 的亲和力比 β-环糊精强 200 倍,这种环糊精衍生物可能是饮料中吸附 OTA 的良好候选物[68]。吸附剂的使用条件以及吸附剂对饮料品质的不利影响需要开展更多的实际研究。

基于上述理论框架(详见 7.3),人类代谢能力也可能减轻真菌毒素带来的健康风险,这一前景也值得更多关注。

7.5　建议

真菌毒素的风险评估是确保食品安全的重要措施。在进行风险评估时,需要更加深入地认识这些真菌毒素对人体健康的影响,以及带来的成本负担。首先,需要了解真菌毒素的种类、产生来源和传播途径,以及其对人体健康的潜在风险。其次,需要根据不同的人群和地域,对真菌毒素的暴露情况进行评估,并据此进行危险性评估,确定是否存在潜在的健康风险。同时应该研究不同真菌毒素之间的相互作用及其对人体的综合影响。

这种风险评估除了霉菌毒素暴露评估外,还应包括对饮食和其他健康习惯的评估。如前所述,许多膳食成分可能会减轻霉菌毒素的不良影响。越来越多的观点认为锻炼是降低癌症风险的一个重要因素[69],但从全球角度来看,对于自给自足的农民来说,密集的身体活动是带来好处还是增加健康压力尚不明确。

挖掘开发抗真菌毒素作物品种的研究工作正在进行中,这项工作将需要永久地继续下去,因为我们有理由认为产生真菌毒素的物种可能会继续进化。在未来,采用针对真菌毒素的"绿色"生物防治技术的害虫综合管理系统必须变得可行且负担得起。

对微生物降解和解毒真菌毒素的潜力的认识可能会从田间延伸到餐桌,因为抗真菌毒素微生物可能会被开发成新一代益生菌,可以被纳入一系列即食食品中。这样的建议应该非常谨慎地对待,并尊重许多未知的因素,这些因素在进入产品开发时需要进行仔细的测试。人类肠道微生物菌群对人体健康和疾病影响巨大,因此研究人员一直在探讨如何通过工程或操纵肠道微生物菌群来提高人体健康水平。然而,在进行人类肠道微生物组的工程或操纵时,需要考虑到肠道微生物群落与复杂食物成分之间的相互作用。目前对于这些微生物是否能够适应复杂食物成分,以及对复杂食物成分进行代谢和转化的能力还有很多未知情况。在对这些微生物与不同复杂食物成分之间的相互作用尚不明确的情况下,对人类肠道微生物组进行工程或操纵,使其包含超出自然存在的微生物似乎是不可取的。过度的工程或操纵肠道微生物组,将会打破微生物之间的平衡,引起微生物群落的不稳定性,并可能导致许多问题,例如消化不良、肠道炎症等疾病。因此,必须深入了解肠道微生物组与不同复杂食物成分之间的相互作用和影响后,才能开展肠道微生物组的工程或操纵,以获得更好的健康效益。

未来研究必须将重点放在向世界低收入区域提供足够的真菌毒素管理和缓解策略,这是最大的优先事项。必须提高人类有效自我管理和遵守公平法治的能力,从而改变由黄曲霉毒素导致的过量肝癌的现状。人类应该得到更好的食品安全保障;在这方面,真菌毒素仍然是一个重要的全球问题。

关键词

- 黄曲霉毒素
- 脱氧雪腐镰孢霉烯醇
- 伏马菌素
- 赭曲霉素
- 修复
- 风险评估

参考文献

1. Olarte, R. A.; Worthington, C. J.; Horn, B. W.; Moore, G. G.; Singh, R.; Monacell, J. T.; Dorner, J. W.; Stone, E. A.; Xie, D. Y.; Carbone, I. Enhanced Diversity and Aflatoxigenicity in Interspecific Hybrids of *Aspergillus flavus* and *Aspergillus parasiticus*. *Mol. Ecol.* 2015, 24 (8), 1889−1909.

2. Wild, C. P.; Miller, J. D.; Groopman, J. D. In *Mycotoxin Control in Low − and Middle − Income Countries*; Wild, C. P., Miller, J. D., Groopman, J. D., Eds.; International Agency for Research on Cancer; Lyon, France, 2015. For more information contact publications@ iarc. fr.

3. Alberts, J. F.; van Zyl, W. H.; Gelderblom, W. C. Biologically Based Methods for Control of Fumonisin − Producing Fusarium Species and Reduction of the Fumonisins. *Front.*

Microbiol. 2016,7,548.

4. Escriva,L. ; Font,G. ; Manyes,L. *In Vivo* Toxicity Studies of Fusarium Mycotoxins in the Last Decade:A Review. *Food Chem. Toxicol.* 2015,78,185-206.

5. Hellin,P. ; Dedeurwaerder,G. ; Duvivier,M. ; Scauflaire,J. ; Huybrechts,B. ; Callebaut, A. ; Munaut,F. ; Legreve,A. Relationship between *Fusarium* spp. Diversity and Mycotoxin Contents of Mature Grains in Southern Belgium. *Food Addit. Contam. ,A Chem. Anal. Control Expo Risk Assess.* 2016,33（7）,1-13.

6. Wu,F. ; Groopman,J. D. ; Pestka,J. J. Public Health Impacts of Foodborne Mycotoxins. *Annu. Rev. Food Sci. Technol.* 2014,5,351-372.

7. Ostry,V. ; Malir,F. ; Ruprich,J. Producers and Important Dietary Sources of Ochratoxin A and Citrinin. *Toxins（Basel）* 2013,5（9）,1574-1586.

8. Kilonzo,R. M. ; Imungi,J. K. ; Muiru,W. M. ; Lamuka,P. O. ; Njage,P. M. Household Dietary Exposure to Aflatoxins from Maize and Maize Products in Kenya. *Food Addit. Contam. ,A Chem. Anal. Control Expo Risk Assess.* 2014,31（12）,2055-2062.

9. Raad,F. ;Nasreddine,L. ;Hilan,C. ;Bartosik,M. ;Parent-Massin,D. Dietary Exposure to Aflatoxins,Ochratoxin A and Deoxynivalenol from a Total Diet Study in an Adult Urban Lebanese Population. *Food Chem. Toxicol.* 2014,73,35-43.

10. Chin,C. K. ; Abdullah,A. ; Sugita-Konishi,Y. Dietary Intake of Aflatoxins in the Adult Malaysian Population—An Assessment of risk. *Food Addit. Contam. , B:Surveill.* 2012,5（4）, 286-294.

11. Sirot,V. ; Fremy,J. M. ; Leblanc,J. C. Dietary Exposure to Mycotoxins and Health Risk Assessment in the Second French Total Diet Study. *Food Chem. Toxicol.* 2013,52,1-11.

12. Han,Z. ; Nie,D. ; Ediage,E. N. ; Yang,X. ; Wang,J. ; Chen,B. ; Li,S. ; On,S. L. ; De Saeger, S. ; Wu, A. Cumulative Health Risk Assessment of Cooccurring Mycotoxins of Deoxynivalenol and its Acetyl Derivatives in Wheat and Maize:Case Study,Shanghai,China. *Food Chem. Toxicol.* 2014,74,334-342.

13. Belhassen, H. ; Jimenez-Diaz, I. ; Arrebola, J. P. ; Ghali, R. ; Ghorbel, H. ; Olea, N. ; Hedili,A. Zearalenone and its Metabolites in Urine and Breast Cancer Risk:A Case-Control Study in Tunisia. *Chemosphere* 2015,128,1-6.

14. Heyndrickx,E. ; Sioen,I. ; Huybrechts,B. ; Callebaut,A. ; De Henauw,S. ; De Saeger, S. Human Biomonitoring of Multiple Mycotoxins in the Belgian Population:Results of the BIOMYCO Study. *Environ. Int.* 2015,84,82-89.

15. Bandera,E. V. ;Chandran,U. ;Buckley,B. ;Lin,Y. ;Isukapalli,S. ;Marshall,I. ;King, M. ; Zarbl, H. Urinary Mycoestrogens, Body Size and Breast Development in New Jersey Girls. *Sci. Total Environ.* 2011,409（24）,5221-5227.

16. Croy, R. G. ; Essigmann, J. M. ; Reinhold, V. N. ; Wogan, G. N. Identification of the Principal Aflatoxin B1-DNA Adduct Formed *In Vivo* in Rat Liver. *Proc. Natl. Acad. Sci.*

U. S. A. 1978, 75 (4), 1745—1749.

17. Degen, G. H. ; Neumann, H. G. The Major Metabolite of Aflatoxin B1 in the Rat Is a Glutathione Conjugate. *Chem. Biol. Interact.* 1978, 22 (2—3), 239—255.

18. Siess, M. H. ; Guillermic, M. ; Le Bon, A. M. ; Suschetet, M. Induction of Monooxy – genase and Transferase Activities in Rat by Dietary Administration of Flavonoids. *Xenobiotica* 1989, 19 (12), 1379—1386.

19. Prochaska, H. J. ; Santamaria, A. B. ; Talalay, P. Rapid Detection of Inducers of Enzymes that Protect against Carcinogens. *Proc. Natl. Acad. Sci. U. S. A.* 1992, 89 (6), 2394—2398.

20. Sohn, H. O. ; Lim, H. B. ; Lee, Y. G. ; Lee, D. W. ; Lee, K. B. Modulation of Cytochrome P–450 Induction by Long–Term Food Restriction in Male Rats. *Biochem. Mol. Biol. Int.* 1994, 32 (5), 889—896.

21. Moon, Y. J. ; Wang, X. ; Morris, M. E. Dietary Flavonoids: Effects on Xenobiotic and Carcinogen Metabolism. *Toxicol. In Vitro* 2006, 20 (2), 187—210.

22. Peterson, S. ; Lampe, J. W. ; Bammler, T. K. ; Gross – Steinmeyer, K. ; Eaton, D. L. Apiaceous Vegetable Constituents Inhibit Human Cytochrome P – 450 1A2 (hCYP1A2) Activity and hCYP1A2 – Mediated Mutagenicity of Aflatoxin B1. *Food Chem. Toxicol.* 2006, 44 (9), 1474—1484.

23. Nixon, J. E. ; Hendricks, J. D. ; Pawlowski, N. E. ; Pereira, C. B. ; Sinnhuber, R. O. ; Bailey, G. S. Inhibition of Aflatoxin B1 Carcinogenesis in Rainbow Trout by Flavone and Indole Compounds. *Carcinogenesis* 1984, 5 (5), 615—619.

24. Kensler, T. W. ; Egner, P. A. ; Dolan, P. M. ; Groopman, J. D. ; Roebuck, B. D. Mechanism of Protection against Aflatoxin Tumorigenicity in Rats Fed 5–(2–Pyrazinyl)– 4–methyl–1, 2–dithiol–3–thione (Oltipraz) and Related 1, 2–Dithiol–3–thiones and 1, 2– Dithiol–3–ones. *Cancer Res.* 1987, 47 (16), 4271—4277.

25. Kensler, T. W. ; Curphey, T. J. ; Maxiutenko, Y. ; Roebuck, B. D. Chemoprotection by Organosulfur Inducers of Phase 2 Enzymes: Dithiolethiones and Dithiins. *Drug Metabol. Drug Interact.* 2000, 17 (1—4), 3—22.

26. Gross – Steinmeyer, K. ; Eaton, D. L. Dietary Modulation of the Biotransformation and Genotoxicity of Aflatoxin B(1). *Toxicology* 2012, 299 (2—3), 69—79.

27. Chen, L. ; Yu, M. ; Wu, Q. ; Peng, Z. ; Wang, D. ; Kuca, K. ; Yao, P. ; Yan, H. ; Nussler, A. K. ; Liu, L. ; Yang, W. Gender and Geographical Variability in the Exposure Pattern and Metabolism of Deoxynivalenol in Humans: A Review. *J. Appl. Toxicol.* 2016, 37 (1), 60—70.

28. Maul, R. ; Warth, B. ; Schebb, N. H. ; Krska, R. ; Koch, M. ; Sulyok, M. In Vitro Glucuronidation Kinetics of Deoxynivalenol by Human and Animal Microsomes and Recombinant Human UGT Enzymes. *Arch. Toxicol.* 2015, 89 (6), 949—960.

29. Wu, X. ; Murphy, P. ; Cunnick, J. ; Hendrich, S. Synthesis and Characterization of Deoxynivalenol Glucuronide: Its Comparative Immunotoxicity with Deoxynivalenol. *Food Chem.*

Toxicol. 2007,45 （10）,1846-1855.

30. Berthiller, F. ; Dall ' Asta, C. ; Schuhmacher, R. ; Lemmens, M. ; Adam, G. ; Krska, R. Masked Mycotoxins:Determination of a Deoxynivalenol Glucoside in Artificially and Naturally Contaminated Wheat by Liquid Chromatography - Tandem Mass Spectrometry. *J. Agric. Food Chem.* 2005,53 （9）,3421-3425.

31. Berthiller,F. ;Dall'asta,C. ;Corradini,R. ;Marchelli,R. ;Sulyok,M. ;Krska,R. ;Adam, G. ;Schuhmacher,R. Occurrence of Deoxynivalenol and its 3-Beta-D-Glucoside in Wheat and Maize. *Food Addit. Contam. ,A Chem. Anal. Control Expo Risk Assess.* 2009,26 （4）,507-511.

32. Nagl,V. ;Schwartz,H. ;Krska,R. ;Moll,W. D. ;Knasmuller,S. ;Ritzmann,M. ;Adam, G. ; Berthiller, F. Metabolism of the Masked Mycotoxin Deoxynivalenol - 3 - Glucoside in Rats. *Toxicol. Lett.* 2012,213 （3）,367-373.

33. Nagl,V. ;Woechtl,B. ;Schwartz-Zimmermann,H. E. ;Hennig-Pauka,I. ;Moll,W. D. ; Adam,G. ; Berthiller, F. Metabolism of the Masked Mycotoxin Deoxynivalenol-3-Glucoside in Pigs. *Toxicol. Lett.* 2014,229 （1）,190-197.

34. Seeling, K. ;Danicke, S. ;Valenta, H. ; Van Egmond, H. P. ; Schothorst, R. C. ; Jekel, A. A. ; Lebzien, P. ; Schollenberger, M. ; Razzazi - Fazeli, E. ; Flachowsky, G. Effects of *Fusarium toxin*-Contaminated Wheat and Feed Intake Level on the Biotransformation and Carry-Over of Deoxynivalenol in Dairy Cows. *Food Addit. Contam.* 2006,23 （10）,1008-1020.

35. Danicke, S. ; Valenta, H. ; Doll, S. On the Toxicokinetics and the Metabolism of Deoxynivalenol(DON)in the Pig. *Arch. Anim. Nutr.* 2004,58 （2）,169-180.

36. Turner, P. C. ; Hopton, R. P. ; Lecluse, Y. ; White, K. L. ; Fisher, J. ; Lebailly, P. Determinants of Urinary Deoxynivalenol and De-epoxy Deoxynivalenol in Male Farmers from Normandy,France. *J. Agric. Food Chem.* 2010,58 （8）,5206-5212.

37. Turner, P. C. ; Hopton, R. P. ; White, K. L. ; Fisher, J. ; Cade, J. E. ; Wild, C. P. Assessment of Deoxynivalenol Metabolite Profiles in UK Adults. *Food Chem. Toxicol.* 2011, 49 （1）,132-135.

38. Tuomola, E. ; Crittenden, R. ; Playne, M. ; Isolauri, E. ; Salminen, S. Quality Assurance Criteria for Probiotic Bacteria. *Am. J. Clin. Nutr.* 2001,73 （2 Suppl. ）,393s-398s.

39. Haq, M. ; Gonzalez, N. ; Mintz, K. ; Jaja-Chimedza, A. ; De Jesus, C. L. ; Lydon, C. ; Welch, A. ; Berry, J. P. Teratogenicity of Ochratoxin A and the Degradation Product, *Ochratoxin alpha*, in the Zebrafish （ *Danio rerio*) Embryo Model of Vertebrate Develop - ment. *Toxins(Basel)* 2016,8 （2）,40.

40. Galtier,P. ;Alvinerie,M. ;Charpenteau,J. L. The Pharmacokinetic Profiles of Ochratoxin A in Pigs,Rabbits and Chickens. *Food Cosmet. Toxicol.* 1981,19 （6）,735-738.

41. Coronel, M. B. ; Marin, S. ; Tarrago, M. ; Cano-Sancho, G. ; Ramos, A. J. ; Sanchis, V. Ochratoxin A and its Metabolite Ochratoxin Alpha in Urine and Assessment of the Exposure of Inhabitants of Lleida,Spain. *Food Chem. Toxicol.* 2011,49 （6）,1436-1442.

42. Klapec, T.; Sarkanj, B.; Banjari, I.; Strelec, I. Urinary Ochratoxin A and Ochratoxin Alpha in Pregnant Women. *Food Chem. Toxicol.* 2012,50（12）,4487-4492.

43. Dobritzsch, D.; Wang, H.; Schneider, G.; Yu, S. Structural and Functional Characterization of Ochratoxinase, a Novel Mycotoxin-Degrading Enzyme. *Biochem. J.* 2014,462（3）,441-452.

44. Dantzer, W. R.; Hopper, J.; Mullin, K.; Hendrich, S.; Murphy, P. A. Excretion of（14）C-Fumonisin B（1）,（14）C-Hydrolyzed Fumonisin B（1）, and（14）C-Fumonisin B（1）-Fructose in Rats. *J. Agric. Food Chem.* 1999,47（10）,4291-4296.

45. Masching, S.; Naehrer, K.; Schwartz-Zimmermann, H. E.; Sarandan, M.; Scha-umberger, S.; Dohnal, I.; Nagl, V.; Schatzmayr, D. Gastrointestinal Degradation of Fumonisin B（1）by Carboxylesterase FumD Prevents Fumonisin Induced Alteration of Sphingolipid Metabolism in Turkey and Swine. *Toxins（Basel）*2016,8（3）. doi:10. 3390/ toxins8030084.

46. N. G. a. F. Association. FDA Mycotoxin Regulatory Guidance,2011. https://www. ngfa. org/ wp-content/uploads/NGFAComplianceGuide-FDARegulatory Guidancefor Mycotoxins8-2011. pdf.

47. Turner, N. W.; Bramhmbhatt, H.; Szabo-Vezse, M.; Poma, A.; Coker, R.; Piletsky, S. A. Analytical Methods for Determination of Mycotoxins: An Update（2009 - 2014）. *Anal. Chim. Acta* 2015,901,12-33.

48. Rai, M.; Jogee, P. S.; Ingle, A. P. Emerging Nanotechnology for Detection of Myco-toxins in Food and Feed. *Int. J. Food Sci. Nutr.* 2015,66（4）,363-370.

49. Shim, W. B.; Kim, M. J.; Mun, H.; Kim, M. G. An Aptamer-Based Dipstick Assay for the Rapid and Simple Detection of Aflatoxin B1. *Biosens. Bioelectron.* 2014, 62, 288-294.

50. Lamberti, I.; Tanzarella, C.; Solinas, I.; Padula, C.; Mosiello, L. An Antibody-Based Microarray Assay for the Simultaneous Detection of Aflatoxin B1 and Fumonisin B 1. *Mycotoxin Res.* 2009,25（4）,193-200.

51. Liu, L. H.; Zhou, X. H.; Shi, H. C. Portable Optical Aptasensor for Rapid Detection of Mycotoxin with a Reversible Ligand-Grafted Biosensing Surface. *Biosens. Bioelectron.* 2015,72, 300-305.

52. Qiu, Y. L.; He, Q. H.; Xu, Y.; Bhunia, A. K.; Tu, Z.; Chen, B.; Liu, Y. Y. Deoxynivalenol-Mimic Nanobody Isolated from a Naive Phage Display Nanobody Library and its Application in Immunoassay. *Anal. Chim. Acta* 2015,887,201-208.

53. Santino, A.; Poltronieri, P.; Mita, G. Advances on Plant Products with Potential to Control Toxigenic Fungi:A Review. *Food Addit. Contam.* 2005,22（4）,389-395.

54. Brown, R. L.; Menkir, A.; Chen, Z. -Y.; Bhatnagar, D.; Yu, J.; Yao, H.; Cleveland, T. E. Breeding Aflatoxin-Resistant Maize Lines Using Recent Advances in Technologies—A Review. *Food Addit. Contam.*, *A*: *Chem.*, *Anal.*, *Ctrl.*, *Expos. Risk Assess.* 2013, 30（8）, 1382-1391.

55. Chiuraise, N. ; Derera, J. ; Yobo, K. ; Magorokosho, C. ; Nunkumar, A. ; Qwabe, N. Progress in Stacking Aflatoxin and Fumonisin Contamination Resistance Genes in Maize Hybrids. *Euphytica* 2016,207（1）,49-67.

56. Kluger, B. ; Bueschl, C. ; Lemmens, M. ; Michlmayr, H. ; Malachova, A. ; Koutnik, A. ; Maloku, I. ; Berthiller, F. ; Adam, G. ; Krska, R. ; Schuhmacher, R. Biotransformation of the Mycotoxin Deoxynivalenol in Fusarium Resistant and Susceptible Near Isogenic Wheat Lines. *PLoS ONE* 2015,10（3）,1-19.

57. Choo, T. M. ; Vigier, B. ; Savard, M. E. ; Blackwell, B. ; Martin, R. ; Junmei, W. ; Jian-ming, Y. ; Abdel - Aal, E. - S. M. Black Barley as a Means of Mitigating Deoxynivalenol Contamination. *Crop Sci.* 2015,55（3）,1096-1103.

58. Chulze, S. N. ; Palazzini, J. M. ; Torres, A. M. ; Barros, G. ; Ponsone, M. L. ; Geisen, R. ; Schmidt - Heydt, M. ; Köhl, J. Biological Control as a Strategy to Reduce the Impact of Mycotoxins in Peanuts, Grapes and Cereals in Argentina. *Food Addit. Contam. , A: Chem. , Anal. , Ctrl. , Expos. Risk Assess.* 2015,32（4）,471-479.

59. Park, D. L. Perspectives on Mycotoxin Decontamination Procedures. *Food Addit. Contam.* 1993,10（1）,49-60.

60. Gnonlonfin, G. J. B. ; Hell, K. ; Adjovi, Y. ; Fandohan, P. ; Koudande, D. O. ; Mensah, G. A. ; Sanni, A. ; Brimer, L. A Review on Aflatoxin Contamination and Its Implications in the Developing World: A Sub-Saharan African Perspective. *Crit. Rev. Food Sci. Nutr.* 2013,53（4）, 349-365.

61. Matumba, L. ; Van Poucke, C. ; Njumbe Ediage, E. ; Jacobs, B. ; De Saeger, S. Effectiveness of Hand Sorting, Flotation/Washing, Dehulling and Combinations Thereof on the Decontamination of Mycotoxin - Contaminated White Maize. *Food Addit. Contam. , A: Chem. , Anal. , Ctrl. , Expos. Risk Assess.* 2015,32（6）,960-969.

62. Siciliano, I. ; Spadaro, D. ; Prelle, A. ; Vallauri, D. ; Cavallero, M. C. ; Garibaldi, A. ; Gullino, M. L. Use of Cold Atmospheric Plasma to Detoxify Hazelnuts from Aflatoxins. *Toxins* (*Basel*)2016,8（5）. doi:10. 3390/toxins8050125.

63. Cano-Sancho, G. ; Sanchis, V. ; Ramos, A. J. ; Marín, S. Effect of Food Processing on Exposure Assessment Studies with Mycotoxins. *Food Addit. Contam. , A: Chem. , Anal. , Ctrl. , Expos. Risk Assess.* 2013,30（5）,867-875.

64. Frobose, H. L. ; Fruge, E. D. ; Tokach, M. D. ; Hansen, E. L. ; DeRouchey, J. M. ; Dritz, S. S. ; Goodband, R. D. ; Nelssen, J. L. The Influence of Pelleting and Supplementing Sodium Metabisulfite（$Na_2S_2O_5$）on Nursery Pigs Fed Diets Contaminated with Deoxynivalenol. *Anim. Feed Sci. Technol.* 2015,210,152-164.

65. Cazzaniga, D. ; Basilico, J. C. ; Gonzalez, R. J. ; Torres, R. L. ; de Greef, D. M. Myco - toxins Inactivation by Extrusion Cooking of Corn Flour. *Lett. Appl. Microbiol.* 2001, 33（2）, 144-147.

66. Dänicke, S. ; Valenta, H. ; Gareis, M. ; Lucht, H. W. ; Reichenbach, H. V. On the Effects of a Hydrothermal Treatment of Deoxynivalenol (DON) - Contaminated Wheat in the Presence of Sodium Metabisulphite ($Na_2S_2O_5$) on DON Reduction and on Piglet Perfor - mance. *Anim. Feed Sci. Technol.* 2005,118 (1/2),93-108.

67. Amézqueta, S. ; González - Peñas, E. ; Murillo - Arbizu, M. ; López de Cerain, A. Ochratoxin A Decontamination:A Review. *Food Control* 2009,20 (4),326-333.

68. Poór,M. ;Kunsági-Máté,S. ;Szente,L. ;Matisz,G. ;Secenji,G. ;Czibulya,Z. ;Köszegi, T. Interaction of Ochratoxin A with Quaternary Ammonium Beta-cyclodextrin. *Food Chem.* 2015, 172,143-149.

69. Printz,C. A 'Field in Motion.' *Cancer*(0008543*X*)2013,119 (6),1117-1118.

食品中内分泌干扰物及其毒理学影响

S. RAISUDDIN* and SHIKHA SHARMA

Department of Medical Elementology & Toxicology, Jamia Hamdard (Hamdard University), New Delhi 110062, India

* Corresponding author. E-mail: sraisuddin@ jamiahamdard. ac. in

摘要

内分泌干扰物(endocrine-disrupting chemicals, EDCs)是一类干扰或扰乱自然激素正常功能的外源性物质,其中大多数是合成化学物质,少数是天然化合物(如植物雌激素)。人类在整个生命周期中都会接触到复杂的内分泌干扰物混合物,因为它们有些是通过人类活动和自然界的物理化学反应释放到大气中的。当内分泌干扰物以颗粒或蒸气的形式被生物体摄入时,它们会与生物体内的内分泌腺相互作用,并对激素受体的活性产生多种不利影响。内分泌干扰物可以在生物体内的多个部位并通过多种特定的作用方式影响其内分泌功能,已经有研究表明内分泌干扰物会改变天然激素的合成、分泌、运输、结合和代谢过程,这些变化将导致机体内稳态机制、繁殖和发育的失调。食物是内分泌干扰物的主要来源,这些有毒化合物通过食物链进入人体。目前科学界对内分泌干扰物的研究主要集中在其分子水平上的作用和新靶点的确定。此外,还有相关研究测试天然化合物的有效性,特别是具有抗氧化潜力的化合物,以评估其减轻内分泌干扰物毒性效应的能力。在本文中,我们强调了通过食物暴露摄入内分泌干扰物的各种毒性后果,并讨论各种可用于减少内分泌干扰物对健康危害的策略。

8.1 引言

内分泌干扰物通常被定义为一类外源性化学物质,它们干扰体内负责维持生理状况的天然激素的产生、释放、运输、代谢、结合、作用或清除,从而影响了内分泌功能的调节[1,2]。当人体摄入内分泌干扰物时,会导致生殖、发育、神经、心血管和代谢产生异常,并破坏免疫系统[3],这是由于内分泌干扰物与激素分子结构相似,通过与激素受体[如雌激素受体(ERs)、视黄醇 X 受体(RXRs)、过氧化物酶体增殖物激活受体(PPARs)、芳香烃受体

（AhRs）和甲状腺受体（TRs）[4-7]结合从而影响激素信号的传递路径，导致内分泌系统的紊乱。内分泌干扰物的来源多种多样，包括工业化学品、农药、塑料添加剂等，这些物质通过环境暴露、食物摄入、空气吸入等途径进入人体。研究 EDCs 的影响对于了解其对人类健康的潜在危害以及制订相应的防护措施具有重要意义。

内分泌干扰化学物质的作用机制非常多，接触后可能对多个组织、器官或系统功能产生影响。例如，内分泌干扰物可能通过干扰下丘脑-垂体水平和靶组织（如乳腺），对青春期和生殖系统产生不良影响；类似地，内分泌干扰物还可能通过影响下丘脑中枢和脂肪组织来扰乱能量平衡；此外，内分泌干扰物可能导致性激素和瘦素等因子的紊乱，进而破坏生理反馈系统[2,8]，这些作用机制可能涉及激素信号传递、基因表达调控、细胞增殖和分化等多个生物学过程。内分泌干扰物的影响可以直接作用于受体的竞争性拮抗效应，也可以通过改变信号通路的调节作用间接影响细胞功能。这些复杂的作用机制使得内分泌干扰物对人体健康产生大量潜在的不利影响，因此，对内分泌干扰物进行监测和管理对人类健康是非常重要的。由过度刺激或抑郁引起的内分泌系统功能紊乱可能导致激素分泌过多或不足（图 8.1）。植物雌激素、杀虫剂和塑料增塑剂等化学物质可能对内分泌系统产生影响，这些化学物质被称为环境中的内分泌干扰物，其中大多数是由人类活动产生并引入环境中的[9,10]。这些环境持久性化合物通过食物网进行生物放大，并在人类和动物体内进行生物累积。Bonefeld-Jorgensen 等[11]回顾了持久性有机污染物（POPs）的影响，包括多氯二苯并二噁英、多氯二苯并呋喃、多氯联苯、有机氯农药（OCPs）以及两亲性全氟烷基酸，并得出结论：这些化合物都是潜在的内分泌干扰物。他们还指出，持久性有机污染物（POPs）具有潜在的致癌性，并可能在健康风险中发挥重要作用。人类暴露于复杂的化学物质混合物中，这些化学物质各自具有不同的生物学潜力和影响。人类的内分泌干扰是多因素的，一些内分泌干扰物已被证实具有加和效应。Waring 等[12]回顾了一系列膳食类黄酮和环境酚类污染物对磺基转移酶异构体的抑制作用，这些磺基转移酶异构体通过磺化反应使雌激素失活；他们表示，环境污染物（如氯化酚类消毒剂和塑化剂）如果与膳食中的类黄酮结合，可能会造成长期的有害影响。

在过去二十多年里，人们一致认同食品接触材料导致了人类接触外源性物质[13,14]。全球范围内就双酚 A（BPA）等食品接触材料成分对内分泌系统的影响展开激烈争论，人们对内分泌干扰物产生了浓厚的兴趣。因此，有关以"内分泌干扰物"为主题的出版物数量正在不断增加[15-18]，这些出版物涉及了各种引人关注的研究成果和相关行动，旨在深入了解内分泌干扰物对人体健康和生态系统的潜在影响。食品包装材料中邻苯二甲酸酯高度迁移进入食品中的问题引起了广泛关注，这需要欧洲食品安全局（EFSA）对内分泌干扰物进行新的风险评估[19]。这次评估旨在更全面地了解食品中可能存在的内分泌干扰物含量，评估其对消费者健康的潜在影响，并为制订相应的监管措施提供科学依据，更好地保障公众的食品安全。

尽管与农药、兽药或重金属相比，与食品接触的材料和物品（包括食品包装）通常被认为不具有化学危害，但较差的环境因素或不当的食品储存条件可能会导致有毒物质或潜在危害的内分泌干扰物渗透到食品中[20]。这是由于不适当的储存条件，如温、湿度以及食品与包装材料之间的相互作用,引发了一系列的化学反应,可能导致材料中的化学物质渗透、迁移或释放,增加了食品中有害物质生成和释放的风险。因此,我们需要更加关注食品储存的外部条件,以减少潜在危害物质以及内分泌干扰物进入食品的风险,这也强调了食品安全监管的重要性,以确保食品供应链中的材料和物品不会对人类健康产生潜在危害。而这也为限制人类接触这些化合物的风险管理决策提供了依据,特别是针对婴幼儿和老人等弱势消费群体。由于这类人群对潜在有害物质更为敏感,因此需要采取特殊的防护和保护措施以减少他们的暴露风险,这可能包括制订相关法规和标准及设定严格的限值以确保食品接触材料的安全性。此外,教育和宣传活动也是必要的,这能提高公众对食品安全和正确使用食品接触材料的科学意识,特别是在易受伤害的消费者群体相关的情境中。通过这些努力,可以最大限度地降低这些内分泌干扰物对婴幼儿和老人的潜在健康风险,并确保他们在食品消费过程中的安全与健康。

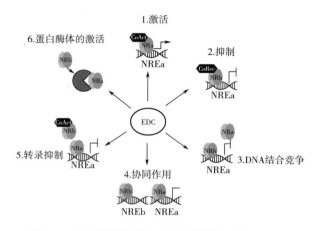

图 8.1 内分泌干扰物与细胞受体的各种相互作用
(NREa 为 EDCs 与 NRa 结合的核受体反应元件,NREb 为 EDCs 与 NRb 结合的核受体反应元件)

内分泌干扰物与细胞受体的各种相互作用见图 8.1:内分泌干扰物通过多种机制与核受体(NR)相互作用。在图 8.1 中,NRs 以 NRa 和 NRb 表示,以显示内分泌干扰物与 NRs 的相互作用,一般来说,NREa 和 NREb 是核受体反应元件。①内分泌干扰物可以替代内源性配体,作为 NRa 的直接激活剂和拮抗剂,它们可以通过 NR 调节共激活因子(CoAct)的增长,并启动靶基因转录,尽管一些内分泌干扰物仅通过诱导部分共激活因子的增长来充当调节剂而不是完全激活剂。②内分泌干扰物还可以通过募集抑制因子(CoRe)和 DNA 结合或靶基因表达来充当拮抗剂,此外,内分泌干扰物还可以通过间接机制进行干扰。③内分泌干扰物与 NRb 的结合通过分子串扰(如竞争或 DNA 结合位点)导致 NRa 信号的干扰。④共激活因子。⑤其他间接机制是:NRa 和 NRb 与相邻序列的结合可能导致调节活性的协同或抑制作用。⑥内分泌干扰物介导的 NRb 激活导致 NRa 通过蛋白酶体激活降解。

几项研究已经调查和分析了内分泌干扰物对人类和其他生物体的影响[21-24]。这些研究旨在评估内分泌干扰物对生物系统的潜在危害,并揭示其可能引发的健康问题。通过流行病学数据、动物实验和体外研究,研究人员掌握了内分泌干扰物与疾病发生之间的关联,包括激素失调、生殖问题、神经行为异常等。此外,该研究还评估了内分泌干扰物在环境中的分布和积累,并研究其对生态系统的影响,这些调查和研究结果为制订预防措施、监管政策和公众健康指南提供了重要的科学依据。评估这些暴露的相关性时会面临严重困难,因为涉及包括完整的内分泌反应范围在内的许多变量[24,25]。总的来说,由于维持生物体正常生理状况的器官和腺体之间的各种关系,内分泌干扰物进入机体后的生物反应是较为复杂的[22]。食物中外源物质的毒性,需经过动物实验、体外实验的一系列毒理学研究,从而对食品中外源物质及相关食品的毒理学安全性做出评价,并最终将动物实验和体外实验的研究结果与流行病学研究结果结合起来应用到人体健康,制订人体安全摄入限量和食品中安全限量标准。

8.2 食物中常见的内分泌干扰物

许多被公认为安全的化学物质,现在已被发现对人类和其他生物的激素平衡会产生不利影响,包括双酚 A、邻苯二甲酸酯、二苯甲酮及其衍生物和有机锡,这些化合物会通过食物接触材料迁移到食物当中[26,27]。潜在的内分泌干扰物向食品的迁移促使科学家和监管者努力制订统一的方法,该方法是专门用于识别与评估潜在 EDCs 的。大约有 50 种在食品接触材料中允许使用的化学物质被认为是潜在的内分泌干扰物,例如,纳米技术包装材料已成为食品创新领域的主要方向[27]。纳米食品是指在培育、生产、加工或包装过程中采用了纳米技术或工具所获得的食品,随着纳米技术在食品工业中的应用,纳米材料可通过消化道途径被人体所摄入,然而纳米食品却不同于普通物质,其毒性特征与粒径大小、表面电荷等有关,因此纳米食品的毒理学安全性评价及其风险评估较为困难。食品接触材料中含有的纳米材料会以可被检测到的水平迁移到食品中[28],到目前为止纳米材料还没有确定的通用阈值。在欧洲,有关塑料食品接触材料的具体法律规定是:尽管极少数化合物可被授权作为使用的纳米材料,但正面清单中明确提到的纳米材料在塑料食品接触材料中的使用也是受限制的。目前,该法规要求对包装材料进行测试,以确定其是否适用于接触食品[29]。为更精确地总结纳米材料在食品接触应用中的危害,所有材料都必须经过特定的风险评估,这种做法可以在一定程度上解释新纳米材料审批授权速度较慢的原因,这些风险评估的测试通常是在模拟迁移效应的食物中进行的,类似的方法也被认为适用于评估纳米颗粒在食物中的迁移[30-33]。

内分泌系统调节许多生物功能,如繁殖、发育、体内平衡等。由于生物体组织上有很多激素作用的受体位点,导致内分泌干扰物的测试是非常艰难的。针对食物中的特殊农药残留,Max-Stoelting[34-35]提出在风险管理程序前制订计划和临时标准。考虑到消费者的安全,Max-Stoelting 提出了将化学物质归类为内分泌干扰物的两种方法:第一种方法是对通过食物进入生物体的内分泌干扰物定量测定或者对任何个体接触到的任何化学物质的暴露量进行定量,以上是潜在风险危害评估的决定因素之一,而第二种方法是评估和报告给定物质的内分泌干扰潜力。然而,Ruden[36]强调计划中的方法应被视为暂时的,直到风险评估的科学标准是与欧盟法律同步制定出来的。可以预见,这些标准也适用于从食品接触的材料迁移到食品中的化学物质。

[风险评估是对人体接触食源性危害(化学的、生物的和物理的)而对健康产生的已知或潜在的不良作用的可能性、严重性和不确定性进行科学评价。风险评估包括以下四个步骤：①危害识别。②危害特征的描述。③暴露量评估，特别是摄入量评估。④危险性特征的描述。其中危害识别和危害特征描述主要是通过毒理学的研究资料(包括动物实验、体外实验和人群流行病学资料)获得物质的毒性大小和剂量反应关系特征，从而推出人群的安全暴露水平，根据人群的暴露水平对人群摄入该类物质的风险进行评估，作为政府制定标准和监管的依据，这是目前国际上食品毒理学研究的主要工作内容，因此食品毒理学的主要研究任务之一就是作为风险评估的基础。——译者注]

与食品接触的材料范围是由其设计的各种功能所决定的，因此这还会导致各种各样的问题，比如在何种情况下给定的材料可以安全地用于与食品接触。包装旨在保护食品免受化学和生物污染物等外部因素的影响，防止大气中氧气、光、饮料中气体的损失、湿度和香气的损失或吸收等[37,38]。

目前使用的食品包装是由不同的塑料材料和层压材料制成的。此外，包装的食品可能会接触到食品的罐壁、垫圈和盖子上所含有的部分塑料材料，这些材料可能是有害物质或未经充分检测的物质的来源[19,39]。Muncke[14]已经彻底阐述了对内分泌干扰物的担忧，证明食品包装可能确实含有各种疑似内分泌干扰物的物质。由于食品可以与包装的内表面相互作用，因此预计其成分可能会迁移，迁移物质可能包括单体、聚合引发剂、催化剂和其他各种化学成分。聚合物降解产物等化学物质，或者在生产和食品加工过程中有意添加的其他物质，都已显示出雌激素潜能[40-42]。

虽然在风险评估方法方面可以根据对人类健康相关的不利影响将内分泌干扰物进行分类，其中包括致癌、生殖毒性和致突变等对人类健康的主要不利影响[43]，但到目前为止，食品中的内分泌干扰物还没有国际公认的分类或分析标准。

例如，就杀虫剂而言，欧盟预计将出台内分泌干扰物鉴定的新标准，建议那些被归类为致癌或有生殖毒性的物质也应被视为内分泌干扰物。如双酚A、邻苯二甲酸二(2-乙基己基)酯(DEHP)、邻苯二甲酸二丁酯(DBP)等物质，虽然没有提及这些物质的内分泌作用，但由于欧盟战略中有明确规定风险管理的法律，导致其使用受到限制[43]。因此，基于该顾虑，表8.1和表8.2所示是食物中具有内分泌干扰作用的常见化学物质的毒性影响，具体涉及食品加工和储存情况及其对人类健康的可能影响。

表8.1　　各种用途食品添加剂的内分泌干扰物

类别	成分	影响	参考文献
抗氧化剂	丁羟甲苯 丁基羟基茴香醚 没食子酸丙酯 生育酚	雌激素、雄激素以及其他毒性作用	Sonnenschein and Soto[44]
味觉增强剂	谷氨酸钠(MSG) 肌苷酸二钠	内分泌和代谢紊乱以及其他毒性作用	Skultetyova et al.[45]

续表

类别	成分	影响	参考文献
增效剂	柠檬酸 磷酸三钙 其他磷酸盐 抗坏血酸	细胞毒性及其他毒性作用	Wang et al.[46]
抗菌素	苯甲酸钠 丙酸钙	内分泌干扰及其他的毒性作用	Khasnavis and Pahan[47]

表 8.2　　　　　　　　　　　从食品包装中迁移到食品中的内分泌干扰物

类别	成分	影响	参考文献
单体	双酚 A	强效雌激素和其他内分泌干扰效应	Acconcia et al.[48] Rodríguez et al.[49]
可塑剂	邻苯二甲酸二丁酯 邻苯二甲酸二辛酯	雌激素效应,生殖毒性	Ahmadivand et al.[50] Howdeshell et al.[51]
印刷图片引发剂	苯甲酮	弱雌激素毒性	Bradley et al.[52]
着色剂(单体和增塑剂)	铁蓝 铬酸铅 钼酸铅 氧化铬	甲状腺分泌失调 剧毒但对内分泌能力的破坏不确定	EU strategy[53]
涂层材料(食品容器)	全氟辛酸(PFOA)及其盐类氨基脲	甲状腺分泌失调 剧毒和内分泌扰乱	EFSA[54]

8.2.1　烷基酚

　　烷基酚(APs)是一种高产量的合成酚,主要用于制造烷基酚乙氧基化物(APEs)等化合物。烷基酚和烷基酚乙氧基化物已经有 50 多年的使用历史,它们是纺织品、纸浆和纸张、农药、涂料、填充油和燃料、金属和塑料生产过程中必不可少的原材料[55]。壬基酚(NP)和辛基酚(OP)具有极高的商业用途,它们有各种形式或"异构体",并用于构建壬基酚乙氧基化物(NPEs)和辛基苯酚乙氧基化物,壬基酚乙氧基化物主要用于表面活性剂的清洁剂。核动力源也被用于制造树脂和塑料,并能作为塑料中的稳定剂和抗氧化剂[56]。然而,对烷基酚和烷基酚乙氧基化物的使用也存在一些担忧,研究表明,这些化合物可能具有内分泌干扰物的特性,对生物系统可能产生潜在的不良影响。例如,它们可能干扰生物体体内激素的平衡,导致激素失调和生殖系统等问题。由于这些潜在的风险,监管机构应更加关注对烷基酚和烷基酚乙氧基化物的使用,并在一些地区限制使用或禁止使用。不断的研究和监测旨在更好地了解这些化合物对环境和人类健康的潜在影响,并寻找替代品或更安全的工艺方法,以减少对这些化合物的依赖和暴露。

由于环境和食物链的污染,人类通过食物和饮用水摄入烷基酚。烷基酚的存在可以追溯到环境中的污染源,如工业废水、农药和其他化学物质,这些烷基酚可以进入水体和土壤中,并逐渐被吸收和富集到生物体内[57]。烷基酚和类似的化合物可以通过多种途径进入水生环境,其中包括污水和污泥。这些化合物可能是由人类排放的废水中释放出来,并进入河流、湖泊和海洋等水体中的。一旦进入水环境,烷基酚会逐渐积累并存在于水中,当污水中的污泥被用于种植作物或放牧牲畜的土壤改良剂时,烷基酚可能会被释放出来,进而被作物吸收或放牧动物食用,这导致烷基酚潜伏于人类食物中进而进入人体。此外,壬基酚也可能通过食品接触材料迁移出来。在塑料包装中,烷基酚可以用作添加剂,如稳定剂和抗氧化剂,以提供特定的性能和保护作用。然而,如果使用不当或材料遭受破损,壬基酚可能会从这些塑料包装中迁移出来,并与食物接触。因此,基于食品安全和环境保护的考虑,需监测和控制水体、土壤和食物中烷基酚及其类似物的存在和迁移,并采取适当的措施,如正确使用污泥、控制食品接触材料中的壬基酚迁移等,进而减少烷基酚对人类和环境的潜在危害[58,59]。使用含有烷基酚或烷基酚乙氧基化物的工业废水和废物,会导致地表水和水生生物中烷基酚的含量大幅提高,使人们生活环境(河流、河口、沿海海洋环境)[60-62]中存在烷基酚,并进入到人类的日常饮食中。

在一项以意大利妇女为群体的研究中,该研究基于在母乳样本中检测到的壬基酚和辛基酚浓度,并以婴儿的最大体重为参考(假设为5kg),通过对浓度数据进行分析和计算,从而确定婴儿每天从母乳中获取壬基酚和辛基酚的最大摄入量。研究结果显示通过母乳喂养的婴儿每日最大壬基酚摄入量为 $3.94\mu g/(kg\ bw\cdot d)$,该数据接近丹麦安全与毒理学研究所提出的每日可容许摄入量 $[TDI=5\mu g/(kg\ bw\cdot d)]$。由于缺乏每日可耐受量的数据,因此无法计算辛基酚的最大日摄入量,作者观察到辛基酚的摄入量至少低于未观察到有害作用剂量水平 $[NOAEL=10mg/(kg\cdot d)]$ 的 6 个数量级,并观察到这与鱼类的摄入量和牛奶样品的 NPs 的浓度显著相关[63]。这项研究为母乳喂养人群暴露于 NPs 和其他化学物质的风险评估提出了一个重要的观点:这些化学物质可能具有内分泌干扰特性。母乳喂养是最自然和最常见的婴儿喂养方式,对于婴儿生长发育和免疫系统的发展至关重要。然而,母乳中可能存在一些化学物质,包括核动力源和其他具有内分泌干扰特性的化学物质,这些化学物质可能来自环境污染、食品接触材料、药物使用等。核动力源作为一种常见的添加剂,可能存在于包装材料中,尤其是塑料包装中。在使用不当或受损的情况下,核动力源可能从包装材料中迁移到食品中,并最终被婴儿通过母乳摄入,此外,许多其他化学物质也可能具有内分泌干扰特性。壬基酚和辛基酚属于烷基酚类化合物,具有内分泌干扰物的特性,可能对婴儿的发育和健康产生影响。这项研究可以更好地了解婴儿摄入壬基酚和辛基酚的潜在风险,并为制定相关食品安全和婴儿护理政策提供科学依据,这对于保护婴儿的健康和促进母乳喂养的安全性至关重要。

另一项研究是在瑞典市场进行的,研究人员采集了来自瑞典市场的各类食品样本,并对其中的壬基酚和双酚 A 进行分析和测量。该研究的目的是确定瑞典人均食品消耗量与这两种化合物的关联性,以及食品中壬基酚含量的分布情况。结果显示,水果、蔬菜和谷物是壬基酚含量最高的食物类别。壬基酚的每日可耐受量 $[5\mu g/(kg\ bw)]$ 比本研究中估计的壬基酚摄入量高出 10 倍。作者在研究结果中还提出,超过 30% 的哺乳期妇女血清中的游离 NP 或总 NP 水平达到或高于检出限(LOD=0.5~0.8ng/g 血清),血液中壬基酚水平达到或高于 LOD 的女性比含量低于 LOD 的女性摄入更多的水果和蔬菜。基于观察到的数据,作者得出以下结论:瑞典人在日常饮食中摄入的水果、蔬菜和谷物是摄入壬基酚的重要来源,这一结论指出了瑞典食品中壬基酚的主要来源,并为制定相关的食品安全措施和政策提供科学依据。了解壬基酚的来源有助于针对这一化合物的暴露进行管理和控制,以减少潜在的健康风险。然而,需要注意的是,这个结论仅基于该研究的观察结果,仅适用于瑞典市场和样本,在其他地区和食品市场中,壬基酚的来源可能存在差异。因此,在制定全面的食品监管和政策时,仍需综合考虑不同地区和食品类型的特点,并进行更广泛的研究和评估[64]。

大量研究表明烷基酚具有内分泌干扰特性,这一发现早在 20 世纪就得到了证实。自 1938 年以来,研究人员已经在动物身上证实烷基酚具有雌激素活性,近年来,研究主要集中于养殖鱼类和野生鱼类的内分泌干扰方面,尤其是一些常见鱼类(如虹鳟、鳗鱼和比目鱼等)。有研究发现,烷基酚等雌激素类化学物质是通过污水排放进入河流和河口的,对这些鱼类产生了影响,它们可能干扰性别发育与生殖过程,对生态系统的稳定性和生物多样性产生潜在影响。这些发现更进一步证实了烷基酚及其类似化合物的内分泌干扰特性,为保护水生生物与维护生态平衡,监管机构应该对环境中存在的这些化学物质进行监测和控制。在某些行业,特别是使用烷基酚作为表面活性剂的纺织工业,烷基酚会导致水体具有雌激素活性[65-71]。在污水排放物中存在的致雌性化类物质与广泛存在的"女性化现象"之间存在关联[72]。在英国和欧洲的河流和河口中,研究人员观察到了雄性鱼类的"退化"现象[65,70,73],即它们表现出与雌性鱼类相似的特征,对雄性鱼类进行的研究发现,这种"退化"现象包括雌性卵黄大分子卵黄蛋白原的表达,"卵丸"(卵母细胞)等双性细胞的发育、生殖导管的雌性化、精子产量减少和受精成功率降低[70,74-76]。这些研究结果突出了污水排放物对水生生物的潜在影响,尤其是对鱼类的性别发育和繁殖过程的影响。长在太平洋的牡蛎已被证实壬基酚可诱导其长期和隔代影响。研究表明,在幼虫发育的关键阶段,将其暴露于一定浓度的壬基酚环境中 48h,会引起长期的性生物学过程效应(改变雌性的性别数量关系,增加雌雄同体的发生率)。生殖细胞活性也会受到影响,导致下一代的胚胎和幼虫发育不良,在某些情况下死亡率高达 100%[77]。

8.2.2　双酚 A

双酚 A 是一种广泛使用的化学物质,主要用于生产塑料产品、环氧树脂、食品罐头内衬等。双酚 A 是目前报道最多的内分泌干扰物之一,它存在于由聚碳酸酯和金属罐内漆涂料组成的食物接触材料中。例如,食品罐头在灭菌过程中受到很高的热量暴露,这种高温可能会导致罐头内部涂层中的双酚 A 浸出。Grumetto 等[78]在 42 罐番茄罐头中检测出 22 罐的双酚 A 浓度较高每千克番茄(115.3μg),该数值远远高于双酚 A 的 TDI 值[4μg/(kg bw · d)]。Cwiek-Ludwicka[79]回顾了在不同年龄人群中通过饮食和非饮食来源接触双酚 A 的情况,特别提到了食品接触材料,并指出婴幼儿从食物接触材料中摄入的最高双酚

A 暴露量为 0.086μg/(kg·d)。此外,包括育龄妇女在内的成年人最高双酚 A 暴露量为 0.335~0.388μg/(kg·d),评估值远低于双酚 A 的 TDI 值[4μg/(kg bw·d)],然而作者建议需要进一步更新双酚 A 暴露的现有数据,以进行人类健康风险评估。

欧洲食品安全局根据双酚 A 的毒理学分析报告得出结论:暴露于相对较高剂量的双酚 A(高于 TDI)可能与一些雌激素影响有关[77,80]。然而,欧洲食品安全局的进一步分析是必要的,因为新的但尚未接受评估的结果表明,当实验动物在子宫内接触到双酚 A,并在整个婴儿期通过母乳接触到双酚 A 时,双酚 A 会影响幼年实验动物的神经发育[81]。此外,新的毒物动力学研究和胎盘运输表明有必要重新评估围产期双酚 A 暴露的风险[82]。Roger 等[83]的综述中提到双酚 A 对人类和其他物种的免疫细胞可能会产生影响,此外,他们还提到双酚 A 可能是通过 ERs、AhR、PPARs 介导引起的免疫学改变。

许多体外和体内研究表明,人体接触的双酚 A 高于当前的 TDI[4μg/(kg·d)],低于之前的 TDI[50μg/(kg·d)]时有不良影响,接触小于或等于 50μg/(kg bw·d)的双酚 A 可能会导致青春期时间、生殖周期、前列腺、乳腺发育、腺体发育的改变,并伴有导管内增生和癌前乳腺、子宫和卵巢的变化,大脑的畸形、脑类固醇受体水平的变化、行为变化、葡萄糖稳态和体重的改变,双酚 A 的一些重要机制和影响如图 8.2 所示[48,49,84]。青春期是青少年获得生殖能力以及性器官发育完全的关键时间段,体内的生殖激素正处于一种相互协调且不断变化的状态,此阶段暴露双酚 A 会导致青少年更易受到影响,并引起青少年早熟以及后续生殖系统发育不全等。关于双酚 A 对卵巢转录组异常调控的相关分子机制尚不清楚,广泛接受的一种说法是,由于双酚 A 的结构与雌激素类似,可与不同细胞类型中的雌激素受体 α/β 形成配体-受体复合物,产生类雌激素效应,并进一步与靶基因转录调控区域雌激素应答元件结合,扰乱生物体基因或者非编码 RNA 的表达,最终导致组织、器官发育异常。双酚 A 显然已成为近年来研究最多的化合物之一,欧洲食品安全局(EFSA)已经证明了食物包装材料是一个重要的 BPA 暴露源[85]。在 EFSA 先前的一份评估报告中,幼儿的 BPA 暴露量高达 300ng/(kg bw),3 个月大婴儿的 BPA 暴露量达到 11000ng/(kg bw),根据 2013 年的评估,婴儿出生 3~5d 后的 BPA 暴露量为 857 和 495ng/(kg bw)。EFSA 指出打印机和收银机中使用的热纸是双酚 A 的第二高来源。进一步的研究得出结论,对排泄液中双酚 A 的生物监测可以可靠地估计所有来源的总体暴露量,为大规模观测项目打开了希望的视野[86,87]。

双酚 A 的作用机制如图 8.2 所示:①双酚 A 增加了钠/碘分子的活性,导致碘摄取量增加,虽然碘化物是甲状腺激素(TH)产生的必要条件,但双酚 A 对甲状腺激素(TH)合成的影响尚不清楚。②双酚 A 通过与甲状腺激素(TH)结合,阻碍了甲状腺激素(TH)与甲状腺激素受体(TR)的结合。③双酚 A 降低视黄醇 X 受体(RXR)的基因表达,从而降低了与 TR 形成异二聚体的能力,打乱了甲状腺激素(TH)相关基因的调控。④过氧化物酶体增殖物激活受体(PPARs)基因和蛋白质表达增加,双酚 A 也能激活 PPARs。⑤形成异源二聚体并与应答元件结合后,过氧化物酶含量增加。⑥脂肪酸氧化导致活性氧(ROS)的形成。⑦转录、翻译、清除剂的活性降低,会对器官和个体产生有害影响。⑧双酚 A 减少 B-1 类清除剂受体来降低胆固醇的转运。⑨类固醇生成所必需的一系列酶的基因表达受到抑制,导致睾丸激素水平降低。⑩动物暴露于双酚 A 后,基因表达、蛋白表达和芳香化酶活性均降低,导

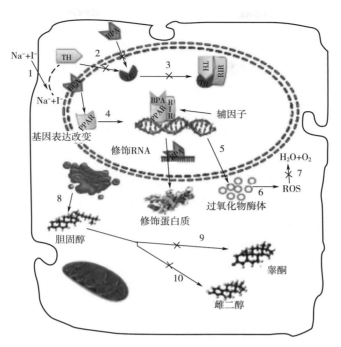

图 8.2　双酚 A 的细胞和分子靶点

致雌二醇合成减少,这些影响将引起器官、个体和群体水平的变化。

8.2.3　邻苯二甲酸盐

邻苯二甲酸盐主要用作食物接触材料的增塑剂,通常用于制备塑料容器,以延长其灵活性、透明性和耐用性。邻苯二甲酸丁苄酯可以作为聚氯乙烯和纤维素树脂以及有机中间体的增塑剂[88],邻苯二甲酸二丁酯(DBP)用于纸张涂料、印刷油墨和弹性体,DEHP 用于增塑剂,特别是用于制备医疗器械、树脂和弹性体的增塑剂。Bicalho[89]估计 DEHP、邻苯二甲酸二正丁酯(DnBP)、邻苯二甲二异丁酯(DiDP)和邻苯二异壬酯(DiNP)的 TDI 值分别为 0.05、0.01、0.15 和 0.15mg/(kg bw·d)[90]。

食物是人类接触邻苯二甲酸盐的主要来源,现有的部分研究提供了有关邻苯二甲酸盐作为内分泌干扰物进入人体迁移潜力的信息。一项以美国人群为对象的研究旨在检测近期快餐食品中双酚 A 摄入量与尿液中 DEHP 和邻苯二异壬酯(DiNP)之间的关系,实验数据来源于参与国家健康和营养调查(NHANES 2003—2010 年)的 8877 名志愿者。研究人员使用 24h 的饮食数据量化了 DEHP 和邻苯二异壬酯(DiNP)的水平,并观察到这两种邻苯二甲酸盐的水平在大量食用快餐志愿者的尿液样本中高于不食用快餐的志愿者,他们还观察到快餐摄入量与邻苯二甲酸盐暴露之间存在剂量正相关关系[91]。

Ge 等[92]调查了中国陕西省 10 家乳制品企业的 15 个商业品牌的 90 种山羊奶配方奶粉中的 15 种邻苯二甲酸盐的残留情况和水平,结果表明,DBP、bis-DEHP、邻苯二异壬酯(DiNP)和二甲酯是检出率最高的邻苯二甲酸盐类化合物,邻苯二甲酸盐的中位平均浓度分别为 38.1、24.2、16.6 和 8.7μg/kg。结果表明以山羊奶为基础的婴儿配方奶粉可能是婴儿接触邻苯二甲酸盐的主要来源之一。

2012 年,Kim 等[93]发表的另一项在韩国进行的研究,是关于人类最脆弱群体(婴儿)通过母乳喂养接触邻苯二甲酸盐的情况。从韩国 4 个城市的 62 名产后 1 个月的哺乳期母亲中采集样本,评估 6 种邻苯二甲酸酯代谢物[邻苯二甲酸单异丁酯(MiBP)、邻苯二甲酸单正丁酯(MnBP)、邻苯二甲酸单-2-乙基己酯(MEHP)、邻苯二甲酸单酯(2-乙基-5-羟基己基)、邻苯二甲酸单酯(2-乙基-5-氧己基)和邻苯二甲酸单乙酯(MEP)]。MEP、MiBP、MnBP 和 MEHP 是所有母乳样品中检出最多的邻苯二甲酸盐,其中位浓度分别为 0.37、1.10、1.70 和 2.08μg/L。该研究显示,每日通过母乳摄入邻苯二甲酸酯(包括单酯和双酯形式)摄入量的中位数为:DEHP 在 0.91 ~ 6.52μg/(kg bw),DnBP 为 0.38 ~ 1.43μg/(kg bw)。根据估计的每日摄入量,高达 8% 的婴儿摄入了超过 DEHP 作为抗雄性激素的参考剂量,6% 的婴儿摄入的 DnBP 超过了 TDI 值。母乳中 MiBP 和 MnBP 浓度与母亲食用鲜奶油和纯净水有显著的正相关关系。

一些体外试验、计算机数据和临床研究表明,邻苯二甲酸盐与人体的内分泌紊乱、生殖发育、精神损伤、神经发育毒性和生长相关问题等密切相关[94-96]。生殖发育也叫繁殖过程,外源化学物质对生殖发育的影响以及损害作用有不同的特征。一方面,生殖发育过程较机体其他系统对外源化学物质更为敏感,一定剂量的外源化学物质对机体其他系统或功能尚未造成损害作用时,生殖过程的某些环节就可能出现障碍。另一方面,外源化学物质对生殖发育过程影响的范围较为广泛。一般毒性作用仅对直接接触某种外源化学物质的个体造成损害,而外源化学物质对生殖发育过程的损害,不仅直接涉及雌雄两个个体,同时还可以在其第二代个体中表现出损害作用。据报道,邻苯二甲酸盐会对女性卵巢中卵泡生成和类固醇生成的两个重要过程产生不利影响[95]。根据 2012 年发表的一项流行病学研究,邻苯二甲酸盐 MEHP 和 DEHP 可以抑制成人睾丸睾酮的产生[96]。此外,根据 EFSA 的科学观点,即使 DEHP 的饮食摄入量低于 TDI[0.05mg/(kg·bw)],其他 DEHP 来源也可能对整体暴露产生影响,需要加以考虑[82,85]。

8.2.4　苯甲酮

苯甲酮常被用作印刷油墨的添加剂(光引发剂 UV),并可以从纸板食品包装中转移到包装的食品中[14]。有几项研究表明光引发剂(苯甲酮及其衍生物)可以迁移到食品中,例如,最近发表了一项关于食品包装材料油墨上的光引发剂迁移的研究。根据欧盟法规(第 10/2011)的测试条件,研究人员在 60℃ 下进行为期 10 d 的常规长期储存迁移测试,并与谷物在室温储存 6 个月后的迁移情况进行比较,结果发现 Tenax(一种多孔聚合物吸附剂)在 60℃ 时的模拟条件下超过了谷物的实际迁移时间,最高可达 92%。此外,研究人员还研究了较低接触温度对 Tenax 孔径的影响,用大米代替 Tenax 进行类似模拟,其结果显示 Tenax 的迁移率不够低,这表明 Tenax 是比大米和谷物强得多的吸附剂[97]。

苯甲酮及其衍生物的激素模拟潜能的毒理学研究是模棱两可的[14]。另外一项流行病学研究,针对 501 对停止使用避孕措施的夫妇的生育能力进行纵向调查和环境研究(美国密歇根州和得克萨斯州 2005—2009 年),对其尿样中苯甲酮过滤器的浓度进行了检查,结果表明男性暴露于苯甲酮紫外线过滤器可能会降低夫妻的生育能力,导致更长的受孕时间[98]。2015 年发表了另一项有关检测苯甲酮浓度的流行病学研究,这项研究的目的是检查 413 名男性精液和尿液样本中的苯甲酮类紫外线过滤器的浓度(收集于 2005—2009 年),研究结果表明,特定的紫外线过滤器可能与精液终点指标的某些方面相关,但有待进一步证实[99]。这两项研究都支持苯甲酮对内分泌的潜在干扰。在对一些食品中苯甲酮产生的潜在健康威胁的分析中,Muncke[14]指出这类化合物存在于多层纸板包装的食品中。目前欧盟所确定的二苯甲酮的 TDI 为 0.01mg/kg,通过食物接触材料进入食品的迁移限制为 0.6mg/kg,假设成年人平均体重为 60kg,则每天对包装食品的摄入量不得超过 1kg[39]。

8.2.5　有机锡

作为光稳定剂和热稳定剂或聚合引发剂,有机锡应用在塑料食品包装中已经数年了[100],它们保护聚氯乙烯(PVC)不被氯离子降解,从而产生了氯化有机锡[101]。人类接触有机锡的主要来源是通过食物摄入,特别是海产品,因为有机锡类化合物可以通过有机锡防污涂料覆盖的船体浸出、农田径流和废水排放直接进入水生态系统,进而导致海产品的有机锡污染。然而,还有一些其他暴露于有机锡的食物来源,如人造黄油、蛋黄酱、葡萄酒和啤酒等[14],有机锡对内分泌的破坏潜力是有据可查的,但有关人类暴露的数据是有限的[102-104]。

在制造过程中,单丁基氯化物作为玻璃包装的一种热端涂层[105],适用于热玻璃表面,从而使有机部分立即热解。丁基锡通常与二丁基锡一起存在于葡萄酒和白酒中[106],二丁基锡在酸性条件下可降解为单丁基锡[105],这两种化合物都源于 PVC 塑料散装储存容器。有机锡对 17β-雌二醇(E2)合成的影响已有体外研究,结果显示二丁基锡和单丁基锡可以上调 17β-羟基类固醇脱氢酶(一种在人类胎盘细胞中高度活化并催化雌激素转化为 E2 的酶)[26]。三丁基锡(TBT)、三苯基锡(TPT)是公认的内分泌干扰物,TBT 的 TDI 值为 0.25μg/(kg bw·d),这是基于大鼠免疫反应的毒性终点,并用安全系数为 100 来推断从大鼠到人的结果[107-108]。虽然美国和欧盟没有批准三丁基锡和三苯基锡用于食品接触材料[85,109],然而,由于三丁基锡在航运工业中作为防污剂的历史应用,它已经进入了海洋食物链,目前可能仍然存在。

一项旨在检测葡萄牙市场海鲜中有机锡的含量以评估消费者风险危害的研究显示,鱼类、甲壳类动物和头足类动物可食用部位的丁烯含量低于这些动物群的其他部位(即低于 30ng/g 湿重)。虽然双壳类动物的浓度(高达 275ng/g 湿重)属于中等水平,但大多数样本中的三丁基锡和二丁基锡(DBT)水平低于葡萄牙消费者可承受的平均残留水平(93ng/g 湿重),这表明风险较低。然而,该研究人员建议将这些结果与哺乳动物中有机锡分子靶点的发现结合起来分析[110]。

由于 PVC 食品接触材料的酸性增强,啤酒、葡萄酒中有机锡的 LOD 值和限量值分别为 1~40 和 3~80 ng(Sn)/L 等[111,112],该情况突出了食品和饮料中具有内分泌干扰特性化合物的潜在迁移可能。

8.2.6　砷

砷以纯砷和氧、氯、硫、碳、氢的配合物的形式广泛分布于环境中[113]。饮用水是砷环境暴露的主要来源,因为砷可能聚集在地下水井和其他水源中。此外,砷是许多农业中广泛使用的杀虫剂的主要成分。人类不仅可以通过饮用水摄入砷,还可以通过食物链摄入砷。农作物(如水稻)通过农药和受污染的灌溉用水吸收和积累砷,程度取决于物种和品种[114,115]。

据报道,谷物和谷物产品,尤其是大米和大米制品,其砷浓度为 0.1~0.4mg/kg 干重,其吸收途径主要是根部从土壤中吸收砷或是空气中沉积在叶子上的砷[116]。糙米的砷浓度高于白米,这表明砷与麸皮元素有关[117]。鱼和其他海鲜是砷(有机砷)的主要来源,有机砷经生物转化后产生的代谢物与无机砷的代谢物一样具有剧毒[117]。

据报道,砷介导的内分泌素会潜在干扰人类与动物机体。砷对内分泌的作用机制包括细胞信号传导的改变、细胞周期控制、DNA 修复、氧化应激等方面[118-120]。砷对机体的作用受剂量/浓度的改变、暴露时间等的影响,效果可能会存在组织特异性差异。很少有研究指出砷是通过改变类固醇激素受体(即糖皮质激素、雌激素、孕激素、矿物皮质激素和雄激素受体)[120-122]而具有干扰内分泌的潜力。部分研究认为砷还具有免疫抑制作用,此外,也有报道就砷对其他核受体亚科的影响开展了研究。Davey 等[124]研究了 RXR 和 tr 介导的砷酸钠对人胚胎 NT2 细胞和大鼠垂体 GH3 细胞的影响。用亚砷酸钠(0.01~5μmol/L)处理 NT2 和 GH3 细胞 24h 后,研究人员观察到 NT2 细胞中转染的 RAR 反应元件–荧光素酶构建体和天然 RA 诱导的细胞色素 P450(CYP26A)中的 RAR 依赖基因的转录发生了显著变化。就甲状腺激素(TH)介导机制,研究人员使用甲状腺激素(TH)通过 TR 严格控制两栖动物尾部的蜕变,进而借助两栖动物体外尾部来研究低剂量砷对内分泌的干扰是否会产生特定的病理后果。核受体及其亚类在正常的人类发育和成人功能中发挥着重要作用,其失调与许多疾病过程相关联。因此,砷对激素受体依赖过程的破坏也可能与人类发育问题和疾病风险有关。

8.2.7　镉

镉是一种环境污染物,既可以通过自然产生,也来源于工业和农业[125]。对于不抽烟的普通人群来说,食物是镉暴露的主要来源之一[125,126]。人类通过饮食所接触到的镉含量相对较低(3%~5%)。然而,它可以有效地保留在人体的肾脏和肝脏中,其生物半衰期较长,为 10~30 年[127]。

Sand 等[128]和 Ferrari 等[129]根据欧洲食品安全局(EFSA)的欧洲食品消费数据库来确定镉的饮食暴露和消费数据,他们依据国家食品消费调查数据来评估特定亚群的消费模式,如儿童和素食者。镉含量最多的食物是谷物和谷物制品、豆类、蔬菜、坚果、淀粉类马铃薯、肉类和肉制品。欧洲各国的平均膳食暴露量为 2.3μg/(kg bw·周)[范围为 1.9~3.0μg/(kg bw·周)],高暴露量为 3.0μg/(kg bw·周)[范围为 2.5~3.9μg/(kg bw·周)]。由于豆类、谷物、坚果和油籽的大量消耗,素食人群的膳食暴露量高达 5.4μg/

（kg bw·周）。双壳类软体动物和野生蘑菇的普通消费者也被发现同样有较高的饮食暴露量,分别为 4.6 和 4.3μg/（kg bw·周）[128-130]。

2015 年,一份关于镉对激素影响的报告发表,特别关注了人类患乳腺癌、子宫内膜癌和前列腺癌的风险。该报告基于瑞典国家食品局和瑞典化学品局组织的实验毒理学家和流行病学家的协作会议整理而成[131],报告指出镉的膳食摄入与子宫内膜癌的风险显著相关。通过比较最高暴露分位数与最低暴露分位数,多变量调整后的相对风险为 1.39（即 95% 置信区间为 1.04~1.086,P=0.019）。另一方面,外源性和内源性雌激素水平较低的女性患该疾病的风险增加了 2.9 倍（95% 置信区间为 1.05~7.79）,但患乳腺癌和前列腺癌的风险较小（分别为 21% 和 13%）。

镉通过干扰体内和体外雄激素、雌激素和黄体酮的生物合成来破坏甾体生成,从而导致性别分化紊乱和配子体发生改变[132-135],它还可以结合雌激素和雄激素受体。实验数据表明,镉诱导的雌激素性状效应是通过膜相关信号介导的,而不涉及经典的内质网信号[136,137]。此外,镉还可能影响雌激素受体的表达和功能,进而影响细胞信号传导和基因表达,导致一系列潜在的健康问题。虽然目前对于镉如何影响雌激素受体还需要进一步研究,但是已经有越来越多的证据表明,镉对女性健康的危害需引起足够的重视。

8.2.8　铅

铅是一种自然存在的环境污染物,主要来源于采矿、冶炼和电池制造等人为活动[138,139]。铅以有机铅和无机铅形式存在,且无机铅形式在环境中占主导地位。铅是一种有毒物质,人类长期暴露于铅会造成各种健康问题,如神经系统受损、肾脏功能异常、贫血和生殖损伤等。铅还可以在机体内替代其他金属离子,干扰酶、蛋白质和其他生物分子的功能,影响细胞内环境和代谢。因此,需要合理控制铅的使用和排放,避免其对环境和人体造成更多的损害。自 20 世纪 70 年代以来,欧洲已采取措施来规范食品罐头、油漆、汽油和管道中的铅[140]。人类可能通过食物、水、空气、土壤和灰尘接触铅,食物是人接触铅的主要来源之一[141],食物和水中存在铅时,会造成家庭环境的铅污染。墙壁和木制品上的含铅油漆以及玩具上的油漆都可能是儿童摄入过量铅的重要来源。铅釉用于陶瓷厨房用具、陶器和石制器皿,因为铅釉在烧制陶器的窑炉温度下具有更大的流动性[143],能比较均匀地覆盖在器物表面[143],铅也可能出现在某些陶器的装饰性釉料中[142]。对未充分烧制的釉料中浸出的铅进行研究,结果显示铅可能被用于酸性食品和饮料的容器,从而对人体造成严重的健康危害[143],因此装饰用的铅釉不得与食品接触。马口铁器皿已经被铝制容器和不锈钢容器取代,有焊接接缝的镀锡铁罐已成为一系列食品铅污染的可能来源。英国的一项调查中指出罐头婴儿食品的平均铅浓度约为 0.24mg/kg,而罐装婴儿食品的平均铅浓度为 0.04mg/kg。

Mostafalou 等[144]研究了铅对胰腺和肝脏代谢作用下葡萄糖稳态的影响,实验分为两部分:第一部分从胰腺中分离出胰岛,分别用 0.05mol/L 和 0.2mol/L 的醋酸铅处理 24 h;第二部分是给大鼠喂养 0.05mol/L 和 0.2mol/L 的醋酸铅饮用水 32 d。研究结果发现,铅通过激活 GSK-3β 和内质网应激,增加肝脏糖异生酶的活性,从而破坏胰岛分泌胰岛素的功能,得出的结论是:长期接触铅会通过诱导胰岛素抵抗影响胰腺和肝脏的内稳态,从而破坏葡萄糖稳态。

总之,铅污染可以改变内分泌系统调节的许多过程,例如寿命、发育、性接受度、生育能力和运动能力[145-146],我们需要保护我们自己和我们的环境,减少铅的使用和排放以减少这些危害,以下是铅污染对人体可能造成的健康影响。

[(1)神经系统损伤　铅可累积在血液、骨骼、大脑和神经系统中,对神经系统造成损害,导致头痛、乏力、肌肉麻痹、颤抖、失眠、智力障碍和行为问题等。

(2)儿童生长发育障碍　对尚未成熟的神经系统影响尤其明显,影响儿童的智力、生长和发育。铅可通过胎盘进入胎儿血液,增加早产、低体重等风险。

(3)肾脏损伤　慢性铅中毒可能导致肾脏损害,尤其是在膳食中铅暴露量高的人群。

(4)贫血　铅可能抑制血液中红细胞的生成,导致贫血。

(5)生殖系统障碍　铅可能影响生殖系统健康,对产妇和胎儿有潜在的风险。——译者注]

8.2.9　汞

世界各地的空气、水和土壤中都可以检测到汞。人类提取和使用汞已有数百年的历史,汞可用于某些医疗设备。由于人类活动(汞的生产及使用)而将汞带入环境,这是造成汞对环境污染的主要原因,环境中的汞含量逐渐增加,从而导致水、土壤、空气和生物体内的汞含量升高[147]。环境中汞的主要生物积累是通过食物链发生的[148,149],例如植物和像浮游植物一样的小型生物都能通过被动或通过食物摄入来吸收汞(图8.3)。

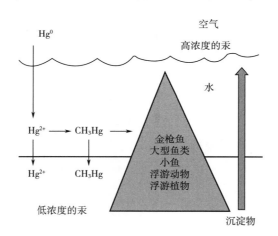

图8.3　汞的环境生物地球化学循环

如图8.3所示:从发电厂和其他污染中释放的汞进入水生环境,之后经过甲基化转化为甲基汞,汞和甲基汞在海水中的浓度非常低,然后通常以甲基汞的方式被食物链起点的藻类吸收,这种藻类会被鱼类和其他食物链中较高的生物吃掉。鱼类可以有效地吸收甲基汞,但排出体外的速度非常缓慢。甲基汞具有不溶性,因此不易被排出体外,它主要积聚在内脏中,少量存在于肌肉组织中。这导致汞的生物积累,即汞会积聚在连续营养水平生物的脂肪组织中,如浮游植物、浮游动物、小鱼、大鱼等。20世纪50年代,日本水俣的智索公司将未经处理的含有甲基氯化汞的污水排入水俣湾,导致了严重的汞中毒案例[150,151]。汞一旦进入海湾的沉积物中,就很容易被海洋生物吸收,污染整个生态系统。当地居民由于食用了污染汞的鱼类,导致一千七百余人死亡,并严重影响孕妇胎儿的发育[150-151]。

Gumpetal 等[152]对 9~11 岁儿童进行的一项横断面研究显示吃鱼的儿童比不吃鱼的儿童具有更明显的动脉粥样硬化保护脂质特征,但其血液中的汞含量较高。不吃鱼儿童的血汞水平非常低(中位数为 $0.77\mu g/L$),除了一名志愿者外,其他不吃鱼儿童的血汞水平均低于 $3.27\mu g/L$。血汞水平的升高与皮质醇水平的降低显著相关。血汞还与提示全身性炎症的急性期蛋白表达水平显著相关,因为当模型中也检测到这些蛋白时,其中一些蛋白会显著降低汞与皮质醇减少之间的关联性。

有研究指出有机汞化合物和无机汞化合物都高度积累在甲状腺、下丘脑、睾丸、卵巢和肾上腺皮质等主要内分泌腺体中[153,154]。汞基化合物破坏类固醇生成(包括性激素的合成)、男性和女性的生育能力以及下丘脑-垂体-甲状腺轴和下丘脑。大多数可用的数据表明,汞可以作为一个强有力的内分泌干扰物[157]。重金属汞对内分泌功能的各种影响及其作用机制的总结如表 8.3 所示。

甲基汞可以穿过血脑屏障和胎盘进入人体,对人体的中枢神经系统产生严重的影响,导致神经毒性。长期摄入高剂量的甲基汞会引起典型的汞中毒症状,包括震颤、共济失调、易激动、记忆力减退等。对于孕妇,摄入过量的甲基汞可能导致婴儿神经系统的不良影响,包括智力障碍、行为问题以及听力和视力障碍等,由于其危害性较高,国际上各地政府机构和世界卫生组织都已经制定了甲基汞的安全标准,发起了不同程度的监管与限制措施。对于普通人而言,在食用海产品时,可以选择低汞、健康的食材,尽量不吃大型食物链顶端的掠食性物种(如鲨鱼、旗鱼等)及深海大型肉食性鱼类,减少甲基汞的摄入。

表 8.3　　　　　　　　　　　重金属对内分泌系统的影响及作用机制

重金属种类	影响	作用机制	参考文献
砷	增加 GR,PR,AR 和 TR* 介导的转录(低剂量)	激活或抑制受几种激素受体(与 ERs 结合)调控的核转录活性	Davey et al[157] Kaltreider et al[158] Jana et al[159]
	抑制 GR,MR,PR,AR 和 TR 介导的转录(高剂量)		
	ER 介导的雌激素转录效应的抑制		
汞	刺激黄体酮合成	诱导 $3-\beta$-羟基类固醇脱氢酶活性 抑制 I 型碘甲状腺原氨酸脱碘酶的活性	Mondal et al[160] Barregard et al[161]
	降低血浆中睾酮和 $17-\beta$-雌二醇的水平		
	减少精子活性和数量		
锰	增加 LH、FSH 和睾酮的血清水平	可溶性鸟苷酸环化酶(sGC)的活化	Prestifilippo et al[162]
	促进精子生成		
	促进黄体生成素的分泌		
	促进青春期早发		

续表

重金属种类	影响	作用机制	参考文献
锌	促进精子生成	膜稳定活性	Aitken and Clarkson[164]

注:GR 表示糖皮质激素受体;MR 表示盐皮质激素受体;PR 表示黄体酮受体;AR 表示雄激素受体;TR 表示甲状腺受体;ER 表示雌激素受体;LH 表示促黄体生成素;FSH 表示促卵泡激素;LDL-R 表示低密度脂蛋白受体。

8.2.10 植物雌激素

过去的许多年里,营养学界已经接受了健康和饮食之间存在某种关系的说法。近年来,人们对植物中具有生物活性的化合物的生理作用的研究日益增加。植物雌激素以生物活性分子的形式存在于广泛食用的水果和蔬菜中,它们之所以被称为"植物雌激素",是因为它们能够与雌激素受体结合,并在脑垂体、子宫、乳房和激素反应性肿瘤等靶组织中诱导雌激素或抗雌激素反应[167,168]。植物雌激素包括多种结构不同的化合物,如大豆中的异黄酮、谷物中的木脂素和葡萄皮中的二苯乙烯。其他较少研究的植物雌激素有异黄酮类、黄酮类、异黄酮和香豆素类[169,170],这些化合物的雌激素活性和抗雌激素活性被文献广泛报道。表 8.4 所示为具有代表性结构的常见植物雌激素的分类和示例。

表 8.4 **植物雌激素的分类**

植物雌激素种类	例子	代表性化合物的结构
异黄酮	生物黄酮 A 黄豆苷元 黄豆苷 芒柄花黄素 染料木素 染料木苷	染料木黄酮
黄酮类	芹菜素 黄芩素 白杨素 去甲汉黄芩素	芹菜素
黄酮醇	高良姜精 山柰酚 杨梅素 槲皮素	槲皮素

续表

植物雌激素种类	例子	代表性化合物的结构
黄烷酮类	柚皮苷 乔松素 黄杉素	柚皮苷
香豆素类	香豆雌酚 4-甲基香豆素	香豆雌酚
香豆素类	二苄基丁(二醇)木脂素 肠二醇 开环异落叶松脂素	开环异落叶松脂素
木脂素类	四氢呋喃木脂素 肠内脂 马台树脂醇	马台树脂醇
芪类	白藜芦醇 紫檀芪	白藜芦醇

资料来源：Gencel et al.[170]（modified）。

8.2.10.1　富含植物雌激素的食物

植物雌激素广泛存在于许多食物中，包括蔬菜、水果、葡萄酒和茶。植物雌激素也被发现存在于多种草药膳食补充剂中[171,172]。植物雌激素的浓度因土壤、气候和植物年龄的变化而变化。化学上,植物雌激素是植物中分布最广泛的多酚类化学物质[173],多酚在植物中具有多种功能,可以对昆虫、真菌、病毒和细菌产生灭活作用,还可以作为抗氧化剂和植物激素调节剂[173]。

8.2.10.2 黄酮类化合物

黄酮类化合物是一类植物酚类化合物,包括 4000 多种不同的化合物,是种类最多的植物化学物质之一。黄酮类化合物有多种变体,包括异黄酮(染料木素、黄豆异黄酮、大豆异黄酮)、黄酮醇(槲皮素、山奈酚、杨梅素)、黄酮(芹菜素、木犀草素)、花青素和黄烷酮(儿茶素、表儿茶素)等[174]。黄酮类化合物的重要作用之一是清除氧自由基,饮食中异黄酮的主要来源是大豆制品[175]。

大豆中的异黄酮、染料木素和大豆黄酮是研究最多的植物雌激素[176],这些化合物常以非糖苷和糖苷两种形式存在,非糖苷通常通过肠上皮细胞转运被吸收,而糖苷则需在肠道内被水解成非糖苷形式。当与 ERα 结合时,染料木素表现出的激素效应是雌二醇的三分之一,当与 ERβ 结合时,表现出的效应是雌二醇的千分之一(这是在肾细胞构建 ERα 和 ERβ 介导的荧光素酶报告基因而得出的结论)[177]。染料木素在卵巢、子宫内膜、前列腺、血管、乳腺、骨骼和细胞系等多种组织中能表现出与雌二醇类似的作用[178-181]。此外,由于抑制酪氨酸激酶和 DNA 拓扑异构酶等作用,染料木素也能产生不依赖于雌激素受体(ER)的效应,即使在抗雌激素存在的情况下,也会由于其非基因组作用导致染料木素和雌二醇之间存在差异[182]。膳食染料木素的雌激素作用也有记载。Hsieh 等利用 MCF-7 细胞肿瘤进行了体外和体内实验,研究结果显示摄入 750mg/kg 的染料木素时,膳食染料木素可作为雌激素激活剂,会刺激乳腺生长,并促进胸腺小鼠 MCF-7 细胞肿瘤的生长。另一项关于大豆分离物中不同浓度的染料木素(15、150 或 300mg/kg)的研究表明,不同浓度的染料木素以剂量依赖的方式增加了雌激素依赖型肿瘤的生长[184]。

异黄酮类化合物具有预防心血管疾病的潜力。Setchell 和 Cassidy[185]讨论了异黄酮类化合物(大豆食品)在雌激素缺乏期间的心脏保护作用,异黄酮类化合物在雌激素替代治疗中的心脏保护作用机制包括降低低密度脂蛋白胆固醇、增加高密度脂蛋白胆固醇。此外,体外实验表明,黄酮类化合物具有抗炎、抗过敏、抗病毒、抗癌等多种药理作用,特别是异黄酮类化合物,它是一种具有与雌激素受体结合并具有雌激素或抗雌激素活性的植物雌激素[186-188]。

8.2.10.3 木脂素

木脂素是全谷物、豆类、蔬菜和种子等高等植物的组成部分,尤其是亚麻籽中含有异常高浓度的木脂素[189,190]。人们早期认为木脂素仅存在于高等植物中,但是后来在人类和动物的生物体液中也检测到了这种物质。木脂素可作为雌激素激活剂或拮抗剂发挥作用,并因其在激素替代治疗和预防激素依赖性子宫癌、前列腺癌和乳腺癌方面的潜在用途而引起人们的兴趣[191]。许多研究表明木脂素具有多种保健功能,包括预防心血管疾病、预防骨质疏松、抗氧化、抗炎和抗癌等功效。除了对人体健康具有一定好处外,木脂素还会导致许多物种的不孕与雌激素的过表达[192]。在怀孕期间,雌激素的分泌是一个主要的问题,因为对于母亲和后代来说孕期都是一个激素敏感期。在怀孕期间,母体需要高水平的雌激素来维持妊娠,通过刺激子宫变化以促进着床、增强子宫生长以适应不断增长的胎儿,并作为分娩的触发器。相反,给怀孕的动物注射雌激素反而对妊娠产生有害影响[193]。

8.2.10.4　香豆素

紫苜蓿和三叶草芽等食物是香豆素的主要来源。总的来说,相较于异黄酮和木脂素类物质,香豆素的摄入量比较低。尽管与异黄酮类和木脂素类物质相比,香豆素在食品中的消耗量较少,但香豆素的许多生化特性已经被阐明。香豆素一旦被消化就会分解成多种化合物,包括对雌激素受体具有强烈亲和力的香豆雌酚。相比于雌激素受体 α,香豆雌酚对雌激素受体 β 具有优先结合作用[194-195]。与其他两种大豆异黄酮(大豆异黄酮和大豆苷元)相比,香豆雌酚对雌激素受体呈现最强的结合亲和力[194]。研究表明,香豆雌酚对 ER 的结合亲和力为 17β-雌二醇的 5～10 倍。这种较强的雌激素受体结合亲和力使得一些研究者推测香豆雌酚可能是最有效的植物雌激素[196],但是这种假设尚未通过临床实验证实。

目前很少有资料记载关于单独使用香豆雌酚的安全性,然而,它的效果似乎与染料木素和木脂素类相似。有研究表明,摄入香豆雌酚与患子宫内膜癌风险无关[197]。同样地,Bandera[198]等在研究中指出,含有香豆雌酚的食物与癌症风险增加之间没有关联。此外,在去卵巢的大鼠模型中,香豆雌酚没有引起子宫内膜增生[199]。由于单独使用香豆雌酚作为补充剂的资料有限,这使得风险评估难度增加。未来的进一步研究可能会阐明它们的全部副作用情况。

8.2.10.5　二苯乙烯(芪类)

白藜芦醇是一种天然酚类物质,存在于葡萄皮和许多药用植物中。由于葡萄皮中白藜芦醇的含量很高,所以红葡萄酒中含有大量的白藜芦醇。现大都认为由于白藜芦醇的作用,可以部分解释适度饮用红葡萄酒具有降低心血管疾病风险的作用[200]。与对照组相比,每天摄入 2mg 白藜芦醇的人类志愿者的血小板显示血栓素 B_2 合成减少和凝血酶诱导的聚集减少[201]。每天饮用一些红葡萄酒也会检测出具有药理意义的血清白藜芦醇。除了保护心脏作用外,许多体内研究显示白藜芦醇还具有抗炎、抗病毒、抗糖尿病和神经保护作用[202-205]。此外,许多动物研究也揭示了白藜芦醇具有癌症预防的作用[206]。

白藜芦醇已被证明能与人体内的雌激素受体结合[201]。白藜芦醇作为一种植物雌激素,是一种选择性雌激素受体调节剂,其相对于雌激素的激动和拮抗作用尚未完全阐明。一些研究表明,在缺乏 17β-雌二醇的情况下,白藜芦醇在乳腺中表现出混合的激活和拮抗作用;然而,在 17β-雌二醇存在的情况下,白藜芦醇在乳腺中的功能是拮抗剂。Bhat[207]的研究表明,在动物模型中,白藜芦醇可有效抑制由致癌物诱导形成的癌前病变和乳腺肿瘤,证明了它的化学预防作用。也有研究表明,白藜芦醇可以通过结合雌激素受体或发挥其在酪氨酸激酶中的信号传导作用来显示其抗癌特性。在一项研究中,白藜芦醇被报道为是大

鼠和人的 17β-雌二醇竞争性抑制剂,其 IC60 值分别为(3.87 ± 0.06) μmol/L 和(8.48 ± 0.04) μmol/L;然而,它并不抑制羟基类固醇脱氢酶 3 活性,只是特异性抑制 3β-17β-雌二醇(100μmol/L)活性。因此,该研究的结论是白藜芦醇具有干扰大鼠间质细胞雄激素生物合成的潜力[153,208]。

8.3 暴露源和暴露评估

8.3.1 从食品接触材料转移到食品中

与食品接触的材料和物品,如包装、容器、食品加工设备和厨房用具,都是将化学物质迁移到食品中的潜在来源,所以应对这些食品接触材料的安全性进行评估,以防止化学物质在食品中的迁移和污染。食品包装材料在食品安全评价方面受到了广泛关注[209]。食品也可能被印刷油墨和回收纸板中与包装有关的外来化学物质高度污染,正如本章前几节所讨论的,许多食品接触材料,如双酚 A、邻苯二甲酸酯、烷基酚等,据报道都具有内分泌干扰的潜力,并发现回收的纸盒食品包装中的 DEHP,DBP 和二苯甲酮会转移到面包屑和大米中[210]。据欧洲食品安全局 2009 年的声明,用纸板包装的谷物样品中的 4-甲基苯并苯酮的浓度高达 3.7mg/kg。据报道[211],新鲜纸板食品包装中检测到的二苯甲酮的浓度为 232.7 ~ 580.9mg/m^2,该研究还发现有足够内部包装材料的多层塑料薄膜能防止二苯甲酮迁移到食品中,而单层聚丙烯包装材料则不能防止二苯甲酮迁移。目前发现最高的迁移水平为 3 ~ 5mg/kg,主要出现在精细研磨的食品中,如面粉或糖霜[212]。

对于食品接触材料的迁移强度和潜在毒性的风险评估,应考虑两种方法:①暴露评估。②危害特征。这两种方法都有其优点和局限性,而且科学界似乎没有就一种统一的方法达成共识。

8.3.2 通过塑料瓶迁移到液体食品中:以双酚 A 为例

人体对双酚 A(BPA)的接触被描述为"持续而广泛的",并且主要是通过食物途径接触,这意味着人们日常饮食中摄入的食物可能是双酚 A 的主要来源之一[213]。婴儿应该是接触双酚 A 最敏感的群体[24,214]。未母乳喂养的婴儿会通过瓶装奶粉或液体牛奶接触双酚 A。此外,液体牛奶罐内壁可能涂有环氧树脂,由此可能导致双酚 A 会释放到牛奶中。奶粉通常不包装在环氧树脂内衬的罐中,而液体牛奶包装在环氧树脂内衬的罐中,是因为液体牛奶要经过热杀菌才可食用,且液体牛奶会装在聚碳酸酯瓶中,这增加了接触双酚 A 的概率。母乳喂养的婴儿也会被喂养额外的瓶装奶[215],除了塑料瓶里的牛奶外,婴儿还可能喝其他液体,如水和果汁。而且婴儿大部分时间是在地板上,会把许多塑料东西放进嘴里,这些情况导致他们的双酚 A 暴露水平高于成年人[216]。

有关双酚 A 的几项风险评估报告表明,人体暴露水平远低于未观察到有害作用剂量水平(NOAEL)[217]。由于毒理学研究中的风险评估方法存在一些局限性,曾引发了一场激烈的科学讨论,这些局限性包括动物数量较少、非口服给药途径、较少或单一剂量组等,这些局限性可能影响到了双酚 A 潜在风险的准确评估。在采取预防原则的指导下,丹麦于 2010

年 3 月决定暂时禁止生产含有双酚 A 的食品容器(针对 3 岁以下儿童),这一措施是在加拿大和美国的部分州实施了类似禁令之后确定的。法国国民议会于 2010 年 5 月投票赞成禁止在塑料婴儿奶瓶中使用双酚 A[215,217]。

8.3.2.1　前期研究和争议

双酚 A 可以通过氢氧化物催化聚碳酸酯的扩散和水解作用,从聚碳酸酯材料中渗出迁移到液体食品中[217]。扩散作用是指双酚 A 分子从聚碳酸酯材料向周围液体的运动,受浓度梯度的驱动;水解作用是指在碱性条件下,聚碳酸酯的化学键被分解,导致双酚 A 分子的释放,这些机制导致了双酚 A 从存储在聚碳酸酯材料的容器或瓶中渗出到液体食品中。双酚 A 从聚碳酸酯容器向食品中的释放取决于接触时间、温度和食品类型[217,218]。一些科学家对新旧奶瓶中双酚 A 的释放进行了研究,并得出了相互矛盾的结论[217,218]。由于研究人员并未报告使用的奶瓶是否与新奶瓶来自同一生产批次,因此,他们的实验结果无法确定双酚 A 的释放速率是否会随着瓶子的年龄增长而降低或提高。此外,清洗奶瓶也会导致奶瓶内表面的化学老化,然而关于这个问题的实验结果并不一致。Mercea[220] 与 Biedermann-Brem 等[221]在研究中指出,反复清洗后的奶瓶向液态食品模拟物中释放的双酚 A 含量较少;与之相反的是,Brede 等[222]和 Nam 等[223]报道了清洗后的奶瓶双酚 A 释放量增加的情况;但 Kubwabo 等[224]报道称奶瓶经清洗后释放的双酚 A 浓度没有显著变化。

很少有研究报告称有其他因素会影响洗过的瓶子中双酚 A 的释放浓度。较高的 pH 会明显增加双酚 A 的迁移速率,但这与其他物理因素如暴露时间、温度和加热方式(微波/烤箱)无关[216,221,225],但与一些食品在制备过程中可能会使其 pH 高于 8(通常是食物的最高 pH)有很强的相关性。例如,将自来水在平底锅或微波炉中煮几分钟,在此期间二氧化碳的释放会使 pH 升高[214]。矿物质含量也会影响双酚 A 释放,然而,并没有明确的证据表明双酚 A 释放增加的这种影响实际上是由矿物质组成引起的而不是由 pH 造成的。

Maia 等[226]观察到聚碳酸酯会被某些胺分解成双酚 A,这可能会导致聚碳酸酯材料牛奶瓶析出双酚 A 并迁移到牛奶中。1,3-环己烷双甲胺和 1,4-丁二胺(浓度为 600mg/L)的溶液在 121℃下反应 1 h 能表现出明显的氨解作用,而三甲胺和 1,3-二甲苯二胺的氨解作用不明显。通过与相关氢氧化钠溶液比较,pH(10.4~11.4)的影响排除在外,在 25℃下接触 5d 后,未检测到氨解作用。在 37℃下,用氢氧化钠将 50mmol/L 甲硫氨酸溶液的 pH 调为 11,则可以进行聚碳酸酯的氨解[227-229]。迁移速率为 0.38~0.49mg/(L·d),并根据婴儿奶瓶实际的表面积与体积之比(约为 8/dm),迁移速率即 0.11~0.14mg/(L·d)进行校正。这些迁移速率远低于 Maia 等[226]工作计算得出的迁移速率,即为 48~12000mg/(L·d)或根据表面积与体积之比校正为 19~5000mg/(L·d)。根据 Sajiki 和 Yonekubo[228]的研究表明,氨基酸在 pH 11 和 37℃下接触 30min 可产生约 0.01mg/L 的双酚 A。由于双酚 A 迁移到牛奶中的检出限值低于 0.03mg/L,所以从目前的信息还不能断定氨解是否有助于双酚 A 迁移到牛奶中。然而,很明显,只有少数物质可能会产生影响,问题是这些物质是否以相关的浓度存在于牛奶中。

在使用 500 倍稀释的粮食酒精进行迁移测试时,另一个可能影响聚碳酸酯中双酚 A 迁移的相关解聚过程是乙醇分解[232]。与之类似,甲醇醇解也是一种在温和条件下回收双酚A的重要过程,因为在临界条件下(243℃和高达6.4MPa),聚碳酸酯会被乙醇转化为双酚A和二乙酸乙酯[230-232],这些降聚过程的存在,表明在特定条件下,聚碳酸酯材料中的双酚A可以通过化学反应转化成其他化合物,从而对迁移过程产生影响。

8.3.2.2　减少婴儿接触双酚A的措施

加拿大已经采取了保护儿童免接触双酚A的措施[225]。由于在发育过程中接触双酚A会带来较高风险的不良影响,胎儿和婴儿被认为更容易受到双酚A雌激素效应的影响[233,234]。由于婴儿的体型较小,代谢双酚A的能力有限,因此双酚A对婴儿来说具有更高的毒性风险,过早接触双酚A可能会对终生产生不良后果。在胎儿和新生儿发育的细胞分化的关键时期,双酚A可能会改变基因的编辑,影响细胞分化过程,这种被称为"表观遗传编程"的理论可能导致中后期代谢紊乱和癌症的表达[234,235]。对双酚A的关注远不止于托儿所,因为内分泌干扰物的影响范围更广泛。然而,托儿所时期是一个良好的能减少婴幼儿对EDCs的暴露(尤其是双酚A)的阶段,在这个关键阶段采取措施可以保护婴儿免受潜在的危害,并为其建立更健康的生活环境奠定基础。同时,这也有助于引起人们对内分泌干扰物的更广泛关注,并促使采取更多措施来减少双酚A在日常生活中的存在和影响。

8.3.2.3　减少婴儿接触双酚A的建议

许多研究都建议尽量减少婴幼儿暴露于双酚A,这些建议包括:应尽可能延长母乳喂养时间;应选择粉末状婴儿配方奶粉而避免液体配方奶粉;避免使用聚碳酸酯容器,而应选择玻璃奶瓶;尽量减少罐装食品的摄入。尽管双酚A的污染问题复杂且来源多样,但根据已经理解的情况,应该优先考虑个人行动:特别关注双酚A在食品和饮料的塑料储存物、加热容器以及金属罐内衬中的使用。孕妇和其他人可以通过减少罐装食品的摄入量(罐装食品的塑料衬里可能会渗出双酚A)以及避免使用含有双酚A的食物容器(如聚碳酸酯饮料瓶)来降低双酚A的暴露;对于婴儿来说,强烈推荐使用玻璃奶瓶,如果食用加工婴儿食品,应优先选择玻璃瓶而非罐装食品。可以鼓励公民参与降低双酚A风险的行动。最近,有机和生物动力食品部门致力于向市场提供不含双酚A等外源物质的食品,我们可以期望在未来最大程度地减少双酚A的危害。

8.4　效果评估

我们通常只对添加剂和单体进行评估,一般不针对可能污染食品的完全渗出物进行评估。此外,使用印刷油墨、黏合剂和标签的最终包装可能会浸出食品中的其他化合物。目前,对全包装浸出液的毒性尚没有系统的评估,新授权物质的效果评估是基于暴露水平的。对于低暴露的且有意添加的物质,我们一般需要进行毒性测试,重点关注基因毒性和致突变性。只有当食品模拟物中浸出物质的含量为5mg/kg或更高(欧盟)或1mg/kg食品或更高时(美国),才需要对其进行生殖毒性评估[236,237]。

　　内分泌干扰物不仅通过受体结合发挥作用,还可以通过参与类固醇生物合成和代谢的酶促途径以及其他众多机制来影响内分泌和生殖系统[6,7,238]。最初,人们关注的是发育和生殖毒性。最近,这些化学物质已被发现与多种疾病相关,如心血管疾病、糖尿病、癌症、肥胖以及神经系统效应等,这些疾病对公共健康构成了极大威胁[2,235]。在动物研究中发现,长期接触双酚A会导致动物出现一系列有害效应,特别是在围产期暴露的情况下,其危害性更大。关于双酚A低剂量效应的争论也一直充满争议。欧盟和美国的法规是最广泛使用的食品接触材料国际法规[239,240],然而,像中国、日本和加拿大等国家都有自己的法规。欧洲食品安全局在监管方面也发挥了重要作用,它进行传统的风险评估,并对提交上市申请的方式进行了规定。EFSA根据安全评估结果对任何物质的建议或限制提出意见,安全评估之后,还需要进行风险管理决策,以进行最终批准。然而,对实时健康危害的评估还需要进行许多修改和评估。Dionisi 和 Oldring[241]发表的一项研究建议纳入人均暴露量,以更准确地评估健康危害,他们观察到,欧盟的默认规定是每人每天在一个表面积为 $6dm^2$ 的立方体中食用1kg食品的基础上进行的假设。此外,他们还发现罐头食品和罐装饮料的表面只有欧盟假设的 $1/6(1dm^2)$。de Fátima Pocas 等[239]报告的另一项研究描述了不同的评估方法,包括美国和欧盟的法规,该研究的主要关注点是那些效果不确定或长期暴露数据不完善的化合物,作者建议采用健康风险评估的概率方法对添加剂和其他污染物的风险进行评估。考虑到实验室和持续的流行病学数据,一些内分泌干扰物已被禁止或管制其每日摄入量,以尽量减少人体接触。虽然有机锡的禁令起源于海事用途,但加拿大是第一个禁止在婴儿奶瓶中使用双酚A的国家(表8.5)。

表 8.5　　　　　　内分泌干扰物的流行病学影响、人体样本水平和法律地位

内分泌干扰物	人类流行病学研究	人体水平	法律地位	参考文献
双酚A	与糖尿病和肝脏异常相关	TDI:<50μg/(kg bw·d)(US-EPA)	加拿大成为第一个禁止在婴儿奶瓶中使用双酚A的国家;世界卫生组织开始评估双酚A的安全性	Lang et al. [242] Maiolini[243] Rubin[244]
邻苯二甲酸酯类(例如 DEHP、DBP)	与肥胖和胰岛素抵抗相关	DBP 的 TDI:10mg/(kg bw·d)(EU-EFSA)	1999年欧盟和2009年美国玩具限制	Stahlhut et al. [245]
烷基酚类(如辛基酚)	—	尿液中:0.4~13.9ng/mL 脂肪组织中:57ng/g(Spain)	在欧盟限制某些用途	Lee et al. [246]
有机氯(如DDT)	与糖尿病和代谢综合征相关	DDE 为 5~15000mg/(kg bw)	自1970年以来在大多数发达国家被禁止;2000年代受《斯德哥尔摩公约》限制	Smink et al. [247] Park et al. [248] Turyk et al. [249]

续表

内分泌干扰物	人类流行病学研究	人体水平	法律地位	参考文献
有机锡类化合物（如 TBT、TPT）	—	血清中：27nmol/L 人体组织中：3~100nmol/L	国际海事组织在全球范围内禁止	Grun et al. [250] Kanayama et al. [251]
二噁英（如 PCB、TCDD）	与肥胖、糖尿病和代谢综合征相关	脂肪组织中：3.6pg/g 脂质 血液中：2.2ng/L	《斯德哥尔摩公约》禁止使用多氯联苯和其他二噁英类化合物	Cimafranca et al. [253]

8.5　结论及未来研究方向

许多证据证实了即使是较低浓度的内分泌干扰物也对人类健康存在潜在影响,因为它们通常在食物中存在然后进入人体。长期接触内分泌干扰物是一个毒理学问题,当人类暴露于类似作用的内分泌干扰物混合物时和处于发育的敏感期时,这种问题就会增加。因此,在食品和食品包装中广泛使用具有内分泌干扰特性的化学品可能会造成风险,这需要进行专门的评估。目前,针对内分泌干扰物在食物中的含量、迁移能力、在人体中的存在情况以及对人类健康的影响尚未有大量的研究,并非所有从食品和食品包装中迁移出来的物质都具有内分泌干扰作用的特征,这些影响有时只是在它们广泛使用很久之后偶然发现的。例如,由于对人体健康有害的芳香胺的过度迁移,黑色尼龙器皿在市场上被列为不合格食品接触材料,但是这些器皿的有害风险是极低的。目前的情况表明长期暴露于内分泌干扰物对健康风险的重大未知影响可能会影响后代,特别是对婴儿的影响。

综上所述,食品和食品接触材料中内分泌干扰物使用的政策应根据需要进行修订,使用多年的化学物质应使用最新的毒理学知识重新评估其内分泌干扰潜力,以反映当代的科学认识。当前,在给从食品接触材料释放到食物中的内分泌干扰物下结论时,必须考虑到风险评估的几个重要方面:首先,消费者的安全必须是首要关注的问题,而不仅仅是局限于具有内分泌干扰潜力的个别物质;在多种内分泌干扰物引起类似效应的情况下,应考虑到竞争性毒性的可能性,要全面评估不同内分泌干扰物的综合效应和潜在相互作用,以提供全面的影响评估。此外,特定内分泌干扰物可接受摄入水平的建议应基于普通消费者,并不能充分保护那些摄入量异常高的个体,尤其是具有高脆弱性指数(如儿童)的人群。这些个体需要额外的保护措施和定制化措施,以减轻内分泌干扰物的暴露。评估食品和食品接触材料中的内分泌干扰物应涵盖多个方面,包括其存在、迁移、在人体内的蓄积以及对人体健康的影响。我们仍然迫切需要进一步研究,以增强对长期暴露于内分泌干扰物的潜在影响和对未来几代人的潜在影响的理解,尤其是婴儿对这些不良效应的易感性。总之,必须采取全面和最新的方法来修订涉及食品和食品接触材料中内分泌干扰物使用的政策,这一方法应包括对正在使用的物质进行重新评估、考虑综合效应和竞争性毒性、优先保障消费者的安全及实施针对脆弱人群的具体措施。通过采取这些措施,我们可以更好地了解与内分泌干扰物相关的风险,减少暴露,并在食品安全的背景下保护公众健康。

随着当代毒理学知识的不断提升,对于来自食物和食品包装材料中未确定的内分泌干扰物迁移物的评估和验证变得至关重要,以使其符合现代科学发展的要求。在进行暴露和风险评估时,额外的内分泌干扰效应筛查可能会发挥积极作用,无论是现有的还是新授权的物质,它可以确定成品包装材料中迁移到食物中的全部物质。所以需要进一步研究以确定这些生物测定方法对人类和环境健康的相关性。在制订最小化内分泌干扰物暴露的策略时,需要特别关注作为潜在污染和暴露来源的包装食品和食品接触材料。学术界需要提供有关人类从食物中暴露于内分泌干扰物的详细信息。针对胎儿在发育过程中暴露于内分泌干扰物所导致的慢性健康效应,需要进行纵向研究,以评估食物对内分泌干扰物暴露的贡献程度。在科学和社会群体中,更广泛地认识不同类型的食品和食品接触材料作为主要食品污染源对内分泌干扰物的影响,将有助于推动这些研究成果。然而,由于其暴露水平较低且存在多种不确定因素和混淆因素,对内分泌干扰物进行适当的风险评估仍然具有挑战性[254]。因此,我们需要持续努力,加强研究和评估,以便更好地了解内分泌干扰物的风险,并制订相应的措施以保障公众的健康,特别是在食品安全领域。此外,需要对内分泌干扰物的暴露和风险评估方法进行更多的协调,尤其是对那些存在重大暴露风险的物质,如双酚A,协调方法的标准化有助于确保不同研究之间的一致性和可比性,这种协调可以包括制订共同的试验和评估准则,确保使用相似的实验设计和方法,以及统一的数据收集和分析方法。通过这样的协调努力,可以提高评估结果的可靠性和可信度。合理的评估方法可以确保各种研究和监测活动之间的数据具有可比性,从而更好地了解双酚A对人体健康的潜在影响。此外,协调方法的制订还可以促进科学界之间的合作和知识共享。通过共享数据和经验,研究人员可以更好地理解双酚A的暴露途径、代谢途径和健康影响,进而有效地评估其风险。综上所述,合理的内分泌干扰物的暴露和风险评估方法是至关重要的。

关键词

- 外源性因素/物质
- 人类活动
- 物理化学反应
- 激素受体
- 毒性效应

参考文献

1. EPA. *Endocrine*. US Environmental Protection Agency, 2012.

2. Gore, A. C.; Chappell, V. A.; Fenton, S. E.; Flaws, J. A.; Nadal, A.; Prins, G. S.; Toppari, J.; Zoeller, R. T. EDC - 2: The Endocrine Society's Second Scientific Statement on Endocrine-Disrupting Chemicals. *Endocr. Rev.* 2015, 36, E1-E150.

3. Schug, T. T. ; Janesick, A. ; Blumberg, B. ; Heindel, J. J. Endocrine Disrupting Chemicals and Disease Susceptibility. *J. Steroid Biochem. Mol. Biol.* 2011, 127, 204-215.

4. Wetheril, Y. B. ; Akingbemi, B. ; T. ; Kanno, J. ; McLachlan, J. A. ; Nadal, A. ; Sonnen - schein, C. ; Watson, C. S. ; Zoeller, R. T. ; Belcher, S. M. *In Vitro* Molecular Mechanisms of Bisphenol A Action. *Reprod. Toxicol.* 2007, 24, 178-198.

5. Riu, A. ; le, Maire, A. ; Grimaldi, M. ; Audebert, M. ; Hillenweck, A. ; Bourguet, W. ; Balaguer, P. ; Zalko, D. Characterization of Novel Ligands of ERα, Erβ, and PPARγ: The Case of Halogenated Bisphenol A and their Conjugated Metabolites. *Toxicol. Sci.* 2011, 122, 372-382.

6. Delfosse, V. ; Maire, A. L. ; Balaguer, P. ; Bourguet, W. A Structural Perspective on Nuclear Receptors as Targets of Environmental Compounds. *Acta Pharmacol. Sin.* 2015, 36, 88-101.

7. Delfosse, V. , Grimaldi, M. , le Maire, A. , Bourguet, W. , Balaguer, P. Nuclear Receptor Profiling of Bisphenol-A and its Halogenated Analogues. *Vitam. Horm.* 2014, 94, 229-251.

8. Fudvoye, J. ; Bourguignon, J. P. ; Parent, A. S. Endocrine - Disrupting Chemicals and Human Growth and Maturation: A Focus on Early Critical Windows of Exposure. *Vitam. Horm.* 2014, 94, 1-25.

9. Pivnenko, K. ; Eriksen, M. K. ; Martín - Fernández, J. A. ; Eriksson, E. ; Astrup, T. F. Recycling of Plastic Waste: Presence of Phthalates in Plastics from Households and Industry. *Waste Manage.* 2016, 54, 44-52.

10. Toro-Velez, A. F. ; Madera-Parra. C. A. ; Peña-Varón, M. R. ; Lee, W. Y. ; Bezares - Cruz, J. C. ; Walker, W. S. ; Cárdenas-Henao, H. ; Quesada-Calderón, S. ; García-Hernández, H. ; Lens, P. N. BPA and NP Removal from Municipal Wastewater by Tropical Horizontal Subsurface Constructed Wetlands. *Sci. Total Environ.* 2016, 542, 93-101.

11. Bonefeld-Jørgensen, E. C. ; Ghisari, M. ; Wielsoe, M. ; Bjerregaard-Olesen, C. ; Kjeldsen, L. S. ; Long, M. Biomonitoring and Hormone-Disrupting Effect Biomarkers of Persistent Organic Pollutants In Vitro and *Ex Vivo*. *Basic Clin. Pharmacol. Toxicol.* 2014, 115, 118-128.

12. Waring, R. H. ; Ayers, S. ; Gescher, A. J. ; Glatt, H. R. ; Meinl, W. ; Jarratt, P. ; Kirk, C. J. ; Pettitt, T. ; Rea, D. ; Harris, R. M. Phytoestrogens and Xenoestrogens: The Contribution of Diet and Environment to Endocrine Disruption. *J. Steroid Biochem. Mol. Biol.* 2008, 108, 213-220.

13. Haighton, L. A. ; Hlywka, J. J. ; Doull, J. ; Kroes, R. ; Lynch, B. S. ; Munro, I. C. An Evaluation of the Possible Carcinogenicity of Bisphenol A to Humans. *Regul. Toxicol. Pharmacol.* 2002, 35, 238-254.

14. Muncke, J. Endocrine Disrupting Chemicals and Other Substances of Concern in Food Contact Materials: An Updated Review of Exposure, Effect and Risk Assessment. *J. Steroid Biochem. Mol. Biol.* 2011, 127, 118-127.

15. Alonso-Magdalena, P. ; Quesada, I. ; Nadal, Á. Prenatal Exposure to BPA and Offspring Outcomes: The Diabesogenic Behaviour of BPA. *Dose Respon.* 2015, 13, 1559325815590395.

16. Stel, J. ; Legler, J. The role of Epigenetics in the Latent Effects of Early Life Exposure to Obesogenic Endocrine Disrupting Chemicals. *Endocrinology* 2015, 156, 3466-3472.

17. Vaiserman, A. Early-Life Exposure to Endocrine Disrupting Chemicals and Later-Life Health Outcomes: An Epigenetic Bridge. *Aging Dis.* 2014, 5, 419-429.

18. Chen, J. Q. ; Brown, T. R. ; Russo, J. Regulation of Energy Metabolism Pathways by Estrogens and Estrogenic Chemicals and Potential Implications in Obesity Associated with Increased Exposure to Endocrine Disruptors. *BBA—Mol. Cell. Res.* 2009, 1793, 1128-1143.

19. Petersen, J. H. ; Jensen, L. K. Phthalates and Food-Contact Materials: Enforcing the 2008 European Union Plastics Legislation. *Food Addit. Contam. , A: Chem. Anal. Control Expo. Risk Assess.* 2010, 27, 1608-1616.

20. US-EPA. *Endocrine Disruptor Screening Program Comprehensive Management Plan.* February 14, 2014.

21. Lee, M. J. ; Lin, H. ; Liu, C. W. ; Wu, M. H. ; Liao, W. J. ; Chang, H. H. ; Ku, H. C. ; Chien, Y. S. ; Ding, W. H. ; Kao, Y. H. Octylphenol Stimulates Resistin Gene Expression in 3T3-L1 Adipocytes via the Estrogen Receptor and Extracellular Signal-Regulated Kinase Pathways. *Am. J. Physiol. Cell Physiol.* 2008, 294, 1542-1551.

22. Diamanti-Kandarakis, F. E. ; Bourguignon, J. P. ; Giudice, L. C. ; Hauser, R. ; Prins, G. S. ; Soto, A. M. ; Zoeller, R. T. ; Gore, A. C. Endocrine-Disrupting Chemicals: An Endocrine Society Scientific Statement. *Endocr. Rev.* 2009, 30, 293-342.

23. Anjum, S. ; Rahman, S. ; Kaur, M. ; Ahmad, F. ; Rashid, H. ; Ansari, R. A. ; Raisuddin, S. Melatonin Ameliorates Bisphenol A-Induced Biochemical Toxicity in Testicular Mito-chondria of Mouse. *Food Chem. Toxicol.* 2011, 49, 2849-2854.

24. Vandenberg, L. N. ; Colborn, T. ; Hayes, T. B. ; Heindel, J. J. ; Jacobs, D. R. ; Lee, D. H. ; Shioda, T. ; Soto, A. M. ; vom Saal, F. S. ; Welshons, W. V. ; Zoeller, R. T. ; Myers, J. P. Hormones and Endocrine-Disrupting Chemicals: Low-Dose Effects and Nonmonotonic Dose Response. *Endocr. Rev.* 2012, 33, 378-455.

25. Zlatnik, M. G. Endocrine-Disrupting Chemicals and Reproductive Health. *J. Midwifery Womens Health* 2016, 61, 442-455.

26. Nakamishi, T. ; Hiromori, Y. ; Yokoyama, H. ; Koyanagi, M. ; Itoh, N. ; Nishikawa, J. ; Tanaka, K. Organotin Compounds Enhance 17-Beta-Hydroxysteroid Dehydrogenase Type I Activity in Human Choriocarcinoma JAr Cells: Potential Promotion of 17Beta-Estradiol Biosynthesis in Human Placenta. *Biochem Pharmacol.* 2006, 71, 1349-1357.

27. Muncke, J. Exposure to Endocrine Disrupting Compounds via the Food Chain: Is Packaging a Relevant Source? *Sci. Total Environ.* 2009, 407, 4549-4559.

28. Iavicoli, I. ; Fontana, L. ; Leso, V. ; Bergamaschi, A. The Effects of Nanomaterials as Endocrine Disruptors. *Int. J. Mol. Sci.* 2013, 14, 16732-16801.

29. Wyser, Y. ; Adams, M. ; Avella, M. ; Carlander, D. ; Garcia, L. ; Pieper, G. ; Rennen, G. ;

Schuermans, J.; Weiss, J. Outlook and Challenges of Nanotechnologies for Food Pack - aging. *Packag. Technol. Sci.* 2016. DOI: 10. 1002/pts. 2221.

30. EFSA CEP Panel. Scientific Opinion on the Safety Evaluation of the Active Substance Iron(II) Modified Bentonite as Oxygen Absorber for Use in Active Food Contact Materials. *EFSA J.* 2012, 10, 2906.

31. EFSA CEP Panel. Scientific Opinion on the Safety Evaluation of the substance, Titanium Nitride, Nanoparticles, For Use in Food Contact Materials. *EFSA J.* 2012, 10, 641.

32. EFSA CEP Panel. Scientific Opinion on the Safety of the Substances, Kaolin and Polyacrylic Acid, Sodium Salt, for Use in Food Contact Materials. *EFSA J.* 2014, 12, 3637.

33. EFSA CEP Panel. Scientific Opinion on the Safety Evaluation of the Substance Zinc Oxide, Nanoparticles, Uncoated or Coated with [3 - (Methacryloxy) Propyl] Trimethoxisilane, for Use in Food Contact Materials. *EFSA J.* 2015, 13, 4063.

34. Harvey, P. W.; Everett, D. J. Regulation of Endocrine Disrupting Chemicals: Critical Overview and Deficiencies in Toxicology and Risk Assessment for Human Health. *Best Pract. Res. Clin. Endocrinol. Metab.* 2006, 20, 145−165.

35. Max−Stoelting, P.; Pfeil, R.; Solecki, R.; Ulbrich, B.; Grote, K.; Ritz, V.; Banasiak, U.; Heinrich−Hirsch, B.; Moeller, T.; Chahoud, I.; Hirsch−Ernst, K. I. Assessment Strategies and Decision Criteria for Pesticides with Endocrine Disrupting Properties to Humans. *Reprod. Toxicol.* 2011, 31, 574−584.

36. Rudén, Ch. Principles and Practices of Health Risk Assessment under Current EU 37 Regulations. *Reg. Toxicol. Pharmacol.* 2006, 44, 14−23.

37. Meeker, J. D. Exposure to Environmental Endocrine Disruptors and Child Develop - ment. *Arch. Pediatr. Adolesc. Med.* 2012, 166, 952−958.

38. Hotchkiss, A. K.; Rider, C. V.; Blystone, C. R.; Wilson, V. S.; Hartig, P. C.; Ankley, G. T.; Foster, P. M.; Gray, C. L.; Gray, L. E. Fifteen Years after "Wingspread"—Environmental Endocrine Disrupters and Human and Wildlife Health: Where We Are Today and Where We Need to Go. *Toxicol. Sci.* 2008, 105, 235−259.

39. Cwiek − Ludwicka, K. Hazards for Health Related to the Migration of Chemical Substances from Packaging into Food. *Rocz. Panstw. Zakl. Hig.* 2010, 61, 341−347.

40. Grob, K.; Biedermann, M.; Scherbaum, E.; Roth, M.; Rieger, K. Food Contamination with Organic Materials in Perspective: Packaging Materials as the Largest and Least Controlled Source? A View Focusing on the European Situation. *Crit. Rev. Food Sci. Nutr.* 2006, 46, 529−535.

41. Bradley, E.; Coulier, L. *An Investigation into the Reaction and Breakdown Products from Starting Substances Used to Produce Food Contact Plastics.* Central Science Laboratory: London, 2007, FD 07/01.

42. Ter Veld, M. G.; Schouten, B.; Louisse, J.; van Es, D. S.; van der Saag, P. T.; Rietjens,

I. M. ；Murk，A. J. Estrogenic Potency of Food － Packaging － Associated Plasticizers and Antioxidants as Detected in ERα and ERβ Reporter Gene Cell Lines. *J. Agric. Food Chem.* 2006，54，4407－4416.

43. European Commission. *Defining Criteria for Identifying Endocrine Disruptors in the Context of the Implementation of the Plant Protection Product Regulation and Biocidal Products Regulation* , 2014，DG ENV. A. 3，DG. SANCO. E. 3.

44. Sonnenschein，C. ；Soto，A. M. An Updated Review of Environmental Estrogen and Androgen Mimics and Antagonists. *J. Steroid Biochem. Mol. Biol.* 1998，65，143－150.

45. Skultétyová，I. ；Tokarev，D. ；Jezová，D. Stress－Induced Increase in Blood－Brain Barrier Permeability in Control and Monosodium Glutamate － Treated Rats. *Brain Res. Bull.* 1998，45，175－178.

46. Wang，C. F. ；Tian，Y. Reproductive Endocrine － Disrupting Effects of Triclosan：Population Exposure，Present Evidence and Potential Mechanisms. *Environ. Pollut.* 2015，206，195－201.

47. Khasnavis，S. ；Pahan，K. Sodium Benzoate，a Metabolite of Cinnamon and a Food Additive，Upregulates Neuroprotective Parkinson Disease Protein DJ － 1 in Astrocytes and Neurons. *J. Neuroimmune Pharmacol.* 2012，7，424－435.

48. Acconcia，F. ；Pallottini，V. ；Marino，M. Molecular Mechanisms of Action of BPA. *Dose Respon.* 2015，13，1559325815610582.

49. Rodríguez，D. A. O. ；de Lima，R. F. ；Campos，M. S. ；Costa，J. R. ；Biancardi，M. F. ；Marques，M. R. ；Taboga，S. R. ；Santos，F. C. Intrauterine Exposure to Bisphenol A Promotes Different Effects in Both Neonatal and Adult Prostate of Male and Female Gerbils (*Meriones unguiculatus*). *Environ. Toxicol.* 2015. DOI：10. 1002/tox. 22176.

50. Ahmadivand，S. ；Farahmand，H. ；Mirvaghefi. A. ；Eagderi，S. ；Zargar，A. Effects of (Anti) Androgenic Endocrine Disruptors (Dehp and Butachlor) on Immunoglobulin m (IgM) and Leukocytes Counts of Male Rainbow Trout (*Oncorhynchus mykiss*) . *Bull. Environ. Contam. Toxicol.* 2015，94，695－700.

51. Howdeshell，K. L. ；Rider，C. V. ；Wilson，V. S. ；Furr，J. R. ；Lambright，C. R. ；Gray，L. E. Dose Addition Models Based on Biologically Relevant Reductions in Fetal Testosterone Accurately Predict Postnatal Reproductive Tract Alterations by a Phthalate Mixture in Rats. *Toxicol. Sci.* 2015，148，488－502.

52. Bradley，E. L. ；Stratton，J. S. ；Leak，J. ；Lister，L. ；Castle，L. Printing Ink Compounds in Foods：UK Survey Results. *Food Addit. Contam. ，B：Surveill.* 2013，6，73－83.

53. EU. *EU Strategy for EDC*，2010. http：//eng. mst. dk/topics/chemicals/endocrine － disruptors/the－eu－list－of－potential－endocrine－disruptors/.

54. EFSA. Scientific Opinions of the Panel on Food Additives，Flavourings，Processing Aids and Materials in Contact with Food (AFC) on a Request from the Commission on the

Toxicokinetics of Bisphenol A. *EFSA J.* 2008,759,1-10.

55. APERC (APE Research Council) . *Product Information*, 2014. http://www. aperc. org/productinfo. htm.

56. European Chemicals Bureau, European Commission. *European Union Risk Assessment Report. 4-Nonylphenol(Branched)and Nonylphenol.* Institute for Health and Consumer Protection, European Communities, Luxemburg, 2002.

57. Tsuda, T. ; Suga, K. ; Kaneda, E. ; Ohsuga, M. Determination of 4 - Nonylphenol, Nonylphenol Monoethoxylate, Nonylphenol Diethoxylate and Other Alkylphenols in Fish and Shellfish by High - Performance Liquid Chromatography with Fluorescence Detection. *J. Chromatogr. ,B:Biomed. Sci. Appl.* 2000,746,305-309.

58. Greenpeace. *The Determination of Additives in Food Products.* Greenpeace, 2003.

59. Guenther, K. ; Heinke, V. ; Thiele, B. ; Kleist, E. ; Prast, H. ; Raecker, T. Endocrine Disrupting Nonylphenols Are Ubiquitous in Food. *Environ. Sci. Technol.* 2002,36,1676-1680.

60. Kannan, K. ; Kober, J. L. ; Kang, Y. S. ; Masunaga, S. ; Nakanishi, J. ; Ostaszewski, A. ; Giesy, J. P. Polychlorinated Naphthalenes, Biphenyls, Dibenzo - p - dioxins, and Diben - zofurans as well as Polycyclic Aromatic Hydrocarbons and Alkylphenols in Sediment from the Detroit and Rouge Rivers, Michigan, USA. *Environ. Toxicol. Chem.* 2002,20,1878-1889.

61. Cespedes, R. ; Lacorte, S. ; Ginebreda, A. ; Barcelo, D. Chemical Monitoring and Occurrence of Alkylphenols, Alkylphenol Ethoxylates, Alcohol Ethoxylates, Phthalates and Benzothiazoles in Sewage Treatment Plants and Receiving Waters along the Ter River Basin (Catalonia, N. E. Spain). *Anal. Bioanal. Chem.* 2006,385,992-1000.

62. Fenet, H. ; Gomez, E. ; Pillon, A. ; Rosain, D. ; Nicolas, J. C. ; Casellas, C. ; Balaguer, P. Estrogenic Activity in Water and Sediments of a French River: Contribution of Alkyl - phenols. *Arch. Environ. Contam. Toxicol.* 2003,44,1-6.

63. Ademollo, N. ; Ferrara, F. ; Delise, M. ; Fabietti, F. ; Funari, E. Nonylphenol and Octylphenol in Human Breast Milk. *Environ. Int.* 2008,34,984-987.

64. Gyllenhammar, I. ; Glynn, A. ; Darnerud, P, O. , Lignell, S. ; van Delft, R. ; Aune, M. 4- Nonylphenol and Bisphenol A in Swedish Food and Exposure in Swedish Nursing Women. *Environ. Int.* 2012,43,21-28.

65. Nimrod, A. C. ; Benson, W. H. Environmental Estrogenic Effects of Alkylphenol Ethoxylates. *Crit. Rev Toxicol.* 1996,26,335-364.

66. Soto, A. M. ; Sonnenschein, C. ; Chung, K. L. ; Fernandez, M. F. ; Olea, N. ; Serrano, F. O. The E - SCREEN Assay as a Tool to Identify Estrogens: An Update on Estrogenic Environmental Pollutants. *Environ. Health Perspect.* 1995,103,113-122.

67. White, R. ; Jobling, S. ; Hoare, S. A. ; Sumpter, J. P. ; Parker, M. G. Environmentally Persistent Alkylphenolic Compounds Are Estrogenic. *Endocrinology* 1994,135,175-182.

68. Lange, A. ; Paull, G. C. ; Hamilton, P. B. ; Iguchi, T. ; Tyler, C. R. Implications of

Persistent Exposure to Treated Wastewater Effluent for Breeding in Wild Roach(*Rutilus rutilus*) Populations. *Environ. Sci. Technol.* 2011,45,1673-1679.

69. Kelly, M. A. ; Reid, A. M. ; Quinn - Hosey, K. M. ; Fogarty, A. M. ; Roche, J. J. ; Brougham, C. A. Investigation of the Estrogenic Risk to Feral Male Brown Trout (*Salmo trutta*)in the Shannon International River Basin District of Ireland. *Ecotoxicol. Environ. Saf.* 2010, 73,1658-1665.

70. Jobling,S. ;Williams,R. ;Johnson,A. ;Taylor,A. ;Gross-Sorokin,M. ;Nolan,M. ;Tyler, C. R. ; van Aerle, R. ; Santos, E. ; Brighty, G. Predicted Exposures to Steroid Estrogens in UK rivers Correlate with Widespread Sexual Disruption in Wild Fish Populations. *Environ. Health Perspect.* 2006,114,32-39.

71. Chokwe,T. B. ;Okonkwo,J. O. ;Sibali,L. L. ;Ncube,E. J. Alkylphenol Ethoxylates and Brominated Flame Retardants in Water,Fish(Carp)and Sediment Samples from the Vaal River, South Africa. *Environ. Sci. Pollut. Res. Int.* 2015,22,11922-1192.

72. Sheahan, D. A. ; Brighty, G. C. ; Daniel, M. ; Kirby, S. J. ; Hurst, M. R. ; Kennedy, J. ; Morris, S. ; Routledge, E. J. ; Sumpter, J. P. , Waldock, M. J. Reduction in the Estrogenic Activity of a Treated Sewage Effluent Discharge to an English River as a Result of a Decrease in the Concentration of Industrially Derived Surfactants. *Environ. Toxicol. Chem.* 21 (3) , 2002,515-519.

73. Rodgers-Gray, T. P. ; Jobling, S. ; Kelly, C. ; Morris, S. ; Brighty, G. ; Waldock, M. J. ; Sumpter, J. P. ; Tyler, C. R. Exposure of Juvenile Roach (*Rutilus rutilus*) to Treated Sewage Effluent Induces Dose - Dependent and Persistent Disruption in Gonadal Duct Development. *Environ. Sci. Technol.* 2001,35,462-470.

74. Heemken, O. P. ; Reincke, H. ; Stachel, B. ; Theobald, N. The Occurrence of Xenoestrogens in the Elbe River and the North Sea. *Chemosphere* 2001,45,245-259.

75. Allen, Y. ; Matthiessen, P. ; Scott, A. P. ; Haworth, S. ; Feist, S. ; Thain, J. E. The Extent of Oestrogenic Contamination in the UK Estuarine and Marine Environments—Further Surveys of Flounder. *Sci. Total Environ.* 1999,233,5-20.

76. Bjerregaard, L. B. ; Korsgaard, B. ; Bjerregaard, P. Intersex in Wild Roach (*Rutilus rutilus*) from Danish Sewage Effluent - Receiving Streams. *Ecotoxicol. Environ. Saf.* 2006, 64, 321-328.

77. Nice,H. E. ; Morritt, D. ; Crane, M. ; Thorndyke, M. Long - Term and Transgenerational Effects of Nonylphenol Exposure at a Key Stage in the Development of *Crassostrea gigas*. Possible Endocrine Disruption? *Mar. Ecol. Prog. Ser.* 2003,256,293-300.

78. Grumetto, L. ; Montesano, D. ; Seccia, S. ; Albrizio, S. ; Barbato, F. Determination of Bisphenol A and Bisphenol B Residues in Canned Peeled Tomatoes by Reversed-Phase Liquid Chromatography. *J. Agric. Food Chem.* 2008,56,10633-10637.

79. Ćwiek-Ludwicka, K. Bisphenol A (BPA) in Food Contact Materials—New Scientific

Opinion from EFSA Regarding Public Health Risk. *Rocz. Panstw. Zakl. Hig.* 2015,66,299-307.

80. EFSA. Opinion of the Scientific Panel on Food Additives, Flavourings, Processing Aids and Materials in Contact with Food on a Request from the Commission Related to 2,2-Bis-(4-hydroxyphenyl)propane(Bisphenol A). *EFSA J.* 2006,428,1-75.

81. Stump, D. G.; Beck, M. J.; Radowsky, A.; Garman, R. H.; Freshwater, L. L.; Sheets, L. P.; Marty, M. S.; Waechter, J. M.; Dimond, S. S.; Van Miller, J. P.; Shiotsuka, R. N.; Beyer, D.; Chapelle, A. H.; Hentges, S. G. Developmental Neurotoxicity Study of Dietary Bisphenol A in Sprague-Dawley Rats. *Toxicol. Sci.* 2009,115,167-182.

82. Cwiek-Ludwicka, K.; Ludwicki, J. K.; Endocrine Disruptors in Food Contact Materials: Is there a Health Threat? *Rocz. Panstw. Zakl. Hig.* 2014,65,169-177.

83. Rogers, J. A.; Metz, L.; Yong, V. W. Review: Endocrine Disrupting Chemicals and Immune Responses: A Focus on Bisphenol-A and its Potential Mechanisms. *Mol. Immunol.* 2013, 53,421-430.

84. Rubin, B. S. Bisphenol A: An Endocrine Disruptor with Widespread Exposure and Multiple Effects. *J. Steroid Biochem. Mol. Biol.* 2011,127,27-34.

85. EFSA Draft. *Scientific Opinion on the Risks to Public Health Related to the 4 Presence of Bisphenol A (BPA) in Foodfoods—Part: Exposure Assessment.* EFSA Panel on Food Contact Materials, Enzymes, Flavourings and Processing Aids. European Food Safety Authority, 2013. http://www. efsa. europa. eu/en/consultations/call/130725. htm.

86. Gerona, R. R.; Pan, J.; Zota, A. R.; Schwartz, J. M.; Friesen, M.; Taylor, J. A.; Hunt, P. A.; Woodruff, T. J. Direct Measurement of Bisphenol A (BPA), BPA Glucuronide BPA Sulfate in a Diverse and Low-Income Population of Pregnant Women Reveals High Exposure, with Potential Implications for Previous Exposure Estimates: A Cross-Sectional Study. *Environ. Health* 2016,15,50.

87. Teeguarden, J. G.; Twaddle, N. C.; Churchwell, M. I.; Doerge, D. R. Urine and Serum Biomonitoring of Exposure to Environmental Estrogens I: Bisphenol A in Pregnant Women. *Food Chem. Toxicol.* 2016,92,129-142.

88. Alam, M. S.; Kurohmaru, M. Butyl Benzyl Phthalate Induces Spermatogenic Cell Apoptosis in Prepubertal Rats. *Tissue Cell* 2016,48,35-42.

89. Bicalho, B.; Serrano, K.; Dos, Santos, Pereira, A.; Devine, D. V.; Acker, J. P. Blood Bag Plasticizers Influence Red Blood Cell Vesiculation Rate without Altering the Lipid Composition of the Vesicles. *Transfus. Med. Hemother.* 2016,43,19-26.

90. EFSA. Opinion of the Scientific Panel on Food Additives, Flavourings, Processing Aids and Materials in Contact with Food(AFC)on a Request from the Commission Related to Bis (2-ethylhexyl)Phthalate(DEHP)for Use in Food Contact Materials. *EFSA J.* 2005,243,1-20.

91. Zota, A. R.; Phillips, C. A.; Mitro, S. D. Recent Fast Food Consumption and Bisphenol A and Phthalates Exposures among the US Population in NHANES, 2003-2010. *Environ Health*

Perspect. 2016,124,1521-1528.

92. Ge, W. P. ; Yang, X. J. ; Wu, X. Y. ; Wang, Z. ; Geng, W. ; Guo, C. F. Phthalate Residue in Goat Milk - Based Infant Formulas Manufactured in China. *J. Dairy Sci.* 2016, 99, 7776-7781.

93. Kim, S. ; Lee, J. ; Park, J. ; Kim, H. J. ; Cho, G. ; Kim, G. H. ; Eun, S. H. ; Lee, J. J. ; Choi, G. ; Suh, E. ; Choi, S, Kim, S. , Kim, Y. D. , Kim, S. K. ; Kim, S. Y. ; Kim, S. ; Eom, S. ; Moon, H. ; B. ; Kim, S. ; Choi, K. Concentrations of Phthalate Metabolites in Breast Milk in Korea: Estimating Exposure to Phthalates and Potential Risks among Breast - Fed Infants. *Sci. Total Environ.* 2015, 8, 13-19.

94. Benjamin, S. ; Pradeep, S. ; Josh, M. S. ; Kumar, S. ; Masai, E. A Monograph on the Remediation of Hazardous Phthalates. *J. Hazard. Mater.* 2015, 298, 258-272.

95. Hannon, P. R. ; Flaws, J. A. The Effects of Phthalates on the Ovary. *Front. Endocrinol.* (*Lausanne*) 2015, 2, 6-8.

96. Desdoits-Lethimonier, C. ; Albert, O. ; Le Bizec, B. ; Perdu, E. ; Zalko, D. ; Courant, F. ; Lesné, L. ; Guillé, F. ; Dejucq - Rainsford, N. ; Jégou, B. Human Testis Steroidogenesis Is Inhibited by Phthalates. *Hum. Reprod.* 2012, 27, 1451-1459.

97. Van Den Houwe, K. ; Evrard, C. ; Van Loco, J. ; Lynen, F. ; Van Hoeck, E. Migration of Photoinitiators from Cardboard into Dry Food: Evaluation of Tenax ® as a Food Simulant. *Food Addit. Contam. ,A: Chem. Anal. Control Expo. Risk Assess.* 2016, 33, 913-920.

98. Buck Louis, G. M. ; Kannan, K. ; Sapra, K. J. ; Maisog, J. ; Sundaram, R. Urinary Concentrations of Benzophenone - Type Ultraviolet Radiation Filters and Couples ' Fecundity. *Am. J. Epidemiol.* 2014, 180, 1168-1175.

99. Louis, G. M. , Chen, Z. , Kim, S. , Sapra, K. J. , Bae, J. ; Kannan, K. Urinary Concentrations of Benzophenone - Type Ultraviolet Light Filters and Semen Quality. *Fertil. Steril.* 2015, 104 (4), 989-996.

100. Yingxia, L. ; Yaqian, M. ; Yiqun, W. ; Lan, G. ; Xiaofen, W. Fast and Effective Low - Temperature Freezing Extraction Technique to Determine Organotin Compounds in Edible Vegetable Oil. *J. Sep. Sci.* 2016, 39, 2380-2387.

101. Davies, A. G. ; Smith, P. J. ; Emeléus, H. J. ; Sharpe, A. G. Recent Advances in Organotin Chemistry. *Adv. Inorg. Chem. Radiochem.* 1980, 23, 1-77.

102. Horiguchi, T. Masculinization of Female Gastropod Mollusks Induced by Organotin Compounds, Focusing on Mechanism of Actions of Tributyltin and Triphenyltin for Development of Imposex. *Environ. Sci.* 2006, 13, 77-87.

103. Penza, M. ; Jeremic, M. ; Marrazzo, E. ; Maggi, A. ; Ciana, P. ; Rando, G. ; Grigolato, P. G. ; Di, Lorenzo, D. The environmental Chemical Tributyltin Chloride (TBT) Shows both Estrogenic and Adipogenic Activities in Mice which Might Depend on the Exposure Dose. *Toxicol. Appl. Pharmacol.* 2011, 255, 65-75.

104. Cheshenko, K.; Pakdel, F.; Segner, H.; Kah, O.; Eggen, R. I. Interference of Endocrine Disrupting Chemicals with Aromatase CYP19 Expression or Activity, and Consequences for Reproduction of Teleost Fish. *Gen. Comp. Endocrinol.* 2008, 155, 31-62.

105. Hoch, M. Organotin Compounds in the Environment—An Overview. *Appl. Geochem.* 2001, 16, 719-743.

106. Liu, J. Y.; Jiang, G. B. Survey on the Presence of Butyltin Compounds in Chinese Alcoholic Beverages, Determined by Using Headspace Solid-Phase Microextraction Coupled with Gas Chromatography-Flame Photometric Detection. *J. Agric. Food Chem.* 2002, 50, 6683-6687.

107. Ho, K. K.; Leung, K. M. Organotin Contamination in Seafood and Its Implication for Human Health Risk in Hong Kong. *Mar. Pollut. Bull.* 2014, 85, 634-640.

108. Bettin, C.; Oehlmann, J.; Stroben, E. TBT-Induced Imposex in Marine Neogastropods Is Mediated by an Increasing Androgen Level. *Helgolander. Meeresun.* 1996, 50, 299-317.

109. Dybing, E.; Doe, J.; Grotten, J.; Kleiner, J.; O'Birien, J.; Renwick, A. G.; Schlatter, J.; Steinberg, P.; Tritscher, A.; Walker, R.; Younes, M. Hazard Characterisation of Chemicals in Food, and Diet, Dose Response, Mechanisms and Exytrapolation Issues. *Food. Chem. Toxicol.* 2002, 40, 237-282.

110. Santos, M. M; Enes, P.; Reis–Henriques, M. A.; Kuballa, J.; Castro, L. F; Vieira, M. N. Organotin Levels in Seafood from Portuguese Markets and the Risk for Consumers. *Chemosphere* 2009, 75, 661-666.

111. Papaspyrou, S. D.; Thomaidis, N. S.; Lampi, E. N.; Lioupis, A. Determination of Migration of *n*-Butyltins and *n*-Octyltins to Food Simulants by Gas Chromatography-Mass Spectrometry. *Appl. Organomet. Chem.* 2007, 21, 412-424.

112. Heroult, J.; Bueno, M.; Potin-Gautier, M.; Lespes, G. Organotin Speciation in French Brandies and Wines by Solid-Phase Microextraction and Gas Chromatography—Pulsed Flame Photometric Detection. *J. Chromatogr. A* 2008, 1180, 122-130.

113. Georgescu, B.; Georgescu, C.; Daraban, S.; Bouaru, A.; Pascalau, S. Heavy Metals Acting as Endocrine Disruptors. *Sci. Papers: Anim. Sci. Biotechnol.* 2011, 44, 89-93.

114. Sinha, B.; Bhattacharyya, K. Arsenic Toxicity in Rice with Special Reference to Speciation in Indian Grain and Its Implication on Human Health. *J. Sci. Food. Agric.* 2015, 95, 1435-1444.

115. Xu, X. Y.; McGrath, S. P.; Meharg, A. A.; Zhao, F. J. Growing Rice Aerobically Markedly Decreases Arsenic Accumulation. *Environ. Sci Technol.* 2008, 42, 5574-5579.

116. Smith, E.; Kempson, I.; Juhasz, A. L.; Weber, J.; Skinner, W. M.; Gräfe, M. Localization and Speciation of Arsenic and Trace Elements in Rice Tissues. *Chemosphere* 2009, 76, 529-535.

117. Dopp, E.; Kligerman, A. D.; Diaz-Bone, R. A. Organoarsenicals. Uptake, Metabolism, and Toxicity. *Met. Ions Life Sci.* 2010, 7, 231-265.

118. Sun, H. J.; Xiang, P.; Luo, J.; Hong, H.; Lin, H.; Li, H. B.; Ma, L. Q. Mechanisms of Arsenic Disruption on Gonadal, Adrenal and Thyroid Endocrine Systems in Humans: A Review. *Environ. Int.* 2016, 95, 61-68.

119. Watson, W. H.; Yager, J. D. Arsenic: Extension of its Endocrine Disruption Potential to Interference with Estrogen Receptor-Mediated Signaling. *Toxicol. Sci.* 2007, 98, 1-4.

120. Aposhian, H. V.; Aposhian, M. M. Arsenic Toxicology: Five Questions. *Chem. Res. Toxicol.* 2006, 19, 1-15.

121. Bodwell, J. E; Kingsley, L. A.; Hamilton, J. W. Arsenic at Very Low Concentrations Alters Glucocorticoid Receptor(GR)-Mediated Gene Activation But Not GR-Mediated Gene Repression: Complex Dose-Response Effects Are Closely Correlated with Levels of Activated GR and Require a Functional GR DNA Binding Domain. *Chem. Res. Toxicol.* 2004, 17, 1064-1076.

122. Bodwell, J. E.; Gosse, J. A.; Nomikos, A. P.; Hamilton, J. W. Arsenic Disruption of Steroid Receptor Gene Activation: Complex Dose-Response Effects Are Shared by Several Steroid Receptors. *Chem. Res. Toxicol.* 2006, 19, 1619-1629.

123. Kozul, C. D.; Hampton, T. H.; Davey, J. C.; Gosse. J.; A.; Nomikos, A. P. Eisenhauer, P. L.; Weiss, D. J.; Thorpe, J. E.; Ihnat, M. A.; Hamilton, J. W. Chronic Exposure to Arsenic in the Drinking Water Alters the Expression of Immune Response Genes in Mouse Lung. *Environ. Health. Perspect.* 2009, 117, 1108-1115.

124. Davey, J. C.; Nomikos, A. P.; Wungjiranirun, M.; Sherman, J. R.; Ingram, L.; Batki, C.; Lariviere, J. P.; Hamilton, J. W. Arsenic as an Endocrine Disruptor: Arsenic Disrupts Retinoic Acid Receptor- and Thyroid Hormone Receptor-Mediated Gene Regulation and Thyroid Hormone-Mediated Amphibian Tail Metamorphosis. *Environ. Health Perspect.* 2008, 116, 165-172.

125. Garner, R.; Levallois, P. Cadmium Levels and Sources of Exposure among Canadian Adults. *Health Rep.* 2016, 27, 10-18.

126. Jean, J; Sirot, V.; Vasseur, P.; Narbonne, J. F.; Leblanc, J. C.; Volatier, J. L.; Rivière, G. Impact of a Modification of Food Regulation on Cadmium Exposure. *Regul. Toxicol. Pharmacol.* 2015, 73, 478-483.

127. Chen, M.; Yin, H.; Bai, P.; Miao, P.; Deng, X.; Xu, Y.; Hu, J.; Yin, J. ABC Transporters Affect the Elimination and Toxicity of CdTe Quantum Dots in Liver and Kidney Cells. *Toxicol. Appl. Pharmacol.* 2016, 303, 11-20.

128. Sand, S.; Heraud, F.; Arcella, D. The Use of Chemical Occurrence Data at European vs. National Level in Dietary Exposure Assessments: A Methodological Study. *Food Chem. Toxicol.* 2013, 62, 7-15.

129. Ferrari, P.; Arcella, D.; Heraud, F.; Cappé, S.; Fabiansson, S. Impact of Refining the Assessment of Dietary Exposure to Cadmium in the European Adult Population. *Food Addit. Contam. ,A: Chem. Anal. Control Expo. Risk Assess.* 2013, 30, 687-697.

130. Schwarz, M. A.; Lindtner, O.; Blume, K.; Heinemeyer, G.; Schneider, K. Cadmium

Exposure from Food: The German LExUKon Project. *Food Addit. Contam. ,A: Chem. Anal. Control Expo. Risk Assess.* 2014,31,1038-1051.

131. National Food Agency. Endocrine Active Substances in the Food—What is the Problem? *Livsmedelsverkets Rapportserie Nr.* 8,2016.

132. Pillai, P. ; Pandya, C. ; Gupta, S. ; Gupta, S. Biochemical and Molecular Effects of Gestational and Lactational Coexposure to Lead and Cadmium on Ovarian Steroidogenesis Are Associated with Oxidative Stress in F1 Generation Rats. *J. Biochem. Mol. Toxicol.* 2010, 24, 384-394.

133. Prajapati, A. ;Rao, A. ;Patel, J. ;Gupta, S. ;Gupta. S. A. Single Low Dose of Cadmium Exposure Induces Benign Prostate Hyperplasia like Condition in Rat: A Novel Benign Prostate Hyperplasia Rodent Model. *Exp. Biol. Med. (Maywood).* 2014,239,829-884.

134. Yu, X. ; Hong, S. ; Faustman, E. M. Cadmium - Induced Activation of Stress Signaling Pathways, Disruption of Ubiquitin-Dependent Protein Degradation and Apoptosis in Primary Rat Sertoli Cell-Gonocyte Cocultures. *Toxicol. Sci.* 2008,104,385-396.

135. Ketata, I. ; Smaoui - Damak, W. ; Guermazi, F. ; Rebai, T. ; Hamza - Chaffai, A. *In Situ* Endocrine Disrupting Effects of Cadmium on the Reproduction of *Ruditapes decus - satus. Comp. Biochem. Physiol. ,C:Toxicol. Pharmacol.* 2007,146,415-330.

136. Byrne, C. ; Divekar, S. D. ; Storchan, G. B. ; Parodi, D. A. ; Martin, M. B. Cadmium—A Metallohormone? *Toxicol. Appl. Pharmacol.* 2009,238,26-71.

137. Benbrahim-Tallaa, L. ; Liu, J. ; Webber, M. M. ; Waalkes, M. P. Estrogen Signaling and Disruption of Androgen Metabolism in Acquired Androgen - Independence during Cadmium Carcinogenesis in Human Prostate Epithelial Cells. *Prostate* 2007,67,135-145.

138. Leech, T. G. ; Adams, E. A. ; Weathers, T. D. ; Staten, L. K. ; Filippelli, G. M. Inequitable Chronic Lead Exposure: A Dual Legacy of Social and Environmental Injustice. *Fam Community Health* 2016,39,151-159.

139. Li, Y. ;Xie, C. ;Murphy, S. K. ;Skaar, D. ;Nye, M. ;Vidal, A. C. ;Cecil, K. M. ;Dietrich, K. N. ;Puga, A. ;Jirtle, R. L. ;Hoyo, C. Lead Exposure during Early Human Development and DNA Methylation of Imprinted Gene Regulatory Elements in Adulthood. *Environ. Health Perspect.* 2016, 124,666-673.

140. Bierkens, J. ; Smolders, R. ; Van, Holderbeke, M. ; Cornelis, C. Predicting Blood Lead Levels from Current and Past Environmental Data in Europe. *Sci. Total Environ.* 2011, 409, 5101-5110.

141. Rebeniak, M. ; Wojciechowska - Mazurek, M. ; Mania, M. ; Szynal, T. ; Strzelecka, A. ; Starska, K. Exposure to Lead and Cadmium Released from Ceramics and Glassware Intended to Come into Contact with Food. *Rocz. Panstw. Zakl. Hig.* 2014,65,3091-3099.

142. Dorevitch, S. ; Babin, A. Health Hazards of Ceramic Artists. *Occup. Med.* 2001, 16, 563-575.

143. Anderson, D. L.; Cunningham, W. C.; Lindstrom, T. R.; Olmez, I. Identification of Lead and Other Elements in Ceramic Glazes and Housewares by ^{109}Cd – Induced X – ray Fluo – rescence Emission Spectrometry. *J. AOAC. Int.* 1995, 78, 407–412.

144. Mostafalou, S.; Baeeri, M.; Bahadar, H.; Soltany – Rezaee – Rad, M.; Gholami., M.; Abdollahi, M. Molecular Mechanisms Involved in Lead Induced Disruption of Hepatic and Pancreatic Glucose Metabolism. *Environ. Toxicol. Pharmacol.* 2015, 39, 16–26.

145. Hirsch, H. V.; Possidente, D.; Possidente, B. Pb^{2+}: An Endocrine Disruptor in *Drosophila*? *Physiol. Behav.* 2010, 99, 254–259.

146. Taupeau, C.; Poupon, J.; Treton. D.; Brosse, A.; Richard, Y.; Machelon, V. Lead Reduces Messenger RNA and Protein Levels of Cytochrome p450 Aromatase and Estrogen Receptor Beta in Human Ovarian Granulosa Cells. *Biol. Reprod.* 2003, 68, 1982–1988.

147. Finster, M. E.; Raymond, M. R.; Scofield, M. A.; Smith, K. P. Mercury–Impacted Scrap Metal: Source and Nature of the Mercury. *J. Environ. Manage.* 2015, 161, 303–308.

148. Marshall, B. G.; Forsberg, B. R.; Thomé – Souza, M.; Peleja, R., Moreira, M. Z.; Freitas, C. E. Evidence of Mercury Biomagnification in the Food Chain of the Cardinal Tetra *Paracheirodon axelrodi* (Osteichthyes: Characidae) in the Rio Negro, Central Amazon, Brazil. *J. Fish Biol.* 2016, 89, 220–240.

149. Lavoie, R. A.; Jardine, T. D.; Chumchal, M. M.; Kidd, K. A.; Campbell, L. M. Biomagnification of Mercury in Aquatic Food Webs: A Worldwide Meta – analysis. *Environ. Sci. Technol.* 2013, 47, 13385–13394.

150. Ishihara, N. History of Ignorance of Methylmercury Toxicity and Intoxication in Japan in Relation to Minamata Disease. *Nihon Eiseigaku Zasshi* 2014, 69, 75–79.

151. Normile, D. Mercury Pollution. In Minamata, Mercury Still Divides. *Science* 2013, 341, 1446–1447.

152. Gump, B. B.; MacKenzie, J. A.; Dumas, A. K.; Palmer, C. D.; Parsons, P. J.; Segu, Z. M.; Mechref, Y. S.; Bendinskas, K. G. Fish Consumption, Low – Level Mercury, Lipids, and Inflammatory Markers in Children. *Environ. Res.* 2012, 112, 204–211.

153. Li, L., Chen, X.; Zhu, Q; Chen, D.; Guo, J.; Yao, W.; Dong, Y.; Wei, J.; Lian, Q.; Ge, R. S.; Yuan, B. Disrupting Androgen Production of Leydig Cells by Resveratrol via Direct Inhibition of Human and Rat 3β–Hydroxysteroid Dehydrogenase. *Toxicol Lett.* 2014, 226, 14–19.

154. Zhu, X.; Kusaka, Y.; Sato, K.; Zhang, Q. The Endocrine Disruptive Effects of Mercury. *Environ. Health. Prev. Med.* 2000, 4, 174–183.

155. Richter, C. A.; Martyniuk, C. J.; Annis, M. L.; Brumbaugh, W. G.; Chasar, L. C.; Denslow, N. D.; Tillitt, D. E. Methylmercury – Induced Changes in Gene Transcription Associated with Neuroendocrine Disruption in Largemouth Bass (*Micropterus salmoides*). *Gen. Comp. Endocrinol.* 2014, 203, 215–224.

156. Tan, S. W.; Meiller, J. C.; Mahaffey, K. R. The Endocrine Effects of Mercury in

Humans and Wildlife. *Crit. Rev. Toxicol.* 2009,39,228−269.

157. Davey, J. C. ; Bodwell, J. E. ; Gosse, J. A. ; Hamilton, J. W. Arsenic as an Endocrine Disruptor: Effects of Arsenic on Estrogen Receptor−Mediated Gene Expression In Vivo and in Cell Culture. *Toxicol. Sci.* 2007,98,75−86.

158. Kaltreider, R. C. ; Davis, A. M. ; Lariviere, J. P. ; Hamilton, J. W. Arsenic alters the Function of the Glucocorticoid Receptor as a Transcription Factor. *Environ. Health Perspect.* 2001, 109,245−251.

159. Jana, K. ; Jana, S. ; Samanta, P. K. Effects of Chronic Exposure to Sodium Arsenite on Hypothalamo − Pituitary − Testicular Activities in Adult Rats: Possible an Estrogenic Mode of Action. *Reprod. Biol. Endocrinol.* 2006,16,4−9.

160. Mondal, S. ; Mukhopadhyay, B. ; Bhattacharya, S. Inorganic Mercury Binding to Fish Oocyte Plasma Membrane Induces Steroidogenesis and Translatable Messenger RNA Synthesis. *Biometals* 1997,10,285−290.

161. Barregard, L. ; Lindstedt, G. ; Schütz, A. ; Sällsten, G. Endocrine Function in Mercury Exposed Chloralkali Workers. *Occup. Environ. Med.* 1994,51,536−540.

162. Prestifilippo, J. P. ; Fernández−Solari, J. ; Mohn, C. ; De Laurentiis, A. ; McCann, S. M. ; Dees, W. ; Rettori, V. Effect of Manganese on Luteinizing Hormone − Releasing Hormone Secretion in Adult Male Rats. *Toxicol. Sci.* 2007,97,75−80.

163. Lee, D. H. ; Jacobs, Jr. , D. R. Methodological Issues in Human Studies of Endocrine Disrupting Chemicals. *Rev. Endocr. Metab. Disord.* 2015,16,289−297.

164. Aitken, R. J. ; Clarkson, J. S. Cellular Basis of Defective Sperm Function and its Association with Genesis of Reactive Oxygen Species by Human Spermatozoa. *J. Reprod. Fertil.* 1987,81,459−469.

165. Bacciottini, L. ; Falchetti, A. ; Pampaloni, B. ; Bartolini, E. ; Carossino, A. M. ; Brandi, M. L. Phytoestrogens: Food or Drug? *Clin. Cases Miner. Bone Metab.* 2007,4,123−130.

166. Ganai, A. A. ; Farooqi, H. Bioactivity of Genistein: A Review of In Vitro and In Vivo Studies. *Biomed. Pharmacother.* 2015,76,30−38.

167. Hwang, Y. P. ; Jeong, H. G. Mechanism of Phytoestrogen Puerarin − Mediated Cytoprotection Following Oxidative Injury: Estrogen Receptor−Dependent Up−regulation of PI3K/ Akt and HO−1. *Toxicol. Appl. Pharmacol.* 2008,233,371−381.

168. Andres, S. ; Hansen, U. ; Niemann, B. ; Palavinskas, R. ; Lampen, A. Determination of the Isoflavone Composition and Estrogenic Activity of Commercial Dietary Supplements Based on Soy or Red Clover. *Food Funct.* 2015,6,2017−2025.

169. Islam, M. A. ; Bekele, R. ; Vanden Berg, J. H. ; Kuswanti, Y. ; Thapa, O. ; Soltani, S. ; van Leeuwen, F. X. ; Rietjens, I. M. ; Murk, A. J. Deconjugation of Soy Isoflavone Glucuronides Needed for Estrogenic Activity. *Toxicol. In Vitro* 2015,29,706−715.

170. Gencel, V. B. ; Benjamin, M. M. ; Bahou, S. N. , Khalil, R. A. Vascular Effects of

Phytoestrogens and Alternative Menopausal Hormone Therapy in Cardiovascular Disease. *Mini Rev. Med Chem.* 2012,12,149-174.

171. Dalais,F. S. ; Rice,G. E. ; Wahlqvist,M. L. ; Grehar,M. ; Murkies,A. L. ; Medley,G. ; Ayton,R. ;Strauss,B. J. Effects of Dietary Phytoestrogens in Postmenopausal Women. *Climacteric* 1998,1,124-129.

172. Murkies,A. L. ; Wilcox,G. ; Davis,S. R. Phytoestrogens 1. *J. Clin. Endocrinol. Metab.* 1998,83,297-303.

173. Stark, A. ; Madar, Z. Phytoestrogens：A Review of Recent Findings. *J. Pediatr. Endocrinol. Metab.* 2002,15,561-572.

174. Yao,L. H. ;Jiang,Y. M. ;Shi,J. ;Tomás-Barberán,F. A. ;Datta,N. ;Singanusong,R. ; Chen,S. S. Flavonoids in Food and their Health Benefits. *Plant Foods Hum. Nutr.* 2004, 59, 113-122.

175. Ross, J. A. ; Kasum, C. M. Dietary Flavonoids：Bioavailability, Metabolic Effects, and Safety. *Annu. Rev. Nutr.* 2002,22,19-34.

176. Terahara,N. Flavonoids in Foods：A Review. *Nat. Prod. Commun.* 2015,10,521-528.

177. McCarty,M. F. Isoflavones Made Simple—Genistein's Agonist Activity for the Beta-type Estrogen Receptor Mediates their Health Benefits. *Med. Hypoth.* 2006,66,1093-1014.

178. Losa, S. M. ; Todd, K. L. ; Sullivan, A. W. ; Cao, J. ; Mickens, J. A. ; Patisaul, H. B. Neonatal Exposure to Genistein Adversely Impacts the Ontogeny of Hypothalamic Kisspeptin Signalling Pathways and Ovarian Development in the Peripubertal Female Rat. *Reprod. Toxicol.* 2011,31,280-289.

179. Bolca,S. ;Urpi-Sarda,M. ;Blondeel,P. ;Roche,N. ;Vanhaecke,L. ;Possemiers,S. ; Al-Maharik, N. ; Botting, N. ; De Keukeleire, D. ; Bracke, M. ; Heyerick, A. ; Manach, C. ; Depypere,H. Disposition of Soy Isoflavones in Normal Human Breast Tissue. *Am. J. Clin. Nutr.* 2010,91,976-984.

180. Molzberger, A. F. ; Vollmer, G. ; Hertrampf, T. ; Möller, F. J. ; Kulling, S. ; Diel, P. *In Utero* and Postnatal Exposure to Isoflavones Results in a Reduced Responsivity of the Mammary Gland towards Estradiol. *Mol. Nutr. Food Res.* 2012,56,399-409.

181. Cai,L. Q. ;Cai,J. ;Wu,W. ;Zhu,Y. S. 17α-Estradiol and Genistein Inhibit High Fat Diet Induced Prostate Gene Expression and Prostate Growth in the Rat. *J. Urol.* 2011, 186, 1489-1496.

182. Santell, R. C. ; Kieu, N. ; Helferich, W. G. Genistein Inhibits Growth of Estrogen-Independent Human Breast Cancer Cells in Culture but Not in Athymic Mice. *J. Nutr.* 2000,130, 1665-1669.

183. Hsieh, C. Y; Santell, R. C. ; Haslam, S. Z. ; Helferich, W. G. Estrogenic Effects of Genistein on the Growth of Estrogen Receptor-Positive Human Breast Cancer(MCF-7)Cells *In Vitro* and *In Vivo*. *Cancer Res.* 1998,58,3833-3838.

184. Allred, C. D. ; Allred, K. F. ; Ju, Y. H. ; Virant, S. M. ; Helferich, W. G. Soy Diets Containing Varying Amounts of Genistein Stimulate Growth of Estrogen-Dependent (MCF-7) Tumors in a Dose-Dependent Manner. *Cancer Res.* 2001, 61, 5045-5050.

185. Setchell, K. D. ; Cassidy, A. Dietary Isoflavones: Biological Effects and Relevance to Human Health. *J. Nutr.* 1999, 129, 758S-767S.

186. Kim, H. P. ; Son, K. H. ; Chang, H. W. ; Kang, S. S. Anti-inflammatory Plant Flavonoids and Cellular Action Mechanisms. *J. Pharmacol. Sci.* 2004, 96, 229-245.

187. Hämäläinen, M. ; Nieminen, R. ; Vuorela, P. ; Heinonen, M. ; Moilanen, E. Anti-inflammatory Effects of Flavonoids: Genistein, Kaempferol, Quercetin, and Daidzein Inhibit STAT-1 and NF-κB Activations, Whereas Flavone, Isorhamnetin, Naringenin, and Pelargonidin Inhibit only NF-κB Activation along with their Inhibitory Effect on iNOS Expression and NO Production in Activated Macrophages. *Mediat. Inflamm.* 2007, Article ID 45673. DOI: 10. 1155/2007/45673.

188. Kuo, S. C. ; Chen, S. C. ; Chen, L. H. ; Wu, J. B. ; Wang, J. P. ; Teng, C. M. Potent Anti-platelet, Anti-inflammatory and Antiallergic Isoflavanquinones from the Roots of *Abrus precatorius*. *Planta Med.* 1995, 61, 307-312.

189. Hu, Y. ; Song, Y. ; Franke, A. A. ; Hu, F. B. ; van Dam, R. M. ; Sun, Q. A Prospective Investigation of the Association between Urinary Excretion of Dietary Lignan Metabolites and Weight Change in US Women. *Am. J. Epidemiol.* 2015, 182, 503-511.

190. Oomah, B. D. Flaxseed as a Functional Food Source. *J. Sci. Food Agric.* 2001, 81, 889-894.

191. Martinchik, A. N. ; Zubtsov, V. V. Phytoestrogenis Properties of Flaxseed Lignans. *Vopr. Pitan.* 2012, 81, 61-66 [in Russian].

192. Orcheson, L. J. ; Rickard, S. E. ; Seidl, M. M. ; Thompson, L. U. Flaxseed and Its Mammalian Lignan Precursor Cause a Lengthening or Cessation of Estrous Cycling in Rats. *Cancer Lett.* 1998, 125, 69-76.

193. Tou, J. C. ; Chen, J. ; Thompson, L. U. Flaxseed and Its Lignan Precursor, Secoisolariciresinol Diglycoside, Affect Pregnancy Outcome and Reproductive Development in Rats. *J. Nutr.* 1998, 128, 1861-1888.

194. Nehybova, T. ; Smarda, J. ; Benes, P. Plant Coumestans: Recent Advances and Future Perspectives in Cancer Therapy. *Anticancer Agents Med. Chem.* 2014, 14, 1351-1362.

195. Bedell, S. ; Nachtigall, M. ; Naftolin, F. The Pros and Cons of Plant Estrogens for Menopause. *J. Steroid Biochem. Mol. Biol.* 2014, 139, 225-236.

196. Scarlata, S. ; Miksicek, R. Binding Properties of Coumestrol to Expressed Human Estrogen Receptor. *Mol. Cell. Endocrinol.* 1995, 115, 65-72.

197. Horn-Ross, P. L. ; John, E. M. ; Canchola, A. J. ; Stewart, S. L. ; Lee, M. M. Phytoestrogen Intake and Endometrial Cancer Risk. *J. Natl. Cancer Inst.* 2003, 95, 1158-1164.

198. Bandera, E. V. ; Williams, M. G. ; Sima, C. ; Bayuga, S. ; Pulick, K. ; Wilcox, H. ; Soslow, R. . ; Zauber, A. G. ; Olson, S. H. Phytoestrogen Consumption and Endometrial Cancer Risk：A Population-Based Case-Control Study in New Jersey. *Cancer Causes Control* 2009, 20, 1117-1127.

199. Markaverich, B. M. ; Webb, B. ; Densmore, C. L. ; Gregory, R. R. Effects of Coumestrol on Estrogen Receptor Function and Uterine Growth Inovariectomized Rats. *Environ. Health Perspect.* 1995, 103, 574-581.

200. Lippi, G. ; Franchini, M. ; Favaloro, E. J. ; Targher, G. Moderate Red Wine Consumption and Cardiovascular Disease Risk：Beyond the "French Paradox". *Semin. Thromb. Hemost.* 2010, 31, 59-70.

201. Gehm, B. ; McAndrews, J. ; Chien, P. ; Jameson, J. Resveratrol, a Polyphenolic Compound Found in Grapes and Wine, Is an Agonist for the Estrogen Receptor. *Proc. Natl. Acad. Sci. U. S. A.* 1997, 94, 14138-14143.

202. Pace - Asciak, C. R. ; Rounova, O. ; Hahn, S. E. ; Diamandis, E. P. ; Goldberg, D. M. Wines and Grape Juices as Modulators of Platelet Aggregation in Healthy Human Subjects. *Clin. Chim. Acta* 1996, 246, 163-182.

203. Docherty, J. J. ; Fu, M. M. ; Stiffler, B. S. ; Limperos, R. J. ; Pokabla, A. L. ; DeLucia, A. L. Resveratrol Inhibition of Herpes Simplex Virus Replication. *Antivir. Res.* 1999, 43, 145-155.

204. Gentilli, M. ; Mazoit, J. X. ; Bouaziz, H. ; Fletcher, D. ; Casper, R. F. ; Benhamou, D. ; Savouret, J. F. Resveratrol Decreases Hyperalgesia Induced by Carrageenan in the Rat Hind Paw. *Life Sci.* 2001, 68, 1317-1321.

205. Karuppagounder, S. S. ; Pinto, J. T. ; Xu, H. ; Chen, H. L. ; Beal, M. F. ; Gibson, G. E. Dietary Supplementation with Resveratrol Reduces Plaque Pathology in a Transgenic Model of Alzheimer's Disease. *Neurochem Int.* 2009, 54, 111-118.

206. Wenzel, E. ; Soldo, T. ; Erbersdobler, H. ; Somoza, V. Bioactivity and Metabolism of Trans-Resveratrol Orally Administered to Wistar Rats. *Mol. Nutr. Food Res.* 2005, 49, 482-494.

207. Bhat, K. P. ; Lantvit, D. ; Christov, K. ; Mehta, R. G. ; Moon, R. C. ; Pezzuto, J. M. Estrogenic and Antiestrogenic Properties of Resveratrol in Mammary Tumor Models. *Cancer Res.* 2001, 61, 7456-7463.

208. Svechnikov, K. ; Spatafora, C. ; Svechnikova, I. ; Tringali, C. ; Söder, O. Effects of Resveratrol Analogs on Steroidogenesis and Mitochondrial Function in Rat Leydig Cells In Vitro. *J. Appl. Toxicol.* 2009, 29, 673-680.

209. Gartner, S. ; Balski, M. ; Koch, M. ; Nehls, I. Analysis and Migration of Phthalates in Infant Food Packed in Recycled Paperboard. *J. Agric. Food Chem.* 2009, 57, 10675-10681.

210. Brauer, B. ; Funke, T. Bestimmung von kontaminanten. Papier aus recycleten fasern und verpackte lebensmittel. [Detection of Contaminants. Paper from Recycled Fibre and Packaged Food.] *Dtsch. Lebensmitt. Rundsch.* 2008, 104, 330-335 [in German].

211. EFSA. In *EFSA Statement on the Presence of* 4-*Methylbenzophenone Found in Breakfast Cereals*；E. F. S. Authority，Ed. ；EFSA：Parma，Italy，2009.

212. Yueh，M. F. ；Tukey，R. H. Triclosan：A. Widespread Environmental Toxicant with Many Biological Effects. *Annu. Rev. Pharmacol. Toxicol.* 2016，56，251-272.

213. Baluka, S. A. ； Rumbeiha, W. K. Bisphenol A and Food Safety：Lessons from Developed to Developing Countries. *Food Chem. Toxicol.* 2016，92，58-63.

214. Cirillo，T. ； Latini，G. ； Castaldi，M. A. ； Dipaola，L. ； Fasano，E. ； Esposito，F. ； Scognamiglio，G. ；Francesco，F. D. ；Cobellis，L. Exposure to Di-2-Ethylhexyl Phthalate，Di-*n*-Butyl Phthalate and Bisphenol A through Infant Formulas. *J. Agric. Food Chem.* 2015，63，3303-3310.

215. Hoekstra，E. J. ；Simoneau，C. Release of Bisphenol A from Polycarbonate：A Review. *Crit. Rev. Food Sci. Nutr.* 2013，53，386-402.

216. Lorenzini，R. ； Biedermann，M. ； Grob，K. ； Garbini，D. ； Barbanera，M. ； Braschi，I. Migration Kinetics of Mineral Oil Hydrocarbons from Recycled Paperboard to Dry Food：Monitoring of Two Real Cases. *Food Addit. Contam.* ，*A* 2013，30，760-770.

217. Aschberger，K. ； Castello，P. ； Hoekstra，E. ； Karakitsios，S. ； Munn，S. ； Pakalin，S. ； Sari-giannis，D. Bisphenol A and Baby Bottles：Challenges and Perspectives. *JRC Scientific and Technical Reports*，European Union，2010.

218. Long，F. ；Zhu，A. ；Zhou，X. ；Wang，H. ；Zhao，Z. ；Liu，L. ；Shi，H. Highly Sensitive and Selective Optofluidics-Based Immunosensor for Rapid Assessment of Bisphenol A Leaching Risk. *Biosens. Bioelectron.* 2014，55，19-25.

219. Le，H. H. ；Carlson，E. M. ；Chua，J. P. ；Belcher，S. M. Bisphenol A is Released from Polycarbonate Drinking Bottles and Mimics the Neurotoxic Actions of Estrogen in Developing Cerebellar Neurons. *Toxicol. Lett.* 2008，176，149-156.

220. Mercea, P. Physicochemical Processes Involved in Migration of Bisphenol A from Polycarbonate. *J. Appl. Polym. Sci.* 2009，112，579-593.

221. Biedermann，M. ； Ingenhoff，J. E. ； Zurfluh，M. ； Richter，L. ； Simat，T. ； Harling，A. ； Altkofer，W. ；Helling，R. ；Grob，K. Migration of Mineral Oil，Photoinitiators and Plasticisers from Recycled Paperboard into Dry Foods：A Study under Controlled Conditions. *Food Addit. Contam.* ，*A* 2013，30，885-898.

222. Brede，C. ； Fjeldal，P. ； Skjevrak，I. ； Herikstad，H. Increased Migration Levels of Bisphenol A from Polycarbonate Baby Bottles after Dishwashing, Boiling and Brushing. *Food Addit. Contam.* 2003，20，684-689.

223. Nam，S. H. ； Seo，Y. M. ； Kim，M. G. Bisphenol A Migration from Polycarbonate Baby Bottle with Repeated Use. *Chemosphere* 2010，79，949-952.

224. Kubwabo, C；Kosarac, I. ； Stewart, B. ； Gauthier, B. R. ； Lalonde, K. ； Lalonde, P. J. Migration of Bisphenol A from Plastic Baby Bottles, Baby Bottle Liners and Reusable

Polycarbonate Drinking Bottles. *Food Addit. Contam.*, *A*：*Chem. Anal. Control Expo. Risk Assess.* 2009,26,928–937.

225. Johnson, S. ; Saxena, P. ; Sahu, R. Leaching of Bisphenol A from Baby Bottles. *Proc. Natl. Acad. Sci. India*,*Sect.*,*B*：*Biol. Sci.* 2015,85,131–135.

226. Maia,J. ;Cruz,J. M. ;Sendón,R. , ;Bustos,J. ;Cirugeda,M. E;Sanchez,J. J. ;Paseiro, P;Effect of Amines in the Release of Bisphenol A from Polycarbonate Baby Bottles. *Food Res. Intl.* 2010,43,1283–1288.

227. Zimmerer, C. ; Nagel, J. ; Steiner, G. ; Heinrich, G. Nondestructive Molecular Characterization of Polycarbonate – Polyvinylamine Composites after Thermally Induced Aminolysis. *Macromol. Mater. Eng.* 2016,301,648–652.

228. Sajiki,J. ;Yonekubo, J. Leaching of Bisphenol A (BPA) from Polycarbonate Plastic to Water Containing Amino Acids and Its Degradation by Radical Oxygen Species. *Chemosphere* 2004,55,861–867.

229. Geens,T. ;Goeyens, L. ;Covaci, A. Are Potential Sources for Human Exposure to Bisphenol–A Overlooked? *Int. J. Hyg. Environ. Health* 2011,214,339–347.

230. Liu, F. ; Li, Z. ; Yu, S. ; Cui, X. ; Ge, X. Environmentally Benign Methanolysis of Polycarbonate to Recover Bisphenol A and Dimethyl Carbonate in Ionic Liquids. *J. Hazard. Mater.* 2010,174,872–875.

231. Ji,G. ; Zhang, H. ; Huang, F. ; Huang, X. Effects of Nonionic Surfactant Triton X–100 on the Laccase–Catalyzed Conversion of Bisphenol A. *J. Environ. Sci. (China)* 2009, 21, 1486–1490.

232. Jie,H. ;Ke,H. ;Qing,Z. ;Lei,C. ;Yongqiang,W. ;Zibin,Z. Study on Depolymerization of Polycarbonate in Supercritical Ethanol. *Adv. Polym. Sci.* 2006,91,2307–2314.

233. Vafeiadi, M. ; Roumeliotaki, T. ; Myridakis, A. ; Chalkiadaki, G. ; Fthenou, E. ; Dermitzaki, E. ; Karachaliou, M. ; Sarri, K. ; Vassilaki, M. ; Stephanou, E. G. ; Kogevinas, M. ; Chatzi,L. Association of Early Life Exposure to Bisphenol A with Obesity and Cardiometabolic Traits in Childhood. *Environ. Res.* 2016,146,379–387.

234. Kundakovic, M. ; Champagne, F. A. Epigenetic Perspective on the Developmental Effects of Bisphenol A. *Brain Behav. Immun.* 2011,25,1084–1093.

235. Manikkam, M. ; Tracey, R. ; Guerrero – Bosagna, C. ; Skinner, M. K. Plastics Derived Endocrine Disruptors(BPA,DEHP and DBP)Induce Epigenetic Transgenerational Inheritance of Obesity,Reproductive Disease and Sperm Epimutations. *PLoS ONE* 2013,8,e55387.

236. Beronius, A. ; Rudén, C. ; Hanberg, A. ; Håkansson, H. Health Risk Assessment Procedures for Endocrine Disrupting Compounds within Different Regulatory Frameworks in the European Union. *Regul. Toxicol. Pharmacol.* 2009,55,111–122.

237. Bars, R. ; Fegert, I. ; Gross, M. ; Lewis, D. ; Weltje, L. ; Weyers, A. ; Wheeler, J. R. ; Galay – Burgos, M. Risk Assessment of Endocrine Active Chemicals：Identifying Chemicals of

Regulatory Concern. *Regul. Toxicol. Pharmacol.* 2012,64,143-154.

238. Reinen,J. ; Vermeulen, N. P. Biotransformation of Endocrine Disrupting Compounds by Selected Phase I and Phase II Enzymes—Formation of Estrogenic and Chemically Reactive Metabolites by Cytochromes P450 and Sulfotransferases. *Curr. Med. Chem.* 2015,22,500-527.

239. de Fátima Pocas, M. ; Hogg; T. Exposure Assessment of Chemicals from Packaging Materials in Foods:A Review. *Trends Food Sci. Technol.* 2007,18,219e230.

240. Beronius, A. ; Rudén, C. ; Hanberg, A. ; Håkansson, H. Health Risk Assessment Procedures for Endocrine Disrupting Compounds within Different Regulatory Frameworks in the European Union. *Regul. Toxicol. Pharmacol.* 2009,55,111-122.

241. Dionisi, G. 1. ; Oldring, P. K. ; Estimates of Per Capita Exposure to Substances Migrating from Canned Foods and Beverages. *Food Addit. Contam.* 2002,19,891-903.

242. Lange, A. ; Paull, G. C. ; Hamilton, P. B. ; Iguchi, T. ; Tyler, C. R. Implications of Persistent Exposure to Treated Wastewater Effluent for Breeding in Wild Roach(*Rutilus rutilus*) Populations. *Environ. Sci. Technol.* 2011,45,1673-1679.

243. Maiolini,E. ;Ferri,E. ;Pitasi,A. L. ;Montoya,A. ;Di Giovanni,M. ;Errani,E. ;Girotti, S. Bisphenol A Determination in Baby Bottles by Chemiluminescence Enzyme - Linked Immunosorbent Assay, Lateral Flow Immunoassay and Liquid Chromatography Tandem Mass Spectrometry. *Analyst* 2014,139,318-324.

244. Rubin, B. S. Bisphenol A:An Endocrine Disruptor with Widespread Exposure and Multiple Effects. *Steroid Biochem. Mol. Biol.* 2011,127,27-34.

245. Stahlhut, R. ; van Wijngaarden, E. ; Dye, T. ; Cook, S. ; Swan, S. Concentrations of Urinary Phthalate Metabolites Are Associated with Increased Waist Circumference and Insulin Resistance in Adult US Males. *Environ. Health Perspect.* 2007,115,876-882.

246. Lee,M. J. ; Lin, H. ; Liu, C. W. ; Wu, M. H. ; Liao, W. J. ; Chang, H. H. ; Ku, H. C. ; Chien,Y. S. ;Ding,W. H. ;Kao,Y. H. Octylphenol Stimulates Resistin Gene Expression in 3T3 - L1 Adipocytes via the Estrogen Receptor and Extracellular Signal - Regulated Kinase Pathways. *Am. J. Physiol. Cell Physiol.* 2008,294,1542-1551.

247. Smink,A. ; Ribas-Fito, N. ; Garcia, R. ; Torrent, M. ; Mendez, M. A. ; Grimalt, J. O. ; Sunyer,J. Exposure to Hexachlorobenzene during Pregnancy Increases the Risk of Overweight in Children Aged 6 Years. *Acta Paediatr.* 2008,97,1465-1469.

248. Park,S. K. ; Son, H. K. ; Lee, S. K. ; Kang, J. H. ; Chang, Y. S. ; Jacobs, D. R. ; Lee, D. H. Relationship between Serum Concentrations of Organochlorine Pesticides and Metabolic Syndrome among Non-diabetic Adults. *J. Prev. Med. Public Health*,2010,43,1-8.

249. Turyk, M. ; Anderson, H. ; Knobeloch, L. ; Imm, P. ; Persky, V. Organochlorine Exposure and Incidence of Diabetes in a Cohort of Great Lakes Sport Fish Consumers. *Environment* 2009,117,1076-1082.

250. Grun,F. ;Watanabe,H. ;Zamanian,Z. ;Maeda,L. ;Arima,K. ;Cubacha,R. ;Gardiner,

D. M. ; Kanno, J. ; Iguchi, T. ; Blumberg, B. Endocrine – Disrupting Organotin Compounds Are Potent Inducers of Adipogenesis in Vertebrates. *Mol. Endocrinol.* 2006,20,2141–2155.

251. Kanayama, T. ; Kobayashi, N. ; Mamiya, S. ; Nakanishi, T. ; Nishikawa, J. Organotin Compounds Promote Adipocyte Differentiation as Agonists of the Peroxisome Proliferator – Activated Receptor Gamma/Retinoid X Receptor Pathway. *Mol. Pharmacol.* 2005,67,766–774.

252. Le Maire, A. ; Grimaldi, M. ; Roecklin, D. ; Dagnino, S. ; Vivat–Hannah, V. ; Balaguer, P. ; Bourguet, W. Activation of RXR–PPAR Heterodimers by Organotin Environmental Endocrine Disruptors. *EMBO Rep.* 2009,10,367–373.

253. Cimafranca, M. A. ; Hanlon, P. R. ; Jefcoate, C. R. TCDD Administration after the Proadipogenic Differentiation Stimulus Inhibits PPARγ through a MEK–Dependent Process but Less Effectively Suppresses Adipogenesis. *Toxicol. Appl. Pharmacol.* 2004,196,156–168.

254. Lee, D. H. ; Jacobs, D. R. , Jr. Methodological Issues in Human Studies of Endocrine Disrupting Chemicals. *Rev. Endocr. Metab. Disord.* 2015,16,289–297.

食物中的放射性核素

MOHAMED ABDELRAZEK ABDELALEEM *

Nuclear Research Center, Atomic Energy Authority, Cairo 13759, Egypt

* E-mail:Abdelrazek_MD@ yahoo. com

摘要

环境中存在着天然的或人造的放射性核素,这些放射性物质会污染食物并影响我们的身体健康。人类长期食用受辐射污染的食物会破坏 DNA,进而导致基因突变,最终导致癌症。放射性核素对人体健康的危害程度取决于其类型和剂量,因此,了解受污染食品的放射性至关重要。食品中常见的是天然存在的放射性核素,如 ^{40}K(Potassium,钾)、^{238}U(Uranium,铀)、^{226}Ra(Radium,镭)及其相关衰变产物。在发生重大核事故后,人造放射性核素也会排放到环境中。^{131}I(Iodine,碘)造成的食物污染问题日益严峻,因为它不仅分布广泛,而且可以污染饲料,牛摄入后迅速转移到牛奶中。其他可能引起长期关注的放射性同位素有 ^{134}Cs(Caesium,铯)、^{137}Cs、^{90}Sr(Strontium,锶)、^{89}Sr 和 Pu(Plutonium,钚),它们可以在环境中停留较长时间。衍生干预水平(derived intervention levels, DIL)作为放射性核素的设定限制和保护措施,可以确定人类食物中的放射性核素水平,并减少放射性核素污染量。

9.1 引言

放射性核素是一种化学元素,因其原子结构不稳定,而被称为放射性同位素。元素名称左上角数字是对特定放射性同位素质量数的识别。这些核素包含一个不稳定的核,其中质子和中子的比例可能不稳定,导致其要么放射性衰变,要么被捕获或激发进而转化为稳定核,这样的变化可能会释放能量或辐射。放射性核素从原子核或其他部分释放能量或发射辐射而实现自身的稳定性。目前,世界上存在多种辐射的放射性核素,根据其释放的发射器的主要类型进行分类,包括 α 粒子、β 粒子和 γ 射线(光子)。大多数自然产生的放射性核素都是 α 粒子的发射源(如 U 和 ^{226}Ra),但也存在一些 β 粒子发射器(如 ^{228}Ra 和 ^{40}K)。人工制造的放射性核素主要以 β 和 γ 辐射源为主,例如氚(Tritium,T)是一种 β 粒子发射器,可能在大气中自然形成,也可能由人类活动形成[26]。

我们每天会受到许多来自环境中的天然放射性核素的辐射,这种辐射称为背景辐射。背景辐射来自许多方面,包括从太空来的宇宙射线,以及天然存在于土壤、水和空气中的放射性物质。食物中也会存在天然放射性核素,其浓度取决于当地地质、气候和农业实践等多种因素[114],我们可以通过检测食物和水中的放射性元素来确定浓度。尽管放射性物质在医学应用和科学研究等场景中是非常有用的,但我们也不能忽视其对于人体健康的化学危害。放射性物质是一种化学物质,其处理也需要考虑来自非放射性物质来源的危害。此外,放射性物质经常与其他化学物质密切混合,这些化学物质可能会对人体有"攻击性"作用(致突变、毒性和致癌作用)[21,23]。放射性毒性是指由于电离辐射或核素的化学性质导致的亚稳态同位素及其衰变产物的毒性。辐射和放射性核素泄漏事件对人类健康和环境造成了很大的危害。尽管风险不可避免,但确保安全的处理和管理方法可以减少放射性物质带来的危害,并保障人类健康和社会的可持续发展。

9.2 放射性核素的简介

虽然大量的放射性核素主要由核爆炸产生,或存在于辐照的反应堆燃料中,但有限数量的放射性核素一旦被人体接触会产生重大影响。这些放射性核素通常包括裂变产物和活化产物。裂变产物是核裂变反应产生的放射性核素,如铯、锶、钴等,它们通常以固体或液体形式存在。活化产物则是燃料材料中的非稳定同位素在受辐照后产生的放射性核素,如碳、氧、氢等。这些放射性核素能影响食物、水和空气等人类接触环境中存在的物质。需要注意的是,虽然某些放射性惰性气体(如^{85}Kr 或^{133}Xe)存在于放射性核素中,但它们不易通过食物链进入人体,因此不列入内部暴露风险的评估清单。

在核事故发生时,这些放射性核素可能会给人类健康带来严重的负面影响。因此,核事故事件的预防和处理需要高度重视和谨慎。在核事故发生时,应根据核素类型和强度等因素采取合适的应对措施,以保护公众和工作人员的健康安全。表 9.1 所示为裂变和活化过程中产生的放射性核素。

表 9.1   **某些放射性核素的裂变和活化产物[29]**

	核素种类	半衰期	主要衰减
裂变产物	^{89}Sr	50.5d	β^-
	^{90}Sr、^{90}Y	28.7y、64.1h	β^-、β^-
	^{95}Zr、^{95}Nb	64.09d、35.0d	$\beta^-\gamma$、$\beta^-\gamma$
	^{99}Mo、^{99m}Tc	39.272d、6.006h	$\beta^-\gamma$、$\beta^-\gamma$
	^{106}Ru、^{106}Rh	372.6d、29.92s	β^-、$\beta^-\gamma$
	^{129}Te	33.6d	$\beta^-\gamma$
	^{131}I	8.021d	$\beta^-\gamma$
	^{132}Te、^{137}Ba	76.856h、2.3h	$\beta^-\gamma$、$\beta^-\gamma$

续表

	核素种类	半衰期	主要衰减
裂变产物	^{137}Cs、^{137}Ba	30.0y、2.55min	$\beta^-\gamma$
	^{140}Ba、^{140}La	12.751d、1.6779d	$\beta^-\gamma$、$\beta^-\gamma$
	^{144}Ce、^{144}Pr	284.45d、17.28d	$\beta^-\gamma$、$\beta^-\gamma$
活化产物	^{3}H	12.35y	β^-
	^{14}C	5730y	β^-
	^{55}Fe	2.75y	EC
	^{59}Fe	44.53d	$\beta^-\gamma$
	^{54}Mn	312.5d	EC、γ
	^{60}Co	5.27y	$\beta^-\gamma$
	^{65}Zn	243.9d	EC、γ
	^{134}Cs	754.2d	$\beta^-\gamma$
	^{239}Np	2.355d	$\beta^-\gamma$
	^{241}Pu、^{241}Am	14.35y、432.0y	β^-、$\alpha\gamma$
	^{242}Cm	162.94d	α
	^{238}Pu	87.7y	α
	^{239}Pu	2.411×10^4y	α
	^{240}Pu	6.563×10^3y	α
	^{242}Pu	3.735×10^5y	α

注:半衰期以分钟(min)、小时(h)、天(d)和年(y)为单位。1 年以 365.25 天计。

资料来源:Adapted from IAEA(1989. *Measurement of Radionuclides in Food and the Environment* (*A Guidebook*), Vienna; Technical Reports Series No. 295. http://www-pub.iaea.org/books/IAEABooks/1398/Measurement-of-Radionuclides-in-Food-and-the-Environment).

9.2.1　裂变

核武器的大气试验是裂变过程中产生且在环境中发现的放射性核素的主要来源,这些试验导致了大量放射性核素的释放,在此过程中有些地方的人类遭受了极大的辐射危害。然而,近年来裂变产物放射性核素的主要来源是核事故。核反应堆熔毁时会释放出一系列类似于核武器爆炸的放射性核素,但这两种情况所释放的放射性核素的比例有很大的不同。因为在反应堆运行期间,长寿命放射性核素趋向于逐渐积累,而短寿命放射性核素则趋向于达到衰变速率等于产生速率的平衡状态。运行时间和燃料消耗量主要通过运行中核反应堆各种放射性核素的比例进行控制[49]。在核反应堆事故发生时,大量的放射性物质会被释放到空气、水源和土壤中,对人类健康和环境造成重大影响。这些放射性物质在环境中逐渐沉积并持续释放,污染区域可能持续数年甚至数十年,形成长期的辐射危害。

9.2.2　活化产物

核反应堆和其他核装置,通过中子、燃料和建筑材料的反应产生活化产物。活化产物包括超铀元素的同位素和 Cs、Co、H、C、Fe、Mn、Zn 等放射性同位素,以及其他放射性核素,在人类可能接触到的环境中,这些放射性核素都应该受到关注[49]。

9.2.3 自然放射性

Ur 和 Th(Thorium,钍)同位素及其子产物和^{40}K 是主要的天然放射性核素,这些天然放射性核素的存在会对计量仪的基数背景产生影响[103]。

9.3 食物如何受到放射性核素污染

在辐射事故发生后的 2 年内,相较于被植物根部吸收,放射性核素直接沉积在植物叶片表面更容易被人类摄入。同样的,在被放射性核素污染的牧场上饲养的奶畜和肉畜是放射性核素向人类转移的重要途径。放射性核素污染食品会受到季节影响。雨季时,雨水可以有效地从大气中冲走放射性核素,从而提高土壤的污染水平。而在非雨季时,干沉降会在植物上造成更高的相对沉降,从而在植物表面产生更高的表面活性[59]。福岛核事故(2011年 3 月 11 日)对食品污染事故的影响没有因为雨水而扩大影响,因为事故发生在农忙季节之前。而切尔诺贝利事故发生时(1986 年 4 月 26 日),雨季已经开始,放射性核素直接沉积在农业植物和牧场的表面。

核事故后放射性核素释放到环境中,人类健康会受到诸多影响,比如直接暴露在放射性核素中,吸入放射性核素引起的内部暴露,以及因摄入受污染食物中的放射性核素而导致的内部暴露[71]。放射性核素的后续影响取决于其化学和物理性质以及是否被植物或动物吸收和代谢。当开采或加工含有放射性物质的矿石时,其自然放射性可能会成为一个令人担忧的问题。产品或废物可能会浓缩放射性核素,这方面的例子如铀尾矿、磷矿废料或磷生产的矿渣。当镭溶解在地下水并被植物根系吸收时,它可能会进入食物链。

核反应堆通常会释放出不污染食物的放射性惰性气体,但反应堆也含有大量裂变产物、超铀和其他活化产物。核反应堆的意外释放会通过在树叶和土壤上的颗粒沉积或通过水的沉积来污染植被。核反应堆的气体释放最有可能涉及碘和氚等挥发性元素,或具有挥发性前体的元素,如^{90}Sr 和^{137}Cs[37,38]。

放射性核素污染行为的机制非常复杂,涉及物理、化学和生物学。此外,包括森林、城市和农田在内的土地利用模式对放射性核素的污染行为也有很大的影响。公众的生活方式,如食物的摄入量会影响到放射性核素在人体内的剂量。放射性核素转移到动物体内的最主要途径是通过受污染的饲料、土壤和饮用水。动物通过土壤摄入放射性核素的可能性很大,但该途径的有效性往往很低。动物体内的放射性核素含量主要取决于摄入的受污染饲料及其吸收滞留的过程[44]。

图 9.1 所示为从核设施释放到大气中的放射性核素的主要转移和暴露途径。在事故发生后的早期阶段,放射性核素的外部暴露和吸入式的内部暴露是主要的暴露途径。当核电站的放射性核素释放量可忽略不计时,沉积在土壤或建筑物上的放射性核素的外部暴露占主导地位。在空气中的剂量相对较低的地区,因摄入受污染食物引起的内部暴露可能占主导地位[40,102]。

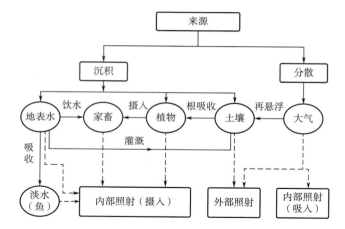

图 9.1 核设施释放出的放射性核素的主要转移和接触途径

资料来源:Adapted from Takashi(2014,Outline of the Environmental Monitoring of Tepco's Fukushima Daiichi Nuclear Power Plant Accident. In *Radiation Monitoring and Dose Estimation of the Fukushima Nuclear Accident*;Takashi,S. Ed. ;Springer:Tokyo, Heidelberg,New York,Dordrecht,London. http://link. springer. com/book/10. 1007%2F978-4-431-54583-5).

放射性核素释放到大气中后对水果造成污染可能是通过以下几种途径:①直接沉积到暴露的水果表面,被水果皮吸收,并转运到内部。②直接从大气中或通过再悬浮作用沉积到暴露的植物表面,吸收到内部并转移到果实中。③对于多年生植物来说,在落叶前,放射性核素从叶片转移到用于过冬的器官,然后在恢复生长时从储存器官重新转移到其他植物部位。④沉积到土壤中,在土壤剖面中垂直迁移,根系吸收并转移到果实中。放射性核素向水果迁移的主要过程如图9.2所示[73]。

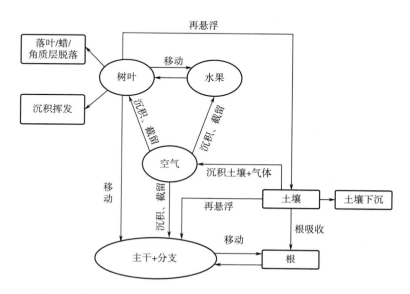

图 9.2 放射性核素在植物(果实、叶子、树枝和树干)中的转移途径

资料来源:Adapted from Carini(2009,Transfer to Fruits. In *Quantification of Radionuclide Transfer in Terrestrial and Freshwater Environments for Radiological Assessments*;IAEA TECDOC-1616,Ed. ;International Atomic Energy Agency(IAEA): Vienna,Austria;pp 311-330. www-pub. iaea. org/MTCD/publications/PDF/te_1616_web. pdf).

放射性核素释放后每个途径的影响程度取决于放射性核素、作物种类、植物发育阶段和沉积时的季节。此外,在农业生态系统中,放射性核素转移到水果的过程通常会受到人类干预的影响,其中包括园艺实践,旨在改变生理机能和转移营养物质,以生产可提早种植、高产、早收、产量持续且高品质的水果[10]。

9.4　放射性核素污染的食品

从农业角度来看,食品安全问题对于各类农产品的生产者和消费者是最需要重视的问题之一。虽然各国政府试图修改标准,强制要求水和牛奶在内的食品中放射性核素的水平要尽可能低;但是,一些产品的放射性核素水平高于新标准允许的水平,根据临时法规,它们却被认定为不受污染产品[78]。正如联合国原子辐射效应科学委员会(United Nations Scientific Committee on the Effects of Atomic Radiation,UNSCEAR)所提到的[104],一系列天然放射性核素源(主要是 Ur、Ra 和 Th 三个自然衰变系列,分别以 ^{238}Ur、^{232}Th 和 ^{235}Ur 为首。在自然界中,这三个系列中的放射性核素大致处于长期平衡状态,其中每个系列中所有放射性核素的活性几乎相等)。表9.2 所示为受污染食品中的放射性核素。

表 9.2　　食品和饮用水中铀、钍系放射性核素浓度　　　单位:mBq/kg

食品	国家	浓度									参考文献
		^{238}U	^{230}Th	^{226}Ra	^{210}Pb	^{210}Po	^{232}Th	^{228}Ra	^{238}Th	^{235}U	
乳制品	美国	0.7	0.4	5.7	11		0.27			0.05	[32,76]
	中国	13		6	16	13	1.2	21		0.6	[115]
	印度	17				15					[20,62]
	日本	0.55		12			0.29				[95]
	意大利			3~19							[69]
	德国			2~130	5~80						[60,77]
	波兰	2.6	1.2	10	16	1.2					[86,87]
	罗马尼亚			0.9~44	13~140						[6,89]
	英国	0.1~4.9		0.4~200	20~220				56		[7]
肉制品	美国	0.8~2.3	0.5~3	20	18		0.3~2			0.02	[32,76]
	中国	10		41	140	120	4.3	120		0.5	[115]
	印度					440					[62]
	日本	13		36			2.3				[95]
	德国	1~20		30~220	100~1000	37~4000					[35,77]
	波兰	1.6~5.6	0.7~3	11~19	98~105	99~102	0.5~3.6				[86,87]
	罗马尼亚			2~30	15~19	38~10					[6,89]
	英国	4.9		2.6~74	40~3700	62067000			22~93		[7]

续表

食品	国家	浓度									参考文献
		^{238}U	^{230}Th	^{226}Ra	^{210}Pb	^{210}Po	^{232}Th	^{228}Ra	^{238}Th	^{235}U	
粮食制品	美国	3~23	0.9~10	7~100	33~81		0.1~2.8			0.1~1.3	[32,76]
	中国	9.8		17	34	42	13	38		0.5	[115]
	印度	7.4				15~120					[20,62]
	日本	1.2		14			1.2				[95]
	德国	20~400		20~2900	40~4000	37~1900					[35]
	波兰	4.7~11	1.4~17	80~110	110~160	90~140	2.0~21				[86,87]
	罗马尼亚	6.1~85		30~90	49~59	20~360	1.6~33				[6,89]
	英国			0.7~5200	56~120	27~260	12	180~2300			[7]
叶菜类蔬菜	美国	24	20	56	41		18			1.2	[32,76]
	中国	16		75	360	430	23	220		0.7	[115]
	印度	61~72				320					[20,62]
	德国	6~2200		6~1150	4~4100	4~7400					[35,77]
	意大利			27~44							[22]
	波兰	14~15	6~9	37~43	43~51	40	4.7				[86,87]
	英国		80~380	2.2~170	16~3300	37~3300					[7]
根茎类蔬菜和水果	美国	0.9~7.7	0.2~1.1	7~47	8~150	0.08~1.4				0.1	[32,76]
	中国	13		63	27	29	4.7	110		0.6	[115]
	印度	0.4~77				16~140					[20,62]
	日本	26		11			2.3				[95]
	德国	10~2900		5~9400	20~5200						[35,77]
	意大利			14~25							[22]
	波兰	0.9~10	0.7~7.5	11~215	28~210	0.7~7.1					[86,87]
	罗马尼亚	6~120		9~190	12~140	0.4~2.1		22			[6,89]
	英国	6		9~41							[7]
鱼类产品	美国	13~1900	1.2~29	14~1800	15~55000	1.2~30			0.4~90		[32,76]
	中国	12		39	3500	4900	1.3	320		0.5	[115]
	法国			37							[84]
	德国			100~7400	20~4400	50~5200					[35,77]
	波兰			28~43	81~93	3100~3800					[87]
	葡萄牙					80~120000					[11]
	英国	2.5		8.5~2100	180~4800	60~53000		56~700			[7]
饮用水	美国	0.3~77	0.1	0.4~1.8	0.1~1.5	0.05		0~0.5		0.04	[16,32,76]
	中国	0.1~700		0.2~120		0.04~12					[83]

续表

食品	国家	浓度									参考文献
		^{238}U	^{230}Th	^{226}Ra	^{210}Pb	^{210}Po	^{232}Th	^{228}Ra	^{238}Th	^{235}U	
饮用水	印度	0.09~1.5									[20]
	芬兰	0.5~150000		10~49000	0.2~21000	0.2~7600		18~570			[2,93]
	法国	4.4~930		7~700			0~4.2				[84]
	德国	0.4~600		1~1800	0.2~200	0.1~200					[35]
	意大利	0.5~130		0.2~1200							[97]
	波兰	7.3	1.4	1.7~4.5	1.6	0.5	0.06				[86,87]
	罗马尼亚	0.4~37		0.7~21	7~44	7~44	0.04~9.3				[6,89]
	瑞士	0~1000		1~1500				0~200		0~50	[96]
	西班牙	3.7~4.4		20~4000							[100]
	英国			0~180	40~200						[7]

资料来源:Adapetd from UNSCEAR(2000,Sources and Effects of Ionizing Radiation. *Report to the General Assembly of the United Nations with Scientific Annexes B. United Nations Sales Publication E.* 00. IX. 3. New York. http://www.unscear. org/unscear/en/publications/2000_1. html).

9.4.1 牛奶

牛奶是为数不多的大范围生产并每天采集的食物之一,它的成分在世界各地几乎相同,很容易收集到液体或干燥固体形式的代表性样本进行分析。在放射性核素释放后的头几天内,牛奶很可能被放射性I和Cs污染。当在放射性核素沉降时期牧养奶牛时,牛奶受到的污染将最大。但即使室内饲养的奶牛,也可能因直接吸入放射性核素或摄入放射性核素污染的饮用水和饲料而造成牛奶污染。至于山羊和绵羊的乳汁,由于它们的放牧习惯,应该长期定期检查[49]。

放射性碘(^{131}I)从被污染的饲料中迅速转移到牛奶中,被人体摄入后会蓄积在甲状腺中。当然,人体直接吸入或吞咽的碘元素也会蓄积在甲状腺中。这两条途径都会增加人类患甲状腺癌症的风险。反刍动物摄入含有放射性Cs的植物后其中80%的Cs会被肠道吸收,随后被转运到所有软组织、奶、尿液和粪便中[70],其中,^{134}Cs和^{137}Cs是牛奶和奶制品中含量最高的放射性核素。通过对不同年龄段人群的平均母乳摄入量进行评估,2009年时,1岁婴儿的母乳摄入量最大,就所分析的放射性核素范围而言,母乳所含的放射性核素含量应小于0.005mSv[88]。Syukuro Manabe等对2011年3月11日福岛第一核电站事故造成的牧场奶牛产奶中的^{134}Cs和^{137}Cs的放射性变化进行了检查[67]。研究表明,当奶牛遭受放射性Cs污染(低于300Bq/kg)时,它们所生产的牛奶的放射性Cs污染低于50Bq/kg。

9.4.2 肉类

核事故发生后,肉类成为放射性元素主要来源之一。肉类的放射性核素污染主要是动物放牧造成的,但饮用水的污染也可能是原因之一。动物直接摄入放射性Cs不太可能是一个重要途径[49]。通常,肉类取样应尽量确保复合样品能代表大部分动物,但是在进行大量放射性沉降物筛查后,可能仍然需要对个别动物进行检测[45]。

9.4.3 鱼类

由于具有相似的生化特性,Cs 被机体吸收后表现出生物体钾中毒的特征。放射性污染物会进入河流和海洋,因此,与陆地动物类似,水生动物受到放射性核素污染的风险也很高。由于海水中溶解了较高浓度的矿物质,导致鱼类出现严重渗透性失水,海洋中硬骨鱼会通过大量饮用周围的海水来补偿损失,导致鱼类机体出现严重的放射性核素污染[28,68]。

核事故发生后,湖泊中营养不足且受到污染的鱼类可能是人类吸收放射性 Cs 的一个极其重要的途径。从一个包含众多湖泊的区域采集代表性样本可能面临一些困难,因为从大量湖泊采集样本的可行性较低。然而,由于海水中钾的含量很高,放射性核素在海洋深处会被有效稀释,因此,相较于淡水鱼类,海洋鱼类不会吸收大量的放射性 Cs,但颗粒物性状的放射性核素会被富集成高水平。贻贝、一些大型藻类和其他滤食性动物,能迅速吸收海水中的颗粒状污染物,可以作为生物指示剂[49]。

福岛第一核电站附近沿海地区捕获的鱼类中检测到放射性核素[9]。4 月在福岛县捕获的牙鲆(*Paralichthysolivaceus*)的放射性 Cs([134]Cs 和[137]Cs 的总和)浓度约为 82Bq/kg,而 8 月捕获的牙鲆中放射性 Cs 浓度更高(58~590Bq/kg)[33,111]。对此,日本政府出台了自 1940 年第二次世界大战以来针对市场上在售的渔业产品中放射性 Cs 的最严格措施,即在售渔业产品的放射性 Cs 含量不应超过 500Bq/kg。然而,某些特定鱼类的放射性 Cs 含量很难低于500Bq/kg,如牙鲆和鲈鱼(*Lateolabrax japonicus*)。近期,日本政府决定将市场上出售的鱼类放射性 Cs 的限量进一步降至 100Bq/kg 以下[111]。

对鱼类去除污染的方式主要从两方面考虑:第一,是对鱼的生存环境进行改善,切断污染循环链,即去除海水及淡水污染;第二,是去除鱼类本身的污染物质,尽可能排出鱼类体内的辐射成分。

针对鱼类生存环境的改善,研究人员发现可以利用沸石吸附放射性铯元素。在针对鱼类本身污染物的去除方式中,研究人员发现:把鱼肉制作成鱼糜制品,可以间接去除鱼肉中的污染成分[110]。用 0.171mol/L 氯化钠溶液洗涤鱼糜三次,可有效地去除受污染鱼肉中的放射性 Cs。然而,小块肉的过度清洗也可能会去除鱼糜中特有的氨基酸、核苷酸和其他小分子营养物质,由此去除了鱼糜产品的特有风味。因此,应当制订一个合理的清洗方式,旨在降低放射性元素 Cs 的风险和食品风味质量之间取得平衡。当然,这些清洗方式也应应用于以鱼糜为基础的产品和海产品的煮沸、干燥或调味产品等加工方式。

9.4.4 大米

2011 年 3 月,由于日本福岛第一核电站发生核事故,大量放射性铯([134]Cs 和[137]Cs)被释放到环境中。从那以后,放射性铯从受污染的农田土壤转移到植物中已经成为了福岛农业领域的一个严重问题。以福岛主要农作物之一的水稻为例,理论上,沉积在稻田中的大部分放射性 Cs 沉降物会与土壤中的黏土结合,导致土壤与植物的传递函数非常低。然而,2015 年秋天,福岛县几个丘陵地区种植的糙米中放射性 Cs 污染水平竟超过了 500Bq/kg[82]。

正常情况下,沉积在土壤中的放射性 Cs 大部分会黏附在土壤颗粒上,这是由于 Cs 以单价阳离子的形式溶于水,能够固定在任何带负电荷的固体表面,如土壤颗粒或土壤中的有机物上。通常,固定的阳离子可被任何其他阳离子交换,使固定阳离子的浓度与土壤水中其他阳离子的浓度保持平衡。一方面,Cs 在土壤固体上的这种黏附被称为"弱固定",植物根系可以很容易地吸收这种形式的 Cs。另一方面,Cs 强烈地固定在其他类型的黏土晶体上,如硅酸盐片,这些黏土颗粒上强烈固定的铯离子较难被其他阳离子作为可溶性离子取代,因此很少被植物根系吸收[63,98]。然而,还有一小部分会被重新分配到土壤溶液中,很容易被植物吸收。植物对 Cs 的吸收和运输是决定食品放射性 Cs 污染程度的重要因素。同时,由于高温,当空气温度超过 30°C 时,稻田中的有机物分解会大大增强,这可能导致放射性 Cs 从土壤的有机物中释放出来[34]。为此,研究人员在高度污染的土壤中种植了 100 多种水稻品种,并在营养期分析了它们的放射性核素 Cs 的吸收能力。通过实验发现,与籼稻品种相比,粳稻品种营养期的放射性 Cs 吸收普遍更高。

铯(Cs)是一种碱性金属,以 Cs^+ 的形式被植物吸收。钾(K)是一种重要的植物营养素,也是肥料的主要成分。Cs 的转运应当与 K 的转运进行比较。根据 Michaelis-Menten 动力学原理,根吸收 Cs 的机制与吸收 K 的机制相似[92,112]。水培和土壤的培养研究实验显示 K 能够抑制 Cs 的吸收[99],这表明了 Cs 是通过转运蛋白进入植物的。

9.5 食物中放射性核素含量的测定

限制食品中放射性核素的辐射剂量,是避免公众因食用受污染食品而引起健康风险的有效方法,具体措施包括:①商业分销食品中允许的放射性核素活性设定限制浓度,即衍生干预水平(derived intervention levels,DIL),就是按照干预水平推算的一些可以与辐射监测数据直接比较的指标,供决策者在考虑采取防护措施时参考。不同的防护措施和辐射途径有其相应的衍生干预水平,分别可以表示为 γ 外辐射剂量率、空气中放射性核素的积分活度浓度、放射性核素在地面的沉积密度及放射性核素在饮用水和食物中的活度浓度。在核事故的早期,释放或预计释放的放射性核素浓度也可以表示为衍生干预水平。②采取保护措施(protective actions,PA)以减少污染量:在核事故的中期和后期,环境监测所得的数据较多,这部分数据成为防护措施决策的主要依据,决策者可以直接应用衍生干预水平来判断是否需要实施某种防护措施。这两项措施是为了限制食品中的放射性核素浓度,并规定了每千克食物的放射性核素活性单位,即 Bq/kg(以前使用的单位 pCi/kg)[72]。因此,核事故发生后的第一年适用衍生干预水平以保障公众的食品安全。如果有人担心食品在第一年之后会继续受到严重污染,则需要评估长期情况,以确定是否应该继续使用衍生干预水平,或者通过其他方式来保障公众的食品安全。同时,采取保护措施也是非常重要的,这些措施将根据情况逐步评估和实施,并将继续进行,直到公众食品中的放射性核素浓度保持在衍生干预水平以下,且不存在进一步污染的风险,这种控制措施包括避免人类食用食品和动物饲料中的污染物,或者推迟食用疑似被污染的人类食品和牲畜饲料,直到污染消失,或通过一些方法来减少食品和牲畜饲料中的污染物[13],这些保护措施可以减少公众因摄入受污染食品所带来的辐射危害,保障公众健康,并维持食品市场的稳定和可持续发展。

1982年美国食品药品管理局(FDA)建立了两个级别的行动保护指南(Protective Action Guides,PAG)。行动保护指南是指在放射性物质释放后,对普通人群中需要采取保护措施的个人的预计剂量承受值。根据剂量水平的不同,可以将PAG分为预防性PAG和紧急PAG两个等级。预防性PAG指的是对全身、活性骨髓或除甲状腺外的其他器官的预计剂量承受值为5mSv,或对甲状腺的预计剂量承受值为15mSv,这种行动保护指南一般适用于较低影响的情况,例如将奶牛与饲料共同储存。紧急PAG是指对全身、活性骨髓或除甲状腺外的其他器官的预计剂量承受值为50mSv,或对甲状腺的预计剂量承受值为150mSv,这种行动保护指南一般适用于影响较大的情况,例如将鲜奶制作为奶酪或奶粉[13,25,52,54,57]等。事故发生后,必须确定合适的行动保护指南,并针对性地采取保护措施,以最大程度地减少公众接触被污染的环境和食品的可能性。

前面所述的数据,DIL可以根据以下方程计算:

$$DIL(Bq/kg) = \frac{PAG(mSV)}{f \times 食物摄入量(kg) \times DC} \quad (9-1)$$

式中　PAG——行动保护指南

　　　DC——剂量系数,即摄入每单位活动所接收的辐射剂量,mSv/Bq

　　　f——假定污染食物摄入量的比例

食物摄入量——在一段时间内消耗的食物量,kg

FDA的DIL为公众提供了较好的安全保障,因为每个DIL都是根据最脆弱个体的保守安全情况设置的。此外,如果放射性核素浓度在任何时间点达到或超过DIL,则需要采取保护措施(PA),即使这种浓度需要在相应条件下延长时间保持,辐射剂量才能达到PAG的预计剂量承受值。因此,在实际运用中,当执行FDA的DIL时,大部分公众受到的具有影响的辐射剂量将是PAG的极小部分。因此,未来PAG绝对值的调整不一定需要对DIL进行相应的修改。DIL的任何修改都将取决于保守的安全方案以及对DIL应用方式各个方面的审查。因此,浓度低于DIL的食品可以不受限制地进入流通领域,浓度达到或超过DIL的食品则不允许进入市场[106]。但是,美国各州和地方官员在特殊情况下可以灵活决定是否实施限制,例如允许对某些食品类型有独特依赖性的人群使用。

1986年切尔诺贝利事故发生后,为了保障公众健康和食品安全,多个国家和地区建立了相应的监管机制和控制措施。美国食品药品管理局(FDA)和美国农业部下属食品安全检验局(Food Safety and Inspection Service,FSIS)分别建立监管体系,制订进口食品的衍生干预水平。FDA的DIL被称为"关注水平"(levels of concern,LOCs),而FSIS的DIL则被称为"筛选值",这些控制措施规定了进口食品中放射性核素活性浓度的标准和限值,保障进口食品不会对美国公众造成健康风险。针对进口的食品,只有放射性核素浓度低于关注水平和筛选值之后,才被允许进口到美国[30,31]。衍生干预水平的建立为美国政府保障公众食品安全提供了有效手段,同时也为其他国家和地区提供了借鉴和参考。

表9.3[14,15,39]比较了不同组织的"行动级别",尽管不同组织采取的方法可能有所不同,

但总体建议是一致的,如加拿大的行动保护指南与 FDA 的 DIL 相同。

　　FDA 的 DIL 是根据放射性核素进行制订的。在不同事故中,这些放射性核素预计在事故发生后的第一年内通过人类食物所摄入的辐射剂量,提供大部分的辐射剂量。为了制订合适的 DIL,应根据每个年龄组的年总膳食摄入量,并假设其中 30% 的摄入量会受到污染的影响,对不同年龄组中每一类放射性核素进行计算,从而制订出适用于 6 个不同国际辐射防护委员会(ICRP)年龄组的 DIL(详见附表 9. A1–附表 9. A6)。例外情况是,在 60d 内,3 个月和 1 岁年龄组全部食物摄入量都可能被[131]I 污染。同时,在制订 DIL 时,采用了 ICRP 出版物[56]中的剂量系数以保证科学性和可靠性。根据放射性核素组的年龄限制,为每个放射性核素组选择最恰当的 DIL,从而确保人类摄入污染物后所受的辐射剂量不会超出安全可接受的范围。

表 9. 3　　　　　　　　　　　　　不同组织中的行动级别

放射性核素	加拿大卫生部	CODEX[a]/IAEA[b]	CEC[c]		WHO[d]		US FDA[e]	ICRP[f]
	鲜奶	牛奶和婴儿食品	乳制品	婴儿食品	牛奶	婴儿食品	总膳食	单一食物
	等效食物组的内部建议/(Bq/kg)							
[134]Cs	300	1000	1000	400	4500	—	1200	$10^3 \sim 10^4$
[137]Cs	300					1800		
[103]Ru	1000					—	6800	
[106]Ru	100						450	
[89]Sr	300	100	125	75		—	—	
[90]Sr	30					160	160	
[131]I	100		500	150		1600	170	
[241]Am	1	1	20	1	45	—	2	$10 \sim 100$
[239/239]Pu	1					7		
	其他商业食品和饮料							
[134]Cs	1000	1000	1250	n/a	$3500 \sim 35000$	n/a		
[137]Cs	1000							
[103]Ru	1000							
[106]Ru	300							
[89]Sr	1000	100	750					
[90]Sr	100							
[131]I	1000		2000					
[241]Am	10	10	80		$35 \sim 350$			
[239/239]Pu	10							

续表

放射性核素	等效食物组的内部建议/(Bq/kg)							
	加拿大卫生部	CODEXa/IAEAb	CECc		WHOd		US FDAe	ICRPf
	鲜奶	牛奶和婴儿食品	乳制品	婴儿食品	牛奶	婴儿食品	总膳食	单一食物
			公共饮用水					
^{134}Cs	100							
^{137}Cs	100		1000					
^{103}Ru	1000	1000					700	
^{106}Ru	100				700			
^{89}Sr	300		125					
^{90}Sr	30	100						
^{131}I	100		500				160	
^{241}Am	1	1	20			7	7	
$^{239/239}$Pu	1							

注:n/a 表示不相关或不适用。

资料来源:Adapetd from Health Canada (2000, *Canadian Guidelines for the Restriction of Radioactively Contaminated Food and Water Following a Nuclear Emergency:Guidelines and Rationale*. Minister of Public Works and Government Services Canada, 35 pp. http://www.hc-sc.gc.ca/ewh-semt/pubs/contaminants/emergency-urgence/index-eng.php).

注:a 为食品法典委员会;b 为国际原子能机构;c 为欧洲共同体理事会;d 为世界卫生组织;e 为美国食品药品管理局;f 为国际辐射防护委员会:适用于单一食品,优化值为 1000~10000Bq/kg(β/γ 发射器);10~100Bq/kg(α 发射器)。

2011 年 3 月福岛核事故的发生对日本的食品安全和公众健康带来了巨大影响。为了保障公众的健康和安全,日本政府于 2012 年 2 月 24 日,通过立法制定了过渡措施以限制食品中的放射性 Cs(包括^{134}Cs 和^{137}Cs)总量的最高水平,这一措施与欧盟提出的相关准则相似[27],这些控制措施规定了不同类型食品中允许含有放射性 Cs 的最高限量,具体如下:①2012 年 3 月 31 日之前生产和/或加工的牛奶和乳制品、矿泉水和饮料中的放射性 Cs 含量不得超过 200Bq/kg,2012 年 3 月 31 日之前生产或加工的其他食品的放射性 Cs 含量不得超过 500Bq/kg(大米和大豆制品除外)。②2012 年 9 月 30 日之前生产或加工的大米制品中放射性 Cs 的含量不得超过 500Bq/kg。③2012 年 12 月 31 日之前采收并投放市场的大豆中放射性 Cs 的含量不得超过 500Bq/kg。④2012 年 12 月 31 日之前生产或加工的大豆制品中放射性 Cs 含量不得超过 500Bq/kg 等。

9.6　核事故和食品放射性核素污染

核事故后,放射性核素在环境中的释放有许多假设。福岛第一核电站放射性核素的两个可能释放来源是位于中央水池内受损燃料的紧急停堆和不受控制的排放。图 9.3 所示为福岛第一核电站排放放射性核素的假设机制的概述。

该机制包括五个步骤:①放射性核素在燃料基质中的挥发。②这些挥发性物质通过燃料的间隙迁移到覆盖层。③挥发性放射性核素通过覆盖层的损坏部分逃逸。④在排汽过程中,挥发性污染物通过受限的冷却剂冒泡排出。⑤放射性核素迁移到环境中。在环境中,所有挥发性放射性核素冷却并与大气混合后立即冷凝,并且从释放点到测量点之间,不同元素发生沉淀而没有明显的分离,这可能发生在离放射源较短的距离内。另一方面,$^{136}Cs/^{137}Cs$ 和 $^{134}Cs/^{137}Cs$ 的活性比值确定了环境中放射性核素释放的两个主要可能来源。据预测,300d 后环境中 7 种放射性同位素最活跃,分别是 ^{85}Kr、^{103}Ru、^{91}Y、^{127m}Te、^{125}Sb、^{151}Sm 和 ^{129}Te[94]。

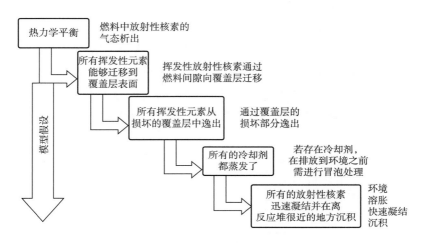

图 9.3 污染物排放设备中放射性排出物气体释放的主要机制

资料来源:Adapted from Schwantes et al. (2012. Analysis of a Nuclear Accident. In: *Fission and Activation Product Releases from the Fukushima Daiichi Nuclear Facility as Remote Indicators of Source Identification*, *Extent of Release*, and *State of Damaged Spent Nuclear Fuel*; Pacific Northwest National Laboratory, Ed.; US Department of Energy under Contract, USA. www. pnnl. gov/main/publications/external/technical_reports/PNNL-20912. pdf).

核事故发生后,主要的放射性污染物来源于挥发性元素的同位素,如 ^{131}I(8d 半衰期)、^{132}Te(3d 半衰期)、^{134}Cs(2 年半衰期)和 ^{137}Cs(30 年半衰期)[41,101]。因此,食品法典委员会第十八届会议(1989 年,日内瓦)通过了适用于核事故后的国际贸易指南(CAC/GL 5-1989),即事故发生后一年内,受 6 种放射性核素(^{90}Sr、^{131}I、^{137}Cs、^{134}Cs、^{239}Pu 和 ^{241}Am)意外核污染食品的使用和处置[15]。

福岛核电站的情况与切尔诺贝利核电站存在差异,包括核电站周围土壤的性质、繁殖物种、植被类型等。将福岛核事故与切尔诺贝利核事故进行比较时,福岛的污染区域,无论是低放射性还是高放射性,都约为切尔诺贝利的 6%。福岛的沉降物量则约为切尔诺贝利的六分之一,沉降物扩散的距离约为切尔诺贝利的十分之一[78]。

福岛核电站事故导致大量的诺贝尔气体(^{131}I、^{134}Cs 和 ^{137}Cs)释放到环境中,其中 ^{134}Cs 和 ^{137}Cs 是两种重要的放射性核素,可用于评估人体辐射暴露剂量,这是因为 ^{134}Cs 和 ^{137}Cs 具有较长的半衰期,并且在环境中分布广泛,尤其是放射性 Cs 能够被土壤吸附,并与黏土结合在一起。随着时间的推移,这些放射性核素将在环境中逐渐迁移和沉降,从而对当地的食品和水资源造成潜在的污染和危害。据报道,福岛多个地区生产的糙米中放射性 Cs 的浓度已经超过了临时规定值[78,91],这表明食品中放射性核素存在严重的污染问题,已经给食品安全和公众健康带来了威胁。

福岛第一核电站的核事故导致大量放射性核素释放到环境中,其中包括^{134}Cs、^{137}Cs、^{90}Sr、^{239}Pu 和^{240}Pu 等重要的放射性核素。福岛县焚烧废物的底灰和飞灰中均检测出放射性核素[74]。同时,福岛核事故产生的污水、污泥灰和城市废灰等废物中也检测出其他放射性核素如 Cs、Co、Mn、Sr、Ni 等[61]。此外,日本北部和东部大片地区产生的污水污泥中也检测出^{134}Cs 和^{137}Cs[75],这些放射性核素可能会转移和沉积到不同的环境媒介中,如土壤和植物,尤其是废灰和废物,容易成为放射性核素的重要传播途径。

^{241}Am(Americium,镅)是唯一一种含量会随着时间的推移而增加的放射性核素,这是因为它是从钚-241(^{241}Pu)的衰变中衍变出来的。预计环境中^{241}Am 的活动总数将于 2058 年达到最大值,之后总活度水平将缓慢下降。与^{241}Pu 的初始水平相比,该峰值较小。最终^{241}Am 将成为最重要的剩余放射性核素,并处于微量水平(图 9.4)[105]。

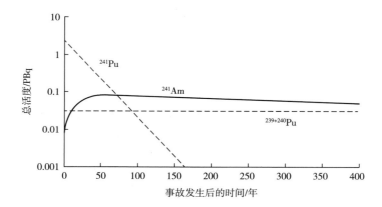

图 9.4 事故发生后环境中各种长寿命放射性核素的总量

资料来源:Adapted from UNSCEAR (2011. *Source and Effects of Ionizing Radiation. Volume* I : *Sources*, *Volume* II : *Effects*. United Nations Scientific Committee on the Effects of Atomic Radiation,2008 Report to the General Assembly with Scientific Annexes C,D and E. United Nations Sales Publication E. 11IX. 3;New York. www. unscear. org/docs/reports/2008/11–80076_Report_2008_Annex_D. pdf).

9.7　放射性核素的健康风险

核事故发生后,放射性核素会通过食物链进入人体,对人体的生理和心理健康产生危害。人类长期暴露于放射性核素中,身体某些组织会吸收这些放射性核素并逐步蓄积,这些放射性核素会经历 γ、β 和 α 衰变,从而对人类机体造成损伤[58]。

生物半衰期也称"生物半排出期",是指某个生物系统中的某种特定的放射性核素的排出速率近似地服从指数规律时,生物过程使该核素在系统中的总量减少到一半时所需的时间。生物半衰期也可以指体内药量或血药浓度下降一半所需的时间,又称消除半衰期。而物理半衰期是指在原子核的衰变过程中,其半数衰变所需的时间。具体来说,当一个放射性同位素放射出一个粒子或光子后,其剩余同位素数量会减半,此时所经过的时间就是物理半衰期。物理半衰期是一个固定的物理量,不受环境等因素影响。由于生物半衰期包括物理衰变和生物排泄物,因此生物半衰期总是比物理半衰期短。

每种放射性核素摄入后的代谢是不同的,我们通过生物半衰期来描述这种不同。放射性 Cs 的代谢研究表明,排泄 10% 的 Cs,其半衰期为 2d,排泄 90% 的 Cs,半衰期则为 110d[53,90]。大自然中的放射性核素无处不在,因此所有食品中都存在不同程度的放射性核素。食品消费产生的辐射剂量通常一年内从几十微希沃特到几百微希沃特不等[15]。

所有类型的辐射在生物材料中产生的激发和电离的基本物理化学效应是相同的,只是这些效应在空间分布上和强度上有所不同[47]。因此,如果通过实验测量出已知质量的身体器官的放射性核素浓度,则可以计算出放射性核素输送到器官的吸收剂量(以 Gy 为单位)。

放射性核素最集中且相对生物效率(relative biological efficiency,RBE)最高的身体器官通常被称为"关键器官"。ICRP[50]在为"特定放射性核素"确定关键器官时考虑了相对生物效率(RBE)剂量以外的因素,如器官的重要性及其放射敏感性,但通常相对生物效率(RBE)剂量是最重要的考虑因素。放射性核素在不同器官中的蓄积如表 9.4 所示。ICRP 建议的最大允许浓度(maximum permissible concentrations,MPCs)在关键器官中最终达到 0.1、0.3 或 0.6rem/周的剂量率(rem,剂量当量单位之一,现已废除,1rem=0.01Sv)。

表 9.4　　　　　　　　特定放射性核素在目标器官中的分布情况

放射性核素	靶器官	参考资料
镅(Am)	骨和肝	[18]
铯(Cs)	所有软组织和牛奶	[19]
碘(I)	甲状腺和乳汁	[65]
钚(Pu)	肝和骨	[17]
钌(Ru)	肾脏	[46]
锶(Sr)	骨和牛奶	[19]

资料来源:Adapted from Howard et al. (2009. Transfer to Animals. *IAEA - TECDOC - 1616.* www - pub. iaea. org/MTCD/publications/PDF/te_1616_web. pdf).

因此,基于放射性核素的排列,以其在空气中连续吸入的最大 MPC 的极限值为顺序,进行基本毒性分级,不仅需要考虑 RBE 剂量率,也需要考虑关键器官的放射敏感性。ICRP 给出了可溶性和不溶性放射性核素的 MPC 值,并使用了这两个值中更严格的值。以这种方式获得的分级如表 9.5 所示,其中所考虑的放射性核素按其 MPC 的极限值顺序列出。

放射性核素 3 种进入人体的主要方式:皮肤吸收、摄入和吸入。在这三种途径中,吸入是放射性物质进入人体最危险的方式,因为在吸入时,这些物质会直接进入人体的呼吸系统,并进一步到达肺部,从而导致癌症等一系列健康问题。根据放射性核素的毒性分类,表 9.5[47] 将放射性核素分为 3 个主要毒性组,并将大中型组分为两个亚组,以获得毒性分类表[47]。

表 9.5 放射性核素的最大允许浓度(MPC)和最大允许摄入量(MPI)

分组	MPC/(μCi/cm^3)	MPI/μCi
高毒性组 ^{231}Pa, ^{249}Cf, ^{239}Pu, ^{240}Pu, ^{242}Pu, ^{232}Th, ^{238}Pu, ^{227}Ac, ^{230}Th, ^{237}Np, ^{241}Am, ^{243}Am, ^{243}Cm, ^{250}Cf, ^{232}U, ^{226}Ra, ^{238}U, ^{241}Pu, ^{210}Pb, ^{230}U, ^{233}U, ^{234}U, ^{235}U, ^{227}Th, ^{210}Po, ^{223}Ra, ^{90}Sr	1×10^{-10} 及以下	1 及以下
中毒性组	$2 \times 10^{-10} \sim 1 \times 10^{-6}$	$1 \sim 1 \times 10^4$
高亚组 A 族元素 ^{224}Ra, ^{230}Pa, ^{129}I, ^{210}Bi, ^{22}Na, ^{60}Co, ^{110m}Ag, ^{126}I, ^{131}I, ^{134}Cs, ^{152}Eu, ^{137}Cs, ^{207}Bi, ^{212}Pd, ^{192}Ir, ^{45}Ca, ^{54}Mn, ^{95}Zr, ^{115}Cd, ^{127m}Te, ^{129m}Te, ^{133}I, ^{140}Ba	$2 \times 10^{-10} \sim 1 \times 10^{-8}$	$1 \sim 1 \times 10^2$
低亚组 B 族元素 ^{32}P, ^{48}V, ^{59}Fe, ^{58}Co, ^{63}Ni, ^{65}Zn, ^{86}Rb, ^{99}Tc, ^{109}Cd, ^{113}Sn, ^{147}Pm, ^{203}Hg, ^{76}As, ^{90}Y, ^{97}Zr, ^{105}Ag, ^{135}Cs, ^{155}Eu, ^{42}K, ^{74}As, ^{75}Se, ^{85}Sr, ^{93}Zr, ^{135}I, ^{24}Na, ^{52}Mn, ^{141}Ce, ^{142}Pr, ^{194}Ir, ^{47}Ca, ^{57}Co, ^{72}Ga, ^{82}Br, ^{115}Cd, ^{136}Cs, ^{111}Ag, ^{132}I, ^{198}Au, ^{190}Ir, ^{56}Mn, ^{59}Ni, ^{87}Kr, ^{134}I, ^{31}Si, ^{55}Fe, ^{103}Pd, ^{199}Au, ^{197m}Hg, ^{64}Cu, ^{197}Hg, ^{14}C, ^{135}X, ^{131}Cs	$2 \times 10^{-8} \sim 1 \times 10^{-6}$	$1 \times 10^2 \sim 1 \times 10^4$
低毒性组 ^{3}H, ^{69}Zn, ^{71}Ge, ^{134m}Cs, ^{99m}Tc, ^{58m}Co, ^{85}Kr, ^{133}Xe, ^{191m}Os, ^{131m}Xe, ^{96m}Tc, ^{103m}Rh	2×10^{-6}	1×10^4

注:MPI 表示一年内能接受的最高核辐射量,μCi。m,放射性核素的同质异能态(通过一定的方法使原本没有放射性的元素产生放射性)。Ci 现已废除。

资料来源:Adapted from IAEA (1963. *Basic Safety Standards for Radiation Protection*. www. iaea. org/inis/collection/NCLCollectionStore/_Public/24/072/24072024. pdf).

以下是自然环境中最常见的放射性同位素(放射性核素)的名称,包括存在于我们身体、食物和水中的一些同位素。

9.7.1 碘(I)

短周期放射性碘同位素对牛奶的污染是许多类型核事故中主要的潜在摄入暴露。因此,在制订应急准备计划时,最重要的是要有充足的信息,并将重点放在合适的方向上[8]。

碘同位素主要包括^{131}I、^{132}I 以及 ^{132}Te 和 ^{133}I 衰变产生的同位素,它们可能是严重核事故中放射性碘释放出的重要成分。放射性碘可以通过外部暴露(吸入)和内部暴露(摄入)进入人体[113]。其中,^{131}I 是 I 的一种重要同位素,在裂变产物中占比近 3%(按重量计),其放射性衰变的半衰期为 8d。由于^{131}I 主要的衰变方式是 β 衰变(90%的 β 和 10%的 γ),且其具有一定的渗透能力(可渗透 0.6~2mm),因此可能引起细胞死亡和基因突变等问题[58]。不论碘的摄入来自何处,肠道中放射性碘都会被完全吸收,然后迅速转移到甲状腺和乳汁中[5,42,109]。同时,由于辐射对组织的残留损伤会导致癌症的发生,这被认为是意外核污染后甲状腺癌增加的主要原因,这些癌症通常会在^{131}I 衰变很久之后,也就是暴露几年后出现。

在核事故中,防止放射性碘进入人类体内成为一个重要问题。在事故发生时,需要立即采取应急措施,如为公众和工作人员提供防护设备、封锁污染区域、清除污染物等,以降低放射性碘对人类健康的影响。此外,在长期稳定的监测和控制措施的基础上,还需要制订细致的食品安全监管措施,监测食品中放射性碘的浓度,并制订相应的限制和管理标准,保障公众健康和食品安全。

9.7.2 钾(K)

^{40}K 是一种天然放射性同位素,它是人体组织和大多数食物中最主要的放射性成分[107,114]。K 存在两种稳定的同位素(非放射性的),即^{39}K 和^{41}K,^{40}K 是食品中最常见的天然放射性同位素之一。在牛奶中,^{40}K 的含量约为 50Bq/L,而在肉类、香蕉和其他富含^{40}K 的产品中,其含量可能达到数百 Bq/kg。^{40}K 在环境中的表现与其他钾同位素相同,通过正常的生物转运过程被动、植物组织吸收。

^{40}K 可以通过饮用水、食物或空气进入人体。一旦进入人体,^{40}K 在体内的表现与其他同位素相同。人类需要 K 来维持生理活动,大多数 K(包括^{40}K)在摄入时能够从胃肠道消化系统迅速进入血液,再迅速分布到所有器官和组织中[85],几乎可以完全被人体所吸收。

尽管^{40}K 是一种放射性核素,但由于其天然存在,并非核事故产生的污染物,其浓度通常处于微量水平。^{40}K 和其他天然放射性同位素在人体的蓄积剂量通常远远低于人工放射性核素,如福岛核事故中释放的^{131}I 和^{137}Cs 等。但是,^{40}K 在体内也会产生放射性衰变,辐射带来潜在的危害也依然存在,如基因突变和损伤,特别是当摄入剂量超过安全限值时。

9.7.3 铯(Cs)

^{137}Cs 是一种不稳定的放射性同位素,它的放射性是通过每单位时间分解的原子数来测量的。^{137}Cs 原子以中等能量 γ 射线的形式发射辐射,在较小程度上发射高能 β 粒子,破坏细胞中的分子并在组织中沉积能量,造成损伤。^{137}Cs 可应用于肿瘤学、工业放射影像、辐射计、食品辐照器、土壤测试等不同方面,它也是核电站事故后潜在的主要成分。由于 Cs 很容易与氯化物结合,因此 Cs 通常以氯化铯的形式存在,氯化铯是一种易溶于水的粉末[12]。

Cs 的生物学特征与 K 相似。Cs 进入人体后,会在全身均匀分布,肌肉组织中浓度较高,骨骼中浓度较低。Cs 的生物半衰期较短,约为 110d。被^{137}Cs 污染的土壤、水、植被、水生生物和空气可通过动物或人类的摄入或吸入对个体产生影响[58]。

人体外部暴露于大量的^{137}Cs 会导致烧伤、急性放射病,甚至死亡。俄罗斯新兵意外暴露于密封的^{137}Cs 放射源中,出现了皮肤辐射综合征的典型症状(最初的皮肤红斑和随后的溃疡)[12,36]。一些暴露者在皮肤症状出现之时,还出现了恶心、呕吐和头痛的症状。此外,暴露于^{137}Cs会增加癌症的风险,暴露者可能通过摄入或吸入这两种方式使机体内部接触到^{137}Cs,这会使放射性物质分布于软组织,特别是肌肉组织中,这些暴露在β粒子和γ射线环境下的组织,患癌症的风险也会相应增加[79]。沉积在植物上的Cs,被反刍动物(牛、羊等)摄入后,约80%的Cs会被肠道吸收,随后被输送到所有软组织、牛奶、尿液和粪便中[3,70]。

9.7.4 锶(Sr)

Sr有16种典型放射性同位素,其中^{90}Sr的半衰期最长(29年),其余Sr放射性核素的半衰期都小于65d。^{90}Sr是从稳定的^{88}Sr通过放射性衰变而来的,其广泛应用于核能发电、核武器制造、放射性同位素制备等领域。在环境监测中,^{90}Sr也是一种辐射危险的指示物质。因此,^{90}Sr受到美国能源部汉福德核电站等核设施的关注。^{90}Sr的具体衰变原理为:^{90}Sr通过发射β粒子衰变为^{90}Y(Yttrium,钇),^{90}Y通过发射半衰期为64h的高能β粒子衰变成^{90}Zr(Zirconium,锆),而^{90}Sr的主要健康问题与^{90}Y的高能β粒子有关[81]。肠道对放射性Sr的吸收取决于动物对钙的需求和摄入量,其真实吸收程度的平均报告值在12%~72%[5]。被吸收的放射性Sr随后主要沉积在骨骼并转移到牛奶中,后者是人类接触的主要途径。

Sr可以通过食物摄入、饮水或吸入等方式进入机体。胃肠道对食物或水的吸收是普通人群体内沉积Sr的主要来源。正常情况下,摄入的Sr有30%~40%被吸收到血液中。吸收量往往会随着年龄的增长而减少,在儿童出生的第一年吸收量较高(约60%)。由于机体将Sr视为钙的替代品,因此,禁食或低钙饮食的成年人肠道吸收Sr的水平也会增加到60%。Sr的生物学特征与钙相似(尽管它不是稳态控制的,也就是说,身体不会主动调节细胞内Sr的水平),但通常生物体使用和保留Sr的效果较差[4,43]。对于成年人而言,Sr从胃肠道进入血液(血浆)后,约31%的活性Sr保留在骨表面;其余的则进入软组织或通过尿液和粪便排出。一项最新的生物动力学模型结果解释了Sr在体内的重新分布,最初沉积在骨骼表面的大部分活度,几天后恢复到血浆中。30d后,保留在体内的活度大约为摄入时的8%,1年后降至大约4%,这种活动主要发生在骨骼中。只有当Sr被摄入体内时,它才会对健康造成危害。外部γ暴露不是一个主要问题,因为^{90}Sr不发射γ辐射,其衰变产物^{90}Y也只发射少量。^{90}Sr集中在骨表面和骨髓中,其相对较长的放射性半衰期(29年)使其成为放射性沉降物中最危险的产物之一。骨肿瘤和血细胞形成的器官肿瘤是主要的健康问题,这些肿瘤与^{90}Sr和^{90}Y放射性衰变过程中释放的β粒子有关。除了潜在的放射成因外,有研究发现,Sr还可以抑制钙化并导致动物骨骼畸形,尤其是在高剂量的条件下[81]。

9.7.5 钚(Pu)

20世纪40年代,作为曼哈顿计划制造原子弹的一部分,美国科学家首次大量生产Pu,并一直持续到20世纪80年代的冷战时期。当Ur的原子核捕获一个或多个中子,改变原子结构,并因此产生一种新元素,这个元素就是Pu,这一过程发生在核反应堆中,主要涉及将^{238}Ur转化为Pu。美国能源部环境管理处登记的Pu的主要同位素包括^{238}Pu、^{239}Pu、^{240}Pu和^{241}Pu。除^{241}Pu外,这些同位素通过发射α粒子而衰变。^{241}Pu通过向^{241}Am发射低能量的β

粒子而产生衰变,^{241}Am 是一种发射 α 的放射性核素,半衰期为 430 年,因此^{241}Am 比母体更具放射性毒性[51]。

放射性核素可能以不同形式被机体吸收,包括气体化合物、气溶胶和颗粒。食物或水是人类吸入灰尘中 Pu 污染物的可能途径,大多数人摄入和吸入 Pu 的量极低。然而,居住在政府武器生产或测试设施附近的人 Pu 的摄入量可能会增加[45]。Pu 进入人体后会产生极其严重的健康危害,Pu 可在体内停留数十年并因此导致器官和组织暴露在辐射下,增加了癌症的风险。Pu 也是一种有毒金属,可能会对肾脏造成损害。当 Pu 被吸入时,很大一部分可以从肺部通过血液循环转移到其他器官,当然这取决于化合物的溶解度。放射性核素通过肺膜的能力变化很大;尽管 Pu 等锕系元素的转移率较低,但相比被胃肠道吸收,它们通常更容易通过肺部被吸收[44]。当 Pu 被摄入后,胃肠道吸收的量很少(约 0.05%),皮肤接触后通过皮肤吸收的 Pu 也很少。在离开肠道或肺部后,大约 10%的 Pu 会被机体清除。进入血液的 Pu 大致平均地沉积在肝脏和骨骼中,并在那里停留很长一段时间。据不反映中间再分配的简化模型显示,Pu 在肝脏和骨骼中的生物滞留半衰期分别约为 20 年和 50 年[55]。

9.7.6　镅(Am)

Am 作为 Pu 生产过程中的副产物,是 Pu 连续捕获中子的结果,其最常见的同位素是^{241}Am,它是^{241}Pu 的衰变产物。核武器的大气试验(已于 1980 年在全球范围内停止)产生了Am。武器生产设施的事故和泄露造成了局部性的 Am 污染。氧化镅是环境中镅元素最常见的形式。表层土壤中的^{241}Am 平均水平约为 $3.70×10^{-4}$Bq/g,虽然小部分可以通过化学和生物过程变得可溶,但镅通常是不溶的[80,85]。

和前文所提到的放射性同位素一样,机体接触镅的主要方式是摄入含有 Am 同位素的食物和水,以及吸入 Am 污染的粉尘。除非附近有受污染的空气粉尘,否则摄入通常是更能危害到人体健康的暴露途径。当然,相较于摄入,吸入更容易促进 Am 在体内的吸收,所以这两种暴露途径的危害都很大。

Am 的致癌机理是多种多样的,其主要致癌机理是通过引起 DNA 损伤来导致细胞突变和增殖,从而导致恶性肿瘤的形成。当人体暴露于^{241}Am 时,其所释放的高能射线会穿透细胞,损伤其中的 DNA 分子,从而导致 DNA 上的基因突变或染色体异常,这些突变和异常最终可能导致肿瘤的形成。除了直接损伤 DNA 外,^{241}Am 也可以通过间接机制来引起细胞的癌变。^{241}Am 会与细胞内的水和其他有机物质反应,产生高度反应性的自由基和离子,这些自由基和离子可以引起氧化应激和细胞内环境的改变,从而破坏细胞的正常生理功能,增加癌症的风险。而 Am 引发的主要健康问题是由沉积在骨骼表面和肝脏中的 Am 同位素发射的电离辐射引起的肿瘤[80,85,108]。

当前,已经开发了各种去污方法并将其应用于核事故中,主要包括物理方法、化学方法和生物方法。

物理方法:包括机械清洗、水冲洗和吸附除污。机械清洗可以通过使用高压水枪、风吹等方法来清除被污染的表面;水冲洗可以使用高压水流和清洁剂来去除污染物;吸附除污可以通过使用各种吸附剂来吸附污染物和放射性物质。

化学方法:可以使用酸、碱、还原剂等化学物质来去除污染物和放射性物质,这些化学物质可以导致污染物和放射性物质的化学结构上发生改变,使其分解或转化成其他物质。

生物方法:利用生物体如细菌、酵母等微生物对污染物进行降解和吸收,例如使用植物来吸附放射性物质。

以上方法有各自的优缺点,需要根据实际情况和要求来选择合适的方案。在使用这些去污方式时,需要注意安全和防护措施,以确保人员和环境的安全。表9.6中总结了许多针对辐射污染的应对方法。

表 9.6   内部放射性核素污染

放射性核素	放射性核素消除剂	放射性核素消除剂(对应的作用效果)
^{134}Cs, ^{137}Cs	六氰高铁酸铁(铁蓝)	屏蔽
^{125}I, ^{131}I	碘化钾饱和溶液 抗甲状腺药物	屏蔽 启用
Pu	锌或钙–DTPA;调查	螯合
^{89}Sr, ^{90}Sr	磷酸铝凝胶抗酸剂	降低吸收率
摄入	乳酸锶	螯合
	口服磷酸盐	屏蔽
	氯化铵或 甲状旁腺提取物	替代 启用
氚	强制式流体	稀释
未知摄入何种放射性核素		降低吸收率 可以考虑呕吐、灌洗、木炭、泻药等方式
其他	碳酸氢盐、硫酸钡、葡萄糖酸钙、青霉胺、铝抗酸剂、海藻酸钠	

注:DTPA,二亚乙基三胺五乙酸酯。

本章附录

1. 单位

居里(Curie,Ci):曾用单位,表示每秒有 370 亿个放射性原子发生转变的放射性物质的数量,大约相当于 1g Ra 的活度。

贝耳(Becquerel,Bq):放射性核素活动的单位或单位时间内自发核跃迁次数的期望值。Bq 表示每秒 1 次衰变,定义为 1Bq。FDA 先前指南中使用的放射性核素活性单位为 Ci。$1 Bq = 27 \times 10^{-12}$ Ci = 27pCi。

戈瑞(Gray,Gy):吸收剂量的单位。$1Gy = 1J/kg$;$1mGy = 1 \times 10^{-3} Gy$。FDA 先前出版物中

的吸收剂量单位为 rad(已废除)。1Gy = 100rad;1mGy = 0.1rad。

希沃特(Sievert,Sv):剂量当量单位。1 Sv = 1 J/kg;1mSv = 1×10⁻³ Sv。FDA 先前指南中使用的剂量当量单位为 rem(已废除)。1Sv = 100rem;1mSv = 0.1rem。

拉德(Rad):吸收剂量单位(1Gy = 100Rad),已废除。

雷姆(Rem):剂量当量单位(1Sv = 100Rem),已废除。

2. 词汇表

吸收剂量:单位质量材料吸收的电离辐射能量。吸收剂量的单位是戈瑞(Gy),1Gy = 1J/kg。

污染:由于意外释放而在食物或动物饲料上或其中产生的放射性核素。

浓度:放射性核素活性浓度。单位:Bq/kg;1Bq/kg = 27 pCi/kg。

衍生干预水平(derived intervention level,DIL):根据应考虑引入保护措施的干预剂量水平得出的浓度,单位:Bq/kg[48]。

剂量系数(dose coefficient,DC):单位摄入量放射性核素活动的承诺剂量当量或承诺有效剂量当量的换算系数,单位:Sv/Bq[56]。

指导水平(guideline level,GL):食品或饲料商品中放射性核素的最高水平(Bq/kg),食品法典委员会(Codex Alimentarius Commission,CAC)建议在国际贸易中运输的商品在核或放射性紧急情况下受到污染后的可接受水平。这些指导水平适用于重组后或准备食用的食品,不适用于干燥或浓缩的食品,并基于一年 1mSv 的干预豁免水平。

半衰期:放射性物质因放射性衰变而失去50%活性所需的时间。

关注水平(level of concern,LOC):FDA 在切尔诺贝利事故后设定的进口食品中放射性核素活性浓度,低于该浓度,允许在美国商业中不受限制地分销。

采取保护行动:通过避免或减少人类食品和动物饲料中的污染来限制摄入的辐射剂量而采取的行动。

保护行动指南(Protective Action Guide,PAG):放射性核素释放后确保具备保护作用的单个器官或组织的等效承诺剂量或承诺剂量。

放射性:原子核转化产生的 α 粒子、β 粒子、中子和 γ 或 X 射线的发射。

3. 导出干预水平表

本章相关资料表见附表 9.A1~附表 9.A6。

附表 9.A1   **剂量系数**   单位:mSv/Bq

放射性核素	年龄组					
	3 个月	1 岁	5 岁	10 岁	15 岁	成年
⁹⁰Sr 骨表面	1.0E-03	7.4E-04	3.9E-04	5.5E-04	1.2E-03	3.8E-04
⁹⁰Sr	1.3E-04	9.1E-05	4.1E-05	4.3E-05	6.7E-05	3.5E-05
¹³¹I 甲状腺	3.7E-03	3.6E-03	2.1E-03	1.1E-03	6.9E-04	4.4E-04
¹³¹I	1.1E-04	1.1E-04	6.3E-05	3.2E-05	2.1E-05	1.3E-05
¹³⁴Cs	2.5E-05	1.5E-05	1.3E-05	1.4E-05	2.0E-05	1.9E-05

续附表

放射性核素	年龄组					
	3 个月	1 岁	5 岁	10 岁	15 岁	成年
^{137}Cs	2.0E-05	1.1E-05	9.0E-06	9.8E-06	1.4E-05	1.3E-05
^{103}Ru	7.7E-06	5.1E-06	2.7E-06	1.7E-06	1.0E-06	8.1E-07
^{106}Ru	8.9E-05	5.3E-05	2.7E-05	1.6E-05	9.2E-06	7.5E-06
^{238}Pu 骨表面	1.6E-01	1.6E-02	1.5E-02	1.5E-02	1.6E-02	1.7E-02
^{238}Pu	1.3E-02	1.2E-03	1.0E-03	8.8E-04	8.7E-04	8.8E-04
^{239}Pu 骨表面	1.8E-01	1.8E-02	1.8E-02	1.7E-02	1.9E-02	1.8E-02
^{239}Pu	1.4E-02	1.4E-03	1.1E-03	1.0E-03	9.8E-04	9.8E-04
^{241}Am 骨表面	2.0E-01	1.9E-02	1.9E-02	1.9E-02	2.1E-02	2.0E-02
^{241}Am	1.2E-02	1.2E-03	1.0E-03	9.0E-04	9.1E-04	8.9E-04

注:剂量系数来自 ICRP 出版物,承诺的有效剂量当量计算到 70 岁。

资料来源:Adapted from USDHHS(1998,*Toxicological profile for ionizing radiation*. Public Health Service,Agency for Toxic Substances and Disease Registry:Georgia,USA. www. fda. gov/downloads/MedicalDevices/.../UCM094513. pdf).

附表 9. A2   **年度膳食摄入量**[①]   单位:kg/年

食物	年龄组									
	<1 岁	1~4 岁	5~9 岁	10~14 岁	15~19 岁	20~24 岁	25~29 岁	30~39 岁	40~59 岁	60 岁及以上
乳制品(鲜奶)[②]	208 (99.3)	153 (123)	180 (163)	186 (167)	167 (148)	112 (96.5)	98.2 (79.4)	86.4 (66.8)	80.8 (61.7)	90.6 (70.2)
鸡蛋	1.8	7.2	6.2	7.0	9.1	10.3	10.2	11.0	11.4	10.5
肉类	16.5	33.7	46.9	58.4	69.2	71.2	72.6	73.4	70.7	56.3
鱼类	0.3	2.5	4.0	4.6	6.1	6.8	7.6	7.1	8.0	6.3
农产品	56.6	59.9	82.3	96	97.1	91.4	99.1	102	115	121
粮食	20.4	57.6	79.0	90.6	89.4	77.3	78.4	73.7	70.2	67.1
饮料(自来水)	112 (62.3)	271 (159)	314 (190)	374 (226)	453 (243)	542 (240)	559 (226)	599 (232)	632 (268)	565
其他	2.0	9.3	13.3	14.8	13.9	10.9	11.9	12.5	13.3	13.0
年度摄入总计/kg	418	594	726	832	905	922	937	965	1001	930

注:①根据 EPA 中提供的每日摄入量(g)计算[24],年总摄入量四舍五入至最接近的 1kg;②乳制品条目中包括鲜奶,饮料条目中包括饮用自来水。括号中还分别列出了鲜奶和自来水的年总摄入量(kg)。

资料来源:Adapted from USDHHS(1998,*Toxicological Profile for Ionizing Radiation*. Public Health Service,Agency for Toxic Substances and Disease Registry:Georgia,USA. www. fda. gov/downloads/MedicalDevices/.../UCM094513. pdf).

附表 9. A3　　　　国际辐射防护委员会(ICRP)建议的各年龄组的膳食摄入量

年龄组	年度膳食 摄入量/kg	280d 摄入含^{103}Ru 的 膳食摄入量/kg	60d 摄入含^{131}I 的 膳食摄入量/kg
3 个月	418	320	69
1 岁	506	387	83
5 岁	660	506	109
10 岁	779	597	128
15 岁	869	666	143
成年	943	723	155

注:ICRP 年龄组的年膳食摄入量是通过分配或平均附表 9. A2 中给出的 EPA 年龄组的适当年膳食摄入量获得的,如下所示:3 个月:<1;1 岁:平均位<1 和 1~4;5 岁:平均位 1~4 和 5~9;10 岁:平均位 5~9 和 10~14;15 岁:平均位 10~14 和 15~19;成人:平均位 15~19,20~24,25~29,30~39,40~59,60 岁及以上。

资料来源:Adapted from USDHHS(1998, *Toxicological Profile for Ionizing Radiation*. Public Health Service, Agency for Toxic Substances and Disease Registry:Georgia, USA. www. fda. gov/downloads/MedicalDevices/. . . /UCM094513. pdf).

附表 9. A4　　　　　　　保护行动指南①(PAG)和衍生干预水平(DIL)
(按年龄组划分的单个放射性核素)

放射性核素	PAG/mSv	衍生干预水平					
		3 个月	1 岁	5 岁	10 岁	15 岁	成年
^{90}Sr 骨表面	50	400	445	648	389	160	465
^{90}Sr	5	308	362	616	497	286	505
^{131}I 甲状腺	50	196	167	722	1200	1690	2420
^{131}I	5	659	548	2410	4110	5540	8180
^{134}Cs	5	1600	2190	1940	1530	958	930
^{137}Cs	5	2000	2990	2810	2180	1370	1360
^{103}Ru	5	6770	8410	12,200	16,400	25,000	28,400
^{106}Ru	5	449	621	935	1340	2080	2360
^{238}Pu 骨表面	50	2. 5	21	17	14	12	10
^{238}Pu	5	3. 1	27	25	24	22	20
^{239}Pu 骨表面	50	2. 2	18	14	13	10	9. 8
^{239}Pu	5	2. 9	24	—	—	20	18
^{241}Am 骨表面	50	2. 0	17	13	11	9. 1	8. 8
^{241}Am	5	3. 3	27	25	24	21	20

注:①使用附表 9. A1 中的剂量系数、附表 9. A3 中的膳食摄入量和本附表 9. A4 计算衍生干预水平。②观察到的^{90}Sr 衍生干预水平随年龄变化的趋势,即 15 岁时的最小值,主要来自骨中可交换性锶的质量作为年龄的函数[64]。

资料来源:Adapted from USDHHS(1998, *Toxicological Profile for Ionizing Radiation*. Public Health Service, Agency for Toxic Substances and Disease Registry:Georgia, USA. www. fda. gov/downloads/MedicalDevices/. . . /UCM094513. pdf).

附表 9.A5 衍生干预水平（按年龄组划分的单个放射性核素，任意 PAG 的最大限度）

单位：Bq/kg

放射性核素	3 个月	1 岁	5 岁	10 岁	15 岁	成年
^{90}Sr	308	362	616	389	160	465
^{131}I	196	167	722	1200	1690	2420
^{134}Cs	1600	2190	1940	1530	958	930
^{137}Cs	2000	2990	2810	2180	1370	1360
Cs 群[①]	1800	2590	2380	1880	1160	1150
^{103}Ru	6770	8410	12200	16400	25000	28400
^{106}Ru	449	621	935	1340	2080	2360
^{238}Pu	2.5	21	17	14	12	10
^{239}Pu	2.2	18	14	13	10	9.8
^{241}Am	2.0	17	13	11	9.1	8.8
Pu+Am 群[②]	2.2	19	15	13	9.6	9.3

注：①通过以下公式进行计算：（^{134}Cs 和 ^{137}Cs 的 DIL）/2；②通过以下公式进行计算：（^{238}Pu+^{239}Pu+^{241}Am 的 DIL）/3。

资料来源：Adapted from USDHHS（1998，*Toxicological Profile for Ionizing Radiation*. Public Health Service，Agency for Toxic Substances and Disease Registry：Georgia，USA. www. fda. gov/downloads/MedicalDevices/. . ./UCM094513. pdf）.

附表 9.A6　　　　　　衍生干预水平（放射性核素，所有饮食中最受限制的）　　　　单位：Bq/kg

放射性核素群	衍生干预水平	年龄
^{90}Sr	160	15 岁
^{131}I	170	1 岁
Cs 群	1200	成年
^{103}Ru[①]	6800	3 个月
^{106}Ru[①]	450	3 个月
Pu+Am 群	2	3 个月

注：①由于 ^{103}Ru 和 ^{106}Ru 的 DIL 差异较大，^{103}Ru 与 ^{106}Ru 各自的浓度除以各自的 DIL，然后求和。总和必须小于 1。

资料来源：Adapted from USDHHS（1998，*Toxicological Profile for Ionizing Radiation*. Public Health Service，Agency for Toxic Substances and Disease Registry：Georgia，USA. www. fda. gov/downloads/MedicalDevices/. . ./UCM094513. pdf）.

关键词

- 放射性核素
- 放射性
- 辐射能
- α 粒子
- β 粒子
- γ 辐射
- 衍生干预水平

参考文献

1. Aliyu, A. S. ; Evangeliou, N. ; Mousseau, T. A. ; Wu, J. ; Ramli, A. T. An Overview of Current Knowledge Concerning the Health and Environmental Consequences of the Fukushima Daiichi Nuclear Power Plant (FDNPP) Accident. *Environ. Int.* 2015,85,213−228.

2. Asikainen, M. *Natural Radioactivity of Ground Water and Drinking Water in Finland.* STL-A39,1982.

3. Beresford, N. A. ; Barnett, C. L. ; Mayes, R. W. ; Pollaris, K. ; Vandecasteele, C. M. ; Howard, B. J. The Use of An In − Vitro Technique to Predict the Absorption of Dietary Radiocesium by Sheep. *Radiat. Environ. Biophys.* 1995,34,191−194.

4. Beresford, N. A. ; Mayes, R. W. ; Hansen, H. S. ; Crout, N. M. J. ; Hove, K. ; Howard, B. J. Generic Relationship between Calcium Intake and Radiostrontium Transfer to Milk of Dairy Ruminants. *Radiat. Environ. Biophys.* 1998,37,129−131.

5. Beresford, N. A. ; Mayes, R. W. ; Cooke, A. I. ; Barnett, C. L. ; Howard, B. J. ; Lamb, C. S. ; Naylor, G. P. L. The Importance of Source Dependent Bioavailability in Determining the Transfer of Ingested Radionuclides to Ruminant Derived Food Products. *Environ. Sci. Technol.* 2000,34,4455−4462.

6. Botezatu, E. Contribution of the Dietary Ingestion to the Natural Radiation Exposure of Romanian Population. *J. Hyg. Public Health* 1994,44 (1−2),19−21.

7. Bradley, E. J. *Contract Report.* Natural Radionuclides in Environmental Media. NRPB − M439,1993.

8. Brenda, J. H. ; Nicholas, A. B. ; Gabriele. V. Countermeasures for Animal Products: A Review of Effectiveness and Potential Usefulness after an Accident. *J. Environ. Radioactiv.* 2001, 56,115−137.

9. Buesseler, K. O. ; Jayne, S. R. ; Fisher, N. S. ; Rypina, I. I. ; Baumann, H. ; Baumann, Z. ; Breier, C. F. ; Douglass, E. M. ; George, J. ; Macdonald, A. M. ; Miyamoto, H. ; Nishikawa, J. ; Pike, S. M. ; Yoshida, S. Fukushima − Derived Radionuclides in the Ocean and Biota Off Japan. *Proc. Natl. Acad. Sci. U. S. A.* 2012,109 (16),5984−5988.

10. Carini, F. Transfer to Fruits. In *Quantification of Radionuclide Transfer in Terrestrial and Freshwater Environments for Radiological Assessments*; IAEA TECDOC − 1616, Ed. ; International Atomic Energy Agency (IAEA), Vienna, Austria, 2009; pp 311−330.

11. Carvalho, F. P. ^{210}Po in Marine Organisms: A Wide Range of Natural Radiation Dose Domains. *Radiat. Protect. Dosimetry* 1980,24 (1/4),109−111.

12. CDC (Centers for Disease Control and Prevention). *Radiation Emergencies: Radioisotope Brief: I−131, Cs−137*, Department of Health and Human Services/Centers for Disease Control and Prevention, 2005.

13. CDRH (Center for Devices and Radiological Health, Food and Drug Administration).

Accidental Radioactive Contamination of Human Food and Animal Feeds; Recommendations for State and Local Agencies. CDRH, Rockville, MD 20850, 1998.

14. Codex. *Proposed Draft Revised Guideline Levels for Radionuclides in Foods for Use in International Trade.* Codex Alimentarius Commission, Joint FAO/WHO Food Standard Program, Codex Committee on Food Additives and Contaminants; Nederlands, 24-28, April 2006.

15. Codex. *Codex General Standard for Contaminants and Toxins in Food and Feed.* Codex Alimentarius Commission (CODEX STN 193-1995), 2009.

16. Cothern, C. R.; Lappenbusch, W. L. Occurrence of Uranium in Drinking Water in the United States. *Health Phys.* 1983, 45 (1), 89-99.

17. Coughtrey, P. J.; Jackson, D.; Jones, J. H.; Kane, P.; Thorne, M. C. *Radionuclide Distribution and Transport in Terrestrial and Aquatic Ecosystems.* A. A. Balkema; Rotterdam, 1984, vol. 4.

18. Coughtrey, P. J.; Jackson, D.; Jones, J. H.; Thorne, M. C. Radionuclide Distribution and Transport in Terrestrial and Aquatic Ecosystems. A. A. Balkema, Rotterdam, 1984, vol. 5.

19. Coughtrey, P. J. *Radiation Protection; Radioactivity Transfer to Animal Products;* Commission of the European Communities; Luxembourg, 1990; 145 pp.

20. Dang, H. S.; Pullat, V. R.; Jaiswal, D. D. Daily intake of Uranium by the Urban Indian Population. *J. Radioanal. Nucl. Chem.* 1990, 138 (1), 67-72.

21. Davis, S. Health Risks Associated with Environmental Radiation Exposures. *J. Radiat. Protect.* 2012, 32 (1), N21-N25.

22. De Bortoli, M.; Gaglione, P. ^{226}Ra in Environmental Materials and Foods. *Health Phys.* 1972, 22, 43-48.

23. Delacroix, D.; Guerre, J. P.; Leblanc, P.; Hickman, C. Radionuclide and radiation protection data. *Radiat. Protect. Dosimetry* 2002, 98 (1), 9-18.

24. EPA (Environmental Protection Agency). *An Estimation of the Daily Average Food Intake by Age and Sex for Use in Assessing the Radionuclide Intake of Individuals in the General Population.* Office of Radiation Programs; Washington, DC, 1984. EPA520/1-84-021.

25. EPA (Environmental Protection Agency). Radiation Protection Guidance to Federal Agencies for Occupational Exposure. *Fed. Regis.* 1987, 52, 2822-2834.

26. EPA (Ohio Environmental Protection Agency). *Radionuclides in Public Drinking Water, Division of Drinking and Ground Water.* EPA; Columbus, OH, 2005.

27. EU (European Union). *Imposing Special Conditions Governing the Import of Feed and Food Originating in or Consigned from Japan Following the Accident at the Fukushima Nuclear Power Station.* Commission Implementing Regulations (EU) No 322/2014, 2014.

28. Evans, D. H.; Piermarini, P. M.; Choe, K. P. The Multifunctional Fish Gill; Dominant Site of Gas Exchange, Osmoregulation, Acid Base Regulation, and Excretion of Nitrogenous Waste. *Physiol. Rev.* 2005, 85, 97-177.

29. FAO（Food and Agriculture Organization）. *Organization of Surveys for Radionuclides in Food and Agriculture*, *Atomic Energy Series No.* 4, FAO: Rome, 1962.

30. FDA（Food and Drug Administration）. Radionuclides in Imported Foods: Levels of Concern. Availability of Compliance Policy Guide. *Fed. Regis.* 1986, 51, 23155.

31. FDA（Food and Drug Administration）. *Radionuclides in Imported Foods—Levels of Concern*. FDA: Washington, DC; Compliance Policy Guide No. 7119. 14, 1986.

32. Fisenne, I. M.; Perry, P. M.; Decker, K. M.; Keller, H. W. The Daily Intake of ^{234,235,238}U, ^{228,230,232}Th, and ^{226,228}Ra by New York City Residents. *Health Phys.* 1987, 53, 357–364.

33. FRA（Fishery Research Agency）. *Report on Research Program for the Effect of Radioactive Materials*, 2012. http://www. jfa. maff. go. jp/j/sigen/housyaseibussitutyousakekka/pdf/h23report_final_1. pdf（in Japanese）.

34. Fujiwara. Cesium Uptake in Rice: Possible Transporter, Distribution and Variation. In *Agricultural Implications of the Fukushima Nuclear Accident*; Nakanishi, T. M. , Tanoi, K. , Eds. ; Springer: Tokyo, Heidelberg, New York, Dordrecht, London, 2013; pp 29–35.

35. Glöbel, B.; Muth, H. Natural Radioactivity in Drinking Water, Foodstuffs and Man in Germany. In *Seminar on the Radiological Burden of Man from Natural Radioactivity in the Countries of the European Communities*; CEC Doc. No. V/2408/80, 1980; pp385–418.

36. Gottlöber, P.; Bezold, G.; Schjar, A.; Weber, L. The Radiation Accident in Georgia: Clinical Appearance and Diagnosis of Cutaneous Radiation Syndrome. *J. Am. Acad. Dermatol.* 2000, 42, 453–458.

37. Gupta, D. K.; Chatterjee, S.; Datta, S.; Voronina, A. V.; Walther, C. Radionuclides: Accumulation and Transport in Plants. In *Reviews of Environental and Contamination Toxicology*; de-Voogt, P. , Ed. ; Springer: Berlin, 2016; pp 1–22.

38. Harley, N. H. Appendix I. Analysis of Foods for Radioactivity. In *Environmental Contaminants of Food*; Holmes, J. C. , Boss, K. S. , Heming, J. , Eds. ; Library of Congress: Washington, DC, USA, 1979; pp 215–227.

39. Health Canada. *Canadian Guidelines for the Restriction of Radioactively Contaminated Food and Water Following a Nuclear Emergency: Guidelines and Rationale*; Minister of Public Works and Government Services Canada, 2000; 35 pp.

40. Hirose, K. Fukushima Daiichi Nuclear Plant accident: Atmospheric and oceanic impacts over the five years. *J. Environ. Radioactiv.* 2016, 157, 113–130.

41. Hoeve, J. E. T.; Jacobson, M. Z. Worldwide Health Effects of the Fukushima Daiichi Nuclear Accident. Energy Environ. Sci. 2012, 5, 8743–8757.

42. Howard, B. J.; Voigt, G.; Segal, M.; Ward, G. A Review of Countermeasures to Reduce Radioiodine in Milk of Dairy Animals. *Health Phys.* 1996, 71, 661–673.

43. Howard, B. J.; Beresford, N. A.; Mayes, R. W.; Hansen, H. S.; Crout, N. M. J.; and Hove, K. The Use of Dietary Calcium Intake of Dairy Ruminants to Predict the Transfer

Coefficient of Radiostrontium to Milk. *Radiat. Environ. Biophys.* 1997, 36, 39–43.

44. Howard, B. J. ; Beresford, N. A. ; Barnett, C. L. ; Fesenko, S. Radionuclide Transfer to Animal Products: Revised Recommended Transfer Coefficient Values. *J. Environ. Radioactiv.* 2009, 100 (3), 263–273.

45. Howard, B. J. ; Beresford, N. A. ; Barnett, C. L. ; Fesenko, S. Transfer to Animals. In *Quantification of Radionuclide Transfer in Terrestrial and Freshwater Environments for Radiological Assessments*; IAEA TECDOC–1616, Ed. ; International Atomic Energy Agency (IAEA): Vienna, Austria, 2009; pp 267–307.

46. Howard, B. J. ; Beresford, N. A. ; Barnett, C. L. ; Fesenko, S. F. Gastrointestinal Fractional Absorption of Radionuclides in Adult Domestic Ruminants. *J. Environ. Radioactiv.* 2009, 100 (12), 1069–1078.

47. IAEA (International Atomic Energy Agency). *Basic Safety Standards for Radiation Protection*; IAEA: Vienna, 1963; Safety Series 15. STI/PUB/26, 39 pp.

48. IAEA (International Atomic Energy Agency). *Principles for Establishing Intervention Levels for the Protection of the Public in the Event of a Nuclear Accident or Radiological Emergency*. IAEA: Vienna; Safety Series No. 72, 1985.

49. IAEA (International Atomic Energy Agency). *Measurement of Radionuclides in Food and the Environment (A Guidebook)*. IAEA: Vienna; Technical Reports Series No. 295, 1989.

50. ICRP (International Commission on Radiological Protection). *Report of Committee II on Permissible Dose for Internal Radiation*. Pergamon Press: Oxford, 1959; 233 pp.

51. ICRP (International Commission on Radiological Protection). *The Metabolism of Compounds of Plutonium and Other Actinides*. ICRP Publication 19, May 1972.

52. ICRP (International Commission on Radiological Protection). *Recommendations of the International Commission on Radiological Protection*. Pergamon Press: Oxford; ICRP Publication 26, *Annu. ICRP* 1977, 1 (3), 1–159.

53. ICRP (International Commission on Radiological Protection). *Limits for Intakes of Radionuclides by Workers*. International Commission on Radiological Protection. *Annu. ICRP* 1979, 2, 1–116.

54. ICRP (International Commission on Radiological Protection). *A Compilation of the Major Concepts and Quantities in Use by ICRP*. Pergamon Press: Oxford; ICRP Publication 42, *Annu. ICRP* 1984, 14 (4), 1–52.

55. ICRP (International Commission on Radiological Protection). *The Metabolism of Plutonium and Related Elements*, ICRP Publication 48, *Ann. ICRP* 1986, 16 (2/3).

56. ICRP (International Commission on Radiological Protection). *Age–dependent Doses to Members of the Public from Intake of Radionuclides*. Pergamon Press: Oxford; ICRP Publication 56, Part 1; *Annu. ICRP* 1989, 20 (2).

57. ICRP (International Commission on Radiological Protection). *Recommendations of the*

International Commission on Radiological Protection. Pergamon Press；Oxford；ICRP Publication 60；*Ann. ICRP* 1991，21（1-3），1-236.

58. IUFoST（International Union of Food science and Technology）. *Radioactive Fallout from the* 2011 *Japan Nuclear Plant Accident and Some Recommended Precautions and Countermeasures*. Scientific Information Bulletin；Ontario，Canada，2011.

59. Jacobi，W. Radiation Exposure and Radiation Risk of the Population from the Chernobyl Accident. *Phys. Blätt.* 1988，44，240-246.

60. Jaworowski，Z. Radioactive Lead in the Environment and in the Human Body. *At. Energy Rev.* 1969，1，3-45.

61. Kamei – Ishikawa，N.；Ito，A.；Umita，T. Outline Evaluating Removal of Radionuclides from Landfill Leachate Using Generally Practiced Wastewater Treatment Processes. In *Radiation Monitoring and Dose Estimation of the Fukushima Nuclear Accident*；Takashi，S. Ed.；Springer；Tokyo，Heidelberg，New York，Dordrecht，London，2014；pp127-134.

62. Khandekar，R. N. ^{210}Po in Bombay Diet. *Health Phys.* 1977，33，148-150.

63. Konoplev，A.；Golosov，V.；Laptev，G.；Nanba，K.；Onda，Y.；Takase，T.；Wakiyama，Y.；Yoshimura，K. Behavior of Accidentally Released Radiocesium in Soil – Water Environment：Looking at Fukushima from a Chernobyl Perspective. *J. Environ. Radioactiv.* 2016，151（3），568-578.

64. Leggett，R. W.；Eckerman，K. F.；Williams，L. R. Strontium-90 in Bone：A Case Study in Age-Dependent Dosimetric Modeling. *Health Phys.* 1982，43（3），307-322.

65. Lengemann，F. W.；Wentworth，R. A.；Comar，C. L. Physiological and Biochemical Aspects of the Accumulation of Contaminant Radionuclides in Milk. In *Lactation；A Comprehensive Treatise. Nutrition and Biochemistry of Milk/Maintenance*；Larson，B. L.，Smith，V. R.，Eds.；Academic Press，London，1974；vol. 3，pp 159-215.

66. McCurdy，D. E.；Mellor，R. A. The Concentration of ^{226}Ra and ^{228}Ra in Domestic and Imported Bottled Waters. *Health Phys.* 1981，40，250-253.

67. Manabe，N.；Takahashi，T.；Li，J. – Y.；Tanoi，K.；Nakanishi，T. M. Changes in the Transfer of Fallout Radiocesium from Pasture Harvested in Ibaraki Prefecture，Japan，to Cow Milk Two Months after the Fukushima Daiichi Nuclear Power Plant Accident. In *Agricultural Implications of the Fukushima Nuclear Accident*；Nakanishi，T. M.，Tanoi，K.，Eds.；Springer；Tokyo，Heidelberg，New York，Dordrecht，London，2013；pp 87-95.

68. Marshall，W. S.；Grosell，M. Ion Transport，Osmoregulation，and Acid-Base Balance. In *The Physiology of Fishes*；Evans，D. H.；Claiborne，J. B.，Eds.；3rd ed. CRC；Boca Raton，FL，2006；pp 177-230.

69. Mastinu，G. G.；Santaroni，G. P. The Exposure of the Italian Population to Natural Radioactivity in Drinking Water and Food. In *Seminar on the Radiological Burden of Man from Natural Radioactivity in the Countries of the European Communities*. CEC Doc. No. V/2408/80，

1980；pp 349-368.

70. Mayes，R. W. ；Beresford，N. A. ；Howard，B. J. ；Vandecasteele，C. M. ；Stakelum，G. The Use of the True Absorption Coefficient as a Measure of the Bioavailability of Radiocesium in Ruminants. *Radiat. Environ. Biophys.* 1996，35，101-109.

71. Merz，S. ；Steinhauser，G. ；Hamada，N. Anthropogenic Radionuclides in Japanese Food：Environmental and Legal Implications. *Environ. Sci. Technol.* 2013，47，1248-1256.

72. Merz，S. ；Shozugawa，K. ；Steinhauser，G. Analysis of Japanese Radionuclide Monitoring Data of Food before and after the Fukushima Nuclear Accident. *Environ. Sci. Technol.* 2015，49（5），2875-2885.

73. Mitchell，N. G. Models for Radionuclide Transfer to Fruits and Data Requirements. *J. Environ. Radioactiv.* 2001，52（2-3），291-307.

74. Ministry of the Environment. *Additional Information of 13th Commission of Safety Assessment for Disaster Waste Disposal*，2012（accessed 9 July 2013）（in Japanese）.

75. Ministry of Land，Infrastructure，Transport and Tourism. Measurements of Radioactive Concentrations in Sewage Sludge etc. ，2013（accessed 9 July 2013）（in Japanese）.

76. Morse，R. S. ；Welford，G. A. Dietary Intake of ^{210}Pb. *Health Phys.* 1971，21，53-55.

77. Muth，H. ；Rajewsky，B. ；Hantke，H. J. ；Aurand，K. The Normal Radium Content and the ^{226}Ra/Ca Ratio of Various Foods，Drinking Water and Different Organs and Tissues of the Human Body. *Health Phys.* 1960，2，239-245.

78. Nakanishi，T. M. ；Tanoi，K. *Agricultural Implications of the Fukushima Nuclear Accident*；Springer：Tokyo，Heidelberg，New York，Dordrecht，London，2013；204 p.

79. NCRP. National Council on Radiation Protection and Measurements，Cesium - 137 from the Environment to Man：Metabolism and Dose. *NCRP Report* 52. NCRP：Washington，DC，January 1977.

80. NCRP（National Council on Radiation Protection and Measurements）. *Report* 85，*Mammography—A User's Guide*. NCRP：Bethesda，MD，1986.

81. NCRP（National Council on Radiation Protection and Measurements）. Some Aspects of Strontium Radiobiology. *NCRP Report No.* 110，Bethesda，MD，August 1991.

82. Nemoto，K. ；Abe，J. Radiocesium Absorption by Rice in Paddy Field Ecosystems. In *Agricultural Implications of the Fukushima Nuclear Accident*；Nakanishi，T. M. ，Tanoi，K. ，Eds. ；Springer：Tokyo，Heidelberg，New York，Dordrecht，London，2013；pp 19-27.

83. NEPA（National Environmental Protection Agency）. *Nationwide Survey of Environmental Radioactivity Level in China*（1983-1990）. 90-S315-206. The People's Republic of China，1990.

84. Pellerin，P. ；Gahinet，M. E. ；Moroni，J. P. ；Remy，M. L. Some Observations on Natural Radioactivity in Food in France. In：*Seminar on the Radiological Burden of Man from Natural Radioactivity in the Countries of the European Communities*. CEC Doc. No. V/2408/80，1980；pp 331-348.

85. Peterson, J. ; MacDonell, M. ; Haroun, L. ; Monette, F. *Radiological and Chemical Fact Sheets to Support Health Risk Analyses for Contaminated Areas.* Argonne National Laboratory, Environmental Science Division: Chicago, USA, 2007.

86. Pietrzak-Flis, Z. ; Suplinska, M. M. ; Rosiak, L. The Dietary Intake of ^{238}U, ^{234}U, ^{230}Th, ^{232}Th, ^{228}Th and ^{226}Ra from Food and Drinking Water by Inhabitants of the Walbrzych Region. *J. Radioanal. Nucl. Chem.* 1997, 222 (1-2), 189-193.

87. Pietrzak-Flis, Z. ; Chrzanowski, E. ; Dembinska, S. Intake of ^{226}Ra, ^{210}Pb and ^{210}Po with Food in Poland. *Sci. Total Environ.* 1997, 203, 157-165.

88. RIFE (Radioactivity in Food and the Environment). Environment Agency, Food Standards Agency, Northern Ireland Environment Agency and Scottish Environment Protection Agency, UK, 2010; pp 1-254.

89. RSRP (Romanian Society for Radiological Protection). In *Natural Radioactivity in Romania*, RSRP: Bucharest. REG Project No. 852/1993, 1999; pp 109-111.

90. Rühm, W. ; König, K. ; Bayer, A. Long-Term Follow-Up of the ^{137}Cs Body Burden of Individuals after the Chernobyl Accident—A Means for the Determination of Biological Half-Lives. *Health Phys.* 1999, 77, 373-382.

91. Saito, T. ; Suzuki, Y. ; Fujimura, S. ; H. Tsukada, S. Studies on Radiocesium Transfer in Agricultural Plants in Fukushima Prefecture. In *Radiation Monitoring and Dose Estimation of the Fukushima Nuclear Accident*; Takashi, S., Ed. ; Springer: Tokyo, Heidelberg, New York, Dordrecht, London; 2014; pp 135-140.

92. Saito, T. ; Takahashi, K. ; Murakami, T. ; Shinano, T. Analysis of Factors Causing High Radiocesium Concentrations in Brown Rice Grown in Minamisoma City. In: *Radiological Issues for Fukushima's Revitalized Future*; Takahashi, T., Ed. ; Springer: Tokyo, Heidelberg, New York, Dordrecht, London, 2016; pp 189-198.

93. Salonen, L. ^{238}U Series Radionuclides as a Source of Increased Radioactivity in Groundwater Originating from Finnish Bedrock. In *Future Groundwater Resources at Risk*; Soukko, J., Ed. ; IAHS Publication No. 222. IAHS Press, Oxfordshire, 1994; pp. 71-84.

94. Schwantes, J. M. ; Orton, C. R. ; Clark, R. A. In *Analysis of a Nuclear Accident: Fission and Activation Product Releases from the Fukushima Daiichi Nuclear Facility as Remote Indicators of Source Identification, Extent of Release, and State of Damaged Spent Nuclear Fuel.* Pacific Northwest National, Laboratory Ed. ; US Department of Energy under Contract, USA, 2012.

95. Servant, J. ; Delapart, M. Blood Lead and ^{210}Pb Origins in Residents of Toulouse. *Health Phys.* 1981, 41, 483-487.

96. SFOPH (Swiss Federal Office of Public Health). *Environmental Radioactivity and Radiation Exposure in Switzerland.* SFOPH: Bern, 1997.

97. Sgorbati, G. ; Forte, M. Determination of ^{238}Uand ^{226}Ra Concentrations in Drinking

Waters in Lombardia Region, Italy. Communication to UNSCEAR Secretariat, 1997.

98. Shiozawa, S. Vertical Migration of Radiocesium Fallout in Soil in Fukushima. In *Agricultural Implications of the Fukushima Nuclear Accident*; Nakanishi, T. M., Tanoi, K. Eds.; Springer: Tokyo, Heidelberg, New York, Dordrecht, London, 2013; pp 49-60.

99. Smolders, E.; Tsukada, H. The Transfer of Radiocesium from Soil to Plants: Mechanisms, Data, and Perspectives for Potential Countermeasures in Japan. *Integr. Environ. Assess. Manage.* 2011, 7, 379-381.

100. Soto, J.; Quindos, L. S.; Diaz - Canej, N. ^{226}Ra and ^{222}Rn in Natural Waters in Two Typical Locations in Spain. *Radiat. Prot. Dosim.* 1988, 24 (1/4), 93-95.

101. Steinhauser, G.; Brandl, A.; Johnson, T. E. Comparison of the Chernobyl and Fukushima Nuclear Accidents: A Review of the Environmental Impacts. *Sci. Total Environ.* 2014, 470-471, 800-817.

102. Takashi, T. Outline of the Environmental Monitoring of Tepco's Fukushima Daiichi Nuclear Power Plant Accident. In *Radiation Monitoring and Dose Estimation of the Fukushima Nuclear Accident*; Takashi, S., Ed.; Springer: Tokyo, Heidelberg, New York, Dordrecht, London, 2014.

103. UNSCEAR (United Nations Scientific Committee on the Effects of Atomic Radiation). *Ionizing Radiation: Sources and Effects*, UNSCEAR, United Nations, New York, 1982.

104. UNSCEAR (United Nations Scientific Committee on the Effects of Atomic Radiation). Sources and Effects of Ionizing Radiation. *Report to the General Assembly of the United Nations with Scientific Annexes B.* United Nations Sales Publication E. 00. IX. 3; New York, 2000.

105. UNSCEAR (United Nations Scientific Committee on the Effects of Atomic Radiation). Source and Effects of Ionizing Radiation. Volume I: Sources, Volume II: Effects. *United Nations Scientific Committee on the Effects of Atomic Radiation*, 2008 *Report to the General Assembly with Scientific Annexes C, D and E.* United Nations Sales Publication E. 11IX. 3; New York, 2011.

106. USDHHS (US Department of Health and Human Services). *Accidental Radioactive Contamination of Human Food and Animal Feeds: Recommendations for State and Local Agencies.* Center for Devices and Radiological Health: Rockville, MD, 1998.

107. USDHHS (US Department of Health and Human Services). *Toxicological Profile for Ionizing Radiation.* Public Health Service, Agency for Toxic Substances and Disease Registry: Georgia, USA, 1999.

108. USDHHS (US Department of Health and Human Services). *Toxicological Profile for Americium.* Public Health Service, Agency for Toxic Substances and Disease Registry: Georgia, USA, 2004.

109. Vandecasteele, C. M.; Van Hees, M.; Hardeman, F.; Voigt, G. M.; Howard, B. J. The True Absorption of Iodine and Effect of Increasing Stable Iodine in the Diet. *J. Environ. Radioactiv.* 2000, 47, 301-317.

110. Watabe, S.; Matasuoka, Y.; Nakaya, M.; Ushio, H.; Nemoto, Y.; Sato, M.; Tanoi, K.; Nakanishi, T. Removal of Radiocesium Accumulated in Fish Muscle by Washing Aimed for Production of Surimi−Based Products. *Radioisotopes* 2013, 62, 31−38.

111. Watabe, S.; Ushio, H.; Ikeda, D. Radiocesium Contamination of Marine Fish Muscle and its Effective Elimination. In *Agricultural Implications of the Fukushima Nuclear Accident*; Nakanishi, T. M., Tanoi, K. Eds.; Springer: Tokyo, Heidelberg, New York, Dordrecht, London, 2013; pp 97−103.

112. White, P. J.; Broadley, M. R. Mechanisms of Cesium Uptake by Plants. *New Phytol.* 2000, 147, 241−256.

113. WHO (World Health Organization). *Guidelines for Iodine Prophylaxis following Nuclear Accidents*; WHO/SDE/PHE 99. 6: Geneva, 1999; pp 1−30.

114. WHO/FAO (World Health Organization/Food and Agriculture Organization). *Nuclear Accidents and Radioactive Contamination of Foods*, March 2011; pp 1 − 5. http://www. who. int/foodsafety/fs_management/radionuclides_and_food_300311. pdf.

115. Zhu, H.; Wang, S.; Wei, M. Determinations ^{90}Sr, ^{137}Cs, ^{226}Ra, ^{228}Ra, ^{210}Pb, ^{210}Po Contents in Chinese Diet and Estimations of Internal Doses Due to These Radionuclides. *Radiat. Protect.* 1993, 13, 85−92.

食物中的金属元素毒性

M. CARMEN RUBIO ARMENDÁRIZ[1]*,
ARTURO HARDISSON DE LA TORRE[1],
ÁNGEL J. GUTIÉRREZ FERNÁNDEZ[1],
DAILOS GONZÁLEZ WELLER[1,2],
SORAYA PAZ MONTELONGO[1],
CONSUELO REVERT GIRONÉS[1],
and JOSÉ M. CABALLERO MESA[1]

[1] Área de Toxicología, Universidad de La Laguna, 38071 La Laguna, Tenerife, Islas Canarias, España

[2] Servicio de Inspección Sanitaria y Laboratorio, Área de Salud de Tenerife, Servicio Canario de Salud, Rambla de Santa Cruz, 38006 Santa Cruz de Tenerife, España

* Corresponding author. E-mail: crubiotox@gmail.com

摘要

本章主要围绕着金属毒理学开展阐述,主要包括金属影响下的风险分析;用于确定一般人群安全摄入量值的参数和建议。鉴于欧洲食品安全局(European Food Safety Agency, EFSA)和其他食品安全机构将镉、铅、汞、砷(原书列入)和铝列为食品污染物,本章还将深入探讨这些金属的主要特性。对分布在环境中和来源于人类的每种金属元素,本章将探讨其毒物动力学特性、膳食摄入量以及毒性作用等方面内容。

10.1 引言

一些金属元素会导致人体中毒,但由于其广泛的应用,人们对其属性等方面的相关研究一直保持着极大的兴趣。现代科技高度依赖各种金属,如铜、锌、铅、汞等,因此对它们的毒性和作用机制的了解变得尤为重要[72]。尽管过去 100 年大多数发达国家对重金属排放量进行了一定的限制和减少,但在许多地区,特别是那些相对不发达的国家,重金属暴露的情况仍然在加剧[92,94]。这可能与这些地区的工业化和城市化速度较快,环保意识和政策相对较弱等相关因素有关。因此,进一步深入研究重金属的毒性和对人类健康的影响,从而制订更加有效的环保措施和相关政策显得尤为重要。

与其他有毒物质相比,金属是对生命系统最有害的有毒物质之一。金属元素的毒性机制非常多样化,它们可能通过多种途径对生物体产生有害影响,其中常见的机制包括抑制酶的活性、破坏细胞结构和功能、与 DNA 相互作用导致 DNA 突变和致癌,共价修饰蛋白质、影响蛋白质及其他关键金属的代谢,以及影响蛋白质的表达和调控等。在参与电子转移反应的蛋白质中,金属离子对络合位点的竞争也可能是其毒性反应的方式之一[83]。当代替生物体内天然存在的金属离子占据蛋白质的结合位点时,蛋白质可能会发生突变或其他伤害,导致细胞功能紊乱并产生毒性反应。

重金属与生物大分子结合会导致其氧化退化[92],其中一些金属离子会产生自由基,进而损伤和降解关键的细胞蛋白质、膜和细胞器,导致细胞内环境的不稳定和功能的受损[83]。对于汞和镉等金属而言,它们的毒性主要是通过消耗谷胱甘肽并与蛋白质的巯基结合来实现的[214]。此外,氧化还原的金属离子,如铅、镉、汞等,还会消耗细胞主要的抗氧化剂,特别是含硫醇的抗氧化剂和酶,导致氧化应激的产生,使活性氧(ROS)的产生增加,从而导致坏死、炎症和其他损伤,这是重金属毒性作用的部分原因[45]。

总体来说,不同的有毒金属元素具有不同的作用机制,但它们都导致各种器官的受损,包括肾脏、神经系统、呼吸系统、内分泌和生殖系统等[83]。在人体内,金属离子通常比金属元素本身或非金属元素本身更具毒性[194]。因此,对于各类金属的毒性和作用机理的深入研究对于识别其危害,并制订有效的防治措施和政策显得尤为重要。

对于一般人群而言,饮食摄入(包括食物和水)是接触金属的主要途径。一些金属离子(如铜、铁、锰、锌等)对于人体是必需的微量元素,但过多的摄入会对人体产生不利影响。此外,食品加工和包装过程可能会导致某些金属元素的迁移,从而使金属元素通过口腔、胃和肠进入人体[52,64,153,174]。另外,个人行为,如吸烟、饮酒等也会增加人体暴露于金属元素的风险。由于个人行为和食品来源的变化,不同地区和不同人群暴露于金属元素的方式也有所不同。

10.2 摄入评估和风险评估

评估食物中金属的摄入量对评估食品的风险和食品安全至关重要[14,239]。风险分析是一个基于科学和系统性的过程,它包括风险评估、风险管理和风险沟通三个主要环节。其中,风险评估过程是最核心和最基本的部分,包括危害识别、危害表征、暴露评估和风险表征四个步骤,用于确定食品中的金属元素暴露对健康的潜在影响。

风险评估是基于确定通过食品接触危害物质对人类健康产生不良效应的可能性的基

础上进行的。食品金属暴露评估过程需要评估通过食品可能摄入的金属以及其他来源的金属,定性或定量地评估不良影响的概率和严重程度。为了评估人群或社区中的这些风险,需要进行饮食暴露评估,并结合可接受的摄入量进行毒理学评估。在考虑不同社区或人群时,还需要考虑金属在饮食中的浓度、饮食模式、含金属食物的摄入量等因素。如果食品中的金属含量很高,会增加人体接触金属的风险,造成健康危害[208,224,239]。

世界卫生组织支持全日饮食研究(total diet studies,TDS)作为最具成本效益的手段之一,以确保人们通过食物不会暴露于不安全水平的有毒化学物质中。TDS 通过对餐桌上可食用(烹调过的)食物样本的分析,提供了更接近真实的有害物质暴露估计,这将是更全面的食品安全管理的解决方案[103]。TDS 的目的是了解特定人群中各种物质的饮食暴露情况,包括食物中的营养素和污染物,并评估其安全性和质量[15,117,142,208,226,235]。通过评估各种物质的饮食暴露情况,政策制定者可以确定食品安全和营养质量的优先事项,并采取必要的食品安全措施来保护公众健康。

TDS 是美国食品药品管理局(FDA)正在进行的一个项目,用于监测美国普通饮食中大约 800 种污染物和营养素的含量[71,128]。这样的监测可帮助政策制定者确定当前的食品安全和营养问题,并采取措施来解决这些问题。类似的研究也在其他国家和地区进行,以确保他们的食品安全和营养水平符合国际标准。TDS 是一个重要的工具,为政策制定者提供了评估食品中营养素和有毒物质含量的全面方法,以保护人们的健康和谋求福祉。

随着食品成分、污染和消费数据的可用性越来越高,人们对于检测和定量限值的精度、准确性和再现性的要求也越来越高,这推动了分析技术的发展,为我们提供了更好的工具来降低方法的不确定性。同时,随着关于金属元素对健康影响的科学知识不断深入,我们对金属元素污染的认识也越来越清晰,这也直接影响了参考值的概念和设置,如可容许摄入量。基于这些因素,可以通过以下方式为金属元素制订建议和评估。

(1)每日可容许摄入量(tolerable daily intake,TDI)是一种用来评估某种化学物质在食品和饮用水中的安全性的参考值。TDI 反映了一种化学物质可以在人体中长期摄入的总量,表达方式为相对于体重的每日容许摄入量,一般用 mg/kg bw 表示(假设人的体重为 60 千克)。

TDI 是由欧洲食品安全局(EFSA)和其他类似机构通过对化学物质在人体中的代谢和毒性作用进行毒理学研究和评估而制订的。这些机构通常会根据化学物质的毒性和暴露情况等因素,建立起每日允许摄入量(allowable daily intake,ADI)或暴露量;而 TDI 通常是根据 ADI 或暴露量,考虑到安全因素,特别是对人群中敏感人群的影响,再次减少后得出的参考值,这些参考值的制订是基于科学证据和风险管理的方法来保护公众健康。

TDI 是评估食品和饮用水中化学物质的安全性的重要依据之一。政府和食品行业通常会遵循 TDI 值来设定相关的食品安全标准,以确保公众不受有害化学物质的影响。

(2)临时每周可耐受摄入量(provisional tolerable weekly intake,PTWI)或临时每日最大可耐受摄入量(provisional maximum tolerable daily intake,PMTDI)是一种在短期内评估某种化学物质在食品和饮用水中的安全性的参考值。

相比每日容许摄入量(TDI),临时每周可耐受摄入量更适用于那些需要短期内大量暴露于某种污染物的群体。PTWI 通常是指每周所能够容忍的某种污染物在人体中的积累量,用毫克/千克体重每周 mg/[(kg bw)·周]为单位表示。而 PMTDI 则是指在每日某种污染物最大可容忍的摄入量,用毫克/千克体重每日为单位表示,通常该时间段是暴露于该污染物的瞬态事件(如暴露于水污染),或者是短期事件(如吃了某种受污染的食品)。

通常情况下,PTWI 和 TDI 的设置基于食品安全机构根据科学研究评估出的每日或每周允许摄入量,通过考虑人体代谢规律和对敏感人群的保护等因素来建立的,其目的是在保证公众健康安全的前提下规范食品和饮用水中某种污染物的含量。

(3) 基准剂量下限(benchmark dose lower limit, BMDL)是指预定反应水平(benchmark response,BMR),如 5%或 10%的效应发生率,所对应的基准剂量(BMD)的单侧置信下限。通俗地说,它是通过毒理学试验数据中获得的剂量–反应曲线,选择一定的 BMR值(比如 5%或 10%)对应的剂量作为 BMD,然后根据一定的置信度确定 BMD 的下限值,该下限即为 BMDL。

准剂量下限的概念主要应用于食品安全风险评估中,用来评估一种毒性物质的暴露水平是否合理。当食品中存在某种有毒物质时,科学家可以通过对其暴露量和对健康的影响程度进行分析和评估,并确定一定的 BMR 值作为基准反应值。通过剂量–反应曲线中的数据,可以估算出一定的 BMD 值作为暴露水平的参考标准。但是,为了更加保守地评估食品中毒性物质的潜在危害性,常规做法是将 BMD 值的 95%置信下限用作基准剂量下限(BMDL),以确保更高的可靠性和安全性。

准剂量下限(tolerable intake level,TIL)是一种重要的食品安全评估工具,通常被用于评估某种食品中毒性物质的可容忍摄入水平,以保护公众健康。

据欧洲食品安全局(EFSA)和其他食品安全机构表示:像砷、镉、铅和汞这样的金属元素是天然存在的化合物,它们可以作为残留物存在于食品中。人们可以通过摄入受污染的食物或水来接触这些金属元素,随着时间的推移,这些金属元素在体内的积累会导致负面的影响。因此,基于上述所有因素,本章将以镉、铅、汞、砷和铝为例,讨论食品中有毒金属的各个方面。

10.3　镉

镉(Cadmium,Cd)是一种微带蓝色光泽的银白色重金属元素,它是元素周期表中第 12族、第 48 个金属元素,其原子质量为 112.4 AMU(原子质量单位),它具有+2 价的氧化态,并能形成许多无机化合物,常见的镉化合物有氧化镉、硫酸镉、硫化镉、氯化镉、硝酸镉及氰化镉等[163]。与铅、汞一样,接触镉会对人类和动物的健康造成广泛的不利影响,所以镉被认为是对生物最有毒和有害的元素之一[236]。因此,欧洲食品安全局(EFSA)、联合国粮食及农业组织/世界卫生组织(FAO/WHO)、西班牙食品安全和营养消费者机构(AECOSAN)以及美国毒物与疾病登记署(ATSDR)都对镉进行了持续的科学研究和评估,并建立了相应的安全限制值[101,122,132,175]。

在食品安全领域,镉通常存在于烟草以及海产品、谷物和蔬菜等食品中。为了保障公众健康和食品安全,食品安全机构通常会制订营养指南和安全标准,例如设定每日容许摄入量(TDI)或其他安全参考值,限制镉在食品中的含量,以控制人体暴露于镉的程度,并降低其对健康的影响。

总之,镉是一种广泛存在于自然界中,并具有极高毒性的金属元素,在食品安全和公共健康方面引起了极高的关注和科学研究。

镉的毒理学意义在于它能够在环境中存留,且具有较长的生物半衰期(在人类身体中为20~30年),在人体内排泄率低并主要储存在软组织中(主要是肝脏和肾脏),造成人体器官的损害和功能障碍[161,210]。

10.3.1 镉在环境中的分布及人类的来源

镉是一种有毒的重金属元素,广泛认为其对细胞具有毒性和致癌性的影响。虽然镉在地球的地壳中的含量较低,在0.10~0.15mg/kg,但仍然存在于各种不同的生态系统中,它通过各种人为活动被释放到环境中,如冶金、化学、制造等工业过程,以及废弃物和废水的排放等[178,183]。因此,镉在自然界中广泛分布,且主要以硫化矿物形式存在,与其他矿物元素(如锌、铜、铅)并存[140]。

与其他重金属元素一样,镉的生物毒性与其浓度和化学形态密切相关[28,37,101,175]。无机镉的毒性通常是比有机镉更强。由于其生物累积性,人体和动物体内的镉含量可以随时间的推移而逐渐积累,它的生物半衰期长达10~20年,因此可以在动物和人类体内大量蓄积,导致一系列健康问题,例如骨骼疾病、肾脏损伤、癌症等[183]。

镉进入环境有两个来源:一是自然来源或称为地球生物来源,由岩石分解、森林火灾和火山等引起;二是人为来源,其释放和扩散镉的含量远高于前者。此外,它还可以通过燃烧燃料和煤所产生的废气将镉排放到环境中,同时焚烧垃圾和有机废物、滥用磷肥、烟草烟雾以及对污水处理厂和冶炼行业的污水污泥管理不当都可能造成镉在环境中的扩散,所以自然和人为过程都可能造成环境和食物链中的镉污染[5,28,32,37,58,76,88,94,101,122,149,155,175,239]。

食品是非吸烟人群镉暴露的主要来源;因此,从食物中摄入镉具有潜在风险,必须在风险分析指南中加以考虑[101]。食品中的镉污染是非职业暴露的主要环境来源[75]。此外,吸烟者也容易暴露于镉,因为烟草是一种潜在的镉源。对于非吸烟者,还可能从工业和采矿中心附近地区吸入分散在空气中的烟雾和细颗粒而接触到镉[76,94,239]。

镉通过食物链的生物富集作用对人类的健康造成危害。一旦镉进入动、植物的组织,就会进入食物链,因为动、植物是人类的主要食物来源,是镉接触人类的主要载体,特别是谷物和蔬菜[46,58,94,122,155,165,187]。

值得注意的是,虽然镉存在于许多食物中,但浓度很低。谷物和谷物制品、蔬菜、坚果和豆类、土豆和肉类、内脏、肉制品和鱼类是饮食中镉暴露的主要来源,主要因为它们是人们日常中高摄入量的食物[16,28,32,61,101,112,113,122,125,142,146,155,165,187,215]。

10.3.2 镉的毒物动力学

一个70kg的成年人体内镉的平均含量大约为40mg,其主要吸收途径为呼吸道(吸收率

25%～50%)、消化道(吸收率3%～5%)、少量经皮肤吸收。镉经口腔摄入的吸收率受各种营养因素的影响,如低铁沉积,特殊的生理状况,如怀孕和旧疾的病理状况,这些情况都可能增加镉的吸收。另一方面,高钙、高铁、高锌和高纤维食物可以抑制镉含量。当镉的浓度较低时,大部分镉与金属硫蛋白结合保留在肠黏膜中,并在上皮细胞更新过程中通过脱屑被清除。当口服摄入高浓度的镉时,已经超出金属硫蛋白固定镉的能力,则游离金属可以直接进入血液,并随着锌、铁、铜和钙的新陈代谢进入血液[5,28,126,124,156,188]。

金属硫蛋白是一种重要的脱毒蛋白,它可以固定镉和其他重金属,防止其在身体内的毒性影响。在肠道内,金属硫蛋白主要由肠道上皮细胞产生,并在肠道壁上形成细胞表面的稳定配合物,从而有效地防止镉等重金属离子进入血液循环。然而,当暴露剂量超过了金属硫蛋白固定镉的能力时,镉等重金属离子会进入血液循环并分布到全身各处组织,进而导致一系列健康问题。

镉一旦被吸收,血液中的平均血浆浓度为$0.1～0.7\mu g/dL$,并与金属硫蛋白或白蛋白在血液循环中运输,最终沉积在肝脏、肾脏、胰腺、肺和唾液腺等组织中[122,175]。因为镉的生物半衰期很长,为10年至30年,并且人体没有保持其水平恒定的体内稳态机制,所以这些器官积累了40%～80%的有机镉。镉的生物积累与暴露时间、摄入剂量成正比[23,88,91,101,119,126,132,155,175,188,197,216],但它的排泄非常缓慢,未吸收部分随粪便排出,小部分是通过尿液排出[76,127,197]。

10.3.3 镉摄入量评估

针对镉的食品安全评估和管理,国际上已经建立了每周允许摄入量(TWI)和暂定可容忍的PTMI等指标,以限制人体对镉的摄入量。2009年,对公共健康危险的风险特征进行评估之后,有关食品安全和化学品危害的各个国际主管组织将TWI定为$2.5\mu g/(kg\ bw)$,见表10.1。2011年,联合国粮食及农业组织/世界卫生组织食品添加剂联合专家委员会(JECFA)修订了之前的评估,建立了暂定可容忍的PTMI为$25\mu g/kg\ bw$[225]。

表 10.1　　　　以体重60kg为标准的不同国家或地区人群的每周镉摄入量

国家或地区	摄入量/[μg/(kg bw·周)](μg/周)	参考文献
加拿大	1.61	Dabeka et al.[29]
美国	1.33～3.27	Coni et al.[26]
克罗地亚	2.02	Sapunar-Postruznik et al.[180]
斯洛文尼亚	1.53	Erzen et al.[47]
意大利	3.3	Coni et al.[26]
西班牙加泰罗尼亚(成年男性)	109.9μg/周(15.7μg/d)	Llobet et al.[122]
	60.9μg/周(8.7μg/d)	Perello et al.[153]
西班牙加那利群岛	1.3	Rubio et al.[175]

续表

国家或地区	摄入量/[μg/(kg bw·周)](μg/周)	参考文献
爱尔兰(成人)	1.1~1.5	FSAI[55]
	97.5th百分位:2.3~3.0	—
爱尔兰(儿童)	1.7~2.3	FSAI[55]
	97.5th百分位:3.3~4.1	—
英国	84μg/周	Ysart[235]
总膳食研究	12μg/d	—
比利时	0.98	Vromman et al.[217]
	95th百分位:2.02	—
比利时	2.33	EFSA[37]
保加利亚	1.89	
捷克共和国	2.37	
丹麦	2.26	
芬兰	1.95	
法国	2.27	
德国	2.96	
匈牙利	2.16	
冰岛	2.08	
爱尔兰	2.54	
意大利	2.05	
荷兰	2.25	
挪威	2.31	
斯洛伐克	2.29	
瑞典	2.32	
英国	2.15	
美国	1.5	
意大利	来自鱼类为0.04~0.32	Barone et al.[11]
	来自头足类动物为0.07~0.27	
	来自甲壳类动物为0.05~0.11	
格陵兰岛	16.73	Johansen et al.[97]
菲律宾(女性)	1.63	Zhang et al.[238]
韩国	2.47	Moon et al.[139]
中国	平均:89.6μg/周(12.8μg/d)	He et al.[75]
	男性:98μg/周(14.0μg/d)	
	女性:83.3μg/周(11.9μg/d)	

续表

国家或地区	摄入量/[μg/(kg bw·周)](μg/周)	参考文献
中国	1.82	Tang et al.[201]
泰国(曼谷)	不抽烟的男性:0~392μg/周(0~56μg/d)	Satarug et al.[184]
	不抽烟的女性:147~189μg/周(21~27μg/d)	
泰国(美索)	不抽烟的男性:1316~1568μg/周(188~224μg/d)	
	不抽烟的女性:693~791μg/周(99~113μg/d)	
日本(志贺县)(女性)	1991年:259μg/周(37μg/d)	Tsuda et al.[206]
	1992年:189μg/周(27μg/d)	
重复取样法	—	—
日本(志贺县)(女性)	1991年:224μg/周(32μg/d)	
	1992年:245μg/周(35μg/d)	
市场篮子法	—	—
贝尼-苏埃夫大学(BSU)的埃及大学生	4.99	Hassan et al.[74]
伊朗(设拉子)	4.27	Rahmdel et al.[159]
	61% PTWI	

以下关于欧洲一些国家居民镉摄入的事实和数据:据报道,2%的比利时成年人膳食中镉的摄入量高于欧洲食品安全署2009年建立的最新TWI[2.5μg/(kg bw)]。谷类食品和土豆中所含镉含量占镉摄入量的60%以上[217]。在爱尔兰分析的所有样本中,有43%的样本检出镉,其中谷物(占比分别为39%和48%)和蔬菜(占比分别为36%和30%)分别是成人和儿童的主要来源[55]。这些数据表明,在某些欧洲国家,尤其是那些膳食中富含谷物和蔬菜的国家,镉的摄入量可能较高,需要采取必要的措施来限制镉的污染和避免健康风险。

10.3.4 镉的毒性作用

由于镉元素的毒性而产生的临床表现与病因学有关,主要包括一系列心血管和肾脏疾病[94,158,208,235]。

镉是一种对肾脏有害的根本毒性元素,其对肾脏的毒性最为显著,能够引起一系列表现和健康问题。在不同条件下,各种转运系统在肾脏镉积累、肾脏镉转运和肾脏镉诱导的肾毒性中发挥作用[229]。镉损害近端肾小管,导致肾功能异常,从而导致低分子质量蛋白质的排泄增加。随着长时间和/或高暴露后,损伤加重,肾小球滤过率降低,从而导致慢性肾功能衰竭,这是导致多系统衰竭的第一步。镉还会直接或间接地导致肾功能障碍损害,从而导致骨质脱矿,它通过诱导氧化应激和抑制DNA修复而具有遗传毒性。根据食物频率问卷估计的膳食镉摄入量与尿-Cd(U-Cd)生物标志物的相关性最小,其作为镉暴露指标在流行病学研究中可能效用有限[209]。如果肾脏的镉结合位点在长期高水平暴露后全部饱和,将引起肾脏功能障碍和尿镉水平显著增加。在这种情况下,尿液水平反映的是人体近期对镉的接触量,而不是身体的总负荷。当尿液镉含量小于 $10\mu g/g$ 肌酐时,认为不可能出现肾功能障碍[164]。血液中镉水平升高可以反映人体近期对镉的急性接触量,但与身体负荷或临床结果无关,不应用于确定是否需要治疗。在美国,健康的非接触者、非吸烟者的血液镉水平的 95% 置信限为 $0.4\mu g/L$。美国职业安全与健康管理局(OSHA)认为镉全血 $5\mu g/L$ 或更高的水平是危险的。

需要注意的是,由于镉具有潜在的致癌和神经毒性作用,即使在低水平的镉暴露下,也可能对人类健康产生负面影响。国际癌症研究机构(IARC)将镉列为 I 级人类致癌物[84,86],EPA 将镉列为 B1 类或"可能"人类致癌物,美国政府工业卫生学家会议(ACGIH)将镉列为一种疑似致癌物。镉在统计学上与肺癌、子宫内膜癌、膀胱癌和乳腺癌的患病率和较高发病率相关[4,5,28,31,32,37,76,91,94,101,158,175,239],膳食镉暴露可能与前列腺癌的发生有关[99]。

除造成癌症风险外,镉对人体其他方面的影响也是很严重的。因其毒性而产生的其他临床表现包括心血管疾病、高血压、胃肠道损害(恶心、呕吐)、肺损害(咳嗽、呼吸短促、呼吸道刺激、水肿、细胞增生和纤维化)[32,64,94,158,208,235]、骨病(疼痛、骨折、骨软化和骨质疏松)[94]、生殖系统异常(致癌性、致突变性和致畸性)[6,88,101,127,239]。众所周知,中高剂量的镉暴露($1mg/kg$,每周 5 天,连续 6 周,静脉注射)会影响雌性大鼠生殖器官的类固醇合成[38]。考虑到与镉接触有关的人类癌症的范围,镉对人类类固醇激素的负面影响值得进一步研究。

10.4　铅

铅是周期表第 14 族、原子序数为 82 的元素,原子质量为 207.2 AMU,其热电导性不佳,氧化态为 0、+2 和+4,其中+2 态在无机化合物中最常见[163]。

铅是地壳中含量最丰富的一种灰白色、质软的重金属元素。铅在自然界中主要以化合物形式与其他矿物元素(如锌、铜、银等)形成盐、氧化物和有机金属化合物,铅能够在环境中长时间持续存在并在生物体内蓄积,这种影响会随着食物链的延伸而放大[2,88,93,173,196]。

10.4.1　铅在环境中的分布及其人类的来源

铅以无机形式存在于地壳中,在火成岩、变质岩和沉积岩中的平均浓度为 $13mg/kg$(浓度为 $10\sim20mg/kg$),这种金属元素的纯态在自然界中并不丰富,而是与银、锌等其他金属结合。铅存在于合金中,如方铅矿(铅和硫)、白铅矿(碳酸铅)、角闪石(硫酸铅)和磷氧铅矿(磷酸铅)。

铅在地壳中存在是由于从地下开采铅和各种人为活动,如矿物冶炼、高污染城市气体排放、城市固体废物无控制沉积和燃料不完全燃烧等[5,28,49,87,91,94,122,136,165,239]。用铅制成的陶瓷和玻璃也是这种金属元素的额外来源[94,167]。铅及其衍生物无处不在,存在于土壤、空气和水中,由含铅的主要食物来源(蔬菜和肉类)携带到食物链中。几乎所有食品都含铅,但除一些特殊食品如传统工艺生产的皮蛋等铅含量较高外,多数食品铅含量较低。含铅材料

（如马口铁、陶瓷、搪瓷等）制作的食品容器（如锡酒壶、陶器、加工机械等）和包装材料的使用也可能造成食品铅污染。如瓷器碗碟上的彩釉中含的铅可以游离到盛装的食物中。铅通过口腔（食物和饮用水）、呼吸或皮肤通道进入人体（尤其是在婴儿阶段，通过空气、灰尘和土壤元素进入）[49,94,136,165]。值得注意的是，自从禁止在汽油中使用四乙基铅（抗爆剂）以来，食品和环境中的铅含量已显著下降。

谷类食品是摄入膳食铅的主要来源，而灰尘和土壤可能是儿童的重要非膳食来源[39]。由于铅摄入量高，对其摄入量贡献最大的食品如下：谷类及其衍生物（16.1%），其次是牛奶和乳制品（10.4%），软饮料（10.2%）和蔬菜及蔬菜制品（8.4%）、面包和馒头（8.5%）、茶（6.2%）、水消耗量（6.1%）、土豆和土豆制品（4.9%）、发酵乳（4.2%）和啤酒及其衍生物（4.1%），内脏和鱼也有助于摄入这种元素，然而它们各自的贡献因食用者的年龄而异[39,58,112,113,122,132,142,146,167,165,239]。

在2012—2014年，爱尔兰食品安全局进行的最后一次TDS分析中，检测到29%的样本中铅高于LOD，酒精饮料、谷物和蔬菜是成人铅摄入的主要来源（分别占总摄入量的28%、22%和12%）。而谷物、饮料和蔬菜是儿童摄入铅的主要来源（分别占总摄入量的37%、19%和22%）[55]。

2003—2007年进行的加拿大TDS分析中铅含量范围从每千克天然泉水不得超过0.1 μg至每千克药草和香料中不得超过392 μg。在加拿大，2003—2007年，草药和香料中的铅含量一直最高（292~392μg/kg），其次是盐（41.5~202μg/kg）。自2004年以来，对加拿大膳食铅摄入量贡献最大的食物类别是饮料（如啤酒、葡萄酒、咖啡、茶、软饮料）、谷类食品和蔬菜[78,79]。

FDA在2010年完成了对一些特定品牌的商业果汁和含有水果的食品中铅含量的检查。没有一种产品的铅含量超过了目前FDA为保护消费者免受铅的已知影响（如儿童认知发育受损）而制订的可耐受铅摄入量水平。对于果汁，FDA在《行业指南：果汁HACCP危害和控制》指出，果汁中铅含量超过50μg/L可能构成健康危害。在没有制定法规的情况下，FDA会根据具体情况评估食品中铅含量的危害性。在2010年7月的调查中FDA检测的果汁或其他食品中，铅含量均未超过FDA目前的可耐受摄入量。

10.4.2 铅的毒物动力学

一个70kg的人体内平均铅含量为122mg。成年人胃肠道吸收率为20%~30%，而儿童的吸收率可高达50%，随着年龄的增长，吸收量可增加30%[49,94]。铅摄入后，血浆中的铅浓度为15~40μg/dL，95%~99%的铅与红细胞血红蛋白结合进入血液循环中，从而到达各组织器官，大约10%的铅分布在软组织中，90%分布在骨中。如果血液中铅的浓度高，甚至可以达到94%，这种情况可能发生在儿童的成长和发育过程中，该情况产生的原因在于血液中铅长期暴露。然而过量铅摄入会影响其生长发育，导致智力低下[129]。铅在血液中的半衰期为25d，在软组织中为40d，在骨骼中为30年[5,49,88,94,126,132,136,144,165,197]。

肝脏是负责代谢铅并通过胆管将其排出的器官，除非铅浓度非常高，在这种情况下，汗液、唾液和尿液也可以起到排泄作用。大约80%未经处理的铅通过尿液排出，其次通过粪便、头发和指甲排出,因此可用毛发中铅的浓度作为吸收或接触指标。

有些外源性化学物质如农药、有机溶剂、铅等可通过被动扩散方式经乳腺随乳汁排出,这虽不是主要的排出途径,但是因乳汁中的外源性化学物质可由母亲传递给婴儿或从动物乳汁传递给人,却有明显的毒理学意义。

综上所述,外源性化学物质的排泄是一种解毒方式,但毒物经过各种排泄途径,有时可对排泄部位产生毒性作用。例如:肾排出铅、汞等可致肾近曲小管损伤,砷自皮肤排出可引起皮炎,汞自唾液腺排出可致口腔炎等。

从毒物动力学角度来看,铅与钙、铁、锌和铜等必需金属元素竞争,改变它们在组织中的浓度。反过来,铅又通过抑制 Na/K 泵的 ATP 酶,从而增加细胞渗透性并干扰 DNA 和 RNA 的合成。此外,铅还抑制血红素基团和血红蛋白的合成。

10.4.3　铅摄入量评估

铅的每周可耐受摄入量设定为 $25\mu g/(kg\ bw\cdot 周)$,尽管自 2011 年以来,该值被认为已经过时,直到设定了一种对人体健康具有保护作用的新的每周可耐受摄入量[66]。欧洲食品安全局(EFSA)和 JECFA 均关注铅在婴儿、儿童和胎儿神经发育中的负面影响,并因此建议采取措施以确定饮食中铅的主要来源,并确定降低此类饮食摄入的方法。欧洲食品安全局(CONTAM)小组得出结论(表 10.2),$25\mu g/(kg\ bw)$ 的每周可耐受摄入量不再适用,因为没有证据表明存在关键的铅诱导效应的阈值。在成人、儿童和婴儿中,接触铅的形式可能很多,以至于不能排除铅对某些消费者,尤其是 1 至 7 岁儿童的影响。保护儿童免受神经发育影响的潜在风险,将会保护所有人群免受铅的其他不良影响[39]。

表 10.2   显示了假设体重为 60kg 时,不同国家人群的每周铅摄入量

国家或地区	摄入量/[μg/(kg bw/周)] (μg/周)	参考文献
欧洲(成年人)	2.52~8.68	EFSA[39]
	高消费者:17.01	
欧洲(婴儿)	1.47~6.58	
欧洲(儿童)	5.6~21.7	
	高消费者:38.57	
荷兰	3.73	Van Dokkum et al.[213]
瑞典	1.98	Becker and Kumpulainen[13]
中国	12.11	Yanget al.[227]
加拿大	2.8	Dabeka and McKenzie[30]
加拿大	0.7	Health Canada[79]
克罗地亚	11.68	Sapunar-Postruznik et al.[180]
芬兰	1.42	Tahvonen and Kumpulainen[200]
中国台湾(台南)	2.57	Ikeda et al.[89]

续表

国家或地区	摄入量/[μg/(kg bw/周)] (μg/周)	参考文献
美国	1.98	Thomas et al.[203]
丹麦(1983—1987年)	4.9	Larsen et al.[112]
丹麦(1993—1997年)	2.1	
斯洛文尼亚	7.04	Erzen et al.[47]
西班牙(加泰罗尼亚)	22.89μg/周(3.27μg/d)	Llobet et al.[122]
成年男性	58.8μg/周(8.4μg/d)	Perello et al.[153]
西班牙(加纳利群岛)	8.49	Rubio et al.[174]
法国 (3~14岁的儿童)b	0.65	Leblanc et al.[113]
法国	2.1	
英国	0.7	FSA[54]
爱尔兰(成年人)	0.28~0.84	FSAI[55]
	第97.5百分位:0.77~1.54	
爱尔兰(儿童)	0.28~1.19	
	第97.5百分位:0.63~1.89	
葡萄牙(阿威罗)	1.54~24.5	Coelho et al.[25]
中国大陆	3.85	Tang et al.[201]
埃及	5.38	Hassan et al.[74]
住在贝尼-苏夫大学(BSU) 宿舍的大学生		
伊朗(设拉子)	78.29	Rahmdel et al.[159]
	313%PTWI	

注:b 假设体重为20kg。

10.4.4 铅的毒性作用

欧洲食品安全局[39]已将儿童的发育性神经毒性、成人的心血管毒性和肾毒性确定为风险评估的关键影响因素。以 μg/L 为单位的血铅水平得出的 BMDLs[相应膳食摄入值,μg/(kg bw·d)]用于评估含铅风险,其中发育性神经毒性 BMDL$_{01}$ 为 12(0.50),收缩压的影响 BMDL$_{01}$ 为 36(1.50),对慢性肾脏疾病患病率的影响 BMDL$_{10}$ 为 15(0.63)。这些数字表示,当人体暴露于以上铅水平时,很可能会对人体某些方面健康产生不利影响。过去认为血铅浓度低于 10μg/dL 的铅暴露水平并不会存在有害影响[22],但是最新的研究表明,在血铅浓度低于 10μg/dL 甚至降至 1~2μg/dL 时,铅暴露也会对神经、心血管、肾脏和生殖系统产生不利影响。在这些较低水平上,对神经发育的影响最大,特别是智商得分的降低和与注意力有关的行为[79]。

国际癌症研究机构将无机铅化合物归类为可能对人类致癌的物质(2A类)[104],这表明铅可能对人类健康产生不利影响。此外,研究表明,产前暴露于低铅水平(例如,母亲血铅水平为14μg/dL)可能会增加新生儿体重减少和早产的风险。这些研究表明维持低铅水平(甚至是低于目前的标准)的重要性,特别是对于产妇和孕妇,低铅水平可以保护胎儿健康。

在血液中,铅可以抑制血红蛋白的合成,从而减少红细胞的寿命,这会导致血液中红细胞数量减少,引起贫血和其他健康问题。铅还可以穿过胎盘和血脑屏障进行传递,并集中在灰质中[2,5,28,49,87,94.132,165,175,196]。

慢性铅中毒在不同器官和系统中表现出不同的症状和影响。在中枢神经系统方面,铅中毒可以引起亚急性或慢性脑病,影响认知和情绪,引起头痛、疲劳、失眠、易怒、共济失调、昏迷和抽搐等。儿童由于神经系统发育尚未完全,可能更容易遭受铅对神经系统的毒性影响[162]。铅中毒性脑病可能发生在极高浓度的BLLs,如460μg/dL[9]。在周围神经系统方面,长期铅暴露可能导致周围神经病变,其主要发生在四肢上,表现为肌肉疼痛等症状。此外,长期铅暴露也会影响感觉和自主神经,这反映了铅的直接神经毒性作用[172]。

铅中毒还会对消化和肾脏系统产生一系列不良影响。在消化系统方面,长期铅暴露会导致厌食症、便秘和"铅绞痛"(这是一种强烈的腹部痉挛伴恶心和呕吐的疼痛)。在肾脏方面,铅在近端肾小管中积累,并导致肾衰竭、高血压和痛风等疾病。有研究表明,铅暴露还可能引起内分泌和生殖系统的变化,例如流产、出生缺陷和早产等症状,以及对心脏的毒性、潜在的致癌和诱变效应等影响[4,34,49,64,88,91,94,235,239]。

10.5 汞

10.5.1 汞的性质

汞是元素周期表中的第80号元素,其原子质量为200.59AMU[163]。在常温下,汞是一种液态金属,是唯一一种在0℃时仍保持液态的金属[59]。汞有一个特点,它能溶解许多金属形成汞合金,但唯独不能溶解铁元素,这也是铁被用于制造汞运输和保存包装的原因。

自行星存在以来,汞就被人们发现,在岩石圈、水圈、大气圈中微量存在。汞是人类最早使用的金属之一,因为在古代人们已经了解到它既有毒性但也有治疗作用。汞在环境中的存在量随着人类活动的增加而不断增加,它存在于空气、食品、土壤和水中[147]。事实上,据估计每年约有10000t汞由于人类活动而被排放到环境中[73]。

10.5.2 汞在环境中的分布及人体来源

汞存在于大多数自然资源中,包括元素汞或金属汞(Hg⁰)、无机汞(汞盐)和有机汞,其中甲基汞是汞在食物链中的有机形式[40]。

汞在环境中的存在量随着人类活动的增加而增加[147]。由于汞具有毒性,可以在大气中进行远距离传输,在环境中持久存在并能够在生态系统中发生生物富集,能够对生物健康产生不良影响(例如神经、肾脏、免疫、心脏、肌肉、生殖甚至遗传问题),汞对人类和其他生物的毒性效应取决于许多因素,包括化学形式、数量、接触途径以及个体之间的易感性差异[3,105]。

当进入水生生态系统时,某些细菌可以通过甲基化将环境中的无机汞转换成甲基汞,其中甲基汞是该元素最具毒性、最易生物富集的有机形式[3,141]。工业汞是汞在环境中最危险的形式(来自氯碱工业、造纸厂和金的提取等)。

人类接触汞大部分是因为职业性因素(例如矿山、汞提炼、电池生产、灯具、温度计、杀菌剂、炸药、颜料、牙科使用的牙合金、照片等的生产)。尽管如此,家中也可能接触汞,如损坏的温度计、镜子、玩具和电池;从药物接触到汞,如利尿剂、泻药、消毒剂和杀精剂;从食物中接触到汞,如受到污染的鱼类[3,109,194,220]。

汞是一种有毒的元素,有时是由于环境或职业暴露,或是由于摄入被污染食品(特别是海产品)引起一系列中毒事件。人类接触到甲基汞的主要来源是鱼类,并且不同物种之间甲基汞含量差异很大。大型掠食性鱼类通常在食物链的顶端,它们摄食了其他小鱼或生物,因此其体内的甲基汞含量可能更高。相比之下,较小的鱼类通常含有较低的甲基汞含量。此外,不同地理区域的鱼类可能受到不同程度的污染,导致其甲基汞含量的差异。一些地区可能有更高水平的工业排放、矿产资源开采或其他人类活动,这可能会导致当地水体中的汞浓度升高,进而影响鱼类的甲基汞含量。因此,虽然海产品提供了重要的营养,但必须监测汞和甲基汞等污染物的危害[3,42,70,121,141,153,182]。值得注意的是,贝类积累汞的能力使它们成为检测汞污染的良好指标生物[154]。在韩国,鱼类和贝类是膳食摄入总量最高的食物群,贡献率达到76%[110]。在爱尔兰,无论对成年人还是儿童来说,白鱼都是汞摄入的主要来源[55]。

大米也可以积累甲基汞。因此,在欧洲销售的商业大米产品调查中发现,30%商业市场大米产品中的甲基汞含量超出了幼儿的临时每周可耐受摄入量(PTWI)的10%,或者针对以大米为主要饮食的成年人而言,有13%产品的甲基汞含量也超出了标准水平。甲基汞含量为0.11~6.45μg/kg,平均值为(1.91±1.07)μg/kg。总汞的浓度为0.53~11.1μg/kg,平均值为(3.04±2.07)μg/kg[18]。

10.5.3 汞的毒物动力学

在消化道方面,金属汞很难通过此途径被吸收;无机衍生物(离子形式)的吸收率为70%,而有机形式(主要为甲基汞)几乎被完全吸收,且吸收速度比无机衍生物快[40,141]。

从人体健康的角度来看,最值得关注的是甲基汞的含量,而不是总汞含量,因为甲基汞更容易被人体血液吸收。因此,在缺乏关于汞的形式的详细信息时,为了进行健康风险评估,可以简单地假定总汞100%是甲基化形式,即甲基汞[77]。甲基汞被吸收后,形成甲基汞-半胱氨酸复合物后通过主动运输进入不同的组织中[141]。

在血液中,无机汞分布在血浆和红细胞之间,且更多地存于血浆中,而甲基汞(>90%)主要积累在红细胞中。与无机衍生物不同,甲基汞可以进入毛囊,穿过胎盘屏障和血脑屏障,积累在头发、胎儿和大脑中[40]。

金属汞在血浆中的半衰期为23~40d,而甲基汞等汞的有机化合物的半衰期为40~50d[220]。

　　无机汞的排泄途径主要是通过尿液排出,而甲基汞的主要排泄途径是通过粪便排出,少量通过头发和尿液排出。尿液中总汞水平可作为接触无机汞和元素汞的良好生物标志物,但不能作为甲基汞的标志物[40,160]。

10.5.4　汞摄入量评估

　　汞是一种有毒物质,摄入过多会对人体健康造成严重影响,其主要摄入途径包括食物、水和空气中的污染物。

10.5.4.1　食物中的汞摄入量

　　鱼肉是甲基汞含量最高的食物,其次是鱼制品。其中,金枪鱼、旗鱼、鳕鱼、白鲑和梭子鱼是成年人最容易从饮食中接触甲基汞的鱼类。而对于儿童来说,除了上述鱼类外,无须鳕也包括在内[40]。

　　几项研究认为,鱼类和贝类产品中100%的汞以甲基汞的形式存在[150]。汞的含量在不同鱼类中可能会有所不同,甚至同一种鱼类中也会存在变化。因此甲基汞的含量可能因鱼类物种、鱼的大小、年龄、生长环境以及食物来源等因素而有所差异。例如,在白鳍鱼中,有机汞占总汞含量的81%~95%。在各种金枪鱼样品中,甲基汞占总汞含量的70%~77%[230]或61%~94%。在旗鱼中,有机汞占总汞的比例在43%~72%或43%~76%[230]。在罐装金枪鱼中,有机汞占总汞含量的30%~79%。在加拿大,旗鱼是唯一一种每周定期食用会导致每日摄入量超过每日可容忍摄入量的鱼类(pTDI百分比为143%)[77]。根据Ilmiawati等的说法[90],日本儿童的甲基汞摄入量高于EPA的参考剂量(RfD),部分原因是他们食用了大型掠食性鱼类。一些关于甲基汞的研究表明,鱼类中存在的长链ω-3脂肪酸可能会使甲基汞对鱼类的潜在不利影响降低[40]。

　　2012年,欧洲食品安全局(EFSA)评估了JECFA[95]制订的关于甲基汞和无机汞的临时每周可耐受摄入量(PTWI),原设定甲基汞摄入量为1.6μg/(kg bw),无机汞摄入量为4μg/(kg bw)。欧洲食品安全局基于产前神经发育毒性的考虑将甲基汞的毒性摄入量(TWI)设为1.3μg/(kg bw),无机汞的TWI仍维持为4μg/(kg bw)。

　　表10.3所示为假设体重为60kg,不同国家成年人每周的汞摄入量。

表10.3　　　　　　　　　不同国家的成年人的每周汞摄入量(体重60kg)

国家或地区	摄入量/[μg/(kg bw·周)](μg/周)	参考文献
中国	5.92	Yang et al.[227]
加拿大	1.87	Chan et al.[23]
美国	0.28~0.56	Dougherty et al.[35]
克罗地亚	2.33	Blanusa and Juresa[16]
澳大利亚	0.07~0.63	FSANZ[56]
法国	7.35	Noël et al.[146]
智利	0.49	Muñoz et al.[142]

续表

国家或地区	摄入量/[μg/(kg bw·周)](μg/周)	参考文献
韩国	0.21	Lee et al.[114]
韩国	16.8μg/周	Kwon et al.[110]
	来自鱼类和贝类=1μg/(kg bw·周)	—
黎巴嫩	0.28	Nasreddine et al.[145]
西班牙(加那利群岛)	0.65	Rubio et al.[176]
西班牙(加泰罗尼亚)	70μg/周	Perello et al.[153]
成年男性	51.1μg/周	—
英国	21μg/周	Ysart et al.[235]
	0.14~0.55	Rose et al.[171]
爱尔兰(成人)	0.17	FSAI[55]
爱尔兰(儿童)	0.14	—
意大利	来自鱼类=0.07~1.44	Barone et al.[11]
	来自头足类动物=0.05~0.15	—
	来自甲壳类动物=0.04~0.08	—
澳大利亚	0.21~0.35	FSANZ[57]
中国	0.63	Sun et al.[199]
法国	0.16~1.39	Arnich et al.[7]
挪威	0.35	Jenssen et al.[96]
中国	0.98	Tang et al.[201]
日本(志贺县女性)	1991年:30.1μg/周(37μg/d) 1992年:24.5μg/周(27μg/d)	Tsuda et al.[206]
重复部分方法	—	—
日本(志贺县女性)	1991年:30.1μg/周 1992年:69.3μg/周	—
市场篮子法	—	—
贝尼苏夫大学(BSU)的 埃及大学生	2.76	Hassan et al.[74]
	—	—

10.5.4.2　水中的汞来源

水中的汞主要来自工业污染和自然释放。如果饮用水源受到汞污染的威胁,当地的卫生部门或水务局应该提供有关水质安全的信息。

10.5.4.3　空气中的汞来源

空气中的汞主要来自燃料和工业排放。暴露于高浓度的汞蒸气中可能对人体健康产生危害。工作场所和居住地址附近的工业污染可能会增加汞暴露的风险。

目前，全球正在努力制订食品消费指南，以减少汞暴露，并制订汞管理方案，以减少汞排放[150]。

10.5.5 汞的毒性作用

汞元素的毒性因化学形式、接触途径和个体敏感性而异[160,231]。汞元素的毒性随着脂溶性的增加而增加，故烷基形式比无机和元素形式更具毒性[194]。国际癌症研究机构（IARC）得出结论，甲基汞化合物对人类可能具有致癌作用（2B 类）[85]。

2004 年，国际癌症研究机构（IARC）对已进行致癌研究的 900 种化学物质分为以下四类。

1 级：对人致癌性证据充分（95 种）。

2 级：对人类很可能或可能是致癌物质。

2A 级：对人类致癌性证据有限，但对动物致癌性证据充分（66 种）。

2B 级：对人类致癌性证据有限，对动物致癌性证据也不充分（241 种），可疑致癌物。

3 级：现有证据未能对人类致癌物进行分级评价（497 种）。

4 级：对人可能是非致癌物（1 种），即己内酰胺。

汞是一种影响神经系统的神经毒素，其毒性作用在人类发育的早期阶段更具破坏性，因为它会影响大脑发育，并影响胃肠道和肾功能[3,123,143,190]。

无机汞化合物中毒的典型临床表现首先是急性胃肠炎综合征，随后是肾衰竭和尿毒症、溃疡性出血性结肠炎。

甲基汞可能会对胎儿产生神经作用，因为它能够穿过胎盘屏障，从而导致婴儿和儿童正常大脑发育异常，而甲基汞含量更高时，可能会导致成年人神经变化并抑制其免疫系统[3,143,160,189]。

甲基汞（methylmercury，MeHg）以半胱氨酸甲基汞（methylmercuric cysteinate，CysMM）通过血脑屏障（blood-brain barrier，BBB）的氨基酸转运载体进入脑内，是造成中枢神经系统中毒的重要原因。因为胎盘屏障保护有限，甲基汞可以选择性透过胎盘作用于胎儿，且新生儿阶段血脑屏障还没有完全形成，所以新生儿的脑组织容易受到外源化学物质的影响。甲基汞主要的毒副作用是中枢神经系统毒性。进入脑内的甲基汞逐渐代谢转化为汞离子而不能反向穿过血脑屏障，因而会造成汞在脑内大量滞留引起中枢神经系统的损伤。相反，非脂溶性的无机汞化合物不易进入脑内，因而其主要毒副作用不是发生在脑内而是在肾脏。

有机汞摄入导致的死亡已有新闻报道，如发生在水俣市的甲基汞污染鱼类事件，以及在伊拉克发生的被甲基汞和乙基汞污染的谷物事件。

10.6 砷

砷是元素周期表的第 15 族元素，原子序数 33，相对原子质量为 74.9，氧化态有 -3，0，

+3和+5价[163]。砷是一种有毒的类金属或半金属元素,它的毒性取决于其化合价。由于砷在食物链中具有积累的能力,因此被定性为是一种主要的有毒物质,对人类和动物的健康具有潜在危险。急性高剂量的砷暴露可能对生物体产生致命影响,而长期慢性低剂量的砷暴露则可能导致突变和癌症等健康问题,以及身体状态不佳等症状[124]。

10.6.1 砷在环境中的分布及人类的来源

砷是自然界中广泛存在的有毒元素,无论是天然来源还是人类活动产生,它都存在于环境和生物体中。砷的不同化学和氧化态形式决定了其毒性大小,与无机形式相比,有机砷对人体的毒性更小[14,38,63,80,81,179,181]。由于砷的广泛分布,它对各种水生和陆生生物都产生了严重危害,并且对人类的健康产生影响[219]。

人类接触砷的主要途径包括工作环境、食物和药物[179]。砷可以通过环境污染进入食物链的各个环节,并伴随每一个制造和消费的过程。鱼类、海鲜和肉类是食品中砷的主要来源[138,222]。

在美国 TDS(1991—1997 年)数据中,海产品中砷浓度最高,其次是大米/米粉、蘑菇和禽类。有机砷在鱼类中所占比例通常较高,且毒性较小[38]。无机砷占鱼类总砷的 2.9%~26.0%,等价于有机砷的 74%~90%。进一步的研究表明,新鲜海产品(尤其是砷甜菜碱)中的砷含量很高(占总数的 81%),但冷冻和罐装食品中的砷含量有所下降[80]。在水生食物链中,似乎没有观察到任何特定类型的鱼类含有较高水平的砷和生物富集。英国的一项鱼类的多元素调查(1998 年)显示,英国最常见的食用鱼类(鳕鱼、黑线鳕、三文鱼、金枪鱼)的总砷水平为 1.9~8.4mg/kg,平均为 4.6mg/kg[27]。在中国香港,大米是膳食中接触到无机砷的主要来源[50]。

许多砷化合物可溶于水。工业废水发生氧化溶解和还原性溶解是导致水体砷污染的主要原因[181]。这些工业废水中的砷大多以无机砷形式存在,这对生活在孟加拉国、柬埔寨、中国、印度、老挝、缅甸、尼泊尔、巴基斯坦和越南等国家的 1.5 亿多人口构成严重威胁。此外,其他国家和地区也报道了水体砷含量高到危险水平的情况,如加拿大、德国和阿根廷等[179,191]。

饮用水中砷的临时容许浓度为 10mg/L[221]。砷中毒可能与供水中砷的最高浓度为 1mg/L 或更高有关,而浓度为 0.1mg/L 可能会产生假定的毒性迹象。JECFA 得出的结论是,假设每天的饮水量为 1.5L,每天摄入 1.5mg 的无机砷可能会导致慢性砷中毒,而每天摄入 0.15mg 的无机砷也可能对一些人产生长期毒性。

根据欧盟/世卫组织饮用水指南的 10mg/L,假设每天消耗 2L 水,建议无机砷的指数剂量(适用于单一污染源,定义为风险最小的水平,但要求每个单独来源的暴露量应尽可能低)为每天 0.3mg/(kg bw·d)[27]。

10.6.2 砷的毒物动力学

膳食中总砷的 21%~40% 以无机形式存在[233]。可溶性的无机砷在摄入后以 95% 的比例迅速被吸收,五价砷通过肠道吸收更好,而三价砷在脂质膜中更易溶解,有机化合物的吸收率超过 70%[38,44]。

　　砷广泛分布于全身,最初聚集在肝脏、肾脏和肺等器官中,最终聚集在头发、指甲、牙齿、皮肤、上消化道、附睾、甲状腺、晶状体和骨骼中,并能够穿过胎盘屏障[38,194]。

　　人体有能力将砷转化为甲基化的形式,甲基化形式的砷是一种有机砷化合物,因此其毒性比无机砷小,并且很容易被人体消除[211]。尽管有实验研究表明,这种生物甲基化过程(即产生含三价砷的甲基代谢产物)是一种将砷元素激活为毒素和致癌物的过程[198]。

　　最重要的砷排泄途径是肾排泄途径,其中 35% 的砷在 24h 内被排出,但它也可以从胃肠道、皮肤、头发、指甲和汗液中排出[44,194]。

　　五价和三价的无机砷形式都会导致氧化磷酸化解偶联。五价形式将与磷酸基团在各种酶反应中竞争作为底物;其中之一是与甘油醛-3P-脱氢酶结合,形成不稳定的砷酸盐,阻止 ATP 合成,这个过程被称为砷水解。然而,三价形式对硫辛酸具有很高的亲和力,硫辛酸是参与线粒体呼吸的一种辅酶,它通过阻断不同的氧化酶(如丙酮酸脱羧酶和 α-酮戊二酸脱氢酶)引起碳水化合物代谢的变化。它们还会通过降低细胞内 NADH 的水平来解除呼吸链,从而通过抑制 ATP 的合成导致体内 ATP 不足。

　　作为毒理学指导值,$BMDL_{0.5}$ 设置为每天 3.0μg/(kg bw)[基于总膳食摄入范围为每天 2~7μg/(kg bw)来估算]。

10.6.3　砷摄入量评估

　　为了正确评估食物来源中砷的风险,最重要的是确定无机砷形式的生物利用度,因为仅考虑总砷而不考虑无机砷种类会导致严重高估膳食接触该元素的健康风险。值得注意的是,饮用水和食物中的无机砷摄入量会因砷的地理水平而异[17,38]。

　　JECFA 设置的总砷 PTWI 为每周 15μg/kg bw,但最新研究表明,无机砷会导致肺癌、尿道癌和皮肤癌,并且暴露量低于 JECFA 修订的水平会产生广泛的不良影响,这表明有必要考虑根据砷的形式对该 PTWI 值进行审查(表 10.4)。

表 10.4　　　　　　　　　　　　不同国家成年人的每周砷摄入量　　　　　　　　　单位:μg/(kg bw)

国家或地区	饮食摄入量/暴露量		参考文献
欧洲(19 个国家)	无机砷 0.91~3.92		EFSA[38]
爱尔兰(成人)	总砷		FSAI[55]
	消费者平均:4.9~6.3		
	消费者人数高于平均水平:27.3~29.4		
	无机砷		
	消费者平均:0.07~0.14		
	消费者人数高于平均水平:0.42~0.56		

续表

国家或地区	饮食摄入量/暴露量	参考文献
爱尔兰(儿童)	总砷	FSAI[55]
	消费者平均:4.2~6.3	
	消费者人数高于平均水平:20.3~23.1	
	无机砷	
	消费者平均:0.21~0.35	
	消费者人数高于平均水平:0.91~0.98	
英国	455μg/周(0.065mg/d)	Ysart et al.[235]
英国	总砷	COT[27]
	人口上限:0.83mg/(kg bw · d)	
	高水平:4.4mg/(kg bw · d)	
	In As	
	上限平均值:0.07~0.2mg/(kg bw · d)	
	高水平上限:0.13~0.34mg/(kg bw · d)	
	无机砷暴露量:0.09mg/(kg bw · d)	
西班牙(加泰罗尼亚)	砷:216μg/d	Perello et al.[153]
成年男性	InAs*:2.6μg/d	
美国	总砷:μg/d	Tao and Bolger[202]
美国农业部进行的 1987—1988 年全国食品消费调查	婴儿:1	
	幼儿:23	
	6 岁儿童:20	
	10 岁儿童:13	
	14~16 岁男孩:15	
	14~16 岁女孩:21	
	25~30 岁男性:57	
	25~30 岁女性:28	
	40~45 岁男性:47	
	40~45 岁女性:37	
	60~65 岁男性:92	
	60~65 岁女性:72	
	70 岁男性:69	
	70 岁女性:42	
美国	InAs:8.3~14 μg/d	Yost et al.[233]

续表

国家或地区	饮食摄入量/暴露量	参考文献
加拿大	InAs:4.8~12.7 μg/d	Yost et al.[233]
中国香港	InAs	FEHD[50]
	消费者平均:0.22μg/(kg bw·d)	Ysart et al.[235]
	高消费者:0.38μg/(kg bw·d)	Tripathi et al.[205]
	男性:0.23μg/(kg bw·d)	Noël et al.[146]
	女性:0.21μg/(kg bw·d)	Leblanc et al.[113]
日本志贺县	重复部分方法	Tsuda et al.[206]
	1991年:260μg/d	González-Weller et al.[64]
	1992年:210μg/d	FSAI[55]
	市场篮子法	
	1991年:160μg/d	
	1992年:280μg/d	
贝尼-苏埃夫大学(BSU)的埃及大学学生	4.77μg/(kg bw·周)	Hassan et al.[74]

注:InAs 表示个体通过饮食摄入的无机砷的量。

英国食品标准局(FSA)最近完成了一项关于食物中总砷和无机砷水平的全面膳食研究(TDS),该研究于 1999 年至 2002 年在英国进行[27]。研究表明,在英国,鱼类是膳食中接触总砷的主要来源,对鱼类摄入量较高的成年人来说,每天摄入砷为 4.6mg/(kg bw)。杂粮谷物食品是无机砷的主要来源,过多食用这些杂粮谷物,每天可能接触到砷含量多达 0.064mg/(kg bw)[27]。随后,在 2006 年,英国毒性委员会表示,英国膳食中有机砷的暴露不太可能构成健康风险,但应尽量降低对无机砷的暴露(ALARP)。

10.6.4 毒性效应

直接饮用含砷的水或摄入被砷污染的食品会对人体健康产生不良影响。实际上,砷与人体各器官系统的多种并发症有关:如皮肤、神经、呼吸、心血管、造血、免疫、内分泌、肝脏、肾脏、生殖系统和发育等[1,191]。砷的毒性和生物利用度取决于其化学形态,而其化学形态则取决于微生物转化反应,包括还原反应、氧化反应和甲基化反应[118]。一些更值得注意的毒理学效应包括胃肠症状(出血性胃肠炎、恶心、呕吐、呼吸中的大蒜味、腹痛和腹泻)、肾毒性(造成肾小球、肾小管和毛细血管不同程度的坏死和管型退化)、神经系统影响(谵妄、失去定向能力、激动、脑病、抽搐、疼痛性感觉异常、肌肉无力、瘫痪、神经肌肉呼吸衰竭和昏迷)、血液影响(影响骨髓并改变血液的细胞组成,此外还可能出现贫血、轻至中度白细胞减少和嗜酸性粒细胞增多)以及肝脏毒性(脂肪浸润、中央坏死和肝硬化)[106,181,194]。

综上所述,砷是一种致癌物质,无机砷被分类为 I 级致癌物质[17]。令人惊讶的是,砷能够诱发子宫内表观遗传变化和基因突变(这是癌症的主要原因)[1]。流行病学研究表明砷暴露和皮肤癌之间有因果关系。砷可能引起两种类型的皮肤癌:在角化区域形成的基底细胞癌和鳞状细胞癌。基底细胞癌通常只产生局部侵袭,但鳞状细胞癌可发生远处转移。

职业性接触空气中的砷可能也是导致肺癌的一个原因,肺癌通常与表皮样癌几乎没有区别。其他与砷暴露有关的癌症包括肝血管肉瘤、淋巴瘤、白血病、鼻咽癌、肾癌和膀胱癌,尽管关于其诱变效应的研究无法支持该结论,但是过度职业性暴露于砷可能会对生殖和致畸性产生影响[36,107,194]。

在急性砷中毒中,通常是由于心血管衰竭和低血容量休克而引起的死亡。三氧化二砷对人体的致死剂量为 70~180mg(约为 600μg/kg),最小的致死剂量在 1~3mg/kg[8]。

10.7　铝

铝是元素周期表中第 13 号元素,原子质量为 26.98 AMU,它具有极强的耐腐蚀性,其主要的无机化合物是氧化物、氢氧化物、硫酸盐、氟化物和氯[163]。

铝在自然界中分布广泛,是地壳中最丰富的元素[33,82,102,157],是自然界中仅次于氧和硅的第三丰富的元素[177,193]。铝不仅存在于土壤、矿物质和岩石中,也存在于水和食物中,但它似乎在人类和动物生物学中没有任何作用[193]。

10.7.1　铝在环境中的分布及人体的摄入来源

人体摄入铝的主要来源是饮用水和食物[53,193,232]。铝天然存在于食品中,或是加入的添加剂所带来的,或者是由于食物与铝制包装、容器、箔纸或厨具接触而导致的[68,131,151,193]。然而,与某些药物制剂(例如抗酸剂)中的铝相比,从饮食中获得铝的量很少[193]。

大多数食物中的铝含量不超过 10mg/kg,最常见的浓度在 0.1~1mg/kg[195]。一些蔬菜(香料、草药、茶叶)含有的铝比动物性食品更多,其含量因植物种类和土壤 pH 而异[15]。

铝元素主要通过谷物、奶酪和盐摄入,某些种类的茶叶和香料也含有高水平的铝。因此,有必要考虑哪些食物对儿童来说是接触铝的主要来源[148,195]。铝暴露的主要饮食来源包括油条、叶菜和豆制品[228]。

在中国,发现海蜇(平均 4862mg/kg)、紫菜(平均 455.2mg/kg)和油条(平均 392.4mg/kg)中铝含量较高。海蜇是铝的主要来源,约占每日摄入量的 37.6%[237]。日本加工食品和未加工食品中的铝含量分别在 0.40~21.7mg/kg 和 0.32~0.54mg/kg。日本人每天从加工食品中获得的铝摄入量比未加工食品要大得多,而儿童组消费者的铝暴露水平最高(>P95,表示超过了 95%的数据,余同),并超过了 PTWI[185]。在澳大利亚,对所有年龄组的对铝摄入量贡献最大的主要食品类别是蛋糕和饼干(占 32%~48%),这可能是因为这些食品中存在含铝的添加剂,如磷酸铝钠,它通常被用于膨松剂[51]。

10.7.2　铝的毒物动力学

人类有效的屏障(如皮肤、肺、胃肠道)可以降低从水、食物、药物和空气中吸收铝[193]。虽然吸入途径并不会影响一般人群,但采矿和冶炼工人等人员可能通过灰尘和气溶胶接触到铝金属的毒性水平[33]。据估计,大约有3%的铝通过肺部进入血液循环[98]。

通过饮食摄入的铝经胃肠道被吸收[134],虽然铝的吸收率较低(0.1%~1%),但大部分在肠道中被吸收,部分在胃中被吸收。离子铝通过肠道中的活性转运体(通过铁吸收)主动吸收,而元素铝则通过扩散完成这一过程[33]。值得注意的是,铝的不同存在形式和其他物质(如钙和柠檬酸铁)会影响铝的吸收方式[69,212]。

铝一旦被吸收,80%~90%铝会与铁蛋白载体(转铁蛋白)结合,也可能与白蛋白结合。剩余的10%~20%形成小分子复合物,尤其是与柠檬酸和磷酸盐基团结合[33]。铝可以在成人和儿童的各种器官中积累,如大脑、脾脏、肺、肝脏和骨骼等[108,134,208]。

人类通过饮食摄入的铝大部分通过尿液排出,少量通过粪便排出[131,193]。

在小鼠、大鼠和狗的不同研究中,铝的最低LOELs为每天50~75mg/(kg bw)。

10.7.3 铝的摄入量评估

已确定的铝PTWI水平是每周1mg/(kg bw)[223]。

表10.5显示了不同国家或地区的成年人每周的铝摄入量。

表10.5 　　　　　　　　 **不同国家或地区的成年人每周的铝摄入量** 　　　单位:mg/(kg bw)

国家或地区	摄入量	参考文献
荷兰	0.36	Van Dokkum et al.[213]
	0.36	Ellen et al.[43]
中国台湾	0.47~1.05	Liu et al.[120]
中国大陆	1.05~1.40	Wang et al.[218]
中国深圳	1.263	Yang et al.[228]
	0~2岁:3.356	
	3~13岁:3.248	
中国浙江	1.15	Zhang et al.[237]
美国	0.76~0.81	Pennington and Schoen[152]
澳大利亚	暴露下限:0.35~0.84	Food Standards Australia New Zealand[51]
	暴露上限:0.35~0.91	
德国	0.58~1.17	Schaller et al.[186]
意大利	0.29~0.74	Gramiccioni et al.[67]
印度	0.75	Tripathi et al.[204]
法国	0.49	Biego et al.[15]
比利时	0.21	Fekete et al.[48]
加拿大	0.72	Soliman and Zikovsky[192]
英国	1.28	Ysart et al.[234]
	0.40	Ysart et al.[235]
印度	0.75	Tripathi et al.[205]

续表

国家或地区	摄入量	参考文献
法国	0.24	Noël et al. [146]
	0.19	Leblanc et al. [113]
日本东京	1.41	Aung et al. [10]
西班牙加那利群岛	1.19	González-Weller et al. [64]
爱尔兰岛	0.35	FSAI[55]

在澳大利亚,除了 2~5 岁的 90%消费者的饮食暴露量为 PTWI 的 110%外,其余的评估人群的饮食暴露量都低于 PTWI,这种小部分的超标不太可能构成重大的公共健康和安全问题[51]。在比利时,98.2%的消费者的膳食铝摄入量达到每天 0.144mg/(kg bw)[分别为每天 0.113mg/(kg bw) 和 0.031mg/(kg bw)],超过了 PTWI,这表明人群中的某个亚群可能处于危险中[49]。中国深圳的儿童也有很高的膳食铝暴露风险[228]。

10.7.4 铝毒性作用

铝对人类健康具有潜在的神经毒性[65]。铝是一种公认的神经毒素,当其进入大脑时可能导致认知缺陷、痴呆,并可能对中枢神经系统产生各种不良影响[102]。这些影响主要分为三类:神经系统障碍、认知能力下降和阿尔茨海默病[170]。阿尔茨海默病是一种脑部退化性疾病,有两个主要的解剖病理特征,即神经元内蛋白簇和细胞外老年斑。神经元内蛋白簇由成对的螺旋丝组成,而螺旋丝由 tau 蛋白(神经元纤维缠结,NFTs)的过度磷酸化形成。由于在阿尔茨海默病患者的老年斑和脑组织纤维缠结物中检测到铝元素,因此提出铝可能参与阿尔茨海默病发病机制的假说[53]。需要注意的是,阿尔茨海默病的发病机制非常复杂,铝对其产生影响的具体机制尚未完全阐明。

尽管分子流行病学调查的结果表明长期暴露于铝可能会增加感染阿尔茨海默病的风险(与从食物中接触铝相比,从饮用水中接触铝的风险更强),但一些通过水或食物长期接触铝的人,都没有显示出这种疾病的任何病理学特征。可能是因为他们的肠胃屏障比较强大,可以防止有害物质和微生物进入身体内部[53,100]。一些研究表明,铝吸收过多会积聚在肝、脾、肾等部位,当积聚量超过 5~6 倍时,就会抑制人和实验动物对磷的吸收[193]。

值得注意的是,有一些风险群体对铝的毒性作用特别敏感,如慢性肾衰竭患者、肾功能不全或受损的儿童和早产儿[82,134]。

此外,关于饮用水中的铝与阿尔茨海默病发病之间的联系还存在争议,铝在该疾病的发病机制中的作用尚不完全清楚[137]。目前,还没有足够的流行病学证据来证明这种关系[170]。一项研究显示,从饮用水中摄入浓度低于 2mg/L 的铝导致患上阿尔茨海默病的风险微乎其微[133],然而研究发现,每天从饮用水中摄入较高含量的铝(≥0.1mg/d)的人或较高的地理接触铝的受试者,他们的认知能力随着时间的推移下降的风险更大,且另外一项研究还表明,含高浓度铝的饮用水可能是发展为阿尔茨海默病的一个风险因素[169]。

关于铝与阿尔茨海默病之间的关系仍存在争议。罗杰斯和西蒙认为[166],铝的摄入量可能会影响这种疾病的发展过程,但需要更多的研究来证实或否定这一观点。

对于不同的职业接触铝的相关研究中,铝对某些必需元素的状态可能产生不良影响,影响细胞酶和代谢过程[135,168]。勒纳在 2007 年的一项研究[116]中阐明铝可能是诱导克罗恩病发展的潜在环境因素。克罗恩病是一种炎症性肠病,其病因尚不完全清楚。该研究认为,铝可能是导致克罗恩病发病的原因之一。铝离子可以刺激免疫细胞产生炎症反应,从而加剧肠道炎症,导致克罗恩病的发展。此外,铝还可能与肠道菌群产生相互作用,从而对克罗恩病的发展产生影响。

铝除了对阿尔茨海默病和克罗恩病的发病机制产生影响外,还涉及其他一些疾病。例如,铝对透析患者的脑病、贫血、肌萎缩侧索硬化、骨软化、帕金森病等均有不良影响[12,81,111]。铝可以融入骨骼并引起生物化学矿物质溶解和细胞介导的骨吸收,从而在骨骼中引起毒性[108]。此外,铝还能抑制羟基磷灰石的吸收和形成,抑制细胞增殖和活性,并导致骨形成和矿化减少[24,130]。

虽然铝元素与多种神经系统疾病的形成相关,同时其活性氧的形成增加[20],但铝产生毒性的确切机制尚不完全清楚,最能被接受的机制是增强氧化和炎症反应加剧,导致不同组织的损伤[12]。铝与超氧阴离子形成一个更强的氧化剂——铝超氧阴离子,其可以促进双氧水和羟基自由基的形成,从而形成氧化环境[108]。

综上所述,食品中的金属元素污染物在急性和长期高水平接触时仍然对人体健康构成重大的风险。中枢神经系统特别容易受到铅、汞、镉等金属元素的影响,这些金属元素能在大脑中滞留较长时间,从而导致神经毒性。在生理条件下,大脑容易积累金属元素,这些金属元素结合到神经元健康和能量稳态所需的必需金属蛋白中。暴露在铝、砷、铅、汞等元素下所引起的神经病理学和生理学变化,被认为是金属引起神经毒性的经典例子[19,60]。因此,剂量-效应关系可用来控制这些金属的肾毒性作用,而这些毒性作用是通过"接触生物监测方法"检测到的。通过食品调查和食品污染检测,为环境污染暴露提供了可靠的估计[75]。

关键词

- 镉
- 铅
- 汞
- 砷
- 铝
- 毒性效应
- 摄入量
- 风险评估

参考文献

1. Abdul, K. S.; Jayasinghe, S. S.; Chandana, E. P.; Jayasumana, C.; De Silva,

P. M. Arsenic and Human Health Effects: A Review. *Environ. Toxicol. Pharmacol.* 2015, 40(3), 828-846.

2. Abou Donia, M. A. Lead Concentrations in Different Animals Muscles and Consumable Organs at Specific Localities in Cairo. *Glob. Vet.* 2008, 2, 280-284.

3. Agamuthu, P. Mercury—The Real Story. *Waste Manage. Res.* 2013, 31, 233-234.

4. Alturiqi, A. S. ; Albedair, L. A. Evaluation of Some Heavy Metals in Certain Fish, Meat and Meat Products in Saudi Arabian Markets. *Egyptian J. Aquat. Res.* 2012, 38, 45-49.

5. Andrée, S. ; Jira, W. ; Schwind, K. H. ; Wagner, H. ; Schwägele, F. Chemical Safety of Meat and Meat Products. *Meat Sci.* 2010, 86, 38-48.

6. Alexander, J. ; Benford, D. ; Cockburn, A. ; Cravedi, J. P. ; Dogliotti, E. ; Di Domenico, A. et al. Scientific Opinion Cadmium in Food. *EFSA J.* 2009, 980, 1-139.

7. Arnich, N. ; Sirot, V. ; Riviere, G. ; Jean, J. ; Noël, L. ; Guérin, T. ; Leblanc, J. C. Dietary Exposure to Trace Elements and Health Risk Assessment in the 2nd French Total Diet Study. *Food Chem. Toxicol.* 2012, 50, 2432-2449.

8. ATSDR. *Toxicological Profile for Lead.* Agency for Toxic Substances and Disease Registry (US), 2007.

9. Agency for Toxic Substances and Disease Registry (ATSDR). *Toxicological Profiles.* Agency for Toxic Substances and Disease Registry, 2005.

10. Aung, N. N. ; Yoshinaga, J. ; Takahashi, J. I. Dietary Intake of Toxic and Essential Trace Elements by the Children and Parents Living in Tokyo Metropolitan Area, Japan. *Food Addit. Contam.* 2006, 23, 883-894.

11. Barone, G. ; Storelli, A. ; Garofalo, R. ; Busco, V. P. ; Quaglia, N. C. ; Centrone, G. ; Storelli, M. M. Assessment of Mercury and Cadmium via Seafood Consumption in Italy: Estimated Dietary Intake (EWI) and Target Hazard Quotient (THQ). *Food Addit. Contam. , A: Chem. Anal. Control Expo. Risk Assess.* 2015, 32 (8), 1277-1286. DOI: 10. 1080/19440049. 2015. 1055594.

12. Becaria, A. ; Campbell, A. ; Bondy, S. C. Aluminum as a Toxicant. *Toxicol. Ind. Health* 2002, 18, 309-320.

13. Becker, W. ; Kumpulainen, J. Contents of Essential and Toxic Mineral Elements in Swedish Market-Basket Diets in 1987. *Br. J. Nutr.* 1991, 66, 151-160.

14. Bhattacharya, P. ; Welch, A. H. ; Stollenwerk, K. G. ; McLaughlin, M. J. ; Bundschuh, J. ; Panaullah, G. Arsenic in the Environment: Biology and Chemistry. *Sci. Total Environ.* 2007, 379, 109-120.

15. Biego, G. H. ; Joyeux, M. ; Hartemann, P. ; Debry, G. Daily Intake of Essential Minerals and Metallic Micropollutants from Foods in France. *Sci. Total. Environ.* 1998, 217, 27-36.

16. Blanusa, M. ; Juresa, D. Lead, Cadmium, and Mercury Dietary Intake in Croatia. *Arh. Hig. Rad. Toksikol.* 2001, 52, 229-237.

17. Brandon, E. F. ; Janssen, P. J. ; de Wit – Bos, L. Arsenic: Bioaccessibility from Seaweed and Rice, Dietary Exposure Calculations and Risk Assessment. *Food Addit. Contam. A: Chem. Anal. Control Expo. Risk Assess.* 2014, 31, 1993−2003.

18. Brombach, C. C. ; Manorut, P. ; Kolambage – Dona, P. P. ; Ezzeldin, M. F. ; Chen, B. ; Corns, W. T. ; Feldmann, J. ; Krupp, E. M. Methylmercury Varies more than One Order of Magnitude in Commercial European Rice. *Food Chem.* 2017, 214, 360 − 365. DOI: 10. 1016/ j. foodchem. 2016. 07. 064.

19. Caito, S. ; Aschner, M. Neurotoxicity of Metals. *Handb. Clin. Neurol.* 2015, 131, 169 − 189. DOI: 10. 1016/B978−0−444−62627−1. 00011−1.

20. Campbell, A. The Potential Role of Aluminium in Alzheimer's Disease. *Nephrol. Dial Transpl.* 2002, 17 (Suppl. 2), 17−20.

21. Canadian Food Inspection Agency (CFIA). Contaminants—Western Area—Mercury Sampling. *HC/CFA Fish Chemistry Working Group Meeting*, February 26, 2003.

22. Canfield, R. L. ; Kreher, D. A. ; Cornwell, C. ; Henderson, Jr. ; C. R. Low – Level Lead Exposure, Executive Functioning, and Learning in Early Childhood. *Child Neuropsychol.* 2003, 9 (1), 35−53.

23. Chan, H. M. ; Kim, C. ; Khoday, K. ; Receveur, O. ; Kuhnlen, H. V. Assessment of Dietary Exposure to Trace Metals in Baffin Inuit Food. *Environ. Health Perspect.* 1995, 103, 740−746.

24. Chappard, D. ; Bizot, P. ; Mabilleau, G. ; Hubert, L. Aluminum and bone: Review of New Clinical Circumstances Associated with Al^{3+} Deposition in the Calcified Matrix of Bone. *Morphologie* 2016, 100, 95−105.

25. Coelho, S. D. ; Pastorinho, M. R. ; Itai, T. ; Isobe, T. ; Kunisue, T. ; Nogueira, A. J. ; Tanabe, S. ; Sousa, A. C. Lead in Duplicate Diet Samples from an Academic Community. *Sci. Total Environ.* 2016, 573, 603−607. DOI: 10. 1016/j. scitotenv. 2016. 08. 133.

26. Coni, E. ; Baldini, M. ; Stacchini, P. ; Zanasi, F. Cadmium Intake with Diet in Italy: A Pilot Study. *J. Trace Elem. Electrolytes Health Dis.* 1992, 6, 175−181.

27. COT (Committee on Toxicity of Chemicals in Food, Consumer Products and the Envi−ronment, UK). *Statement on Arsenic in Food: Results of the 1999 Total Diet Study*, 2003.

28. Cressey, P. ; Vannoort, R. ; Fowles, J. 1997/98 *New Zealand Total Diet Survey. Parts 2: Elements. Selected Contaminants and Nutrients.* Ministry of Health: Wellington, New Zealand, 2000.

29. Dabeka, R. W. ; McKenzie, A. D. ; Lacroix, G. M. Dietary Intakes of Lead, Cadmium, Arsenic and Fluoride by Canadian Adults: a 24−hour Duplicate Diet Study. *Food Addit. Contam.* 1987, 4, 89−101.

30. Dabeka, R. W. ; McKenzie, A. D. Survey of Lead, Cadmium, Fluoride, Nickel, and Cobalt in Food Composites and Estimation of Dietary Intakes of these Elements by Canadians in 1986−1988. *J. AOAC Int.* 1995, 78, 897−909.

31. Damin, I. C. F. ; Silva, M. M. ; Vale, M. G. R. ; Welz, B. Feasibility of Using Direct

Determination of Cadmium and Lead in Fresh Meat by Electrothermal Atomic Absorption Spectrometry for Screening Purposes. *Spec. Acta—B* 2007, 62, 1037-1045.

32. De Meeûs, C.; Eduljee, G. H.; Hutton, M. Assessment and Management of Risks Arising from Exposure to Cadmium in Fertilisers. I. *Sci. Total Environ.* 2002, 291, 167-187.

33. DeVoto, E.; Yokel, R. A. The Biological Speciation and Toxicokinetics of Aluminum. *Environ. Health Perspect.* 1994, 102, 940-951.

34. Dilek, D.; Kadiriye, U. Comparative Study of Trace Elements in Certain Fish, Meat and Meat Products. *Meat Sci.* 2006, 74, 255-260.

35. Dougherty, C. P.; Henricks Holtz, S.; Reinert, J. C.; Panyacosit, L.; Axelrad, D. A.; Woodruff, T. J. Dietary Exposures to Food Contaminants across the United States. *Environ. Res.* 2000, 84, 170-185.

36. Dueñas, A.; Martín, J. C.; González, M. A. *Arsénico.* In *Intoxicaciones agudas en medicina de urgencia y cuidados críticos*; Aparicio, M., Armentia, A., Belcher, L., et al., Ed.; Masson: Barcelona, 2001; pp 171-174.

37. EFSA. Scientific Opinion of the Panel on Contaminants in the Food Chain. Cadmium in food. *EFSA J.* 2009, 980, 1-139.

38. EFSA Panel on Contaminants in the Food Chain. Scientific Opinion on Arsenic in Food. *EFSA J.* 2009, 7, 1351 [199 pp].

39. EFSA Panel on Contaminants in the Food Chain (CONTAM). Scientific Opinion on Lead in Food. *EFSA J.* 2010, 8 (4), 1570 [151 pp].

40. EFSA (European Food Safety Authority). Cadmium Dietary Exposure in the European Population. *EFSA J.* 2012, 10 (1), 2551 [37 pp].

41. EFSA Panel on Contaminants in the Food Chain (CONTAM). Scientific Opinion on the Risk for Public Health Related to the Presence of Mercury and Methylmercury in Food. *EFSA J.* 2012, 10 (12), 2985 [241 pp].

42. EFSA Scientific Committee. Statement on the Benefits of Fish/Seafood Consumption Compared to the Risks of Methylmercury in Fish/Seafood. *EFSA J.* 2015, 13, 3982 [36 pp].

43. Ellen, G.; Egmond, E.; Van Loon, J. W.; Sahertian, E. T.; Tolsma, K. Dietary Intakes of Some Essential and Non-essential Trace Elements, Nitrate, Nitrite and *N*-Nitrosamines, by Dutch Adults: Estimated via a 24 - hour Duplicate Portion Study. *Food Addit. Contam.* 1990, 7, 207-221.

44. Ellenhorn, J.; Schonwald, S.; Ordog, G.; Wasserberger, J. *Ellenhorn's Medical Toxi-cology.* William & Wilkins: Philadelphia, PA, 1997.

45. Ercal, N.; Gurer-Orhan, H.; Aykin-Burns, N. Toxic Metals and Oxidative Stress, Part I: Mechanisms Involved in Metal - Induced Oxidative Damage. *Curr. Top. Med. Chem.* 2001, 1 (6), 529-539.

46. Eriksen, K. T.; Halkjær, J.; Sørensen, M.; Meliker, J. R.; McElroy, J. A.; Tjønneland,

A. ; Raaschou—Nielsen, O. Dietary Cadmium Intake and Risk of Breast, Endometrial and Ovarian Cancer in Danish Postmenopausal Women: A Prospective Cohort Study. *PLoS ONE* 2014, 9, e100815.

47. Erzen, I. ; Ursic, S. ; Bosnjak, K. Assessment of Dietary Intake of Cadmium, Lead and Mercury via Foods of the Plant and Animal Origin in Slovenia. *Med. Arch.* 2002, 56, 105–109.

48. Fekete, V. ; Vandevijvere, S. ; Bolle, F. ; Van Loco, J. Estimation of Dietary Aluminum Exposure of the Belgian Adult Population: Evaluation of Contribution of Food and Kitchenware. *Food Chem. Toxicol.* 2013, 55, 602–608.

49. Ferrer, A. Metal Poisoning. Unidad de Toxicología Clínica. Hospital Clínico Universitario de Zaragoza. *ANALES Sis San Navarra* 2003, 26, 141–153.

50. FEHD (Centre for Food Safety of the Food and Environmental Hygiene Department (FEHD) of the Government of the Hong Kong Special Administrative Region). *The First Hong Kong Total Diet Study: Inorganic Arsenic*, 2012.

51. Food Standards Australia New Zealand. *24th Australian Total Diet Study.* 2014. file:///C:/Users/Usuario/Documents/ASUS%20ANTIGUO/Mis%20documentos/bibliografía/metales/plomo/Australian%20TDS%202014. pdf.

52. Frías, I. ; Rubio, C. ; González – Iglesias, T. ; Gutiérrez, A. J. ; González – Weller, D. ; Hardisson, A. Metals in Fresh Honeys from Tenerife Island, Spain. *Bull. Environ. Contam. Toxicol.* 2008, 80, 30–33.

53. Frisardi, V. ; Solfrizzi, V. ; Capurso, C. et al. Aluminum in the Diet and Alzheimer's Disease: From Current Epidemiology to Possible Disease – Modifying Treatment. *J. Alzheimers Dis.* 2010, 20, 17–30.

54. FSA (Food Standards Agency). Survey on Measurement of the Concentrations of Metals and Other Elements from the 2006 UK Total Diet Study, 2009. http://www. food. gov. uk/multimedia/pdfs/fsis0909metals. pdf.

55. FSAI (Food Safety Authority of Ireland). *Report on a Total Diet Study Carried Out by the Food Safety Authority of Ireland in the Period* 2012–2014, 2016.

56. FSANZ (Food Standards Australia New Zealand). *20th Australian Total Diet Study*, 2003. http://www. foodstandards. gov. au/_srcfiles/Final_20th_Total_Diet_Survey. pdf.

57. FSANZ (Food Standards Australia New Zealand). *23rd Australian Total Diet Study*, 2011. http://www. foodstandards. gov. au/_srcfiles/FSANZ%2023rd%20ATDS_v5. pdf.

58. Galal—Gorchev, H. Dietary Intake, Levels in Food and Estimated of Lead, Cadmium, and Mercury. *Food Addit. Contam.* 1997, 10, 115–128.

59. García Ariño, C. *Síntesis diagnóstica de las enfermedades profesionales producidas por metales, productos químicos y agentes vivos.* MAPFRE: Madrid, 1996.

60. Gilani, S. R. ; Zaidi, S. R. ; Batool, M. ; Bhatti, A. A. ; Durrani, A. I. ; Mahmood, Z. Report: Central Nervous System (CNS) Toxicity Caused by Metal Poisoning: Brain as a Target

Organ. *Pak. J. Pharm. Sci.* 2015,28（4）,1417-1423.

61. Gimou, M. M. ; Pouillot, R. ; Charrondiere, U. R. ; Noël, L. ; Guérin, T. ; Leblanc, J. C. Dietary Exposure and Health Risk Assessment for 14 Toxic and Essential Trace Elements in Yaoundé: the Cameroonian Total Diet Study. *Food Addit. Contam.* , *A Chem. Anal. Control Expo. Risk Assess.* 2014,31,1064-1080.

62. González Weller,D. ;Rubio Armendáriz,C. ;Revert Jirones,C. ;Hardisson de la Torre, A. El arsénico y la salud pública. *Atención Farmacéut.* 2003 ,*julio-agosto*,227-232.

63. González Weller, D. ; Rubio, C. ; Revert, C. ; Hardisson, A. El arsénico en los alimentos. *Alimentaria* 2003,347,21-27.

64. González - Weller, D. ; Karlsson, L. ; Caballero, A. ; Hernández, F. ; Gutiérrez, A. J. ; et al. Lead and Cadmium in Meat and Meat Products Consumed by a Spanish Population(Tenerife Island,Spain). *Food Addit. Contam.* 2006,23,757-763.

65. González - Weller, D. ; Gutiérrez, A. J. ; Rubio, C. ; Revert, C. ; Hardisson, A. Dietary Intake of Aluminum in a Spanish Population (Canary Islands). *J. Agric. Food Chem.* 2010,58, 10452-10457.

66. Gonzalez-Weller,D. ;Rubio,C. ;Gutiérrez,A. J. ;Pérez,B. ;Hernández-Sánchez,C. ; Caballero,J. M. ; Revert,C. ; Hardisson, A. Dietary Content and Evaluation of Metals in Four Types of Tea (White, Black, Red and Green） Consumed by the Population of the Canary Islands. *Pharm. Anal. Acta* 2015,6,1-10.

67. Gramiccioni, L. ; Ingrao, G. ; Milana, M. R. ; Santaroni, P. ; Tomassi, G. Aluminium Levels in Italian Diets and in Selected Foods from Aluminium Utensils. *Food Addit. Contam.* 1996,13,767-774.

68. Greger,J. L. Dietary and Other Sources of Aluminium Intake. *Ciba Found Symp.* 1992, 169,26-35.

69. Greger, J. L. ; Sutherland, J. E. Aluminum Exposure and Metabolism. *Crit. Rev. Clin. Lab. Sci.* 1997,34,439-474.

70. Gribble, M. O. ; Karimi, R. ; Feingold, B. J. ; et al. Mercury,Selenium and Fish Oils in Marine Food Webs and Implications for Human Health. *J. Mar. Biol. Assoc. UK* 2016,96,43-59.

71. Gunderson, E. L. FDA Total Diet Study, July 1986 - April 1991, Dietary Intakes of Pesticides,Selected Elements,and Other Chemicals. *J. AOAC Int.* 1995,78（6）,1353-1363.

72. Gutiérrez, A. J. ; González - Weller, D. ; González, T. ; Burgos, A. ; Lozano, G. ; et al. Content of Toxic Heavy Metals (Hg, Pb, Cd) in Canned Variegated Scallops (*Chlamys varia*). *J. Food Prot.* 2007,70,2911-2915.

73. Hardisson, A. ; Rubio, C. ; Gutiérrez, A. ; Jalili, A. ; Hernández-Sánchez, C. ; Lozano, G. ; Revert, C. ; Hernández - Armas, J. Total Mercury in Aquaculture Fish. *Pol. J. Environ. Stud.* 2012,21,79-85.

74. Hassan, A. R. ; Zeinhom, M. M. ; Abdel - Wahab, M. A. ; Tolba, M. H. Heavy Metal

Dietary Intake and Potential Health Risks for University Hostel Students. *Biol. Trace Elem. Res.* 2016,170（1）,65−74.

75. He, P. ; Lu, Y. ; Liang, Y. ; et al. Exposure Assessment of Dietary Cadmium: Findings from Shanghainese over 40 years,China. *BMC Public Health* 2013,13,590.

76. Hellström, L. ; Persson, B. ; Brudin, L. ; Grawé, K. P. ; Öborn, I. ; Järup, L. Cadmium Exposure Pathways in a Population Living near a Battery Plant. *Sci. Total Environ.* 2007, 373, 447−455.

77. Health Canada. *Human Health Risk Assessment of Mercury in Fish and Health Benefits of Fish Consumption.* Bureau of Chemical Safety Food Directorate Health Products and Food Branch, 2007. http://hc−sc. gc. ca/fn−an/pubs/mercur/merc_fish_poisson_e. html.

78. Health Canada. *Food and Nutrition—Lead*, 2011. http://www. hc − sc. gc. ca/fnan/ securit/chem−chim/environ/lead_plomb−eng. php.

79. Health Canada. *Final Human Health State of the Science Report on Lead*,2013. http: // www. hc−sc. gc. ca/ewh−semt/pubs/contaminants/dhhssrl−rpecscepsh/index−eng. php.

80. Herce − Pagliai, C. ; Cameán, A. ; Repetto, M. Interés toxicológico de la especiación de arsénico. *Rev. Toxicol.* 1998,15,3−11.

81. Hettick, B. E. ; Cañas − Carrell, J. E. ; French, A. D. ; Klein, D. M. Arsenic: A Review of the Element's Toxicity, Plant Interactions, and Potential Methods of Remediation. *J. Agric. Food Chem.* 2015,63,7097−7107.

82. Hewitt, C. D. ; Savory, J. ; Wills, M. R. Aspects of Aluminum Toxicity. *Clin. Lab. Med.* 1990,10,403−422.

83. Hollenberg, P. F. Introduction: Mechanisms of Metal Toxicity Special Issue. *Chem. Res. Toxicol.* 2010,23,292−293.

84. IARC (International Agency for Research on Cancer) . *Summaries & Evaluations Cadmium and Cadmium compounds*; 1993; vol. 58, p 119. Available at http://www. inchem. org/documents/iarc/vol58/mono58−3. html.

85. IARC (International Agency for Research on Cancer) . *Summaries & Evaluations Mercury and Mercury Compounds*; 1993, vol. 58, p 239. Available at http://www. inchem. org/documents/iarc/vol58/mono58−3. html.

86. IARC. *IARC Monographs on the Evaluation of Carcinogenic Risks to Humans Volume 100C Arsenic, Metals, Fibres and Dusts*, 2012. Available at http://monographs. iarc. fr/ ENG/ Monographs/vol100C/.

87. Ibrahim, D. ; Froberg, B. ; Wolf, A. ; Rusyniak, D. E. Heavy Metal Poisoning: Clinical presentations and pathophysiology. *Clin. Lab. Med.* 2006,26,67−97.

88. Ihedioha,J. N. ;Okoye,C. O. B. Cadmium and Lead Levels in Muscle and Edible Offal of Cow Reared in Nigeria. *Bull. Environ. Contam. Toxicol.* 2012,88,422−427.

89. Ikeda, M. ; Zhang, Z. W. ; Moon, C. S. ; Imai, Y. ; Watanabe, T. ; Shimbo, S. ; Guo,

Y. L. Background exposure of general population to cadmium and lead in Tainan city, Taiwan. *Arch. Environ. Contam. Toxicol.* 1996,30,121-126.

90. Ilmiawati,C. ;Yoshida,T. ;Itoh,T. ;et al. Biomonitoring of Mercury,Cadmium,and Lead Exposure in Japanese Children: A Cross-Sectional Study. *Environ. Health Prevent. Med.* 2015,20 (1),18-27.

91. Irfana,M. ;Iqbal,S. ;Nagra,S. A. Minerals in Meat. *Int. J. Agric. Biol.* 2004,6,816-841.

92. Jaishankar,M. ;Tseten,T. ;Anbalagan,N. ;Mathew,B. B. ;Beeregowda,K. N. Toxicity, Mechanism and Health Effects of Some Heavy Metals. *Interdiscipl. Toxicol.* 2014,7(2),60-72. DOI:10. 2478/intox-2014-0009.

93. Jarzyńska,G. ;Falandysz,J. Selenium and 17 Other Largely Essential and Toxic Metals in Muscle and Organ Meats of Red Deer (*Cervus elaphus*)—Consequences to Human Health. *Environ. Int.* 2011,37,882-888.

94. Järup,L. Hazards of Heavy Metals Contamination. *Br. Med. Bull.* 2003,68,167-182.

95. JECFA (Joint FAO/WHO Expert Committee on Food Additives). *Summary and Conclusions of the Sixty-First Meeting of the Joint FAO/WHO Expert Committee on Food Additives (JECFA)* ,2003;pp 18-22.

96. Jenssen,M. T. ;Brantsaeter,A. L. ;Haugen,M. ;Meltzer,H. M. ;Larssen,T. ;Kvalem, H. E. ;Birgisdottir,B. E. ;Thomassen,Y. ;Ellingsen,D. ;Alexander,J. ;Knutsen,H. K. Dietary Mercury Exposure in a Population with a Wide Range of Fish Consumption— Self-capture of Fish and Regional Differences are Important Determinants of Mercury in Blood. *Sci. Total Environ.* 2012,439,220-229.

97. Johansen,P. ;Pars,T. ;Bjerregaard,P. Lead,Cadmium,Mercury and Selenium Intake by Greenlanders from Local Marine Food. *Sci. Total Environ.* 2000,245,187-194.

98. Jones,K. C. ;Bennett,B. G. Exposure of Man to Environmental Aluminium—An Exposure Commitment Assessment. *Sci. Total Environ.* 1986,52,65-82.

99. Julin,B. ;Wolk,A. ;Johansson,J. -E. ;Andersson,S. -O. ;Andrén,O. ;Åkesson, A. Dietary Cadmium Exposure and Prostate Cancer Incidence: A Population-Based Prospective Cohort Study. *Br. J. Cancer* 2012,107(5),895-900.

100. Kandimalla,R. ;Vallamkondu,J. ;Corgiat,E. B. ;Gill,K. D. Understanding Aspects of Aluminum Exposure in Alzheimer's Disease Development. *Brain Pathol.* 2016,26,139-154.

101. Karavoltsos,S. ;Sakellari,A. ;Dimopoulos,M. ;Dasenakis,M. ;Scoullos,M. Cadmium Content in Foodstuffs from the Greek Market. *Food Addit. Contam.* 2002,19,954-962.

102. Kawahara,M. ;Kato-Negishi,M. Link between Aluminum and the Pathogenesis of Alzheimer's Disease: The Integration of the Aluminum and Amyloid Cascade Hypoth-eses. *Int. J. Alzheimers Dis.* 2011,2011,276393.

103. Kim,H. C. ;Jang,T. W. ;Chae,H. J. ;et al. Evaluation and Management of Lead Exposure. *Ann. Occup. Environ. Med.* 2015,27,30.

104. Kim, C.; Lee, J.; Kwon, S.; Yoon, H. – J. Total Diet Study: For a Closer – to – Real Estimate of Dietary Exposure to Chemical Substances. *Toxicol. Res.* 2015, 31 (3), 227–240.

105. Kim, K. H.; Kabir, E.; Jahan, S. A. A Review on the Distribution of Hg in the Environment and its Human Health Impacts. *J. Hazard Mater.* 2016, 306, 376–385.

106. Klaassen, C. D. In *Metales pesados y sus antagonistas*. In *Las bases farmacológicas de la terapéutica*; Hardman, J., Limbird, L., Molinoff, P., Ruddon, R., Goodman, A., Ed.; Goodman & Gilman, McGraw–Hill Interamericana: México, 1996; pp 1755–1779.

107. Klaassen, C. D.; Watkins, J. B. *Manual de toxicología*. McGraw – Hill Interamericana: México, 2001.

108. Kumar, V.; Gill, K. D. Aluminium Neurotoxicity: Neurobehavioural and Oxidative Aspects. *Arch. Toxicol.* 2009, 83, 965–978.

109. Kurasaki, M.; Hartoto, D. I.; Saito, T.; Suzuki – Kurasaki, M.; Iwakuma, T. Metals in Water in the Central Kalimantan, Indonesia. *Bull. Environ. Contam. Toxicol.* 2000, 65, 591–597.

110. Kwon, Y. M.; Lee, H. S.; Yoo, D. C.; Kim, C. H.; Kim, G. S.; Kim, J. A.; Lee, Y. N.; Kim, Y. S.; Kang, K. M.; No, K. M.; Paek, O. J.; Seo, J. H.; Choi, H.; Park, S. K.; Choi, D. M.; Kim, D. S, Choi, D. W. Dietary Exposure and Risk Assessment of Mercury from the Korean Total Diet Study. *J. Toxicol. Environ. Health. A* 2009, 72 (21–22), 1484–1492.

111. Langauer – Lewowicka, H. Aluminum Neurotoxicity. *Neurol. Neurochir. Pol.* 1994, 28, 221–226.

112. Larsen, E. H.; Andersen, N. L.; Moller, A.; Petersen, A.; Mortensen, G. K.; Petersen, J. Monitoring the Content and Intake of Trace Elements from Food in Denmark. *Food Addit. Contam.* 2002, 19, 33–46.

113. Leblanc, J.; Guérin, T.; Noël, L.; Calamassi – Tran, G.; Volatier, J. L.; Verger, P. Dietary Exposure Estimates of 18 Elements from the 1st French Total Diet Study. *Food Addit. Contam.* 2005, 22, 624–641.

114. Lee, H. S.; Cho, Y. H.; Park, S. O.; Kye, S. H.; Kim, B. H.; Hahm, T. S.; Kim, M.; Lee, J. O.; Kim, C. Dietary Exposure of the Korean Population to Arsenic, Cadmium, Lead and Mercury. *J. Food Compost. Anal.* 2006, 19, S31–S37.

115. Lee, J. –G.; Kim, S. –H.; Kim, H. –J.; Yoon, H. –J. Total Diet Studies as a Tool for Ensuring Food Safety. *Toxicol. Res.* 2015, 31 (3), 221–226.

116. Lerner, A. Aluminum is a Potential Environmental Factor for Crohn's Disease Induction: Extended Hypothesis. *Ann. N. Y. Acad. Sci.* 2007, 1107, 329–345.

117. Li, X.; Liu, Q.; Liu, L.; Wu, Y. Application of the Data from China Total Diet Study to Assess the Distribution of Lead Exposure in Different Age – Gender Population Groups. *J. Hyg. Res.* 2012, 41, 379–384.

118. Lièvremont, D.; Bertin, P. N.; Lett, M. C. Arsenic in Contaminated Waters: Biogeochemical Cycle, Microbial Metabolism and Biotreatment Processes. *Biochimie* 2009, 91,

1229-1237.

119. Linder, M. C. *Nutritional Biochemistry and Metabolism: With Clinical Applications.* Elsevier: New York, 2008; pp 603.

120. Liu, S. M.; Chung, C.; Chan, C. C. Daily Dietary Intake of Pratas Islands in the South China Sea. *J. Radioanal. Nucl. Chem.* 1992, 162, 363.

121. Llobet, J. M.; Granero, S.; Schuhmacher, M.; Corbella, J.; Domingo, J. L. Biological Monitoring of Environmental Pollution and Human Exposure to Metals in Tarragona, Spain. IV. Estimation of the Dietary Intake. *Trace Elem. Electr.* 1998, 15, 136-141.

122. Llobet, J. M.; Falcón, G.; Casas, C.; Teixidó, A.; Domingo, J. L. Concentrations of Arsenic, Cadmium, Mercury and Lead in Common Foods and Estimated Daily Intake by Children, Adolescents, Adults and Senior of Catalonia, of Spain. *J. Agric. Food Chem.* 2003, 51, 838-842.

123. Llop, S.; Guxens, M.; Murcia, M.; Lertxundi, A.; Ramon, R.; Riaño, I.; Rebagliato, M.; Ibarluzea, J.; Tardon, A.; Sunyer, J.; Ballester, F.; INMA Project. Prenatal Exposure to Mercury and Infant Neurodevelopment in a Multicenter Cohort in Spain: Study of Potential Modifiers. *Am. J. Epidemiol.* 2012, 175, 451-465.

124. López Alonso, M.; Miranda, M.; Castillo, C.; Hernández, J.; Benedito, J. L. Interacción entre metales tóxicos y esenciales en ganado vacuno de Galicia. *Rev. Toxicol.* 2002, 19, 69-72.

125. López Alonso, M.; Benedito, J. L.; Miranda, M.; Castillo, C.; Hernández, J.; Shore, R. F. Arsenic, Cadmium, Lead, Copper and Zinc in Cattle from Galicia, NW Spain. *Sci. Tot. Environ.* 2000, 246, 237-248.

126. López Alonso, M.; Prieto, M. F.; Miranda, M.; Castillo, C.; Hernández, J.; Benedito, J. L. Interactions between Toxic (As, Cd, Hg and Pb) and Nutritional Essential (Ca, Co, Cr, Cu, Fe, Mn, Mo, Ni, Se, Zn) Elements in the Tissues of Cattle from NW Spain. *Biometals* 2004, 17, 389-397.

127. López - Artíguez, M.; Repetto, M. *Estado actual de la toxicología del cadmio.* In *Toxicología Avanzada*; Repetto, M., Ed.; Díaz de Santos: Madrid, 1995; pp 393-423.

128. MacIntosh, D. L.; Spengler, J. D.; Ozkaynak, H.; Tsai, L.; Ryan, P. B. Dietary Exposures to Selected Metals and Pesticides. *Environ. Health Perspect.* 1996, 104 (2), 202-209.

129. Mahaffey, K.; McKinney, J.; Reigart, J. R. Lead and Compounds. In *Environmental Toxicants, Human Exposure and their Health Effects*; Lippmann, M., Ed.; John Wiley and Sons: New York, 2000; pp 481-482.

130. Malluche, H. H. Aluminium and Bone Disease in Chronic Renal Failure. *Nephrol. Dial Transpl.* 2002, 17 (Suppl. 2), 21-24.

131. Marcus, D. L.; Wong, S.; Freedman, M. L. Dietary Aluminium and Alzheimer's Disease. *J. Nutr. Elderly* 1992, 12, 55-61.

132. Mariusz, R. The Analysis of Correlations between the Age and the Level of

Bioaccumulation of Heavy Metals in Tissues and the Chemical Composition of Sheep Meat from the Region in SE Poland. *Food Chem. Toxicol.* 2009,47,1117−1122.

133. Martyn, C. N. ; Coggon, D. N. ; Inskip, H. ; Lacey, R. F. ; Young, W. F. Aluminum Concentrations in Drinking Water and Risk of Alzheimer's Disease. *Epidemiology* 1997, 8, 281−286.

134. Meiri, H. ; Banin, E. ; Roll, M. Aluminium Ingestion—Is It Related to Dementia? *Rev. Environ. Health* 1991,9,191−205.

135. Metwally, F. M. ; Mazhar, M. S. Effect of Aluminium on the Levels of Some Essential Elements in Occupationally Exposed Workers. *Arh. Hig. Rada. Toksikol.* 2007,58,305−311.

136. Miranda, M. ; López Alonso, M. ; Castillo, C. ; Hernández, J. ; Prieto, F. ; Benedito, J. L. Some Toxic Elements in Liver, Kidney and Meat from Calves Slaughtered in Asturias (Northern Spain). *Eur. Food Res. Technol.* 2003,216,284−289.

137. Molloy, D. W. ; Standish, T. I. ; Nieboer, E. ; Turnbull, J. D. ; Smith, S. D. ; Dubois, S. Effects of Acute Exposure to Aluminum on Cognition in Humans. *J. Toxicol. Environ. Health A* 2007,70,2011−2019.

138. Molin, M. ; Ulven, S. M. ; Meltzer, H. M. ; Alexander, J. Arsenic in the Human Food Chain, Biotransformation and Toxicology—Review Focusing on Seafood Arsenic. *J. Trace Elem. Med. Biol.* 2015,31,249−259.

139. Moon, C. S. ; Zhang, Z. W. ; Shimbo, S. ; Watanabe, T. ; Moon, D. H. ; Lee, C. U. ; Lee, B. K. ; Ahn, K. D. ; Lee, S. H. ; Ikeda, M. Dietary Intake of Cadmium and Lead among the General Population in Korea. *Environ. Res.* 1995,71,46−54.

140. Morrow, H. Cadmium and Cadmium Alloys. In *Encyclopedia of Chemical Technology*; Kirk−Othmer, Ed. ; John Wiley & Sons, Inc. ; New York, 2001; p 471−507.

141. Mozaffarian, D. Fish, Mercury, Selenium and Cardiovascular Risk: Current Evidence and Unanswered Questions. *Int. J. Environ. Res. Public Health* 2009,6,1894−1916.

142. Muñoz, O. ; Bastias, J. M. ; Araya, M. ; Morales, A. ; Orellana, C. ; Rebolledo, R. ; et al. Estimation of the Dietary Intake of Cadmium, Lead, Mercury and Arsenic by the Population of Santiago (Chile) Using a Total Diet Study. *Food Chem. Toxicol.* 2005, 43, 1647−1655.

143. Myers, G. J. ; Thurston, S. W. ; Pearson, A. T. ; Davidson, P. W. ; Cox, C. ; Shamlaye, C. F. ; Cernichiari, E. ; Clarkson, T. W. Postnatal Exposure to Methyl Mercury from Fish Consumption: A Review and New Data from the Seychelles Child Development Study. *Neurotoxicology* 2009,30,338−349.

144. Najarnezhad, V. ; Jalizadeh−Amin, G. ; Anassori, E. ; Zeinali, V. Lead and Cadmium in Raw Buffalo, Cow and Ewe Milk from West Azerbaijan, Iran. *Food Addit. Contam. , B: Surveill.* 2015,25,1−5.

145. Nasreddine, L. ; Hwalla, N. ; El Samad, O. ; Le Blanc, J. C. ; Hamze, M. ; Sibiril, Y. ;

Parent-Massin, D. Dietary Exposure to Lead, Cadmium, Mercury and Radionuclides of an Adult Urban Population in Lebanon: A Total Diet Study Approach. *Food Addit. Contam.* 2006, 23, 579-590.

146. Noël, L. ; Leblanc, J. C. ; Guerín, T. Determination of Several Elements in Duplicate Meals from Catering Establishments Using Closed Vessel Microwave Digestion with Inductively Couple Plasma Mass Spectrometry Detection: Estimation of Daily Dietary Intake. *Food Addit. Contam.* 2003, 20, 44-56.

147. Nriagu, J. O. A History of Global Metal Pollution. *Science* 1996, 272, 223-224.

148. Ogimoto, M. ; Suzuki, K. ; Haneishi, N. ; Kikuchi, Y. ; Takanashi, M. ; Tomioka, N. ; Uematsu, Y. ; Monma, K. Aluminium Content of Foods Originating from Aluminium – Containing Food Additives. *Food Addit. Contam.* , *B*: *Surveill.* 2016, 9 (3), 185-190.

149. Onianwa, P. C. ; Lawal, J. A. ; Ogunkeye, A. A. ; Orejimi, B. M. Cadmium and Nickel Composition of Nigerian Foods. *J. Food Compos. Anal.* 2000, 13, 961-969.

150. Park, J. H. ; Hwang, M. S. ; Ko, A. ; Jeong, D. H. ; Kang, H. S. ; Yoon, H. J. ; Hong, J. H. Total Mercury Concentrations in the General Korean Population, 2008 – 2011. *Regul. Toxicol. Pharmacol.* 2014, 70 (3), 681-686.

151. Pennington, J. A. T. Aluminium Content of Foods and Diets. *Food Addit. Contam.* 1987, 5, 161-232.

152. Pennington, J. A. ; Schoen, S. A. Estimates of Dietary Exposure to Aluminium. *Food Addit. Contam.* 1995, 12, 119-128.

153. Perello, G. ; Llobet, J. M. ; Gómez-Catalán, J. ; et al. Human Health Risks Derived from Dietary Exposure to Toxic Metals in Catalonia, Spain: Temporal Trend. *Biol. Trace Elem. Res.* 2014, 162 (1-3), 26-37.

154. Pérez, D. Mercury Levels in Mole Crabs *Hippa cubensis*, *Emerita brasiliensis*, *E. portoricencis* and *Lepidopa richmondi* (Crustacea: Decapoda: Hippidae) from a Sandy Beach at Venezuela. *Bull. Environ. Contam. Toxicol.* 1999, 63, 320-326.

155. Petersson, K. ; Thierfelder, T. ; Jorhem, L. ; Oskarsson, A. Cadmium Levels in Kidneys from Swedish Pigs in Relation to Environmental Factors—Temporal and Spatial Trends. *Sci. Total Environ.* 1997, 208, 111-122.

156. Pilarczyk, R. ; Wójcik, J. ; Czerniak, P. ; Sablik, P. ; Pilarczyk, B. ; Tomza – Marciniak, A. Concentrations of Toxic Heavy Metals and Trace Elements in Raw Milk of Simmental and Holstein—Friesian Cows from Organic Farm. *Environ. Monit. Assess.* 2013, 185, 8383-8392.

157. Piña, R. G. ; Cervantes, C. Microbial Interactions with Aluminium. *Biometals* 1996, 9, 311-316.

158. Prieto Méndez, J. ; González Ramírez, C. A. ; Román Gutiérrez, A. D. ; Prieto García, F. Plant Contamination and Phytotoxicity Due to Heavy Metals from Soil and Water. *Trop. Subtrop. Agroecosyst.* 2009, 10, 29-44.

159. Rahmdel, S. ; Abdollahzadeh, S. M. ; Mazloomi, S. M. ; Babajafari, S. Daily Dietary Intakes of Zinc, Copper, Lead, and Cadmium as Determined by Duplicate Portion Sampling Combined with either Instrumental Analysis or the Use of Food Composition Tables, Shiraz, Iran. *Environ. Monit. Assess.* 2015, 187 (5), 349.

160. Raimann, X. ; Rodríguez, L. ; Chávez, P. ; Torrejón, C. Mercurio en pescados y su importancia en la salud. *Rev. Med. Chil.* 2014, 142, 1174−1180.

161. Rani, A. ; Kumar, A. ; Lal, A. ; Pant, M. Cellular Mechanisms of Cadmium − Induced Toxicity: A Review. *Int. J. Environ. Health Res.* 2014, 24, 378−399.

162. Rao, J. V. B. ; Vengamma, B. ; Naveen, T. ; Naveen, V. Lead Encephalopathy in Adults. *J. Neurosci. Rural Pract.* 2014, 5, 161−163.

163. Reilly, C. *Metal Contamination of Food*, 3rd ed. ; Blackwell Science Ltd: London, UK, 2002.

164. Roels, H. A. ; Hoet, P. ; Lison, D. Usefulness of Biomarkers of Exposure to Inorganic Mercury, Lead, or Cadmium in Controlling Occupational and Environmental Risks of Nephrotoxicity. *Ren. Fail.* 1999, 21 (3−4), 251−262.

165. Rodríguez, M. A. ; Navarro, M. ; Cabrera, C. ; López, M. C. Elementos tóxicos en alimentos, bebidas y envases. *Alimentaria* 2001, 322, 23−32.

166. Rogers, M. A. ; Simon, D. G. A Preliminary Study of Dietary Aluminium Intake and Risk of Alzheimer's Disease. *Age Ageing* 1999, 28, 205−209.

167. Rojas, E. ; Herrera, L. A. ; Poirier, L. A. ; Ostrosky − Wegman, P. Are Metals Dietary Carcinogens? *Mut. Res.* 1999, 443, 157−181.

168. Röllin, H. B. ; Theodorou, P. ; Kilroe − Smith, T. A. The Effect of Exposure to Aluminium on Concentrations of Essential Metals in Serum of Foundry Workers. *Br. J. Ind. Med.* 1991, 48, 243−246.

169. Rondeau, V. ; Commenges, D. ; Jacqmin−Gadda, H. ; Dartigues, J. F. Relation between Aluminum Concentrations in Drinking Water and Alzheimer's Disease: An 8−year Follow−Up Study. *Am. J. Epidemiol.* 2000, 152, 59−66.

170. Rondeau, V. A Review of Epidemiologic Studies on Aluminium and Silica in Relation to Alzheimer's Disease and Associated Disorders. *Rev. Environ. Health* 2002, 17, 107−121.

171. Rose, M. ; Baxter, M. ; Brereton, N. ; Baskaran, C. Dietary Exposure to Metals and Other Elements in the 2006 UK Total Diet Study and Some Trends over the Last 30 Years. *Food Addit. Contam., A: Chem. Anal. Ctrl. Expo. Risk Assess.* 2010, 27, 1380−1404.

172. Rubens, O. ; Logina, I. ; Kravale, I. ; Eglîte, M. ; Donaghy, M. Peripheral Neuropathy in Chronic Occupational Inorganic Lead Exposure: A Clinical and Electrophysiological Study. *J. Neurol. Neurosurg. Psychiatry* 2001, 71, 200−204.

173. Rubio, C. ; Frías, I. ; Hardisson, A. Toxicología del plomo y su presencia en los alimentos. *Alimentaria* 1999, 305, 77−86.

174. Rubio,C. ;GonzálezIglesias,T. ;Revert,C. ;Reguera,J. I. ;Gutiérrez,A. J. ;Hardisson,A. Lead Dietary Intake in a Spanish Population (Canary Islands). *J. Agric. Food. Chem.* 2005,53,6543–6549.

175. Rubio, C. ; Hardisson, A. ; Reguera, J. I. ; Revert, C. ; Lafuente, M. A. ; González–Iglesias, T. Cadmium Dietary Intake in the Canary Islands, Spain. *Environ. Res.* 2006, 100, 123–129.

176. Rubio, C. ; Gutiérrez, A. ; Burgos, A. ; Hardisson, A. Total Dietary Intake of Mercury in the Canary Islands, Spain. *Food Addit. Contam. , A*：*Chem. Anal. Control Expo. Risk Assess.* 2008,25,946–952.

177. Saiyed,S. M. ;Yokel,R. A. Aluminium Content of Some Foods and Food Products in the USA,with Aluminium Food Additives. *Food Addit. Contam.* 2005,22,234–244.

178. Sandbichler,A. M. ;Höckner,M. Cadmium Protection Strategies—A Hidden Trade–Off? *Int. J. Mol. Sci.* 2016,17,139.

179. Sanz–Gallén,P. ;Nogué,S. ;Corbella,J. Metales. In *Toxicología clínica*；Marruecos,L. ,Nogué,S. ,Nolla,J. ；Ed. ；Springer–Verlag Ibérica：Barcelona,1993；pp 275–291.

180. Sapunar–Postruznik, J. ; Bazulic, D. ; Kubala, H. ; Balin, L. Estimation of Dietary Intake of Lead and Cadmium in the General Population of the Republic of Croatia. *Sci. Total Environ.* 1996,177,31–35.

181. Sarkar,A;Paul,B. The Global Menace of Arsenic and Its Conventional Remediation—A Critical Review. *Chemosphere* 2016,158,37–49.

182. Savoir,J. ;Wills,M. R. Trace Metals：Essential Nutrients or Toxins. *Clin. Chem.* 1992,38,1565–1573.

183. Satarug, S. ; Garrett, S. H. ; Sens, M. A. ; Sens, D. A. Cadmium, Environmental Exposure,and Health Outcomes. *Environ. Health. Perspect.* 2010,118,182–190.

184. Satarug S, Swaddiwudhipong W, Ruangyuttikarn W, Nishijo M, Ruiz, P. Modeling Cadmium Exposures in Low–and High–Exposure Areas in Thailand. *Environ. Health Perspect.* 2013,121 (5),531–536.

185. Sato,K. ;Suzuki,I. ;Kubota,H. ;et al. Estimation of Daily Aluminum Intake in Japan Based on Food Consumption Inspection Results：Impact of Food Additives. *Food Sci. Nutr.* 2014,2 (4),389–397.

186. Schaller,K. H. ;Letzel,S. ;Angerer,J. *Aluminium*：*Handbook of Metals in Clinical and Analytical Chemistry*. Marcel Dekker：New York,1995.

187. Schwarz, M. A. ; Lindtner, O. ; Blume, K. ; Heinemeyer, G. ; Schneider, K. Cadmium Exposure from Food：The German LExUKon Project. *Food Addit. Contam. , A*：*Chem. Anal. Control Expo. Risk Assess.* 2014,31,1038–1051.

188. Sedki,A. ;Lekouch,N. ;Gamon,S. ;Pineau, A. Toxic and Essential Trace Metals in Muscle,Liver and Kidney of Bovines from Polluted Area of Morocco. *Sci. Total Environ.* 2003,

317,201-205.

189. Selin, N. E. ; Sunderland, E. M. ; Knightes, C. D. ; Mason, R. P. Sources of Mercury Exposure for US Seafood Consumers: Implications for Policy. *Environ. Health Perspect.* 2010,118, 137-143.

190. Sierra, A. ; Hardisson, A. La contaminación química de los alimentos. Aditivos alimentarios. In *Medicina Preventiva y Salud pública*, 9th ed. ; Piédrola, G. , Domínguez, M. , Cortina,P. ,et al. ,Eds. ;Salvat: Barcelona,1991;pp 293-303.

191. Singh,R. ; Singh, S. ; Parihar, P. ; Singh, V. P. ; Prasad, S. M. Arsenic contamination, Consequences and Remediation Techniques: A Review. *Ecotoxicol. Environ. Saf.* 2015, 112, 247-270.

192. Soliman, K. ; Zikovsky, L. Concentrations of Al in Montreal and its Daily Dietary Intake. *J. Radioanal. Nucl. Chem.* 1999,212,807-809.

193. Soni, M. G. ; White, S. M. ; Flamm, W. G. ; Burdock, G. A. Safety Evaluation of Dietary Aluminium. *Regul. Toxicol. Pharmacol.* 2001,33,66-79.

194. Soria, M. L. ; Repetto, G. ; Repetto, M. Revisión general de la toxicología de los metales. In *Toxicología Avanzada*; Camean, A. , López-Artiguez, M. , Martínez, D. , et al. , Eds. ; Díaz de Santos,S. A. : Madrid,1995;pp 293-358.

195. Starska,K. Aluminum in Food. *Rocz. Panstw. Zakl. Hig.* 1993,44,55-63.

196. Stavreva - Veselinonska, S. ; Živańovic, J. Lead Concentrations in Different Animal, Tissues, Muscles and Organs at Specific Localities in Probištip and Its Surroundings. *Nat. Monteneg.* 2010,10,161-168.

197. Stevens,J. B. Disposition of Toxic Metals in the Agricultural Food Chain. 2. Steady-State Bovine Tissue Biotransfer Factors. *Environ. Sci. Technol.* 1992,26,1915-1921.

198. Styblo,M. ;Drobna,Z. ;Jaspers,I. ;Lins,S. ;Thomas,D. J. The Role of Biomethylation in Toxicity and Carcinogenecity of Arsenic: A Research Update. *Environ. Health. Perspect.* 2002,110, 767-771.

199. Sun,J. ;Wang,C. ;Song,X. ;Wu,Y. ;Yuan,B. ;Liu,P. Dietary Intake of Mercury by Children and Adults in Jinhu Area of China. *Int. J. Hyg. Environ. Health* 2011,214,246-250.

200. Tahvonen,T. ;Kumpulainen,J. Contents of Lead and Cadmium in Selected Fish Species Consumed in Finland in 1993-1994. *Food Addit. Contam.* 1996,13,647-654.

201. Tang,J. ;Huang, Z. ;Pan, X. D. Exposure Assessment of Heavy Metals (Cd, Hg, and Pb) by the Intake of Local Foods from Zhejiang, China. *Environ. Geochem. Health* 2014, 36, 765-771.

202. Tao,S. ; Bolger, P. M. Dietary Arsenic Intakes in the United States: FDA Total Diet Study,September 1991-December 1996. *Food Addit. Contam.* 1999,16 (11),465-472.

203. Thomas, K. W. ; Pellizzari, E. D. ; Berry, M. R. Population-Based Dietary Intakes and Tap Water Concentrations for Selected Elements in the EPA Region V National Human Exposure

Assessment Survey (NHEXAS). *J. Expo. Sci. Environ. Epidemiol.* 1999,9,402–413.

204. Tripathi, R. M. ; Raghunath, R. ; Krishnamoorthy, T. M. Dietary Intake of Heavy Metals in Bombay City, India. *Sci. Total Environ.* 1997,208,149–159.

205. Tripathi, R. M. ; Mahapatra, S. ; Raghunath, R. ; Vinod Kumar, A. ; Sadasivan, S. Daily Intake of Aluminium by Adult Population of Mumbai, India. *Sci. Total. Environ.* 2002, 299, 73–77.

206. Tsuda, T. ; Inoue, T. ; Kojima, M. ; Aoki, S. Market Basket and Duplicate Portion Estimation of Dietary Intakes of Cadmium, Mercury, Arsenic, Copper, Manganese, and Zinc by Japanese Adults. *J. AOAC Int.* 1995,78 (6),1363–1368.

207. Turconi, G. ; Minoia, C. ; Ronchi, A. ; Roggi, C. Dietary Exposure Estimates of Twenty-One Trace Elements from a Total Diet Study Carried Out in Pavia, Northern Italy. *Br. J. Nutr.* 2009,101,1200–1208.

208. Uchida, H. ; Nagai, M. Intakes and Health Effects of Aluminum. Is Aluminum a Risk Factor for Alzheimer's Disease? *Nihon Koshu Eisei Zasshi* 1997,44,671–681.

209. Vacchi-Suzzi, C. ; Eriksen, K. T. ; Levine, K. ; et al. Dietary Intake Estimates and Urinary Cadmium Levels in Danish Postmenopausal Women; Lof, M. , Ed. ; *PLoS ONE* 2015, 10 (9),e0138784.

210. Vahter, M. ; Berglung, M. ; Nermell, B. ; Akesson, A. Bioavailability of Cadmium from Shellfish and Mixed Diet in Women. *Toxicol. Appl. Pharmacol.* 1996,136,332–341.

211. Vahter, M. Mechanisms of Arsenic Biotransformation. *Toxicology* 2002, 181–182, 211–217.

212. Van der Voet, G. B. Intestinal Absorption of Aluminium. *Ciba Found. Symp.* 1992,169, 109–117.

213. Van Dokkum, W. ; de Vos, R. H. ; Muys, T. ; Wesstra, J. A. Minerals and Trace Elements in Total Diets in The Netherlands. *Br. J. Nutr.* 1989,61,7–15.

214. Valko, M. ; Morris, H. ; Cronin, M. T. Metals, Toxicity and Oxidative Stress. *Curr. Med. Chem.* 2005,12 (10),1161–208.

215. Vince, C. ; Ramos, G. ; Ablan-Lagman, M. C. Heavy Metal Levels in Mud Crabs (*Scylla* spp.) from East Bataan Coast. *Environ. Sci. Pollut. Res. Int.* 2015,22,6359–6363.

216. Vos, G. ; Lammers, H. ; Kan, C. A. Cadmium and Lead in Muscle Tissue and Organs of Broilers, Turkeys and Spent Hens in Mechanically Deboned Poultry Meat. *Food Addit. Contam.* 1990,7,83–91.

217. Vromman, V. ; Waegeneers, N. ; Cornelis, C. ; De Boosere, I. ; Van Holderbeke, M. ; Vinkx, C. ; Smolders, E. ; Huyghebaert, A. ; Pussemier, L. Dietary Cadmium Intake by the Belgian Adult Population. *Food Addit. Contam. A*: *Chem. Anal. Control Expo. Risk Assess.* 2010,27 (12), 1665–1673.

218. Wang, L. ; Su, D. Z. ; Wang, Y. F. Studies on the Aluminium Content in Chinese

Foods and the Maximum Permitted Levels of Aluminum in Wheat Flour Products. *Biomed. Environ. Sci.* 1994,7,91−99.

219. Wang,S.; Mulligan,C. N. Occurrence of Arsenic Contamination in Canada: Sources, Behavior and Distribution. *Sci. Total Environ.* 2006,366,701−721.

220. Weiner,J. A.; Nylander,M. The Relationship between Mercury Concentration in Human Organs and Different Predictor Variables. *Sci. Total Environ.* 1993,138,101−115.

221. WHO (World Health Organization). *Guidelines for Drinking − Water Quality, Vol.* 1. *Recommendations*; WHO: Geneva,1993.

222. WHO (World Health Organization). *Arsenic. Guidelines for Drinking − Water Quality. Health Criteria and Other Supporting Information*,2nd ed. WHO: Geneva,1996; vol 2,pp 156−167.

223. WHO (World Health Organization). List of Substances Scheduled for Evaluation and Request for Data. In: *Sixty−Seventh Meeting of the Joint FAO/WHO Expert Committee on Food Additives.* WHO: Rome,2006.

224. WHO (World Health Organization). Chapter 2: Risk Assessment and Its Role in Risk Analysis. *Principles and Methods for the Risk Assessment of Chemicals in Food.* Environmental Health Criteria 240,2009.

225. WHO (Joint FAO/WHO Expert Committee on Food Additives). Evaluation on Certain Food Additives and Contaminants. In: 73rd Report of the Joint FAO/WHO Expert Committee on Food Additive. *WHO Technical Report Series* 960. FAO/WHO: Rome,Italy,2011.

226. WHO (World Health Organization). *Total Diet Studies: A Recipe for Safer Food*, 2015. Available from http://www. who. int/entity/foodsafety/chem/TDS_recipe_2005_en. pdf.

227. Yang,H. F.; Luo,X. Y.; Shen,W.; Zhou,Z. F.; Jin,C. Y.; Yu Liang,C. S. National Food Contamination Monitoring Programmes—Levels of Mercury,Lead and Cadmium in Chinese Foods. *Biomed. Environ. Sci.* 1994,7,362−368.

228. Yang,M.; Jiang,L.; Huang,H.; et al. Dietary Exposure to Aluminium and Health Risk Assessment in the Residents of Shenzhen,China,Sun,Q.,Ed. *PLoS ONE* 2014,9 (3),e89715.

229. Yang,H.; Shu,Y. Cadmium Transporters in the Kidney and Cadmium − Induced Nephrotoxicity. *Int. J. Mol. Sci.* 2015,16,1484−1494.

230. Yamashita,Y.; Omura,Y.; and Okazaki,E. Total Mercury and Methylmercury Levels in Commercially Important Fishes in Japan. *Fish. Sci.* 2005,71,1029−1035.

231. Ye,B. J.; Kim,B. G.; Jeon,M. J.; Kim,S. Y.; Kim,H. C.; Jang,T. W.; Chae,H. J.; Choi,W. J.; Ha,M. N.; Hong,Y. S. Evaluation of Mercury Exposure Level,Clinical Diagnosis and Treatment for Mercury Intoxication. *Ann. Occup. Environ. Med.* 2016,28,5.

232. Yokel, R. A.; McNamara, P. J. Aluminium Toxicokinetics: An Update Mini − Review. *Pharmacol. Toxicol.* 2001,88,159−167.

233. Yost,L. J.; Schoof,R. A.; Aucoin,R. Intake of Inorganic Arsenic in the North American

Diet. Hum. Ecol. Risk Assess.：*Int. J.* 1998，4（1），137－152.

234. Ysart，G.；Miller，P.；Crews，H.；Robb，P.；Baxter，M.；De L'Argy，C.；Lofthouse，S.；Sargent，C.；Harrison，N. Dietary Exposure Estimates of 30 elements from the UK Total Diet Study. *Food Addit. Contam.* 1999，16，391－403.

235. Ysart，G.；Miller，P.；Croasdale，M.；Crews，H.；Robb，P.；Baxter，M.；et al. 1997 UK Total Diet Study—Dietary Exposures to Aluminium，Arsenic，Cadmium，Chromium，Copper，Lead，Mercury，Nickel，Selenium，Tin and Zinc. *Food Addit. Contam.* 2000，17，775－786.

236. Zhai，Q.；Narbad，A.；Chen，W. Dietary Strategies for the Treatment of Cadmium and Lead Toxicity. *Nutrients* 2015，7，552－571.

237. Zhang，H.；Tang，J.；Huang，L.；Shen，X.；Zhang，R.；Chen，J. Aluminium in Food and Daily Dietary Intake Assessment from 15 Food Groups in Zhejiang Province，China. *Food Addit. Contam.*，*B*：*Surveill.* 2016，9（2），73－78.

238. Zhang，Z. W.；Subida，R. D.；Agetano，M. G.；Nakatsuka，P.；Inoguchi，N.；Watanabe，T.；Shimbo，S.；Higashikawa，K.；Ikeda，M. Non－occupational Exposure of Adult Women in Manila，the Philippines，to Lead and Cadmium. *Sci. Total. Environ.* 1998，215，157－165.

239. Zukowska，J.；Biziuk，M. Methodological Evaluation of Method for Dietary Heavy Metal Intake. *J. Food Sci.* 2008，73，21－29.

食品中废物燃烧残留物的毒理学风险：对低收入国家的看法

ILARIA PROIETTI[1,2]* and ALBERTO MANTOVANI[2,3]

[1]European Commission, Joint Research Centre (JRC), Economics of Agriculture—Sustainable Resources, Edificio Expo. C/Inca Garcilaso 3, 41092 Seville, Spain

[2]Noodles Onlus, Nutrition & food safety and wholesomeness, Rome, Italy

[3]Istituto Superiore di Sanità, Viale Regina Elena 299, 00161 Rome, Italy

* Corresponding author. E-mail：ilaria. proietti@ ec. europa. eu

摘要

随着城市人口迅速增长和消费模式的变化,垃圾管理已成为当今备受关注的问题。废弃物管理对环境、健康和食品安全的影响亟须紧急关注,尤其是在垃圾清除和管理设施不足或缺失的低收入国家。

由于基础设施的缺乏,人们经常倾向于采用危险的燃烧方式来处理固体废物。然而,焚烧垃圾是多种不同污染物的来源,包括二噁英和相关化合物[多氯二苯并对二噁英(PCDD)和多氯二苯并呋喃(PCDF)、多氯联苯、多环芳烃、多溴联苯醚],特别是氯化物、一氧化碳和有毒元素这些纳米颗粒污染物。燃烧的有害残留物可通过吸入直接影响人类健康,或者通过摄入受污染的食物间接影响人类健康。街头售货摊上食物表面的烟雾和灰烬可能会直接污染食物;与此同时,作物从受污染的土壤和地下水中吸收有害物质,或通过受污染的肥料将有害物质带到动物和动物产品中,从而可能造成食物链的长期环境污染。因此,在垃圾管理方面必须采取科学、高效、环保的处理方式,注重垃圾分类、减量化和资源化,避免对环境、健康和食品安全带来负面影响,以实现可持续发展。此外,提高公众意识和能力建设,鼓励市民积极参与垃圾分类和减量化行动,更好地促进废弃物循环利用和环境保护。

本章的目的是评估低收入国家室内和室外固体废弃物燃烧产生的食品残留物的毒理学风险。特别地,我们将探讨不同固体垃圾燃烧所产生的副产物可能造成的食品污染和相关的健康危害,这些固体废物不仅包括橡胶和皮革、塑料、金属、电子废物,还包括有机残留物、农业残留物和食品废物。在探讨固体废弃物焚烧造成的健康危害时，需要重点关注弱势群体，即接触这些污染物的幼儿、孕妇、老年人或免疫功能受损的人。

11.1　引言

尽管人口增长速度放缓，但根据联合国的最新预测，随着时间的推移，世界人口将会继续增加，截至 2050 年，世界人口将预计达到 97 亿[72]。人口的持续增长将不可避免地带来一些全球性后果，包括世界垃圾产量的增加。固体垃圾的生产和分配在国内和国际之间存在不均衡现象：这是因为大量人口聚集在城市，导致城市地区的垃圾产量远高于农村地区，同时也增加了城市食品中焚烧残留物的毒理学风险。此外，随着时间的推移和城市化进程的加速，由于收入增加以及人们对食品和消费品态度的改变，城市垃圾的产生也在持续增加。据世界银行估计，从 2002 年到 2012 年，城市地区的固体垃圾产量几乎翻了一番：从每年 6.8 亿 t 增加到每年 13 亿 t 以上，预计到 2025 年，这一数量将增加到 22 亿 t[85]。正因为如此庞大的数量，固体废弃物的妥善管理是城市化进程所面临的最大挑战之一。

垃圾管理是一个具有挑战性的问题，这是因为处理垃圾需要付出巨大的成本。在 2010 年，全球用于城市废物管理的支出约为 2054 亿美元，到 2025 年预计将增至 3750 亿美元，这些数字尤其令低收入国家担忧，因为到 2025 年这些国家的固体废弃物管理总成本将增加五倍以上[85]。

例如，城市固体废物管理是非洲城市面临的一个关键环境问题，因为在许多情况下城市固体废物管理是最大的预算项目[55,70,85]。尽管垃圾管理是市政府预算中最重要的需求，但目前只有少量垃圾得到及时收集处理，而且收集频率也不稳定[1,70]。为了克服处理固体废物的基础设施严重缺乏的问题，低收入国家的城市居民经常焚烧生活垃圾，而没有意识到这种做法对他们自己的健康和生活环境可能造成不利影响。除此之外，即使进行废弃物的收集和运输至垃圾站，仍经常发生不受控制的明火焚烧情况[58,82]，这对环境卫生和大气污染都带来了严重的不良影响。

固体废弃物的妥善处理是城市化趋势的最大挑战之一。特别是对于低收入国家，需要提供合理的垃圾管理设施，并倡导更环保的生活方式。

11.2　露天焚烧

根据 Lemieux 等的研究[44]，露天焚烧指材料在环境中的非密闭式燃烧。露天燃烧与封闭式燃烧有所不同，在封闭式燃烧中，燃料或物质在一个封闭的容器或系统中燃烧，氧气供应有限，燃烧产物通常无法逃离该封闭系统。而在露天燃烧中，燃料或物质在开放环境中燃烧，例如室外空气或开放式火焰，这种燃烧过程通常产生火焰，并释放出能量和燃烧产物，如烟雾、热量和灰烬等。由于氧气供应不受限制，露天燃烧往往能够持续进行，并且可以在空气中产生可见的火焰。这一做法的主要问题是一系列有毒物质直接排放到大气中，不仅产生的有毒物质种类繁多，而且通常发生在人口众多的地区，会对人们身体产生严重危害。露天燃烧产生大量的有毒物质包括但不限于一氧化碳、氮氧化物、硫氧化物和挥发性有机化合物等。它们对人体健康和环境都具有潜在的危害性,因此这些地区的居民更容易暴露于燃烧过程中释放的有害物质,从而可能引发呼吸问题、过敏反应和其他健康问题。露天焚烧与各种活动和废物有关,包括家庭废物,农业和工业废物以及其他商业和机构产生的废物[51]。固体垃圾种类繁多,而露天环境中释放最广泛的成分通常包括电气和电子设备、医疗保健废物、有机废物,如食物和花园废物、木材、纺织品、一次性尿布、塑料和金属等[29,35]。

　　固体废物的含量和数量往往在高收入国家和低收入国家之间,甚至在地区和城市之间有所不同。一般来说,低收入国家产生的废物主要是由有机废物组成,其数量取决于多种因素,包括消费模式、生活水平以及商业和机构活动[4,14]。垃圾的化学成分清楚地决定了燃烧过程中释放的化合物的类型,然而,业内一致认为燃烧副产物产生的毒物主要如下:二噁英和相关化合物[多氯二苯并二噁英(PCDD)和 PCDF、类二噁英多氯联苯(dioxin-like polychlorinated biphenyls,DL-PCB)],特别是氯化物、多环芳烃(PAHs)、一氧化碳和有毒元素这些纳米颗粒污染物。氯气和一氧化碳主要是对直接接触烟雾的人产生重要影响,而其他污染物则会导致更广泛的环境污染问题。这些污染物可能通过空气、水和土壤传播,对生态系统和人类健康产生长期的影响。例如,PAHs 和二噁英等有毒物质会在环境中长期存在,对野生动物和人类造成生殖、神经和免疫系统方面的影响。当废物堆积起来时,有毒物质的排放就会加剧,导致长期阴燃阶段,这可能是产生和释放高浓度不完全燃烧产物(包括持久性有机污染物)的原因[47]。据估计,非工业排放源,如垃圾填埋场火灾和后院桶燃烧等产生的污染物,可能成为欧洲总体年排放量中多氯二苯并二噁英/呋喃(polychlorinated dibenzo-p-dioxins and dibenzofurans,PCDD/Fs)的主要来源[75]。因此,控制垃圾的堆积和垃圾焚烧物的排放是非常重要的,这可以通过采用更加环保的垃圾处理方式来实现,例如回收、填埋和焚烧设施的更新和升级。

　　同样在许多发展中国家,露天焚烧是一种传统而简单的废弃物处理方式,但由于它一般采用低技术水平进行,易受环境和气象影响,导致焚烧效率较低,燃烧过程中由于燃烧不完全或燃烧温度不足,会产生各种有害物质,其中包括 PCDD/Fs[76]。根据《斯德哥尔摩公约》中关于持久性有机污染物(persistent organic pollutants,POPs)的清单汇编,废物或生物质能燃料的露天焚烧是发展中国家无意中产生的持久性有机污染物的主要来源(以 PCDD/Fs 的排放量尤为突出)[23,71]。最近的国家清单汇编发现,大约 75% 的国家中至少有 30% 的PCDD/PCDF 的排放量来自露天焚烧,而在 25% 的国家中,超过 80% 的 PCDD/PCDF 排放量由露天焚烧所贡献[24]。这些污染物是非常稳定的有机污染物,也是到目前为止已知对人体最有毒害性的有机物之一,它们可以积累在动物和人体中,并在生物链中逐级富集,对环境和生态系统带来极大影响,使之成为了全球性的环境负担。

　　关于持久性有机污染物的《斯德哥尔摩公约》于 2001 年在斯德哥尔摩通过,并于 2004年生效,其目标是"保护人类健康和环境免受持久性有机污染物的影响"[63]。该公约目前列出了 26 种需要限制、消除或减少非故意排放的化学品的生产和使用。PCDD、PCDF 和PCBs 也包括在内(表 11.1)。

表 11.1　　　　　　　　斯德哥尔摩公约中的持久性有机污染物

POPs	杀菌剂	工业化学	非故意生产
待消除			
艾氏剂	×		
氯丹	×		
狄氏剂	×		
异狄氏剂	×		
七氯	×		
六氯苯（HCB）	×	×	×
灭蚁灵	×		
毒杀芬	×		
类二噁英多氯联苯（PCBs）		×	×
十氯酮	×		
六溴联苯		×	
六溴环十二烷（HBCD）		×	
六溴代苯醚和七溴二苯醚		×	
六氯丁二烯		×	
α-六氯环己烷	×		
β-六氯环己烷	×		
林丹	×		
五氯苯	×	×	×
五氯苯酚及其盐类和酯类	×		
多氯化萘		×	×
工业硫丹及其相关异构体	×		
四溴二苯醚和五溴二苯醚		×	
被限制			
DDT	×		
全氟辛烷磺酸及其盐类和全氟辛烷磺酰氟		×	
待减少			
PCDD			×
PCDF			×

注：改编自《斯德哥尔摩公约》。

　　在《斯德哥尔摩公约》中，由于当地接触持久性有机污染物而引起的健康问题是通过该公约的主要原因，特别是在发展中国家。持久性有机污染物是一类具有持久性、生物积累性和毒性的有机化合物，会对环境和人类健康造成长期的影响。发展中国家确实面临着最大的风险，这不仅是因为缺乏收集、清除和处置废物的适当基础设施，而且人们普遍习惯焚烧废弃物和垃圾[71,76]。

接触垃圾燃烧产生的有毒副产品主要有三种途径：人们可能通过吸入有毒燃烧产物、经皮肤吸收或摄入污染的食物和水而接触污染物[79]。首先，吸入受污染的空气是化学物质进入人体的最常见的污染方式，这些化学物质要么以气体的形式，要么以可吸入大小的粉尘(颗粒直径低于10μm)的形式产生。其次，皮肤吸收也是有毒燃烧产物暴露的途径之一。有毒燃烧产物可以通过直接接触污染物或接触受污染的土壤和水等方式进入人体。这种暴露途径对于那些长期在垃圾焚烧场附近工作的人群，或者在垃圾焚烧场周围生活的人群可能会产生更高的健康风险。然而，土壤和地表水的大气沉积物也是一个关键的污染源，特别是对于能够持续存在或生物累积的化合物而言；土壤和地表水是植物生长在污染区的生存基质，是污染物进入人类食物链的途径[19,21,79]。这些污染物会在农作物、水果、蔬菜等食物中积累，最终进入人体。长期摄入可能会对人体内部器官和系统产生慢性的影响。

11.3　固体废弃物的燃烧：电子垃圾的新兴问题

根据基质的不同，固体废物燃烧过程中会释放出不同的化学物质。低收入国家经常焚烧的固体废物最常见的例子主要是农业和家庭废物，这些垃圾的燃烧会产生各种有害气体和颗粒物，对环境和人类健康带来潜在风险。农业垃圾是指农业生产过程中产生的废弃物，如稻草、秸秆等。这些农业垃圾的燃烧会产生大量的二氧化硫、氮氧化物和一氧化碳等有害气体，其中二氧化硫和氮氧化物还会形成酸雨，对环境造成严重影响。此外，农业垃圾的燃烧还会产生大量的细颗粒物，对呼吸系统和心血管系统造成危害。家庭垃圾是指人们日常生活中产生的废弃物，如食品残渣、纸张、塑料袋等。家庭垃圾的燃烧会产生大量的二氧化碳、一氧化碳和苯等有害气体，这些有害气体对人体健康和环境都会产生不良影响，其中苯是一种致癌物质，长期接触苯会增加患白血病的风险。除了农业垃圾和家庭垃圾外，其他固体废物也会被焚烧，如医疗废物、化工废物、建筑废弃物等。这些废物的燃烧会产生大量的有害化学物质，对人类健康和环境造成极大的威胁。此外，低收入国家最近已成为处理陈旧电子设备(诸如计算机、电视机、音响和立体声设备、电话和移动电话、打印机等)的常见处置处，导致出现了新的环境卫生问题：电子废物。事实上，电子废物很容易向环境中释放许多有毒成分，既有作为材料中存在的物质，如溴化阻燃剂[特别是多溴联苯醚(PBDEs)]和有毒金属元素(Cu、Cd、Hg、Al、Ni 和 Mn)，还有一些燃烧副产品，如 PAHs，PCDD/Fs，和 DL-PCB[27,69,84]。因此，人们可能会通过局部或职业接触直接接触到有毒物质，也可能通过食物链间接接触到有毒物质，这会对人类和野生动物的健康产生严重影响。例如，研究表明，暴露于铅和汞会导致神经损伤，而镉的暴露则会导致肾脏损伤，这些多种污染物会加重身体负担，并通过胎盘转移或通过母乳接触到下一代[27]。此外，二氧化碳和甲烷等温室气体的释放会导致气候变化。

大量研究表明，电子废物的燃烧使环境暴露于某些高度关注的化学物质。由于燃烧过程中的高温，二噁英及相关化合物、重金属和纳米级空气污染物产生并释放到环境中，这表明对人类和动物来说，电子垃圾焚烧所产生的有毒物质可以通过空气、土壤、水和食物等传播进入机体而成为一个重要的污染源。未经过滤的电子垃圾焚烧和回收可能导致金属纳米颗粒以及挥发性有机化合物和碳氢化合物的产生和释放[40]。金属纳米颗粒是指直径小于 100nm 的金属颗粒,这些颗粒具有很强的化学反应性和生物毒性。当电子垃圾进行燃烧和回收时,其中的金属元素会在高温下蒸发,并在空气中形成金属纳米颗粒。这些颗粒很容易被人体吸入,进入肺部和血液,对人体健康造成严重影响。挥发性有机化合物和碳氢化合物是指在燃烧过程中产生的一类有机化合物,这些化合物具有很强的毒性和致癌性。当电子垃圾进行燃烧和回收时,其中的塑料、橡胶等有机材料会在高温下分解,释放出大量的挥发性有机化合物和碳氢化合物。这些有害物质会在空气中形成有毒气体,对人体健康造成极大的危害。除了对人体健康的影响,电子垃圾的燃烧和回收还会对环境造成严重的污染。金属纳米颗粒和有机污染物不仅会在空气中形成有毒气体,还会随着空气流动而散布到周围的土壤和水源中,这些污染物在土壤和水源中长期积累,会对生态环境造成严重破坏,影响到动、植物的生存和繁衍。Fu 等[28]调查了在中国经常焚烧电子废物的地方,并测定了土壤和食物(蔬菜、大米和野生植物)中有毒金属的浓度。结果表明,土壤中镉、铜、铅和锌含量较高,特别是镉和铜含量分别是中国最高允许浓度的 4.0 倍和 2.0 倍。此外,在大多数大米样品中镉和铅的含量超过了中国的食品安全上限。

在班加罗尔和金奈(印度)进行的一项研究中,研究人员分析了电子垃圾回收地点土壤样本中的微量元素。研究人员发现,与参考地点相比,电子垃圾回收站的土壤中 Cu,Zn,Ag,Cd,In,Sn,Sb,Hg,Pb 和 Bi 浓度较高。特别是一些土壤中的铜、锑、汞和铅的含量超过了 EPA 建议的数值[31]。考虑到汞和铅是公认的主要人类有毒物质,土壤是农业生产的根基,这些数据指出了食品安全具有潜在的重大风险。

许多国家都存在着大规模的电子废物回收和处理行业,这些行业往往是以低成本的方式进行运营,甚至会不惜一切代价来获取更多的电子废物。电子垃圾的回收和处理不仅在亚洲引起了越来越多的关注,而且在电子垃圾进口量不断增加的非洲也是如此[61]。为了解决这些问题,国际社会已经开始采取一系列措施,其中最重要的一项措施就是加强电子废物的回收和处理。目前,很多国家已经建立了完善的电子废物回收网络,采用了先进的回收技术,有效地降低了电子废物的污染程度。同时,还有很多公益组织和志愿者参与到了电子废物的回收和处理中来,通过宣传和教育的方式,提高了公众对电子垃圾的认识和意识。在阿克拉(加纳)进行的一项研究中研究人员检测了阿格博格布洛谢(加纳阿格博格布洛谢是世界十大污染地区之一,回收电子设备中的贵重金属是主要污染源。拾荒者为获得铜会用泡沫聚苯乙烯燃烧电缆外皮,导致重金属进入当地住宅和土壤)非正式电子废物回收站土壤中一些二噁英相关化合物(DRCs)的浓度,包括溴化和混合卤化化合物(PBDD/Fs,PXDD/Fs)以及 PCDD/Fs 和 DL-PCB。结果显示,露天焚烧的 PCDF 和 PBDF 浓度(分别为 520 和 3800ng/g 干重)是非正规电子废物场地土壤中报告的最高浓度之一,这表明含 PBDEs 的塑料和聚氯乙烯(PVC)是燃烧的主要基质[69]。

同样在尼日利亚,露天焚烧电子废物的做法是非常普遍的,因此造成了严重的污染。电子废弃物中含有大量的有毒有害物质和金属元素,如果直接进行露天焚烧处理,会产生大量的二氧化硫、二氧化碳、氮氧化物、有机物等有害气体,这些气体对环境和健康都会造成极大影响,如会引起臭氧层损耗,导致酸雨,并且影响空气质量,也会对工人的身体和健康造成很大损害。Sindiku 等[62]对来自阴极射线管中电子废物塑料中的多溴二苯并对二噁英/呋含量进行了取样和分析,他们在含溴化阻燃剂的塑料中检测到高浓度的多溴二苯并对二噁英/呋(PBDD/Fs)(主要是 PBDFs)。考虑到预估有 140t 的多溴二苯醚在尼日利亚被露天焚烧,这一结果令人震惊[7]。

与新兴的电子垃圾相比,农业垃圾的燃烧是环境污染的主要来源,因此也是动、植物产品污染的主要来源。农业废弃物,包括有机产品和化学产品,包括农业活动中产生的所有类型的废弃物。在许多地区,农业垃圾的燃烧是常见的垃圾处理方式,但由于农业垃圾种类繁多、组成复杂,其燃烧过程中释放的有害气体、重金属等物质会产生严重的环境污染,成为环境和人类健康的主要威胁之一。此外,这些有害物质在生物链中一级级累积,最终会对动、植物产品产生污染,进而对人类健康造成威胁。露天焚烧在许多农村地区是一种常见的做法,人们通过露天焚烧农业残留物(包括秸秆、谷壳和青贮饲料),以便增加土壤中的有机物质,为下一季作物的收获做准备[39]。然而,由于在基质类型和燃烧残余物比例方面存在很大的不确定性[36],很难估计最相关的燃烧副产品。除了甲烷和氮氧化物排放引起的环境问题外,与农业废物有关的另一个主要问题是,由于不完全燃烧过程中形成低分子质量多环芳烃而对健康构成威胁[13,37]。在他们的研究中,Agarwal 等[2]分析了德里城市和农村地区的表层土壤(0~5cm),发现不同部位多环芳烃(PAHs)的含量差别很大,为 830~3880μg/kg 干重,主要含低分子质量多环芳烃。此外,城市农业地的多环芳烃(PAHs)含量是农村地的 2~5 倍,表明生物质和化石燃料燃烧是这些化学物质的主要来源。Wevers 等[77]评估了不同环境下(如露天堆放和镀锌桶)焚烧的庭院废物(修剪物和落叶)的 PCDD/Fs 空气排放因子。烟雾分析表明,露天堆放的花园废物燃烧后会释出 4.4ng TEQ(毒性当量因子[TEF])/kg,而在镀锌桶中燃烧的花园废物具有更高的排放率,为 4.7~20ng TEQ/kg。

无论是农业垃圾还是电子垃圾,都需要我们采取科学、环保的处理方法,最大限度地减缓其对环境和人类健康的影响。例如采用化肥还田、生物发酵、沼气发电等技术处理农业废弃物,以及采取专业的电子垃圾回收、拆解和再利用方式,将其中可回收、可处理的废弃物充分利用,避免废弃物的随意处理、倾倒或焚烧造成的环境负担。此外,焚烧处理过的植物用于田间修复,这种做法使黑色塑料薄膜和运送农用化学品残留物的塑料袋产生了二噁英相关化合物(DRCs)等有毒物质而成为另一个常见的环境污染来源[9,44]。毫无疑问,农业废物中含有农药残留物;目前尚不清楚这些残留物在燃烧时是否会产生特定的有毒副产品。欧洲食品安全局最近的一份指导草案指出,有必要评估化学和毒理学性质与母体化合物不同的农药环境副产品的潜在健康风险[18]。

家庭垃圾的露天焚烧是人们用于管理家庭环境垃圾的常见做法。毫无节制的家庭垃圾露天燃烧排放的多环芳烃、多氯联苯、多氯二苯并对二噁英、多溴二苯并对二噁英和多溴二苯醚是另一个重要的污染来源,尤其是在燃烧含有溴化阻燃剂的产品时[30,33,52]。Nakao 等[50]在实验室中利用小型家庭垃圾焚烧炉重现了生活垃圾的燃烧过程,并对烟气进行了分析。在这项研究中,实验燃烧了 8 种不同的废物样本,包括纸张,建筑材料,非氯化和氯化塑料，以及电线。结果表明，铜线、氯化塑料及其前体物质如多氯苯、多氯酚、多氯联苯醚和多氯联苯等都会增加多氯二苯并二噁英在烟气和灰中的释放。在一项模拟明火燃烧条件的实验室研究中，Valavanidis 等[73]在塑料的残余固体灰烬中检测到高分子质量的多环芳烃和一些高浓度的亲石元素，如 Na、Ca、Mg、Si 和 Al 等。特别与其他类型的塑料相比，聚氯乙烯是有毒物质的主要来源。

Gullett 等[30]调查了墨西哥露天焚烧家庭废物产生的多溴二苯醚、多氯二苯并对二噁英/呋化物和多溴二苯醚/呋化物的排放。测量结果显示，多溴二苯醚同系物的平均排放量为 724μg/kg 碳燃烧，据认为可能来自燃烧材料中含有的溴化阻燃剂。PBDD/Fs 的排放系数平均为 470ng TEQ/kg，可能来源于 PBDE 燃烧的反应产物。最后，多氯二苯并对二噁英/呋排放系数平均为 823ng TEQ（毒性当量）：这一数值比现代城市垃圾燃烧室的值高约2000 倍。

11.4　人类接触途径

在燃烧过程中，挥发性和半挥发性化合物在大气中传输并沉积在表层土壤中。这些燃烧产物在大气中释放、在土壤中沉积并且会污染土壤的径流，从而造成空气、土壤和水污染。职业性接触毒物通常限于特定人群，例如工作在化学工厂、农业和制造业等领域的工人。这些人可能会长时间接触到有毒物质，从而面临着患疾病的风险，而环境接触则影响一般人群。环境污染物的来源是多种多样的，例如工业排放、车辆尾气、农药和化肥等。人们可以通过吸入受污染的空气和摄入受污染的食物分别直接和间接地受到影响。因此，环境污染对于整个社会的健康和福利都具有重大的影响。虽然职业接触和环境接触的影响程度略有不同，但它们都对健康构成了潜在威胁。

虽然吸入空气只占总摄入量的一小部分，但据估计，食物是人类接触燃烧产生的持久性污染物的主要途径[12,81]。持久性有机污染物（POPs）是一类难分解的有机化合物，包括多氯联苯、多氯二苯并呋喃、多氯二苯并对二噁英等。这些污染物在环境中很难降解，很容易在生物体内积累，给人体健康带来潜在威胁。

EFSA[15]计算了空气、土壤、皮肤和食物对多氯联苯暴露的相对影响。据估计，儿童吸入多氯联苯的暴露量为 0.05~0.5ng/（kg bw·d），成人为 0.03~0.3ng/（kg bw·d）。对儿童而言，土壤或灰尘对儿童多氯联苯总暴露量的贡献为 0.06~0.6ng/（kg bw·d），表明非膳食土壤摄入确实存在。据估计，儿童的皮肤吸收量约为 5pg/（kg bw·d），成人为 0.76pg/（kg bw·d）。与这些来源的暴露相比，欧洲食品安全局得出结论，食物中的暴露大约高出3~4 个数量级。此外，食品中的 PCDD/Fs 占人类每日接触量的 90%，其中 90% 通常来自动物源食品[34,81]。

食品的污染可以是直接的，例如，污染沉积在蔬菜暴露的可食用部分上，也可以是由于有毒物质沿食物链积累而造成的。因此，露天焚烧造成的污染可能涉及从收获前到消费阶段的食物链，例如，当食物在露天展示和出售时，就好像是在街头贩卖食品一样。

持久性有机污染物的一个关键方面是其疏水性和低溶解性，使其能够抵抗生物降解并在环境中进行生物累积,对人类健康构成长期威胁。

多氯联苯是一种有毒的有机化合物,它通常存在于空气、土壤、水体以及食物中。人们接触多氯联苯主要通过呼吸、口服、皮肤接触等途径。多氯联苯包括 209 种同系物,其中只有少数是 DL-PCB,而绝大多数,包括最持久的同系物(如 PCB153、180)具有不同的毒理学特征。2000 年,《斯德哥尔摩公约》[63]将这些多氯联苯确定为重点持久性有机污染物之一,由于其在环境中的持久性以及对动物和人类的毒性,自 20 世纪 70 年代和 80 年代以来,工业化国家已经禁止使用这些物质。

尽管长期以来一直禁止商业生产,但由于过去广泛应用于变压器以及目前在一些行业中的使用[46],在废物(主要是电子废物)[27]中以及随后在环境以及动物和人类中发现了多氯联苯。多氯联苯也在动物产品、人体组织、牛奶和血液中被检测到[53,66]。多氯联苯含量最高的通常是鱼和海产品,其次是牛奶、鸡蛋、肉和肉制品。而植物来源的食物(谷物、水果和蔬菜)只含有少量的多氯联苯[15,81]。关于持久性有机污染物的《斯德哥尔摩公约》已确定了 7 种多氯联苯,可用于描述这些有毒物质的污染特性。这 7 种中有 6 种是非二噁英样多氯联苯(NDL-PCB)同系物,选择它们是因为它们在环境、食物或人体体液/组织中浓度很高[71]。尽管 NDL-PCB 占食品中多氯联苯总污染的大部分,但由于无法区分 NDL-PCB 和 DL-PCB 或二噁英造成的影响,因此很难对其影响进行评估[81]。

大气是第一个暴露途径。当废物焚烧时,有毒化合物被排放到空气中,然后沉积在土壤中。在邻近地点生长的植物和树木可能是这些物质的第一个接受者。食用植物是人类接触的关键途径,也是食草动物受到污染的首要途径。由于蔬菜饲料中可能存在污染物,通过蔬菜饲料,动物可以吸收污染物,这些污染物可能会积累在肝脏和脂肪组织中,或通过牛奶和鸡蛋等可食用产品排出体外。例如,二噁英和类二噁英多氯联苯(PCBs)就是一类可能被动物所吸收并积累的污染物。欧洲食品安全署在评估绵羊和鹿的肝脏中二噁英和类似二噁英的多氯联苯的水平时,发现经常食用肝脏类食物会使成年人接触二噁英和类似二噁英的多氯联苯的机会增加约 20%。特别是,儿童和育龄妇女经常食用羊肝可能是一个潜在的健康问题[16]。此外,除了肝脏之外,牛奶和鸡蛋也是我们摄入持久性有机污染物(POPs)的途径,因为它们是由活的动物不断产生的,富含脂肪,可以认为是接触持久性有机污染物的动物的排泄途径。动物产品直接接触环境排放物更容易受到污染。例如,在欧洲国家,鸡蛋对于总二噁英摄入量的贡献在 2% ~ 8%[6,41,45],然而,并不是所有的鸡蛋都一样。Air 等[3]在对散养母鸡的蛋中二噁英含量的研究中发现,二噁英的平均水平为 9 pgI-TE/g(I-TE 表示国际毒性当量),比笼养母鸡的蛋中二噁英的平均含量高出约 7 倍,比欧盟规定的最高水平高出 3 倍。尽管不是直接相关,但散养或有机母鸡产的鸡蛋中二噁英的存在似乎主要与饲料和土壤污染有关。在对密集工业和家庭活动地区鸡蛋污染的研究中,Pussemier 等[57]报道了土壤样品和自制鸡蛋之间的 PCDD/F 模式非常相似,表明土壤是蛋鸡二噁英污染的一个主要来源。

除持久性有机污染物外,其他化合物的特征是它们在环境中的持久性、在生物体中积累和进入食物链的能力,它们被称为持久性有毒物质(PTSs),与 POPs 一样,这些物质可能对人类和环境构成严重威胁。目前,尚未对这类化学品有具体定义,但可能包括汞、镉、铅、多环芳烃等[80]。由于这些物质的特性,它们可以在环境中长期存在,并在生物体内积累,从而对食物链上的生物造成危害。多溴二苯醚是近年来作为内分泌干扰物和神经毒素出现的一种危害健康的主要环境污染物,它们被用于阻燃剂,在油漆、塑料、纺织品、电视、建筑材料、飞机和汽车等消费品中都有发现。由于其毒性和在环境中的持久性,一些多溴二苯醚的工业生产受到《斯德哥尔摩公约》的限制,然而这并不能忽视多溴二苯醚的生物累积及其对某些食品的污染,例如大型鱼类和乳制品[17]。在中国的一个主要电子废物回收地区进行的一项研究表明,当地生产的食品(包括肉、鱼和蛋)受到多溴二苯醚的高度污染,这种污染还扩展到了成年人和幼儿中。据报告,儿童体内的多溴二苯醚污染水平最高,多溴二苯醚的中位接触量估计为 614.1ng/(kg bw·d)(按体重换算)[43],这意味着儿童每天可能会摄入高于安全水平的多溴二苯醚,这对他们的健康构成了潜在的风险。多溴二苯醚的污染不仅仅局限于中国的电子废物回收地区,它已成为全球范围内的环境问题。尽管一些国家已经限制了多溴二苯醚的使用和生产,但它们仍然在环境中存在,并可能通过食物链进入我们的食物。因此,我们应该采取措施,减少燃烧产生的有害物质的排放,如提高燃烧设备的效率、改善燃烧条件等。同时要提高公众的环境意识和安全意识,注意饮食健康,选择安全、健康的食物来源,使 POPs 污染对人体健康的影响降至最低。

根据毒理学相关定义,多氯二苯并对二噁英/多氯二苯并呋喃和多氯联苯是持久性有机污染物,它们具有毒性和持久性,因此已受到全球范围内的关注。这些化合物在环境中存在时间长,而且在生物体内易于积累,对人体健康构成潜在风险。

根据许多评估人类膳食摄入量的研究,牛奶和乳制品是摄取多氯二苯并对二噁英/多氯二苯并呋喃的另一个主要来源。国际上对牛奶中的多氯二苯并对二噁英/多氯二苯并呋喃和多氯联苯的含量进行了许多研究[20,25,42,59,60]。Kunisue 等[42]发现,在印度一个垃圾场附近的一处地区,牛乳中多氯二苯并对二噁英、多氯二苯并呋喃、DL-和非 DL-多氯联苯的浓度大约是参考地点的四倍。同样,生活在垃圾场的妇女母乳中的持久性有机污染物浓度比生活在参考点附近和其他亚洲发展中国家(柬埔寨和越南)的妇女高 2~4 倍。哺乳期妇女的乳汁中含有高浓度的有毒物质,这一事实引起了人们的关注,因为这些亲脂类物质会通过母乳喂养转移给婴儿[27,42]。事实上,母乳喂养使积聚在母体脂肪组织中的脂溶性污染物得以排出;因此,保护母乳喂养是可持续食品安全框架的一个组成部分,这一代人的健康饮食可以减少下一代人的健康风险[26]。

水生环境是另一种接触途径。挥发性和半挥发性化合物沉积在土壤上后,还可能流入地下水、地表水或其他水体中,如河流和湖泊,污染环境和生活在那里的水生物种。地下水中的持久性有机污染物是指它们可以在环境中长期存在而不被分解,这种污染物还具有生物累积性,即在生物体内可以积累到高浓度,本章中提到的许多有毒物质在土壤和水中具有持久性和生物累积性,特别是在地下水中,根据环境食物网,它们可能持续存在数十年并污染鱼类、软体动物和其他水生动物:一般而言,在暴露的生态系统中,大型掠食性物种更容易受到污染[48]。在一系列关于水生生物生物累积因素的研究中,海产品显示出容易累积多种持久性有机污染物的特性,包括多氯联苯、多氯二苯并对二噁英/多氯二苯并呋喃和溴化阻燃剂[12,19,48]。因此,水本身和生活在受污染水体中的所有水生物种可能显示出高浓度的毒物,生活在水源附近的人口可能会因食用受污染的水生物种、或将受污染的水用于灌溉或直接饮用或烹饪而受到影响。毒理学研究表明,长期暴露于这些污染物中可能会对人类健康产生负面影响,包括致癌、免疫系统抑制、生殖系统异常和神经系统毒性等。

食物链是由生产者、消费者和分解者组成的生态系统,它们之间通过食物相互联系。然而,食物链中的每个层次都可能受到污染,不仅在最初阶段(通过受污染的生食品),而且在生产过程中甚至在消费阶段也可能受到污染。挥发性和半挥发性化合物以及被污染的水可以进入从生产到消费过程的每个阶段并污染食物链。这些污染物可能会在空气、土壤和水中存在,并通过生物体摄入进入食物链。就食物链污染而言,食物可能暴露于露天焚烧过程中释放的空气化学物质。无论是在市场、街头小吃摊或露天酒吧/餐馆等露天售卖食品,还是在垃圾焚烧场地周围区域贩卖食品,这种露天食品售卖活动都特别常见。街头贩卖食品是一项在全球范围内普遍存在的活动,尤其在低收入国家,它既是营养的重要来源,也创造着收入和就业机会,并有助于赋予从事贩卖食品谋生的妇女权力[11,22,54]。街上出售的食品特别容易受到污染,陈列的食物通常不会被储存或覆盖,所以经常会受到可能沉积在食品表面的挥发性物质的污染。此外,废物处理设施不足可能导致商贩在售卖地点附近焚烧食品残渣和包装塑料材料,这会造成严重的健康危害[56]。毒理学研究表明,长期暴露于污染物可能会对人类健康产生负面影响,包括致癌、免疫系统抑制、生殖系统异常和神经系统毒性等。

综上所述,食物链中的污染问题是一个全球性的问题,需要政府、社会和个人的共同努力来解决。只有采取有效的措施,才能保障人类健康和环境的可持续发展。

11.4.1　不利的健康影响

持久性有机污染物(POPs)和持久性有毒物质(PTSs)的主要问题是由于其疏水性和低溶解度,它们具备能够抵抗生物降解和生物积累的能力,它们可以通过空气、水和食物等途径进入人体,它们在生物体的脂肪组织中长期积累的能力导致它们在食物链中的生物富集作用,换句话说,它们可以通过食物链从一个物种传递到下一个物种。

尽管《斯德哥尔摩公约》中所列的许多持久性有机污染物已不再生产,但由于其特有的持久性,它们仍然可以在环境中被发现。这在低收入国家尤其普遍,因为这些国家直到最近才限制持久性有机污染物的生产、使用和释放[19]。除了一些国家已经禁止但仍在使用的有意生产的化学物质外,无意生产的化学品,如工业加工和燃烧产生的二噁英,也会严重污染环境。

持久性有机污染物和持久性有毒物质对环境、动物和人类具有很高的毒性,具有高度的稳定性和生物积累性,并可以在环境中长期存在,并在生物体内逐渐积累,导致生物富集作用,在低剂量下就能产生不利的健康影响。它不仅会在局部和短期内影响我们的健康,而且还会对我们的长期健康产生压力,例如过敏反应和免疫功能受到损害等,同时对植物的生态环境也产生了负面影响,包括生长发育和繁殖等方面。与许多其他环境污染物一样,很难将一种特定的持久性有机污染物与一种疾病联系起来。如果考虑到它们很少形成单一化合物,并且实地研究难以证明因果关系,以上就更具挑战性[79]。

尽管很难指出具体的疾病,但有充分的证据表明,接触持久性有机污染物和持久性有毒物质会增加严重影响健康的风险,包括生殖和生长速度下降,内分泌、免疫和生殖系统失衡,癌症、致畸性和神经行为影响[63,79,80]。化学混合物的复杂性质使人类的风险评估复杂化。因此,为了便于风险评估和控制这些毒物的暴露,二噁英类毒性当量因子(TEFs)的概念已被提出。TEFs 是一种用于比较和评估不同 POPs 和 PTSs 毒性的方法,即将所有这些物质的毒性与一种参考物质(通常是二噁英)进行比较,并分配一个相对毒性的值。例如,如果一种 POPs 的毒性是参考物质的 10 倍,则它的 TEF 值为 10。通过使用 TEFs,可以比较和评估不同 POPs 和 PTSs 的毒性,并确定它们对环境和人类健康造成的相对危害,还可以帮助监测 POPs 和 PTSs 的排放和在环境中的存在,并支持相关法规和公约的实施。例如,在《斯德哥尔摩公约》中,TEFs 被用于评估 POPs 的毒性,并确定限制和减少这些物质使用和排放的战略。虽然 TEFs 是一种有用的方法,但其使用也存在一些限制和挑战。例如,TEFs 可能不适用于所有 POPs 和 PTSs,因为它们的毒性作用可能与参考物质不同。此外,TEFs 也可能无法考虑不同物质之间的相互作用和不同种群之间的差异。因此,需要更多的研究和改进,以提高 TEFs 的可靠性和有效性。故使用二噁英类毒性当量因子方法是基于以下假设:多氯二苯并对二噁英、多氯二苯并呋喃和类二噁英多氯联苯具有共同的作用机制(与芳香烃受体相互作用),它们的生化和毒理学效应与它们在组织中的浓度直接有关,而与每日剂量无关。根据这一方法,该系列化学品的毒性与 2,3,7,8-四氯二苯并二噁英(TCDD)的毒性有关,TCDD 是最有效和最知名的二噁英之一,这种方法还能够以四氯二苯并对二噁英当量(TEQs)为单位表示每日摄入量,以便与世卫组织确定的四氯二苯并二噁英每日可容许摄入量(TDI)进行比较,范围为 1~4pg/kg[78]。

溴化二噁英类化学品也应包括在基于 AhR 的 TEF 方法中[74],虽然非 DL 多氯联苯同时出现,但没有标准化测试来评估可能的累积风险。体外研究表明,非二噁英类多氯联苯也可以根据其分子机制分组成簇,如"雌激素"和"高度持久的细胞色素 P450 诱导剂"[32,64]。多溴二苯醚也共同出现,并具有共同的机制[17]。

弱势群体,特别是幼儿和孕妇,因其健康状况、所处的生长阶段以及化学品的长期或跨代影响而受到特别关注。孕妇接触有毒物质会产生双重影响:损害孕产妇健康状况以及后代的健康状况[63]。年幼的儿童和孕妇由于其生理和代谢特征的不同,更容易受到化学物质的影响。儿童的身体处于发育和成长阶段,需要营养和健康的环境来促进身体器官的正常发育。而孕妇的身体则需要承担孕育新生命的重任,需要保持健康的身体状态来确保胎儿的健康。因此,当这些人群接触到有毒化学物质时,可能会对他们的健康产生更严重的影响。一些有毒化学物质可能会对未来几代人的健康状况产生影响,包括生殖系统问题、神经系统问题、免疫系统问题等。如果孕妇在怀孕期间接触到这些化学物质,可能会对胎儿的健康产生长期影响,甚至对未来几代人的健康产生影响。

幼儿的接触程度似乎最高,因为与他们的体重相比,他们有相对较高的水和食物摄入量以及相对较大的呼吸量。此外,非膳食摄入土壤和灰尘可能是儿童特定的接触途径。由于在他们的发育阶段,胎儿和婴儿(在较小程度上)可能在尚未完全发育的器官和系统的功能上经历重要的障碍。

有毒物质,如多氯联苯,可显示出显著的经胎盘转移并进入胎儿血流的情况[38,65]。产前接触多氯联苯也会影响胎儿的神经行为发育,Boucher 等[8]认为,多氯联苯是一种相对特定的认知障碍的决定因素。在这方面,值得注意的是,多氯联苯可能损害甲状腺功能,这一机制至少可以对神经行为产生影响。此外,暴露于持久性有机污染物的胎儿似乎也会导致出生体重下降[5,49]。特别是产妇家庭环境,似乎对新生儿出生体重有很大影响。Amegah 等[5]在研究中发现,在加纳暴露于垃圾燃烧副产品环境中的孕妇新生儿体重减少了 178 g。出生体重降低本身是一种不利的出生结果,也是成年后长期健康问题的风险因素,如代谢综合征。

在持久性有机污染物接触方面,母乳喂养的婴儿是一个特例。母乳喂养的婴儿由于从母亲母乳中直接获取营养,因此暴露于这些有机污染物的风险更大。研究表明,相比于配方奶,母乳中的污染物浓度通常高出许多倍,而这些污染物会存在于母乳中数月到数年之久。在受污染地区,由于母乳中有毒物质的额外浓度,婴儿通常比成年人接触更多。Toms 等[67,68]估计,母乳喂养婴儿的多溴二苯醚浓度可能高达 440ng/(kg·d),而成人为 1ng/(kg·d)。

对中国一个电子垃圾回收点的妇女母乳进行的分析显示,母乳喂养的婴儿估计每天摄入的多氯二苯并对二噁英/多氯二苯并呋喃的量明显较高,超过世卫组织成人每日总膳食摄入量的 25 倍[10]。对于母乳喂养的婴儿来说,暴露于 POPs 可能会导致一系列的健康问题,如严重的免疫系统问题、生殖系统问题、神经毒性、肝脏损害等。因此,对于准备母乳喂养的母亲来说,需要注意饮食和环境卫生问题,以尽量减少有害物质摄入的总体风险。母乳喂养也是婴儿接触多溴二苯醚的一个重要来源[17]。因为母体的脂肪组织是溴联苯醚(PBDE)等化学物质的重要存储库,这些化学物质可以通过母乳传递给婴儿。由于母乳喂养是一种非常有益的做法,母乳喂养前和母乳喂养期间的母亲食物的安全对于保护母婴两人的全部利益至关重要。

11.5 结论和建议

由于收集、清除和处置废物的基础设施不足,缺乏关于所产生风险的教育和信息,以及不同人群的共同做法,焚烧废物是全世界,特别是低收入国家的一个重大健康问题。露天焚烧垃圾确实是许多有害有毒化学物质的来源,如二噁英、多氯联苯、多环芳烃、多氯二苯并对二噁英/多氯二苯并呋喃、多溴二苯醚和重金属,特别是在发展中国家,是无意中产生的持久性有机污染物的主要来源。

当地接触废物燃烧过程中排放的物质所造成的健康问题是巨大的,并具有长期影响,这种影响取决于垃圾的化学成分、暴露的程度(特别是在一些文化中,这是一种普遍接受的做法)和接触人口的脆弱性。垃圾焚烧排放物质中含有大量的有害物质,如二氧化碳、二氧化硫、一氧化碳、重金属、有机物等,这些物质对人体健康产生的影响是多方面的,包括呼吸系统、心血管系统和神经系统等。垃圾焚烧排放物质还会导致癌症、生殖系统异常、免疫系统受损等健康问题。

根据基质的不同,不同废物在燃烧过程中会释放出不同的副产品,也会对人体健康产生不同的影响。电子废物、农业废物和家庭废物是经常燃烧的固体废物中最常见、同时也是最危险的例子。低收入国家已成为处置废弃电子和电子废物（主要是电脑、电视和手机）的常用地，人们习惯于将其焚烧进行处置。由于燃烧过程中释放的有毒成分，如二噁英、多氯联苯、溴化阻燃剂、多环芳烃和重金属，这种做法正在造成严重的健康和环境问题。燃烧农业废物，包括庭院废物、处理过的植物、黑塑料薄膜和含有农药残留物的塑料袋，是另一种常见的健康威胁，因为在不完全燃烧过程中会形成低分子质量多环芳烃、二噁英和类似二噁英的化合物。此外，特别是许多低收入国家，人们习惯于燃烧生活垃圾来管理家庭环境中的垃圾。由于释放有毒化学品，包括多环芳烃、多氯联苯、多溴二苯并对二噁英/多溴二苯并呋喃和多溴二苯醚的释放，不受控制地露天燃烧家庭垃圾所产生的排放是另一个令人担忧的健康问题。因此，减少垃圾焚烧对人体健康的影响需要综合考虑多种因素。在垃圾处理方面，推广可持续的垃圾处理方法，如分类回收和生物降解等，是减少垃圾焚烧的有效途径。在暴露方面，应采取措施来避免人们接触垃圾焚烧的排放物质，例如改善垃圾焚烧厂的排放控制和推广健康饮食等。

　　燃烧产生的有害残留物可以通过不同的接触途径影响人类健康，如直接接触或摄入受污染的食物，直接接触有害残留物质可能会通过皮肤吸收或吸入，导致急性或慢性毒性效应。例如，接触含有重金属的灰烬或土壤可能会导致皮肤炎、过敏反应、神经系统受损等，吸入有害物质可能会导致呼吸系统受损，如咳嗽、气喘等。食物是人类接触有害物质的主要途径，其污染可以发生在整个食物链中，从植物生长的过程中（由于土壤污染）到消费阶段（挥发性化合物落在食物表面造成污染）。摄入有害残留物质则可能会导致长期的慢性毒性效应。例如，食用受污染的作物和饲料会导致有毒物质积累在人体内，对肝脏、肾脏、神经系统等器官产生损害，这些有害物质还可能影响人体的免疫系统和生殖系统，导致不孕不育等问题。由于这些化合物的亲脂性，动物来源的食物，特别是高脂肪食物，是主要的暴露源。由于鱼类、哺乳动物（及其产品）和人类处于食物链的高位，因此会积累高浓度的有毒物质。

　　需要注意的是焚烧垃圾的普遍做法造成的影响，人口中的弱势群体，特别是幼童和孕妇，因其健康状况、生命阶段以及有毒物质的长期或跨代影响而受到特别关注。对于儿童来说，他们的体重相对较小，呼吸道和免疫系统尚未完全发育，因此更容易受到有害物质的影响。他们还可能因为在地面游戏或躺卧时接触土壤和灰烬，从而更容易接触到焚烧产生的有害物质。有害物质可能会影响儿童的智力、行为和健康，甚至可能导致儿童神经系统的永久性损伤。就孕妇而言，有毒物质对健康结果的影响更大：损害孕产妇的健康状况，并因此损害了后代的健康，有害物质可以通过血液和胎盘传递到胎儿体内，这些有害物质可能会导致胎儿有出生缺陷、智力低下、行为异常等问题，而年幼的儿童可能在尚未完全发育的器官和系统的功能方面遭遇重大障碍。

　　露天焚烧垃圾的确是全体人民，特别是最脆弱群体的一大健康问题。露天燃烧会产生大量的有害气体和微粒物质，这些物质可能对人类健康产生严重的影响。

　　长期有效的措施对于减少当代人和下一代人暴露于燃烧过程中产生的副产品的后果至关重要。首先，有必要通过鼓励回收来减少废物的产生。同样重要的是，通过最大限度地减少燃烧过程中释放的有毒残留物的物质含量、倡导消除持久性有机污染物和支持《斯德哥尔摩公约》来提高废物的质量。教育人们焚烧垃圾所带来的健康风险,将是大力减少垃圾焚烧的重要预防措施。因此,需要采取长期的措施来减少垃圾燃烧对人类健康的影响,这些措施包括:推广先进的垃圾处理技术,减少垃圾的开放式燃烧,技术包括垃圾分类、回收和焚烧等。

强化环境监测,监测垃圾燃烧场周围的空气、水和土壤质量。如果发现有害物质超标,应该立即采取措施控制污染源。

宣传和教育,提高公众对垃圾燃烧所造成健康影响的认识。政府和社区组织应该向公众宣传垃圾分类、回收和焚烧等处理方式的优点,并提高公众对环境保护的意识。

支持科学研究,了解有害物质对人类健康的影响。科学家们可以通过实验室研究和野外调查,评估垃圾燃烧对人类健康的影响,并提出有效的控制措施。

加强法律法规的制定和执行,确保垃圾燃烧符合环保标准。政府应该采取措施加强对垃圾燃烧场的监管,制定严格的环保标准,加强对违规垃圾燃烧行为的打击力度。

此外,还应制订能够降低动物及其产品中这些有毒物质浓度的方法。例如,遵守良好的农业规范和良好的动物饲养规范将有助于降低供人类食用的食品中的有毒物质浓度。关于放牧动物,如果检测到污染的土地或露天焚烧地点处于放牧地点附近,也应避免在受污染的土地上放牧动物,这一点也很重要。与此同时,人们可以通过限制食用最容易使他们接触到这些有毒物质的食物,尤其是脂肪含量高的食物,来减少食物链上这些有毒物质的接触。

高脂肪食物可能会增加人们暴露于有毒物质的程度,这是因为有毒物质大多是脂溶性的,可以在脂肪组织中积累。因此,人们每天消耗高脂肪食物时,可能会摄取更多的有毒物质。此外,高脂肪食物对人体健康也有其他负面影响,例如增加心血管疾病和肥胖的风险,所以应该限制高脂肪食物的摄入来减少暴露于有毒物质的程度,避免食用易污染的食品。例如,大型掠食鱼类可能含有更高的汞含量,因此应该减少食用这些食品。做好食品加工和烹饪,食品加工和烹饪过程中可能会降低有毒物质的含量。例如,在烹制肉类时,将油脂热烤出来可以减少脂肪中的有毒物质含量。

综上所述,垃圾的开放式燃烧给人类健康构成了严重的威胁,需要采取长期措施来减少这种影响。政府、科学家和公众都应该共同努力,保护我们的健康和环境。

关键词

- 垃圾管理
- 有害物质
- 食品污染
- 环境卫生
- 发展中国家

参考文献

1. Achankeng, E. Globalization, Urbanization and Municipal Solid Waste Management in

Africa. *African Studies Association of Australasia and the Pacific* 2003 *Conference Proceedings—African on a Global Stage*, 2003.

2. Agarwal, T.; Khillare, P. S.; Shridhar, V.; Ray, S. Pattern, Sources and Toxic Potential of PAHs in the Agricultural Soils of Delhi, India. *J. Hazard. Mater.* 2009, 163 (2-3), 1033-1039.

3. Air, V.; Pless-Mulloli, T.; Schilling, B.; Paepke, O. Environmental Non-Feed Contributors to PCDD/PCDF in Free-Range Allotment Poultry Eggs: Many Questions and Some Answers. *Organohal. Compd.* 2003, 63, 126-129.

4. Aleluia, J. O.; Ferrão, P. Characterization of Urban Waste Management Practices in Developing Asian Countries: A New Analytical Framework Based on Waste Characteristics and Urban Dimension. *Waste Manage.* 2016, 58, 415-429.

5. Amegah, A. K.; Jaakkola, J. J.; Quansah, R.; Norgbe, G. K.; Dzodzomenyo, M. Cooking Fuel Choices and Garbage Burning Practices as Determinants of Birth Weight: A Cross-Sectional Study in Accra, Ghana. *Environ. Health* 2012, 17 (11), 78.

6. Baars, A. J.; Bakker, M. I.; Baumann, R. A.; Boon, P. E.; Freijer, J. I.; Hoogenboom, L. A.; Hoogerbrugge, R.; van Klaveren, J. D.; Liem, A. K.; Traag, W. A.; de Vries, J. Dioxins, Dioxin-Like PCBs and Non-dioxin-Like PCBs in Foodstuffs: Occurrence and Dietary Intake in The Netherlands. *Toxicol Lett.* 2004, 151 (1), 51-61.

7. Babayemi, J.; Sindiku, O.; Osibanjo, O.; Lundstedt, S.; Weber, R. Material Flow and Substance Flow Analysis of POP-PBDEs in Nigeria and the Risk of Dioxin Formation and Release. *Organohal. Compd.* 2014, 76, 1453-1456.

8. Boucher, O.; Muckle, G.; Bastien, C. H. Prenatal Exposure to Polychlorinated Biphenyls: A Neuropsychologic Analysis. *Environ. Health Perspect.* 2009, 117, 7-16.

9. Brambilla, G.; Cherubini, G.; De Filippis, S.; Magliuolo, M.; di Domenico, A. Review of Aspects Pertaining to Food Contamination by Polychlorinated Dibenzodioxins, Dibenzofurans, and Biphenyls at the Farm Level. *Anal. Chim. Acta* 2004, 514, 1-7.

10. Chan, J. K.; Xing, G. H.; Xu, Y.; Liang, Y.; Chen, L. X.; Wu, S. C.; Wong, C. K.; Leung, C. K.; Wong, M. H. Body Loadings and Health Risk Assessment of Polychlorinated Dibenzo-p-dioxins and Dibenzofurans at an Intensive Electronic Waste Recycling Site in China. *Environ. Sci. Technol.* 2007, 41, 7668-7674.

11. Chukuezi, C. O. Food Safety and Hygienic Practices of Street Food Vendors in Owerri, Nigeria. *Stud. Sociol. Sci.* 2010, 1, 50-57.

12. Domingo, J. L.; Bocio, A. Levels of PCDD/PCDFs and PCBs in Edible Marine Species and Human Intake: A Literature Review. *Environ. Int.* 2007, 33 (3), 397-405.

13. Drescher, S.; Zurbrügg, C. Decentralised Composting: Lessons Learned and Future Potentials for Meeting the Millennium Development Goals. In *CWG—WASH Workshop* 2006, Kolkata, India, 1-5 February 2006.

14. EAWAG. Global Waste Challenge, Situation in Developing Countries. In *Global Waste Challenge: Situation in Developing Countries*; EAWAG, Ed.; Pamphlet January 2008, EAWAG: Dubendorf, 2008; 12 pp.

15. EFSA. Opinion of the Scientific Panel on Contaminants in the Food Chain on a Request from the Commission Related to the Presence of Non-dioxin-Like Polychlorinated Biphenyls (PCB) in Feed and Food. *EFSA J.* 2005, 284, 1–137.

16. EFSA. Scientific Opinion on the Risk to Public Health Related to the Presence of High Levels of Dioxins and Dioxin-Like PCBs in Liver from Sheep and Deer. *EFSA J.* 2011, 9(7), 2297 [71 pp].

17. EFSA. Scientific Opinion on Polybrominated Diphenyl Ethers (PBDEs) in Food. *EFSA J.* 2011, 9 (5), 2156 [274 pp].

18. EFSA. *Guidance on the Establishment of the Residue Definition for Dietary Risk Assessment*, 2016. Available at https://www.efsa.europa.eu/sites/default/files/consultation/160307_4.pdf (accessed: 2 August 2016).

19. EPA. Persistent Organic Pollutants: A Global Issue. *A Global Response*, 2009. Available at https://www.epa.gov/international-cooperation/persistent-organic-pollutants-global-issue-global-response (accessed: 28 July 2016).

20. Esposito, M.; Cavallo, S.; Serpe, F. P.; D'Ambrosio, R.; Gallo, P.; Colarusso, G.; Pellicanò, R.; Baldi, L.; Guarino, A.; Serpe, L. Levels and Congener Profiles of Polychlorinated Dibenzo-*p*-dioxins, Polychlorinated Dibenzofurans and Dioxin-Like Polychlorinated Biphenyls in Cow's Milk Collected in Campania, Italy. *Chemosphere* 2009, 77 (9), 1212–1216.

21. Estrellan, C. R.; Iino, F. Toxic Emissions from Open Burning. *Chemosphere* 2010, 80 (3), 193–207.

22. FAO. *Improving the Nutritional Quality of Street Foods to Better Meet the Micronutrient Needs of School Children in Urban Areas*, FAO, Nutrition and Consumer Protection Division: Rome, 2006.

23. Fiedler, H. National PCDD/PCDF Release Inventories under the Stockholm. Convention on Persistent Organic Pollutants. *Chemosphere* 2007, 67, S96–S108.

24. Fiedler, H.; Solorzano Ochoa, G.; Yu, G.; Zhang, T.; Marklund, S.; Lundin, L. *Hazardous Chemicals from Open Burning of Waste in Developing Countries—Final Report*. United Nations Environment Programme, Division of Technology, Industry and Economics, Chemicals Branch, 2010.

25. Focant, J. F.; Pirard, C.; Massard, A. C.; de Pauw, E. Survey of Commercial Pasteurised Cows' Milk in Wallonia (Belgium) for the Occurrence of Polychlorinated Dibenzo-*p*-dioxins, Dibenzofurans and Coplanar Polychlorinated Biphenyls. *Chemosphere* 2003, 52, 725–733.

26. Frazzoli, C.; Petrini, C.; Mantovani, A. Sustainable Development and Next Generation's

Health：A Long－Term Perspective about the Consequences of Today's Activities for Food Safety. *Ann. Ist. Super. Sanit.* 2009,45（1）,65-75.

27. Frazzoli, C. ; Orisakwe, O. E. ; Dragone, R. ; Mantovani, A. Diagnostic Health Risk Assessment of Electronic Waste on the General Population in Developing Countries Scenarios. *Environ. Impact Assess. Rev.* 2010,30,388-399.

28. Fu,J. Zhou,Q. ;Liu,J. ;Liu,W. ;Wang,T. ;Zhang,Q. ;Jiang,G. High Levels of Heavy Metals in Rice（ *Oryza sativa* L. ）from a Typical E－Waste Recycling Area in Southeast China and its Potential Risk to Human Health. *Chemosphere* 2008,71,1269-1275.

29. Guerrero,L. ;Maas,G. ;Hogland,W. Solid Waste Management Challenges for Cities in Developing Countries. *Waste Manage.* 2013,33（1）,220-232.

30. Gullett,B. K. ;Wyrzykowska, B. ;Grandesso, E. ;Touati, A. ;Tabor, D. G. ;Ochoa, G. S. PCDD/F, PBDD/F, and PBDE Emissions from Open Burning of a Residential Waste Dump. *Environ. Sci. Technol.* 2010,44,394-399.

31. Ha, N. N. ; Agusa, T. ; Ramu, K. ; Tu, N. P. C. ; Murata, S. ; Bulbule, K. A. ; Parthasaraty, P. ; Takahashi, S. ; Subramanian, A. ; Tanabe, S. Contamination by Trace Elements at E－Waste Recycling Sites in Bangalore,India. *Chemosphere* 2009,76（1）,9-15.

32. Hamers,T. ; Kamstra, J. H. ; Cenijn, P. H. ; Pencikova, K. ; Palkova, L. ; Simeckova, P. ;Vondracek,J. ; Andersson, P. L. ; Stenberg, M. ; Machala, M. In Vitro Toxicity Profiling of Ultrapure Non－dioxin－Like Polychlorinated Biphenyl Congeners and their Relative Toxic Contribution to PCB Mixtures in Humans. *Toxicol Sci.* 2011,121,88-100.

33. Hedman, B. ; Näslund, M. ; Nilsson, C. ; Marklund, S. Emissions of Polychlorinated Dibenzodioxins and Dibenzofurans and Polychlorinated Biphenyls from Uncontrolled Burning of Garden and Domestic Waste（Backyard Burning）. *Environ. Sci. Technol.* 2005, 39（22）, 8790-8796.

34. Huisman,M. ;Eerenstein,S. E. J. ;Koopman-Esseboom,C. ;Brouwer,M. ;Fidler,V. ; Muskiet, F. A. J. ; Sauer, P. J. J. ; Boersma, E. R. Perinatal Exposure to Polychlorinated Biphenyls and Dioxins through Dietary Intake. *Chemosphere* 1995,31（10）,4273-4287.

35. IPCC. Chapter 10—Waste Management. In *Climate Change* 2007, *Mitigation. Contribution of Working Group* Ⅲ *to the Fourth Assessment Report of the Intergovernmental Panel on Climate Change*; Bogner, J. , Metz, B. , Davidson, O. R. , Bosch, P. R. , Dave, R. , Meyer,L. A. ,Eds. ;Cambridge University Press：Cambridge,2007.

36. Jain, N. ; Bhatia, A. ; Pathak, H. Emission of Air Pollutants from Crop Residue Burning in India. *Aerosol Air Qual. Res.* 2014,14,422-430.

37. Kakareka, S. V. ; Kukharchyk, T. I. PAH Emission from the Open Burning of Agricultural Debris. *Sci. Total Environ.* 2003,308,257-261.

38. Kawashiro,Y. ;Fukata,H. ;Omori-Inoue, M. ;Kubonoya,K. ;Jotaki,T. ;Takigami,H. ; Sakai, S. ; Mori, C. Perinatal Exposure to Brominated Flame Retardants and Polychlorinated

Biphenyls in Japan. *Endocr. J.* 2008,55,1071-1084.

39. Keshtkar, H.; Ashbaugh, L. L. Size Distribution of Polycyclic Aromatic Hydrocarbon Particulate Emission Factors from Agricultural Burning. *Atmos. Environ.* 2007, 41 (13), 2729-2739.

40. Kharlamova, G.; Kirillova, N. Nanomaterials in Environmental Contamination: Their Nanotoxicological Peculiarities. In *Technological Innovations in Sensing and Detection of Chemical, Biological, Radiological, Nuclear Threats and Ecological Terrorism, NATO Science for Peace and Security Series: Chemistry and Biology*; Vaseashta, A., et al., Eds.; Springer Science + Business Media B. V.: Dordrecht, 2011; pp 131-140.

41. Kiviranta, H.; Hallikainen, A.; Ovaskainen, M. L.; Kumpulainen, J.; Vartiainen, T. *Dietary Intakes of Polychlorinated Dibenzo - p - dioxins, Dibenzofurans and Polychlorinated Biphenyls in Finland. Food Additives and Contaminants*; Kiviranta, H., et al., Eds.; Dietary Intakes of Polychlorinated Dibenzo - p - dioxins, Dibenzofurans and Polychlorinated Biphenyls in Finland. *Food Addit.* 2001,18 (11),945-953.

42. Kunisue, T.; Watanabe, M.; Iwata, H.; Subramanian, A.; Monirith, I.; Minh, T. B.; Baburajendran, R.; Tana, T. S.; Viet, P. H.; Prudente, M.; Tanabe, S. Dioxins and Related Compounds in Human Breast Milk Collected Around Open Dumping Sites in Asian Developing Countries: Bovine Milk as a Potential Source. *Arch. Environ. Contam. Toxicol.* 2004,47,414.

43. Labunska, I.; Harrad, S.; Wang, M.; Santillo, D.; Johnston, P. Human Dietary Exposure to PBDEs around E - Waste Recycling Sites in Eastern China. *Environ. Sci. Technol.* 2014,48 (10),5555-5564.

44. Lemieux, P. M.; Lutes, C. C.; Santoianni, D. A. Emissions of Organic Air Toxics from Open Burning: A Comprehensive Review. *Progr. Energy Combust.* Sci. 2004,30 (1),1-32.

45. Llobet, J. M.; Domingo, J. L.; Bocio, A.; Casas, C.; Teixidó, A.; Müller, L. Human Exposure to Dioxins through the Diet in Catalonia, Spain: Carcinogenic and Non - carcinogenic Risk. *Chemosphere* 2003,50,1193-1200.

46. Ludewig, G.; Lehmann, L.; Esch, H.; Robertson, L. W. Metabolic Activation of PCBs to Carcinogens In Vivo—A Review. *Environ. Toxicol. Pharmacol.* 2008,25,241-246.

47. Lundin, L.; Gullett, B.; Carroll, Jr., W. F.; Touati, A.; Marklund, S.; Fiedler, H. The Effect of Developing Nations' Municipal Waste Composition on PCDD/PCDF Emissions from Open Burning. *Atmos. Environ.* 2013,79,433-441.

48. Manahan, S. E. *Environmental Chemistry*, eighth ed. CRC Press LLC: Boca Raton, FL, 2005.

49. Murphy, L. E.; Gollenberg, A. L.; Buck Louis, G. M.; Kostyniak, P. J.; Sundaram, R. Maternal Serum Preconception Polychlorinated Biphenyl Concentrations and Infant Birth Weight. *Environ. Health Perspect.* 2010,118,297-302.

50. Nakao, T.; Aozasa, O.; Ohta, S.; Miyata, H. Formation of Toxic Chemicals Including

Dioxin-Related Compounds by Combustion from a Small Home Waste Incinerator. *Chemosphere* 2006,62,459-468.

51. NDDH-DAQ (North Dakota Department of Health, Division of Air Quality). *North Dakota Air Pollution Control Rules*, 2007 (Chapter 33-15-04).

52. Ni, H. -G.; Lu, S. -Y.; et al. Brominated Flame Retardant Emissions from the Open Burning of Five Plastic Wastes and Implications for Environmental Exposure in China. *Environ. Pollut.* 2016,214,70-76.

53. Noakes, P. S.; Taylor, P.; Wilkinson, S.; Prescott, S. L. The Relationship between Persistent Organic Pollutants in Maternal and Neonatal Tissues and Immune Responses to Allergens: A Novel Exploratory Study. *Chemosphere* 2006,63,1304-1311.

54. Ohiokpehai, O. Nutritional Aspects of Street Foods in Botswana. *Pak. J. Nutr.* 2003,2 (2),76-81.

55. Parrot, L.; Sotamenou, J.; et al. Municipal Solid Waste Management in Africa: Strategies and Livelihoods in Yaounde, Cameroon. *Waste Manage.* 2009,29 (2),986-995.

56. Proietti, I.; Frazzoli, C.; Mantovani, A. Identification and Management of Toxicological Hazards of Street Foods in Developing Countries. *Food Chem. Toxicol.* 2014,63,143-152.

57. Pussemier, L.; L. Mohimont, et al. Enhanced Levels of Dioxins in Eggs from Free Range Hens: A Fast Evaluation Approach. *Talanta* 2004,63 (5),1273-1276.

58. Ramaswami, A.; Baidwan, N. K.; et al. Exploring Social and Infrastructural Factors Affecting Open Burning of Municipal Solid Waste (MSW) in Indian Cities: A Comparative Case Study of Three Neighborhoods of Delhi. *Waste Manage Res.* 2016,34 (11),1164-1172.

59. Rappolder, M.; Bruders, N.; Schroter-Kermani, C. Comparison of Congener Patterns and TEQs in Environmental and Human Samples. *Organohal. Compd.* 2005, 67, 2086-2089.

60. Schmid, P.; Gujer, E.; Zennegg, M.; Studer, C. Temporal and Local Trends of PCDD/F Levels in Cow's Milk in Switzerland. *Chemosphere* 2003,53,129-136.

61. Schmidt, C. W. Unfair Trade: E-Waste in Africa. Environ. *Health Perspect.* 2006, 114, A232-A235.

62. Sindiku, O.; Babayemi, J. O.; Tysklind, M.; Osibanjo, O.; Weber, R.; Watson, A.; Schlummer, M.; Lundstedt, S. Polybrominated Dibenzo-*p*-dioxins and Dibenzofurans (PBDD/ Fs) in E-Waste Plastic in Nigeria. Environ. Sci. Pollut. Res. 2015,22 (19),14515-14529.

63. Stockholm Convention. *Stockholm Convention on Persistent Organic Pollutants*, 2001. Full Text for Download in English. http://www. pops. int/documents/convtext/convtext_en. pdf.

64. Tait, S.; La Rocca, C.; Mantovani, A. Exposure of Human Fetal Penile Cells to Different PCB Mixtures: Transcriptome Analysis Points to Diverse Modes of Interference on External Genitalia Programming. Reprod. Toxicol. 2011,32,1-14.

65. Tan, J.; Loganath, A.; Chong, Y. S.; Obbard, J. P. Exposure to Persistent Organic

Pollutants in Utero and Related Maternal Characteristics on Birth Outcomes: A Multivariate Data Analysis Approach. *Chemosphere* 2009,74,428-433.

66. Todaka,T. ;Hirakawa,H. ;Kajiwara,J. ;Hori,T. ;Tobiishi,K. ;Yasutake,D. ;Onozuka, D. ; Sasaki, S. ; Miyashita, C. ; Yoshioka, E. ; Yuasa, M. ; Kishi, R. ; Iida, T. ; Furue, M. Relationship between the Concentrations of Polychlorinated Dibenzo-*p*-dioxins, Polychlorinated Dibenzofurans, and Polychlorinated Biphenyls in Maternal Blood and those in Breast Milk. *Chemosphere* 2010,78,185-192.

67. Toms,L. M. ;Harden,F. ;Paepke,O. ;Hobson,P. ;Ryan,J. J. ;Mueller,J. F. Higher Accumulation of Polybrominated Diphenyl Ethers in Infants than in Adults. *Environ Sci. Technol.* 2008,42,7510-7515.

68. Toms, L. M. ; Hearn, L. ; Kennedy, K. ; Harden, F. ; Bartkow, M. ; Temme, C. ; et al. Concentrations of Polybrominated Diphenyl Ethers (PBDEs) in Matched Samples of Human Milk,Dust and Indoor Air. *Environ. Int.* 2009,35,864-869.

69. Tue,N. M. ;Goto,A. ;Takahashi,S. ;Itai,T. ;Asante,K. A. ;Kunisue,T. ;Tanabe,S. Release of Chlorinated, Brominated and Mixed Halogenated Dioxin - Related Compounds to Soils from Open Burning of E-Waste in Agbogbloshie (Accra,Ghana). J. Hazard. Mater. 2016, 302,151-157.

70. UN-HABITAT. *Collection of Municipal Solid Waste in Developing Countries.* United Nations Human Settlements Programme (UN-HABITAT);Nairobi,2010.

71. UNEP. Guidance on the Global Monitoring Plan for Persistent Organic Pollutants. Stockholm Convention on Persistent Organic Pollutants (UNEP/POPS/COP. 6/INF/ 31),2013.

72. United Nations,Department of Economic and Social Affairs,Population Division. *World Population Prospects:The 2015 Revision.* United Nations;New York,2015.

73. Valavanidis,A. ;Iliopoulos,N. ;Gotsis,G. ;Fiotakis,K. Persistent Free Radicals,Heavy Metals and PAHs Generated in Particulate Soot Emissions and Residue Ash from Controlled Combustion of Common Types of Plastic. *J. Hazard. Mater.* 2008,156 (1),277-284.

74. Van den Berg, M. ; Denison, M. S. ; Birnbaum, L. S. ; Devito, M. J. ; Fiedler, H. ; Falandysz, J. ; Rose, M. ; Schrenk, D. ; Safe, S. ; Tohyama, C. ; Tritscher, A. ; Tysklind, M. ; Peterson, R. E. Polybrominated Dibenzo - *p* - dioxins, Dibenzofurans, and Biphenyls: Inclusion in the Toxicity Equivalency Factor Concept for Dioxin-Like Compounds. *Toxicol Sci.* 2013,133,197-208.

75. Vassiliadou, I. ; Papadopoulos, A. ; Costopoulou, D. ; Vasiliadou, S. ; Christoforou, S. ; Leondiadis, L. Dioxin Contamination after an Accidental Fire in the Municipal Landfill of Tagarades,Thessaloniki,Greece. *Chemosphere* 2009,74 (7),879-884.

76. Waleij,A. ;Edlund,C. ;Holmberg,M. ;Lesko,B. ;Liljedahl,B. ;Lindblad,A. ;Melin, L. ; Normark, M. ; Sandström, B. ; Sedig, M. ; Sundström, S. ; Westerdahl, K. S. *SUDAN*

Environmental and Health Risks to Personnel to be Deployed to Sudan—Pre-deployment Assessment. FOI—Swedish Defence Research Agency, NBC Defence: Umeå, Stockholm, 2004.

77. Wevers, M.; De Fre, R.; Desmedt, M. Effect of Backyard Burning on Dioxin Deposition and Air Concentrations. *Chemosphere* 2004, 54, 1351-1356.

78. WHO. *Assessment of the Health Risk of Dioxins: Re-evaluation of the Tolerable Daily Intake (TDI).* WHO Consultation: Geneva, Switzerland, 1998.

79. WHO. *Children's Health and the Environment. WHO Training Package for the Health Sector.* World Health Organization, 2008.

80. WHO. *Persistent Organic Pollutants: Impact on Child Health.* World Health Organization, 2010.

81. WHO. Safety Evaluation of Certain Food Additives and Contaminants. Supplement 1: Non-dioxin-Like Polychlorinated Biphenyls. *WHO Food Additives Series:* 71-S1, 2016.

82. Wiedinmyer, C.; Yokelson, R. J.; Gullett, B. K. Global Emissions of Trace Gases, Particulate Matter, and Hazardous Air Pollutants from Open Burning of Domestic Waste. *Environ. Sci. Technol.* 2014, 48 (16), 9523-9530.

83. Wilhelm, M.; Wittsiepe, J.; Lemm, F.; Ranft, U.; Kramer, U.; Furst, P.; Roseler, S. C.; Greshake, M.; Imohl, M.; Eberwein, G.; Rauchfuss, K.; Kraft, M.; Winneke, G. The Duisburg Birth Cohort Study: Influence of the Prenatal Exposure to PCDD/Fs and Dioxin-Like PCBs on Thyroid Hormone Status in Newborns and Neurodevelopment of Infants until the Age of 24 Months. *Mutat. Res.* 2008, 659, 83-92.

84. Wong, M.; Wu, S.; Deng, W.; Yu, X.; Luo, Q.; Leung, A.; Wong, C.; Luksemburg, W.; Wong, A. Export of Toxic Chemicals: A Review of the Case of Uncontrolled Electronic-Waste Recycling. *Environ. Pollut.* 2007, 149, 131-140.

85. World Bank. What a Waste—A Global Review of Solid Waste Management. *Urban Development Series Knowledge Papers.* World Bank, 2012. Available at http://go.worldbank.org/BCQEP0TMO0.

上皮细胞-间充质转化（EMT）及其作为食品毒理学潜在标志物的作用

12

LUDOVIC PEYRE[1]* and MAEVA GIRAUDO[2]

[1] UMR 1331 TOXALIM(Research Center in Food Toxicology) , Institut National de la Recherche Agronomique(INRA) , Laboratory of Xenobiotic´s Cellular and Molecular Toxicology, 400 route des Chappes, BP 167, 06903 Sophia-Antipolis Cedex, France

[2] Environment and Climate Change Canada, Aquatic Contaminants Research Division, 105 McGill Street, Montreal, QC, Canada H2Y 2E7 * Corresponding author. E-mail: ludomailinra@ gmail. com

摘要

上皮细胞-间充质转化(EMT)是发生在癌变早期(纤维化)和晚期(转移)阶段的一个过程。另一方面,EMT 是一种可导致胚胎发育和组织修复的多阶段生理现象,其被定义为上皮细胞特征的丧失,如细胞黏附连接、细胞极性以及间质性质的获得,从而赋予细胞修饰细胞外基质的能力,使其对细胞凋亡产生抗性并能够进行迁移,最终侵入邻近组织。在过去的二十年中,人们发现许多环境中的外源物质能够模仿内源性信号(激素、细胞因子等),从而导致 EMT 的激活。由于使用 EMT 生物标志物作为预测工具,现在可以同时识别食品污染物的致畸和促肿瘤作用。

12.1 上皮细胞-间充质转化(EMT) 的研究历史

EMT 是一个复杂的生物学过程,涉及细胞形态学和功能的转变,长期以来与不同细胞现象如转化、扩散和转分化有关,即已分化细胞转化为其他分化细胞。EMT 在生物体内发挥着重要的生理和病理作用,例如胚胎发育、伤口修复、免疫调节等。EMT 的过程包括上皮细胞形态学改变、上皮细胞间连接断裂、细胞基质附着分子表达改变、上皮细胞迁移、细胞侵袭能力增强、细胞极性和细胞骨架重构等多个方面。在 EMT 过程中,上皮细胞通过表达间质细胞特征标志物和基质分子,从而获得间质细胞的特征,且该过程受到多种内外因素的调节,如细胞因子、生长因子、转录因子、miRNA 等。EMT 和许多疾病的发生与发展密切相关,EMT 不仅存在于胚胎发育的过程中,同时与多种慢性病,如肾纤维化的发生、肿瘤的侵袭及转移等有着密切的联系。在毒理学领域,许多化学物质和环境污染物被证明能够诱导 EMT 发生,从而导致人体疾病的发生和发展。在当时,科学家们缺乏合适的手段来检测和分离上皮细胞、间质细胞以及干细胞的标志物,EMT 与不同细胞行为的复杂关联在大量文献中被提及与例证,代表了生物学的一个时代。然而,尽管条件有限,发展生物学家对 EMT 这一过程的兴趣已经持续了近一个世纪。

1908 年,加拿大动物学家 Franck Rattray Lillie 在 *The Development of the Chick*[1]一书中首次描述了一种相关的 EMT 现象[1]。同时,德国生物学家 Theodor Boveri 预测了基质在肿瘤发展中的功能作用,认为其是影响癌症发展的关键因素之一[2]。然而,直到 1960 年底,哈佛医学院的 Elizabeth Hay 才首次阐述了胚胎发育早期的 EMT[3]。20 多年后,她的学生 Gary Greenburg 在一项著名的实验中证实了这一结果,其观察到沉积在胶原基质上的鸡胚上皮细胞采用了间质表型[4]。与此同时,法国国家科学研究中心的 Jean-Paul Thiery 及其团队发现,培养的大鼠膀胱癌细胞能够转化为侵袭性间叶肿瘤细胞,随后恢复至它们的原始状态[5]。由于这是一个相当新的、尚未被完全解读的现象,"可塑性"一词通常用于描述这一细胞过程。当今公认的 EMT 先驱 Jean-Paul Thiery 认为,对 EMT 的第一次真正定性是由 Michael Stoker 和 Michael Thiery 于 1985 年做出的,他们从纤维化细胞中发现了一些促进上皮细胞迁移的分散因子[6,7]。

最后,在 20 世纪 90 年代,人们逐渐认清 EMT 与发育机制、肿瘤的发展及其转移之间的关联[8]。归功于 Hay 的研究[9,10],这一关联在大量的体外模型中得到了很好的阐述,但直到 2008 年,才在乳腺癌患者的体内首次观察到 EMT 的迹象[11]。随后,科研人员通过探究 EMT 诱导的肿瘤细胞对癌症复发治疗剂的耐药性,并对这一独特现象开展了进一步研究,并取得了癌症治疗方面的实质性进展。如今,在发育生物学、临床病理学、环境科学和毒理学等不同研究领域已有超过 14000 篇关于 EMT 的文章。在毒理学领域,许多化学物质和环境污染物被证明能够诱导 EMT,从而导致许多疾病的发生。例如,砷、镉、铅、汞等重金属,以及苯并芘、二噁英、氯乙烯等有机污染物质,均能诱导 EMT,并增加癌细胞的侵袭和转移能力。此外,许多代谢产物,如一氧化氮、丙酮酸、乳酸等,也被发现对 EMT 具有诱导作用。与此同时,有学者发现,一些天然化合物,如姜黄素、维生素 D 和多酚等,能够抑制 EMT 的发生,具有潜在的治疗作用。有趣的是,在食品毒理学中存在一个悖论,能够诱导机体发生 EMT 的化学污染物[12]、毒素[13]和代谢产物[14]与姜黄素[15]、维生素 D[16]或多酚[17]等天然的 EMT 抑制剂化合物存在拮抗效应。本章将总结目前关于 EMT 过程的知识及其与食品毒理学相关疾病的关系。

12.2 一般机制

EMT,是指上皮细胞通过特定程序转化为具有间质表型细胞的生物学过程。在组织重建、转移和多种纤维化疾病中发挥了重要作用,其主要的特征有细胞黏附分子(如 E-钙黏着蛋白)表达的减少、细胞角蛋白细胞骨架转化为波形蛋白为主的细胞骨架及形态上具有间充质细胞的特征等。总体而言,这些行为最终导致基底极性的丧失,同时,细胞获得间质特征而拥有新功能[18,19]。在 EMT 过程中可以观察到各种细胞行为,如细胞骨架组织的变化与应力纤维的形成,焦点附着斑的重排和细胞外基质(ECM)[20]的修饰。此外,细胞具有迁移和侵袭能力,有氧糖酵解增强,抗凋亡能力增强(图 12.1)。

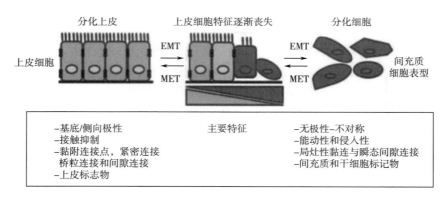

图 12.1 EMT 过程中细胞特征的变化

EMT 可以由不同的内源性刺激引起,如稳态条件下的激素,也可以由感染因子、毒素、化学物质、氧化应激、炎症(如细胞因子的产生)、缺氧以及 ECM 成分的变化引起。这种细胞转化是由局部激素分泌促进的,如转化生长因子 β(TGF-β)、表皮生长因子(EGF)、胰岛素样生长因子(IGF)或成纤维细胞生长因子(FGF),但也需要诱导剂的持续作用[即表皮生长因子受体、刺猬蛋白、无翼整合位点(Wnt)/β-连环蛋白、TGF-β/TGF-βR/TGF-βr 和ECM β1-integrin 信号通路],以防止细胞恢复至原始表型[21]。

EMT 是一个可逆的生物过程,发生于胚胎发育、伤口愈合、纤维化和癌细胞转移等过程中,所涉及的信号通路和标志物的表达存在组织依赖性的差异[22]。有趣的是,经历 EMT 的细胞具有多功能干细胞特性,允许它们离开肿瘤,侵入其他组织,并在恢复增殖前通过 EMT定居。众所周知,这些细胞对治疗有抵抗作用,是疾病复发的罪魁祸首[23]。槟榔诱导口腔黏膜纤维化的发病机制是阐明 EMT 一般机制的绝佳例证[24]。这类炎症性癌前纤维化的情况被认为是在机体对槟榔的反应过程中 TGF-β 依赖性信号通路激活的结果,并导致成纤维细胞的激活和纤维化标志物(如 α-肌动蛋白和胶原蛋白)的表达。相反,黄芪素(一种在柿叶和绿茶种子中发现的山奈酚-3-O-葡萄糖苷),经过 EMT 抑制处理后,在呼吸道和肺部展现出抗纤维化特性[25]。总体而言,这些数据揭示了食物中的天然化合物之间复杂的相互作用,但同时表明,当 EMT 诱导剂的数量和浓度增加时,特别是当通过食品化学污染物暴露引起的 EMT 诱导剂增加时,积极和消极作用之间的平衡变得更加脆弱。食品化学污染物包括农药残留、重金属、塑料添加剂等,它们可以通过饮食摄入或环境暴露进入人体。这些化学物质可能干扰正常的细胞信号传导途径,导致 EMT 过程的异常激活或抑制,进而影响细胞的正常功能和组织的健康状态。因此,监测和控制食品化学污染以及其他潜在 EMT 诱导剂的暴露对于维持细胞的健康状态、预防相关疾病的发生至关重要。

12.3　上皮细胞-间充质转化(EMT)过程的细节

12.3.1　上皮标志物和功能的丧失

12.3.1.1　细胞间的相互作用

在 EMT 的第一步,上皮细胞逐渐失去关键蛋白的表达,尤其是那些参与细胞间相互作用和 ECM 细胞交换的蛋白。相关文献已经报道了许多膳食植物化学物质或农药能够调节细胞连接标志物的表达,从而导致细胞间相互作用紊乱。例如,虽然二萜鼠尾草酚[26]或木犀草素和槲皮素[27]的混合物对 EMT 诱导的转移有保护作用,但多数有机氯农药会加剧细胞间连接的损失[28,29],此外,已经证明细胞黏附的丧失与细胞在体内的迁移、侵袭和最终传播有关[30],在这种情况下,四种主要的黏附和交流连接减少:细胞-细胞黏附连接(AJs),紧密连接(TJs),间隙连接(GJs)和桥粒。AJs 通过钙黏着蛋白的作用实现上皮细胞之间的稳定接触,钙黏着蛋白是一组跨膜糖蛋白,可介导钙依赖性的同胞黏附[31,32]。E-钙黏着蛋白似乎是 AJs 的主要成分,并借助参与 AJ 稳定,被称为连环蛋白(即 α/β-连环蛋白和 P-120-连环蛋白)的细胞内分子并与细胞骨架相连。TJs 主要由称为 claudins 和 occludins 的跨膜蛋白组成,位于上皮细胞的顶端外侧部分,它们在细胞极化中发挥重要作用[33]。它们将细胞的顶端和基底面分开,抑制溶质和水向细胞旁空间流动[34]。GJs 跨膜通道,由两个称为连接子的孔组成。每个连接子由 6 个环状的连接蛋白组成,可以选择性地控制相邻细胞之间的小分子运输(<1ku)[35]。最后,桥粒在相邻上皮细胞的侧边与钙黏着蛋白样分子(如桥粒芯蛋白和桥粒芯胶黏蛋白)之间形成附着点,它们通过过渡蛋白(如桥粒蛋白和 γ-连环蛋白)与细胞角蛋白纤维结合,形成桥粒板[36]。

12.3.1.2　衰老的双重作用

从癌症研究中获得的经验教训使生物学家认识到,在不合适的事件(如细胞接触丧失、端粒功能障碍、致癌、氧化或基因毒性应激)中应用显著的细胞策略,都导致了异常增殖的抑制。在肿瘤发展的早期阶段,癌症保护程序可以参与细胞凋亡过程,诱导短暂的生长停滞,或细胞进入衰老期[37]。第一种反应是诱导细胞停止生长,随后细胞发生许多代谢变化,尽管有生长因子和营养物质存在,但细胞无法增殖。衰老导致细胞体积增加以及细胞质和细胞核的其他形态学变化。尽管衰老通常被认为是一种肿瘤抑制机制[38,39],但它也可能促进肿瘤的发展与转移。事实上,EMT 过程可以预防衰老,这一现象似乎部分与 Twist 家族 BHLH 转录因子(TWIST1/2)的过度表达有关,Twist 家族 BHLH 转录因子存在于许多癌症中,且已知其会干扰锌指 E 盒结合同源盒 1(Zinc finger E-box-binding homeobox 1,ZEB1)[40],P53 和视网膜母细胞瘤(Rb)蛋白[41]。与之相悖的是,衰老在调节微环境中基质细胞之间的相互作用方面也起着重要作用。例如,肿瘤中成纤维细胞衰老的增加可能导致促炎症能力的增强,这些被称为"衰老相关分泌表型"的细胞释放白细胞介素等炎性因子,这些因子作用于邻近的上皮细胞,并通过诱导 EMT 过程[42]促进肿瘤细胞的转移和侵袭能力,从而推动肿瘤的发展。由此观之,衰老细胞可以通过抑制异常增殖来维持组织健康,但同时可能具有促进肿瘤发展的潜在作用。对于以上悖论的理解,有助于我们更好地认识衰老过程在肿瘤发生和发展中起到的复杂作用。进一步研究衰老细胞与肿瘤微环境的相互作用,以及其中涉及的分子机制,有助于揭示肿瘤发展进程,提出肿瘤治疗的新策略。

12.3.1.3 抗失巢凋亡

已有研究表明,在 EMT 期间,细胞存活率有所增加,这意味着在上皮-间质的转化过程中,细胞可能具有更高的存活能力。在上皮组织中,许多相互作用是维持细胞稳态所必需的,例如由钙黏着蛋白控制的细胞/细胞相互作用和细胞/ECM 相互作用,其中整合素起着重要作用[43]。这些相互作用共同诱导不同信号级联的激活,从而调节抗凋亡基因的表达。在稳态条件下,随着黏附性的逐渐丧失,细胞可以进入称为失巢凋亡的细胞凋亡过程。然而,在 EMT 过程中,上皮细胞黏附性的丧失不会通过抗失巢凋亡[44]的现象而引发细胞凋亡,这一生理过程控制了细胞周期,并更新了肠上皮细胞[45]。目前已知百草枯[46]、一氧化氮[47]或葡萄糖等化学物质的摄入可增强细胞对失巢凋亡的抵抗。如同在细胞凋亡中,失巢凋亡诱导半胱天冬蛋白酶和内切酶的激活、DNA 断裂、B 细胞淋巴瘤-2(Bcl2)/B 细胞淋巴瘤特大(Bcl-xl)或 Bcl2 相关 X 蛋白(Bax)/Bcl-xl 平衡的调节,以及内在(如细胞色素 C 释放的线粒体通透性)和外在[如 Fas 配体和肿瘤坏死因子受体(TNF-R)激活]信号的激活。其他分子也参与了失巢凋亡,如肿瘤抑制因子 $p16^{INK4a}$,一种控制细胞周期的蛋白依赖性激酶抑制剂。值得一提的是,经历 EMT 的细胞对癌症治疗(如化疗)有很强的抵抗力[49],这种耐药部分受 Ras-细胞外信号调节激酶(Ras/ERK)、磷脂酰肌醇-3-激酶(PI3K)/Akt 和核因子 κB(NF-κB)通路调控,这些通路负责抗凋亡基因表达[50]。由于抗凋亡肿瘤细胞通常具有较高的转移潜力,EMT 如今被认为是癌症发展进程中的一个重要部分。

12.3.2 间质标志物的获得

12.3.2.1 细胞连接

间质细胞是非极化细胞,由于缺乏细胞间连接和特异性酶分泌而导致 ECM 降解,因此它们能够单独迁移和侵袭[51]。间质细胞与成纤维细胞的组织和定位非常相似,例如,与上皮细胞相比,间质细胞的细胞角蛋白水平较低[52]。专家认为,E-钙黏着蛋白是表达最多、特征最明显的 EMT 上皮标志物,而 N-钙黏着蛋白是主要的间质标志物之一,该类蛋白通常存在于预迁移细胞,如神经元和内皮细胞、成纤维细胞、成骨细胞(OB)、肌细胞、卵母细胞、支持细胞、精子细胞和软骨中。N-钙黏着蛋白与基质和内皮细胞以及 FGFR1 相互作用,导致有丝分裂原活化蛋白激酶(MAPKs)/ERK 通路的持续激活。研究表明,N-钙黏着蛋白表达的增加通常伴随着 E-钙黏着蛋白基因表达的抑制,这赋予了细胞的迁移能力[53],正如近期在人卵巢癌细胞[54]中发现二苯甲酮-1 和 4-叔辛基苯酚[两种疑似内分泌干扰物(EDs)的案例所述]。因此,E-钙黏着蛋白/N-钙黏着蛋白转换是目前公认研究 EMT 的最有效工具。OB-钙黏着蛋白(即钙黏着蛋白-11)也被定义为 EMT 预测因子,但数据是矛盾的,并取决于所研究的细胞模型。成 OB-钙黏着蛋白主要在间质组织中表达,并与 TGF-β 信号通路相互作用,这一标志物首先在伤口愈合过程中起到作用,而后通过促进残余组织成纤维细胞向肌成纤维细胞分化达到促纤维化的作用[55]。除了钙黏着蛋白,其他一些标志物也被用于识别和鉴定 EMT。如,蜗牛转录因子、蛞蝓转录因子、嗅觉转录因子、微小 RNA 和骨架蛋白 FSP1、α-SMA、β-cat 波形蛋白等。其中,连环蛋白(catenin, cat)是上皮细胞间黏附素(E-cadherin, E-cad)发挥正常功能所必需的,通过相关蛋白 α、β、γ-cat(连环蛋白)经羟基端在细胞内与细胞骨架的微丝连接形成 E-cad/cat 复合体,参与细胞黏附、生长、增殖等过程。

12.3.2.2　转录因子的产生

许多因子由于在胚胎发育过程中的作用而被首次关注,并由此发现其与 EMT 相关。Snail 1、Snail 2、Twist 1、Twist 2 以及 ZEB 1、ZEB 2 都是决定性因素中的一部分,其作用取决于细胞类型。

Snail 基因是能够负向调节 EMT 标志物紧密连接蛋白、咬合蛋白和 E-cad 表达的强抑制因子[56]。*Snail* 基因受 FGF、肝细胞生长因子(HGF)、Wnt、TGF-β、骨形态发生蛋白(BMP)、EGF、Notch、干细胞因子、整合素、细胞因子和雌激素的调节[57]。*Snail* 基因在不同类型癌症中表达的增加与其他上皮细胞标志物(如细胞角蛋白或桥斑蛋白)的下调相关,且随着增殖和生存基因表达(如细胞周期蛋白 D、细胞周期蛋白依赖性激酶 4、P53、BH3 相互作用结构域,半胱氨酸蛋白酶)的变化,*Snail* 的表达也会发生变化。此外,*Snail* 的表达还与间质标志物如纤维连接蛋白和玻连蛋白的增加呈正相关,并通过金属蛋白酶(MMPs)和 RhoB 的正向调控与细胞形状和运动的改变相关联[58]。最后,*Snail* 基因表达与癌细胞转移时的侵袭力相关[59]。在癌症发展的进程中,癌细胞经历 EMT,从而获得更强的侵袭和转移能力,而 *Snail* 基因的表达可以促进 EMT 的发生,从而增强癌细胞的侵袭和转移能力。因此,*Snail* 基因在癌症的预后评估中具有重要的临床意义。

Twist 1、Twist 2 是一类基本螺旋-环-螺旋转录因子,它们在许多癌症中过量表达,并且通常与基因转移相关[60],这两种蛋白的表达受诸多因素的影响,如:信号因子(如 FGF、IGF1、EGF、BMP、Wnt)和细胞因子[例如 TGF-β、TNF-α、干扰素 α、白细胞介素 17(IL-17)],转录因子[例如 msh homeobox 2(MSX2),v-myc 禽骨髓细胞瘤病病毒癌基因神经母细胞瘤源性同系物(N-MYC)、NF-κB、原癌基因酪蛋白激酶 1(SRC-1)、信号转导子和转录激活子 3(STAT-3)],应激条件(如缺氧、机械压缩)等。Twist 1、Twist 2 调节 E-钙黏着蛋白的表达,抑制 Myc/ADP-核糖化因子(ARF)/p53 的激活,并调控肌原性分化(MyoD)、肌细胞增强因子 2(MEF-2)、RUNT 相关转录因子 1/2(RUNX1/2)、过氧化物酶体增殖剂激活受体 γ 辅激活物 1-α(PGC1-α)和 NF-κB 转录因子[41]。Twist 1、Twist 2 具有胚胎、组织特异性和致癌性(即化疗抗性和血管生成),这使得它们在 EMT 过程中必不可少。

ZEB 1、ZEB 2 主要在间质细胞和神经元祖细胞中表达,并在发育性疾病中发生突变[61]。ZEB 1、ZEB 2 受 TGF-β/Smads、Ras/MAPK、缺氧诱导因子(HIF)1α、Rb、NF-κB 和 Wnt/β-连环蛋白信号通路调控,这些信号通路通过调节 ZEB 1、ZEB 2 的表达,进而影响细胞的表型和功能。ZEB 1、ZEB 2 抑制 E-钙黏着蛋白的表达,同时抑制 TJ 蛋白编码基因 *ZO-3* 和 *plakophilin-2* 等上皮稳态相关基因的表达,这些因子激活 MMP 家族成员,增加干细胞标志物[如 Kruppel 样因子 4(KLF4)],并且能够抑制 miR-200 家族[57],从而影响细胞的表型和功能。

除了 ZEB 1、ZEB 2 之外,与 EMT 相关的其他重要转录因子也已经被发掘[62-68]。其中,骨桥蛋白 A(OPN)、HiF-1α、SRY 相关 HMG 盒(SOX)、Gli、c-MYC、八聚体结合转录因子 4(OCT-4)、NANOG、T 细胞因子 3 和 4(TCF-3/4)、MSX2、DNA 结合蛋白抑制剂 1(Id-1)、Smad2/Smad4/淋巴增强因子 1(Lef-1)、NF-κB、叉头盒蛋白 2(FOX-C2)、雌激素受体 α(ER-α)、CArG 盒结合因子 A(CBF-A)/KRAB 相关蛋白 1(KAP-1)/成纤维细胞转录位点 1(FTS-1)和 Ets-1 等已被证明能够调节特异性标志物的表达,并参与不同的细胞过程,如 AJs 的丧失、肌动蛋白的分解、ECM 的重组、迁移和侵袭。

其中,骨桥蛋白 A(OPN)是一种骨基质蛋白,在肿瘤细胞中高度表达,能够促进肿瘤细胞的侵袭和转移。HiF-1α 是一种重要的缺氧诱导因子,能够调节多种与肿瘤发生和发展相关的基因表达,包括 VEGF、PDGF、TGF-β 等。SRY 相关 HMG 盒(SOX)是一类重要的转录因子,能够调节细胞分化和干细胞自我更新。Gli 是一种转录因子家族,参与 Wnt、Hedgehog 等信号通路的调节,与肿瘤的发生和发展密切相关。c-MYC 是一种重要的转录因子,能够促进细胞增殖和肿瘤的发生。八聚体结合转录因子 4(OCT-4)和 NANOG 是干细胞自我更新和分化的关键转录因子,参与肿瘤干细胞的维持和发展。T 细胞因子 3 和 4(TCF-3/4)是 Wnt 信号通路的关键调节因子,主要参与肿瘤细胞的侵袭和转移。MSX2 是一类与骨发育高度相关的转录因子,在肿瘤细胞中也发挥着重要的作用。DNA 结合蛋白抑制剂 1(Id-1)是一种重要的转录因子,参与肿瘤细胞的增殖和侵袭。Smad2/Smad4/淋巴增强因子 1(Lef-1)是 TGF-β 信号通路的关键调节因子,参与肿瘤细胞的侵袭和转移。NF-κB 是一种重要的转录因子,参与炎症反应和肿瘤细胞的增殖和侵袭。叉头盒蛋白 2(FOX-C2)是一种转录因子,参与肿瘤细胞的迁移和侵袭。雌激素受体 α(ER-α)是一种重要的转录因子,在乳腺癌等雌激素依赖性肿瘤中发挥着重要的作用。CArG 盒结合因子 A(CBF-A)/KRAB 相关蛋白 1(KAP-1)/成纤维细胞转录位点 1(FTS-1)和 Ets-1 等转录因子也参与肿瘤细胞的增殖和侵袭等过程。

总之,与 EMT 相关的转录因子众多,它们通过调节细胞的表型和功能,参与肿瘤细胞的侵袭和转移等过程。研究这些转录因子的调节机制和功能,对于深入了解肿瘤的发展进程,乃至毒理学方面的应用具有重要的意义。

12.3.2.3　与细胞外基质的相互作用

在 EMT 过程中,ECM 蛋白的合成转换导致间质成分[如 1 型胶原蛋白、纤连蛋白、富含半胱氨酸(SPARC)和 tenascin-C 的酸性分泌蛋白]的增加[69],它们通过影响细胞行为和功能,成为驱动迁移、黏附、侵袭和增殖的关键因素,可以认为是 EMT 和肿瘤发展的标志物[70]。

随着 α5β1、αvβ6 和 αvβ3 形式的整合素增加,整合素的表达发生了变化[71]。整合素是一类跨膜受体蛋白,属于异二聚体受体家族,并在胞质膜上与不同蛋白形成大型复合物[例如:整合素连接激酶(ILK) 、Src、paxilline、黏着斑激酶(FAK)] 。整合素将 ECM 蛋白连接到细胞骨架组分上,当整合素与它们的特异性配体如纤连蛋白和玻连蛋白过度表达时,它们在迁移、侵袭和增殖中发挥核心作用[72],整合素 α5β1 是这类蛋白质中最重要的部分,是 TGF-β 依赖 EMT 所必需的[73]。整合素 α5β1 是由 α5 亚基与 β1 亚基组成的异二聚体,是基质中纤连蛋白(fibronectin,FN) 的一个重要受体,在 FN 的多种功能中发挥着重要的信息传递作用。整合素 α5β1 只识别 FN 分子中的 RGD 序列(Arg-Gly-Asp,精氨酸-甘氨酸-天冬氨酸) 。整合素 α5β1 通过多种途径在肿瘤的发生、侵袭、转移中发挥重要作用。整合素 α5β1 在某些肿瘤中表达的显著变化也有助于肿瘤的辅助诊断和检测。人工抑制整合素 α5β1 的表达可以降低恶性肿瘤的成瘤性和转移性,提高患者生存率,有望成为肿瘤治疗中的又一重要思路。

ILK 是一种与整合素连接的多功能受体和胞内蛋白,也被用作 EMT 标志物,该蛋白调节多种细胞过程,包括细胞生长、增殖、凋亡、生存、分化、迁移和侵袭[74]。研究发现 ILK 在许多癌症中过度表达,是预后不良的标志之一,该激酶位于焦点黏附处,能够通过介导整合素信号的激活来激活 PI3K/AKT 通路[75]。由于该通路在许多癌症中均处于异常激活的状态,因此 ILK 也成为了癌症治疗的潜在靶点。

蛋白水解酶 MMPs 可以分泌或与细胞膜缔合,其主要功能是降解和重塑 ECM 成分,因此,它们对胚胎发育过程中的细胞增殖、分化和形态发生至关重要,且在维持组织稳态和控制成人的动态形态发生过程(如伤口愈合) 中也至关重要。MMPs 受 TWIST-1 因子和组织金属蛋白酶蛋白抑制剂的组织抑制剂控制[57]。由于间质细胞比上皮细胞分泌更多 MMPs,因此被用于 EMT 指示剂[76]。正常生理状态下,MMPs 与组织金属蛋白酶抑制剂(tissueinhibitors of metalloproteinases,TIMP) 共同调控 ECM 的更新,维持细胞的稳定性。MMP 失调能破坏肿瘤侵袭的组织屏障,通过促进基质的降解从而促进肿瘤突破基底膜和细胞外基质,侵袭至周围组织和转移至远处,或间接通过释放与基质相关的生长因子来促进肿瘤的生长、侵袭和转移。通过检测肿瘤周围 MMPs 的表达水平可在一定程度上判断肿瘤的侵袭性,因此,MMPs 已成为肿瘤研究和开发抗肿瘤药物的有吸引力的靶点。同时 MMPs 可调节肿瘤与基质的黏附,影响黏附因子的效力。

12. 3. 2. 4　肌动蛋白细胞骨架的变化:在细胞迁移和侵袭中的作用

波形蛋白是一种重要的应力纤维成分,可能是最常用的 EMT 标志物之一,该蛋白属于中间丝家族,在发育过程中主要在中胚层细胞、前体细胞和成纤维细胞中诱导。波形蛋白表达与侵袭性表型和预后不良的癌症相关[77],是一个很好的 EMT 标志物。然而,由于波形蛋白可以在应激细胞和上皮细胞的过渡性迁移过程中表达,因此必须像其他传统 EMT 指示剂一样谨慎使用。因此,在使用波形蛋白作为 EMT 标志物时,需综合考虑其他 EMT 指示剂的表达情况,以及肿瘤的特定情况,才能准确地评估肿瘤的 EMT 状态。波形蛋白的表达大多与 EMT 过程相关,并通过 EMT 促进肿瘤的侵袭转移,但也存在通过改变细胞骨架与相关蛋白的结构从而增加细胞的迁移能力,从而促进与致癌基因相关的致癌事件的发生。波形蛋白虽然参与自身免疫与肿瘤侵袭转移等病理过程,但其具体的作用机制与疾病的关系有待进一步探索。所以,深入研究波形蛋白在各种癌症发生发展中的分子机制,以及临床诊断、预后判断和肿瘤靶向治疗具有重要意义,未来有望成为抗肿瘤治疗靶点的新目标。

细胞迁移是一个复杂的生物学过程,涉及多个信号通路和分子机制的调节,该过程分为三个步骤:受体刺激、信号转导和细胞定向运动。细胞迁移首先取决于细胞受体[即 G 蛋白偶联受体和受体酪氨酸激酶(RTK)]的刺激感知,然后通过细胞内途径[即 AKT/PI3K、Src/FAK、janus 激酶(JAK)/STAT 和 ERK/MAPK]进行信号转导[78],最终导致了细胞定向和运动的最后一步,这一过程主要由控制肌动蛋白/肌球蛋白聚合和细丝组装的蛋白质引起。其中,Rho GTP 酶(即 Rho、Rac 和细胞分裂控制蛋白 42 Cdc42)的激活是细胞骨架动力学中的一个重要现象,这些蛋白质在收缩力组织、应力原纤维形成中起着核心作用,也负责细胞运动过程中的底物黏附[79]。细胞运动过程中 Rho GTP 酶活动的复杂性取决于三组调节蛋白:鸟嘌呤核苷酸交换因子、GTP 酶激活蛋白和鸟嘌呤核苷酸解离抑制剂。Rho GTP 酶还依赖于与丝氨酸/苏氨酸 p21 激活的激酶、Wiskott-Aldrich 综合征蛋白、rho 相关蛋白激酶(ROCK)、P120-连环蛋白、肌动蛋白相关蛋白 2 和 3(Arp2/3)和 mDia2 蛋白激活的相互作用[80]。在 EMT 期间,Rho GTP 酶活性的增加与肌动蛋白转换、局部黏连形成和细胞骨架重排的上调而获得的迁移特性有关[81]。

侵袭性细胞的迁移和转移是肿瘤发展和转移的关键步骤,它涉及多个分子和信号通路的调节。最后,MMPs 的活动和整合素受体在侵袭过程中也发挥了核心作用。MMPs 是一类钙离子依赖性的酶,它们参与了许多生物过程,包括细胞迁移、细胞增殖和细胞凋亡等。在肿瘤发展和转移中,MMPs 的活性与肿瘤细胞的侵袭和转移密切相关。MMPs 可以降解细胞外基质(ECM),从而促进肿瘤细胞的迁移和转移。同时,MMPs 还可以调节细胞内信号通路的活性,影响细胞的增殖和凋亡等生物过程。侵袭性细胞必须离开肿瘤并穿过内皮屏障到达血液和淋巴循环(即外渗),这需要与内皮细胞(如巨噬细胞和其他 ECM 细胞)密切协作,内皮细胞能够控制物质的通过与白细胞进出血液的过程。此外,细胞侵袭也使间质细胞浸润并定植邻近组织(即内渗),这一现象在几年前通过循环肿瘤细胞(CTC)得到了证实。事实上,在 EMT 标志物高度表达的患者血液中发现了 CTC[82],这强调了 EMT 在癌症发展过程中的重要性。最后,新组装的癌细胞在启动反向 EMT 过程(也称为 MET)和上皮标志物的再表达(这是转移过程中的一个主要步骤)后可以进行增殖[83]。MET 是 EMT 的反向过程,它可以促进肿瘤细胞从间质细胞向上皮细胞的转变,重新获得上皮细胞的特征,从而增强肿瘤细胞的增殖和生存能力。

12.3.2.5　EMT 期间的细胞信号

EMT 过程中存在两种类型的细胞信号:一种是依赖于微环境的外部信号(例如,低损伤压力和损伤),另一种是依赖于内部信号(例如,胰岛素、FGF、HGF)和转导分子突变的内在信号。两种信号通路之间存在着若干反馈回路与交叉关系[84],详情如下所示。

ERK/MAPK 途径是一种主要的激活级联反应,包含多种激酶,包括 RAS、RAF、MEK、

ERK1、ERK2 和 P90RSK。ERK/MAPK 途径控制着大量下游转录因子,调节参与分化、增殖、生存、运动、黏附、侵袭和生存基因的表达[85]。在许多癌症中,ERK/MAPK 途径是组成型激活的,因此这一途径成为防止疾病发展的治疗目标[86]。ERK/MAPK 途径对 EMT 很重要,因为它有助于维持肿瘤细胞中的未分化/间质状态,该途径还与其他途径(主要是 TGFβ/SMAD 途径)合作从而上调 EMT 相关基因(如 *Snail1/2*、*Zeb1/2* 和 *Twist1/2*)的表达。最后,ERK/MAPK 调节 ECM 蛋白酶(如 MMPs)的表达并调节细胞骨架 Rho/Rac 通路的激活[87]。ECM 蛋白酶可以降解细胞外基质(ECM),从而促进肿瘤细胞的迁移和转移。细胞骨架 Rho/Rac 途径可以调节细胞的形态和运动,从而影响肿瘤细胞的侵袭和转移能力。ERK/MAPK 通路在癌症治疗中也具有重要的意义,许多研究表明,抑制 ERK/MAPK 通路可以抑制肿瘤细胞的增殖和侵袭能力,从而达到治疗的效果。例如,一些抑制 ERK/MAPK 通路的化合物已经被开发出来,并应用于癌症治疗的临床试验中。

PI3K/AKT 通路涉及了细胞形态、存活、迁移和侵袭等各种细胞活动。丝氨酸/苏氨酸激酶 AKT 是 PI3K 的一个下游效应器。激活这一途径需要激活受体酪氨酸激酶(RTK)或生长因子受体[例如,IGF,FGF,HGF,EGF Crypto(CFC)],以便触发特定中间体[如磷脂酰肌醇-(3、4、5)-三磷酸(PIP3)、3-磷酸肌醇依赖蛋白激酶-1(PDK1)、糖原合酶激酶 3(GSK3-β)和哺乳动物雷帕霉素(mTOR)]的磷酸化。与 ERK/MAPK 相似,PI3K/AKT 在上皮癌变过程中也被激活,且在中胚层形成过程中起重要作用[88]。AKT 可被 ILK 激活,且这一行为依赖于整合素与 ECM 蛋白或纤连蛋白的相互作用[89]。PI3K/AKT 途径是 EMT 过程中的一个主要信号级联反应,通过与 NF-κB、NOTCH、TGF-β 和 WNT/β-连环蛋白途径的相互作用以及通过调控 *Snail* 表达导致 E-钙黏着蛋白表达下调而成为癌症治疗的潜在靶点[90]。例如,PI3K/AKT 通路可以通过调节 WNT/β-连环蛋白通路的活性,影响肿瘤细胞的增殖和侵袭能力。此外,I3K/AKT 通路还可以调节 NF-κF 的活性,影响肿瘤细胞的生长和存活。

WNT/β-连环蛋白信号通路与细胞生长和存活、增殖以及侵袭相关基因的表达有关,这是胚胎发育早期(即形成主轴),以及组织再生所需的干细胞调节中的一个重要途径[91]。TGF-β 和 Wnt 信号通路之间的交叉关系已被确定,发现 WNT/β-连环蛋白信号通路在许多癌症中具有组成型活性,其激活与 EMT 期间细胞连接的丧失有关[92]。事实上,钙黏着蛋白/连环蛋白复合物的不稳定导致细胞质和细胞核中 β-连环蛋白库水平的增加。在细胞核中,β-连环蛋白库最终与调节 EMT 相关基因表达的转录因子复合物相关(TCF/LEF)[如:S100a4、MMP7、c-Myc、CD44、cyclinD1(CCND1)、Wnt 诱导-信号通路蛋白 1(WISP-1)、血管内皮生长因子、纤连蛋白-1、TWIST 和 SNAIL][93,94]。除了肿瘤治疗,WNT/β-连环蛋白信号通路在毒理学研究中也具有重要的意义:一些毒物和化学物质可以通过调节 WNT/β-连环蛋白信号通路的活性,影响细胞的增殖、存活和侵袭等多种生物过程,从而导致细胞的毒性效应。例如,一些化学物质可以抑制 WNT/β-连环蛋白信号通路的活性,从而抑制肿瘤细胞的增殖和侵袭。另外,一些毒物可以通过调节 WNT/β-连环蛋白信号通路的活性,影响细胞的形态和运动,从而影响细胞的迁移和侵袭能力。

TGF-β/SMAD 是控制正常细胞分化、凋亡,维持细胞稳态的另一重要途径,它与细胞迁移相关,在 EMT 期间促进了纤维化和癌症的发展。TGF-β 信号通路通过 Smads、RhoA/ROCK、PI3K/AKT、ERK1/2 和 p38MAPK 的激活调节细胞骨架的重组和蛋白质的表达,从而影响细胞的运动性、收缩性和形状[95]。在细胞迁移过程中,细胞需要改变形状、重新组织细胞骨架,并通过收缩力和膜的扩张来推动细胞向前移动。TGF-β 信号通路可以通过调节这些生物过程,影响细胞的迁移和侵袭能力。除了在细胞迁移中的作用,TGF-β 信号通路在肿瘤发展和治疗中也具有重要的作用。在肿瘤细胞中,TGF-β 信号通路的异常激活可以促进肿瘤细胞的增殖和侵袭,同时还可以抑制肿瘤细胞的凋亡。因此,TGF-β 信号通路已成为肿瘤治疗中的一个重要靶点。此外,TGF-β 信号通路还调节 ECM 蛋白(如胶原蛋白、纤连蛋白和 MMPs)的产生[96]以及主转录因子 Snail、Zeb、FOXC2 和 Twist 的表达。在毒理学研究中,TGF-β 信号通路也具有重要的意义,一些毒物和化学物质可以通过调节 TGF-β 信号通路的活性,影响细胞的稳态、分化和凋亡等多种生物过程,从而导致细胞的毒性效应[97]。

最后,许多其他途径也参与 EMT 信号的传导,如 Jagged/Notch[98,99]、Hedgehog[100]、Src/Fak[101]、蛋白激酶 C(PKC)[102]、IL6-/STAT3[103] 和 HIF-1α[104] 途径(表 12.1)。

表 12.1   **EMT 标志物的非详尽列表**

表皮标记	间充质标志物
跨膜蛋白类	跨膜蛋白类
E-钙黏着蛋白	N-钙黏着蛋白
VE-钙黏着蛋白	钙黏着蛋白 11(OB-钙黏着蛋白)
Claudins 蛋白	整合素 α5β1、αvβ6、αvβ3
Occludins 蛋白	—
桥粒蛋白	—
Plakophilin	—
ZO-1	—
Crumbs3	—
细胞骨架	细胞骨架
细胞角蛋白	波形蛋白、α-SMA Rho、ILK、FAK 活性肌球蛋白
	肌腱蛋白 C、肌成束蛋白
	SPARC、S100A4(FSP1)
细胞外基质	细胞外基质
层黏连蛋白 1	层黏连蛋白 5
黏蛋白	纤连蛋白
WISP-2	玻连蛋白
	胶原蛋白 I 和 III
	MMPs

续表

表皮标记	间充质标志物
转录因子	转录因子
	Snail/Slug、ZEB1/2、Twist1/2
	Id-1、Smad2/3/4、HIF-1α
	OPN、Ets-1、FOXC2、ERα
	β-Catenin/WNT、NF-κB
	CBF-A/KAP-1、TCF3/4
miRNA	miRNA
miR-20、-203、-205	miR-21
miR-1、-20、-29b、-30a	miR-130、-206
miR-192/215、miR-34	miR-221/222
细胞周期	细胞周期
	细胞周期蛋白 A、D、E

注:表中展示了参与维持上皮特征(左)和转变为间充质表型(右)的蛋白质、因子和 miRNA。

12.4　上皮细胞-间充质转化(EMT)标记:为什么它们是毒理学的有用工具

　　随着 20 世纪 50 年代化学工业的出现和对新技术日益增长的需求,全球范围内环境污染物[例如农药,药物,塑料,多氯联苯类(PCBs),二噁英]的生产和释放急剧增加。超过 10 万个分子获得授权,目前被广泛用于各种家庭和工业途径。然而,目前的评估工具和法规并没有像化学创新[例如纳米技术、苏云金芽孢杆菌(Bt)杀虫剂、添加剂]那样飞速发展,而越来越多令人信服的证据表明污染物的影响与病理发展有关。如今已有充分的证据表明,某些疾病(如过敏、肥胖、癌症、神经退行性症状)的发病率增加并不单由遗传变异导致,而是与所有环境区间(即水、空气和沉积物)中无处不在的污染物有关。由于处于食物链的顶端,人类特别容易接触到这些持久性分子(如有机氯农药和多氯联苯),并容易受到混合物累积效应的影响。

　　传统的毒理学测试方法在评估环境污染物对生物系统的影响时存在一些局限性,例如高成本、复杂的操作流程和使用动物模型等。相比之下,EMT 作为一种替代方法,具有多个优势。首先,EMT 是一种理想的评估工具,因为它可以反映真实生物系统中发生的复杂生物学过程。其次,EMT 是一种公认的方法,已被广泛接受和使用,并在科学界取得了共识。第三,EMT 具有可靠性,其实验结果具有良好的重复性,这对于毒理学风险评估至关重要。最后,EMT 方法较为低廉,相较于传统的毒理学测试方法,可以降低研究成本和资源消耗。在致癌研究中,EMT 已被广泛应用于体外和体内模型,显示出其在预测环境污染物影响方面的强大能力。通过使用 EMT,研究人员能够评估污染物对生物体内发育过程的影响,如胚胎发育。此外,EMT 还能帮助我们了解污染物在纤维化过程中的作用,这与一些严重疾病的易感性相关。最重要的是,EMT 方法还可以评估污染物对癌细胞转移的影响,这在癌症相关的研究和治疗方面具有重要意义[图 12.2(1)和(2)]。

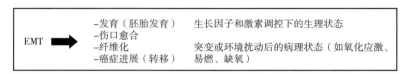

（1）EMT 的生理和病理变化

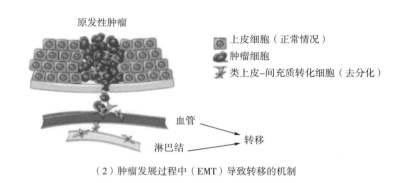

（2）肿瘤发展过程中（EMT）导致转移的机制

图 12.2　EMT 方法评估污染物对癌细胞转移的影响

由于 EMT 最初在不同的、独立的生物学领域中被提及,为了更好地阐明整个机制,根据生物学背景将其分为以下 3 种不同的类型[22]。1 型 EMT 被称为间质型,发生于胚胎发育和生理发育期间。1 型 EMT 通过 EMT 诱导胚盘间充质干细胞,然后通过 MET 过程转化为次级上皮细胞,通过重复 EMT/MET 循环以完成器官发育[105]。在 1 型 EMT 过程中,参与迁移的 *sox* 基因家族可以生成与神经嵴形成[106]、原肠胚形成[107]和心脏建立过程相似的成熟细胞和组织[108],因此,使用 EMT 生物标志物作为预测工具研究化学物质对生物发育过程的影响具有一定意义。为了阐明这一观点,Doi 及其同事证明,当 100mg 除草醚(20 世纪晚期广泛使用的除草剂)通过胃内给药的方式注入孕鼠体内后,其胎儿在早期肺部发育(妊娠第 15 天)期间出现 *iroquois* 基因表达的现象,最终导致小鼠肺发育不良和肺形态异常[109]。另一个例子是关于双酚 A(BPA)对动物发育的影响。双酚 A 是聚碳酸酯塑料的一种可浸出单体,BPA 广泛应用于食品包装、婴儿奶瓶、环氧树脂和牙科密封剂中[110]。在一项动物试验中,让雄性大鼠长期(2 个月)每天口服 1mg/kg 和 0.1mg/kg 双酚 A(BPA),结果表明,由于双酚 A 诱导了 EMT,最后造成大鼠中度体静脉闭塞功能障碍[111]。另一项研究将小鼠心外膜细胞分别暴露于 1.34μmol/L 或 0.13μmol/L 的砷代谢产物砷酸盐和单甲基砷酸中 24h,结果显示该类物质可能会干扰心脏 EMT,增加患心血管疾病的风险[112]。

砷还可以阻断小鼠冠状动脉祖细胞的 EMT 过程。研究表明,当冠状动脉祖细胞在 1.3μmol/L 亚砷酸盐中暴露 18h 后,其 EMT 过程被阻断[113]。最后,一项有趣的研究证明了环境持久性自由基(EPFRs)对新生小鼠肺部的影响[114]。作者表明,将 1,2-二氯苯吸附在硅胶/Cu(Ⅱ)O 基质上形成的 EPFRs 持续 24h 以低剂量(20μg/cm², 上皮细胞的表面积)注射在小鼠气道上皮细胞,将诱发小鼠气道上皮细胞的 EMT 现象,这一结果很好地解释了颗粒物暴露与哮喘发病率提高之间的流行病学因果关系。由此观之,EMT 似乎是研究药物和环境污染物对生物发育早期影响的关键标志过程。

2 型 EMT 被称为成纤维细胞,在组织再生(伤口愈合)、炎症和纤维化过程中发生于次级上皮细胞或内皮细胞上[22]。在纤维化过程中,肌成纤维细胞和成纤维细胞通过分泌酶和因子(如 MMPs、S100a4、血小板源性生长因子、TGF-β)以及诱导高水平 ECM 蛋白(如胶原蛋白、纤连蛋白和腱鞘蛋白)的表达来调节细胞与 ECM 的相互作用,这些过程主要受TGF-β 途径的控制,该途径被认为是 2 型 EMT 的关键调节因子。纤维化与病毒感染、毒性物质或自身免疫反应[115]引起的慢性炎症有关,并导致过度表达的蛋白质增加。已有文献报道了环境中的外源性物质与纤维化之间的关系。以百草枯为例,百草枯是一种广泛应用于农业的有机杂环除草剂。已知该化合物与急性肺损伤有关,并被证明可诱导 EMT,最终导致肺纤维化[46,116],在进行大鼠腹腔单次注射 15mg/kg 后的 21d[117],其肺部组织仍呈现纤维化病变状态。另一项使用 Wistar 大鼠肝脏的研究显示,连续 56d 在膳食中加入亚致死剂量[15~30mg/(kg·d)]的戊唑醇将诱导大鼠肝脏的纤维化效应[118]。即使是体外接触,有机氯农药也能诱导人体原代肝细胞发生 EMT,从而诱发肝纤维化(图 12.3)[29]。最后,2,3,7,8-四氯二苯并对二噁英(TCDD)通过与芳基烃受体之间的作用激活 EMT。每周腹腔注射 25μg/(kg bw)TCDD,6 周后小鼠肝脏组织呈现出深度纤维化特性[119]。

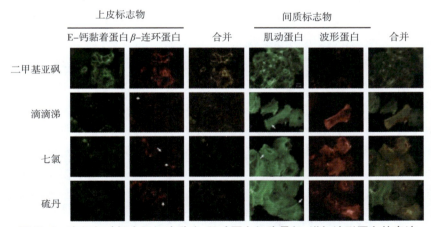

图 12.3　有机氯破坏人肝细胞黏连、肌动蛋白细胞骨架,增加波形蛋白的表达

资料来源:Reprinted from Zucchini-Pascal, N.; Peyre, L.; de Sousa, G.; Rahmani, R. Organochlorine Pesticides Induce Epithelial to Mesenchymal Transition of Human Primary Cultured Hepatocytes. *Food Chem. Toxicol.* 2012, 50 (11), 3963 - 3970. Copyright 2012 with permission from Elsevier.

3 型 EMT 与癌症发展有关,是获得迁移性和侵袭性的一个关键步骤[22]。与 1 型 EMT 一样,EMT/MET 转换使间质癌细胞通过形成继发性肿瘤结节(即远端转移形成)而定植于新器官。构成性基因突变和表观遗传学变化(如 DNA 甲基化、miRNA 的调控)是维持 EMT 激活的必要条件[120]。3 型 EMT 通过在肿瘤细胞中诱导特异性标志物如 Nanog、Oct-4、CD44、SOXs 和上皮细胞黏附分子(EpCam)的表达,对上皮细胞癌的转移行为起作用。缺氧是肿瘤发展最强烈的信号之一,被认为是通过激活 HIF 因子而促进肿瘤增殖、存活、血管生成和侵袭的重要因素。HIF-1α 的稳定性通过激活 TGF-β、NF-κB 和 NOTCH 信号通路触发 EMT 过程。文献中也有关于环境毒物诱导 3 型 EMT 的报道。Wang 等的研究表明,经过 1~10μmol/L 的亚硝胺酮(NNK)处理 24h 后[121],EMT 被激活,并以剂量依赖的方式诱导胃癌细胞的迁移。在另一项研究中,用 10nmol/L 至 1μmol/L 二氯二苯三氯乙烷[p,p-DDT,一种持久性有机污染物(POP)]处理 HepG2 细胞。结果表明,p,p-DDT 在 6d 的暴露期间减少了 HepG2 细胞的黏附,同时增加了细胞/基质的黏附和 ROS 介导的 JAK/STAT3 途径[122]。有机氯农药和持久性有机污染物硫丹也能诱发类似 EMT 的现象,并在同一肝母细胞瘤细胞系中增加抗药性(处理剂量为 10~20μmol/L,处理时间为 48 h),从而赋予肝脏致癌潜能[28]。

天然激素和模拟内源性激素作用的合成分子(ED)等能够诱导 EMT,使之成为研究其影响的有力工具。在众多被确定为潜在 ED 的化学物质中,双酚 A(BPA)引起了毒理学家的注意。人类通过食物和水接触双酚 A 已成为世界范围的一个重大问题[123]。近期的研究表明,经过 1~10nmol/L 浓度的 BPA 处理 24h 后[124],雌激素阴性乳腺癌细胞中的 EMT 过程被显著促进;经过 10nmol/L 浓度的 BPA 处理 14d 后[125],人类子宫内膜癌细胞中的 EMT 过程被促进;经过 1μmol/L 浓度的处理 24~48h 后,卵巢癌细胞中的 EMT 过程均受到不同程度的促进作用[126]。

这些结果表明,BPA 可能是一种 3 型 EMT 诱导剂,来自不同研究的其他数据表明,向雌性沙鼠子宫注射 40μg/(kg·d)的 BPA 7d[127],以及向小鼠胎儿的乳腺腺体中注射低剂量 BPA[250ng/(kg·d),7d]均可诱导 1 型 EMT 的发生[128]。另有研究表明,雄性 Sprague-Dawley 大鼠在经过 30d 的膳食暴露后[5~100mg/(kg·d)],心脏发生纤维化病变,且诱导了 2 型 EMT 的发生[129]。同时,发现经过 BPA 膳食暴露[0.004~40mg/(kg·d)]的成年小鼠,其子宫内膜发生了纤维化[130]。

食物传播接触化学污染物是指通过食物链或食物加工过程中,化学物质进入食物并进入人体的情况,这些化学物质可能来自农药、塑料制品、食品加工材料、环境污染物等。由于人类在日常饮食中的长期暴露,这些化学污染物可能对健康产生潜在的风险。而 EMT 作为一种研究工具,可以帮助我们了解这些化学污染物对细胞和组织的影响,以及其在诱导疾病发展中的潜在作用。通过模拟体外或体内试验条件,研究人员可以评估特定化学物质对上皮细胞的影响,并观察其是否能够诱导 EMT 过程的发生。具体而言,通过将上皮细胞或动物模型中的组织暴露于双酚 A 和杀虫剂等化学污染物中,研究人员可以评估这些化学物质对细胞黏附连接、细胞间相互作用和细胞外基质的影响。此外,研究人员还可以观察这些化学物质是否能够激活特定的信号通路或转录因子,从而促进 EMT 的发生,这些研究有助于我们更好地了解食物传播过程中接触化学污染物对健康的潜在危害,并为制订相关政策和保护措施提供科学依据。通过深入研究这些化学物质对细胞和组织的影响机制,我们可以进一步评估其潜在的致病风险,以及在预防和减少食物污染方面制订有效策略。

总体而言,这些结果强调了利用 EMT 标志物提供有关新分子和物质对环境和人体健康的致畸和致癌作用的重要性。使用 EMT 作为毒理学工具,对于评估通过食物摄入人类饮食中存在的大量化学污染物(如双酚 A 和杀虫剂)的影响具有重要意义。

12.5　结论

　　长期以来,尽管关于外源化学物引起 GJs 损失[131-134]和细胞可塑性变化[135-137]的体内外试验的文献不断增多,科学家们仍然低估了 EMT 的作用。几十年后,研究学者才开始在生物发育和致癌的背景下研究 EMT 过程。在特定转录因子的控制下,上皮细胞标志物消失,间质细胞标志物增加,导致细胞迁移性和侵袭性增强,因此 EMT 过程极易观察。

　　通过跟踪特定转录因子控制下上皮标记物的消失[138],同时观察间质标记物的增加以获得细胞迁移和侵袭性增强的特性,可以轻松研究 EMT。在生态毒理学和人类毒理学领域,这些标志物的重要性和相关性是不可否认的。EMT 是一个强大的工具,只需要少量的分析方法,如 Western blot、定量实时 PCR(qRT-PCR)和免疫荧光显微镜检查,即可成为预测食品和环境污染物对生物体影响(从早期发育到纤维化、癌变等病理过程)的有用指标,EMT 还可与高通量筛选等现代技术联合使用,并可通过额外的普通标记完成,如细胞凋亡、细胞周期或信号通路。

　　此外,EMT 过程的研究还可以为了解污染物对人类健康的影响提供重要的参考。通过深入研究 EMT 过程,我们可以更好地了解化学物质对细胞的影响机制,为毒理学研究提供更多的信息和数据支持。

　　总体而言,EMT 过程在毒理学研究中具有重要的意义。通过观察上皮标志物的消失和间质标志物的增加,我们可以有效地评估污染物对活生物体从早期发育阶段到纤维化和癌症等病理发生的影响。未来的研究工作集中在验证 EMT 标志物作为毒理学检测方法的可行性,这有助于制药公司对于早期药物的发现和开发,并为学术研究提供可靠且低廉的方法以预测污染物的影响。

关键词
- 上皮细胞-间充质转化
- 预测工具
- 癌症
- 发展
- 植物性食物中的化学成分
- 农药

参考文献

　　1. Lillie, F. R. *The Development of the Chick: An Introduction to Embryology. Henry Holt & Co.*, 1908. *Anat. Rec.* 1909, 3(3), 141-144.

　　2. Wunderlich, V. JMM—Past and Present. Chromosomes and Cancer: Theodor Boveri's Predictions 100 Years Later. *J. Mol. Med.*(*Berl.*) 2002, 80(9), 545-548.

3. Hay, E. D. Organization and Fine Structure of Epithelium and Mesenchyme in the Developing Chick Embryo. In *Epithelial - Mesenchymal Interactions*; Fleischmajer, R., Billingham, R. E., Eds.; Williams and Wilkins: Baltimore, MD, 1968; pp 31-55.

4. Greenburg, G.; Hay, E. D. Epithelia Suspended in Collagen Gels Can Lose Polarity and Express Characteristics of Migrating Mesenchymal Cells. *J. Cell Biol.* 1982, 95 (1), 333-339.

5. Boyer, B.; Tucker, G. C.; Valles, A. M.; Gavrilovic, J.; Thiery, J. P. Reversible Transition towards a Fibroblastic Phenotype in a Rat Carcinoma Cell Line. *Int. J. Cancer Suppl.* 1989, 4, 69-75.

6. Stoker, M.; Perryman, M. An Epithelial Scatter Factor Released by Embryo Fibroblasts. *J. Cell Sci.* 1985, 77, 209-223.

7. Thiery, J. P. Epithelial - Mesenchymal Transitions in Development and Pathologies. *Curr. Opin. Cell Biol.* 2003, 15 (6), 740-746.

8. Savagner, P.; Boyer, B.; Valles, A. M.; Jouanneau, J.; Thiery, J. P. Modulations of the Epithelial Phenotype during Embryogenesis and Cancer Progression. *Cancer Treat. Res.* 1994, 71, 229-249.

9. Hay, E. D. Role of Cell-Matrix Contacts in Cell Migration and Epithelial-Mesenchymal Transformation. *Cell Differ. Dev.* 1990, 32 (3), 367-375.

10. Hay, E. D. An Overview of Epithelio-Mesenchymal Transformation. *Acta Anat. (Basel)* 1995, 154 (1), 8-20.

11. Trimboli, A. J.; Fukino, K.; de Bruin, A.; Wei, G.; Shen, L.; Tanner, S. M.; Creasap, N.; Rosol, T. J.; Robinson, M. L.; Eng, C.; Ostrowski, M. C.; Leone, G. Direct Evidence for Epithelial-Mesenchymal Transitions in Breast Cancer. *Cancer Res.* 2008, 68 (3), 937-945.

12. Peyre, L.; Zucchini-Pascal, N.; de Sousa, G.; Luzy, A. P.; Rahmani, R. Potential Involvement of Chemicals in Liver Cancer Progression: An Alternative Toxicological Approach Combining Biomarkers and Innovative Technologies. *Toxicol. In Vitro* 2014, 28(8), 1507-1520.

13. Takano, H.; Takumi, S.; Ikema, S.; Mizoue, N.; Hotta, Y.; Shiozaki, K.; Sugiyama, Y.; Furukawa, T.; Komatsu, M. Microcystin-LR Induces Anoikis Resistance to the Hepatocyte Uptake Transporter OATP1B3-Expressing Cell Lines. *Toxicology* 2014, 326, 53-61.

14. Elamin, E.; Masclee, A.; Troost, F.; Dekker, J.; Jonkers, D. Activation of the Epithelial-to-Mesenchymal Transition Factor Snail Mediates Acetaldehyde-Induced Intestinal Epithelial Barrier Disruption. *Alcohol Clin. Exp. Res.* 2014, 38 (2), 344-353.

15. Liang, Z.; Xie, W.; Wu, R.; Geng, H.; Zhao, L.; Xie, C.; Li, X.; Zhu, M.; Zhu, W.; Zhu, J.; Huang, C.; Ma, X.; Wu, J.; Geng, S.; Zhong, C.; Han, H. Inhibition of Tobacco Smoke-Induced Bladder MAPK Activation and Epithelial-Mesenchymal Transition in Mice by Curcumin. *Int. J. Clin. Exp. Pathol.* 2015, 8 (5), 4503-4513.

16. Fischer, K. D.; Hall, S. C.; Agrawal, D. K. Vitamin D Supplementation Reduces

Induction of Epithelial—Mesenchymal Transition in Allergen Sensitized and Challenged Mice. *PLoS ONE* 2016, 11 (2), e0149180.

17. Huang, S. F.; Horng, C. T.; Hsieh, Y. S.; Hsieh, Y. H.; Chu, S. C.; Chen, P. N. Epicatechin — 3 — Gallate Reverses TGF — Beta1 — Induced Epithelial — to — Mesenchymal Transition and Inhibits Cell Invasion and Protease Activities in Human Lung Cancer Cells. *Food Chem. Toxicol.* 2016, 94, 1−10.

18. Savagner, P. Leaving the Neighborhood: Molecular Mechanisms Involved during Epithelial—Mesenchymal Transition. *Bioessays* 2001, 23 (10), 912−923.

19. Topcul, M.; Cetin, I. Clinical Significance of Epithelial—Mesenchymal Transition and Cancer Stem Cells. *J BUON* 2016, 21 (2), 312−319.

20. Savagner, P. The Epithelial — Mesenchymal Transition (EMT) Phenomenon. *Ann. Oncol.* 2010, 21 (Suppl. 7), vii89−92.

21. Mimeault, M.; Batra, S. K. Interplay of Distinct Growth Factors during Epithelial Mesenchymal Transition of Cancer Progenitor Cells and Molecular Targeting as Novel Cancer Therapies. *Ann. Oncol.* 2007, 18 (10), 1605−1619.

22. Kalluri, R. EMT: When Epithelial Cells Decide to Become Mesenchymal — Like Cells. *J. Clin. Invest.* 2009, 119 (6), 1417−1419.

23. Micalizzi, D. S.; Farabaugh, S. M.; Ford, H. L. Epithelial—Mesenchymal Transition in Cancer: Parallels between Normal Development and Tumor Progression. *J. Mammary Gland Biol. Neoplasia* 2010, 15 (2), 117−134.

24. Pant, I.; Kumar, N.; Khan, I.; Rao, S. G.; Kondaiah, P. Role of Areca Nut Induced TGF — beta and Epithelial — Mesenchymal Interaction in the Pathogenesis of Oral Submucous Fibrosis. *PLoS ONE* 2015, 10 (6), e0129252.

25. Cho, I. H.; Choi, Y. J.; Gong, J. H.; Shin, D.; Kang, M. K.; Kang, Y. H. Astragalin Inhibits Autophagy−Associated Airway Epithelial Fibrosis. *Respir. Res.* 2015, 16, 51.

26. Vergara, D.; Simeone, P.; Bettini, S.; Tinelli, A.; Valli, L.; Storelli, C.; Leo, S.; Santino, A.; Maffia, M. Antitumor Activity of the Dietary Diterpene Carnosol against a Panel of Human Cancer Cell Lines. *Food Funct.* 2014, 5 (6), 1261−1269.

27. Lin, Y. C.; Tsai, P. H.; Lin, C. Y.; Cheng, C. H.; Lin, T. H.; Lee, K. P.; Huang, K. Y.; Chen, S. H.; Hwang, J. J.; Kandaswami, C. C.; Lee, M. T. Impact of Flavonoids on Matrix Metalloproteinase Secretion and Invadopodia Formation in Highly Invasive A431 − Ⅲ Cancer Cells. *PLoS ONE* 2013, 8 (8), e71903.

28. Peyre, L.; Zucchini−Pascal, N.; de Sousa, G.; Rahmani, R. Effects of Endosulfan on Hepatoma Cell Adhesion: Epithelial—Mesenchymal Transition and Anoikis Resistance. *Toxicology* 2012, 300 (1−2), 19−30.

29. Zucchini−Pascal, N.; Peyre, L.; de Sousa, G.; Rahmani, R. Organochlorine Pesticides Induce Epithelial to Mesenchymal Transition of Human Primary Cultured Hepatocytes. *Food*

Chem. *Toxicol.* 2012, 50 (11), 3963-3970.

30. Le Bras, G. F.; Taubenslag, K. J.; Andl, C. D. The Regulation of Cell – Cell Adhesion during Epithelial – Mesenchymal Transition, Motility and Tumor Progression. *Cell Adh. Migr.* 2012, 6 (4), 365-373.

31. Wheelock, M. J.; Shintani, Y.; Maeda, M.; Fukumoto, Y.; Johnson, K. R. Cadherin Switching. *J. Cell Sci.* 2008, 121 (Pt. 6), 727-735.

32. Miyamoto, Y.; Sakane, F.; Hashimoto, K. N – Cadherin – Based Adherens Junction Regulates the Maintenance, Proliferation, and Differentiation of Neural Progenitor Cells during Development. *Cell Adh. Migr.* 2015, 9 (3), 183-192.

33. Runkle, E. A.; Mu, D. Tight Junction Proteins: From Barrier to Tumorigenesis. *Cancer Lett.* 2013, 337 (1), 41-48.

34. Kojima, T.; Takano, K.; Yamamoto, T.; Murata, M.; Son, S.; Imamura, M.; Yamaguchi, H.; Osanai, M.; Chiba, H.; Himi, T.; Sawada, N. Transforming Growth Factorbeta Induces Epithelial to Mesenchymal Transition by Down – regulation of Claudin – 1 Expression and the Fence Function in Adult Rat Hepatocytes. *Liver Int.* 2008, 28 (4),534-545.

35. Langlois, S.; Cowan, K. N.; Shao, Q.; Cowan, B. J.; Laird, D. W. The Tumor – Suppressive Function of Connexin43 in Keratinocytes Is Mediated in Part via Interaction with Caveolin-1. *Cancer Res.* 2010, 70 (10), 4222-4232.

36. Cotrutz, C. E.; Abuelba, H.; Olinici, D.; Petreus, T. E – cadherin Expression in Invasive Ductal Carcinoma Associates Ultrastructural Changes in Desmosomes Structure. *Rom. J. Morphol. Embryol.* 2012, 53 (3 Suppl.), 731-734.

37. Ansieau, S.; Caron de Fromentel, C.; Bastid, J.; Morel, A. P.; Puisieux, A. Role of the Epithelial–Mesenchymal Transition during Tumor Progression. *Bull. Cancer* 2010, 97 (1), 7-15.

38. Ben – Porath, I.; Weinberg, R. A. When Cells Get Stressed: An Integrative View of Cellular Senescence. *J. Clin. Invest.* 2004, 113 (1), 8-13.

39. Marthandan, S.; Menzel, U.; Priebe, S.; Groth, M.; Guthke, R.; Platzer, M.; Hemmerich, P.; Kaether, C.; Diekmann, S. Conserved Genes and Pathways in Primary Human Fibroblast Strains Undergoing Replicative and Radiation Induced Senescence. *Biol. Res.* 2016, 49 (1), 34.

40. Kishi, S.; Bayliss, P. E.; Hanai, J. A prospective Epigenetic Paradigm between Cellular Senescence and Epithelial – Mesenchymal Transition in Organismal Development and Aging. *Transl. Res.* 2015, 165 (1), 241-249.

41. Ansieau, S.; Morel, A. P.; Hinkal, G.; Bastid, J.; Puisieux, A. TWISTing an Embryonic Transcription Factor into an Oncoprotein. *Oncogene* 2010, 29 (22), 3173-3184.

42. Laberge, R. M.; Awad, P.; Campisi, J.; Desprez, P. Y. Epithelial – Mesenchymal Transition Induced by Senescent Fibroblasts. *Cancer Microenviron.* 2012, 5 (1), 39-44.

43. Giehl, K.; Menke, A. Microenvironmental Regulation of E – Cadherin – Mediated Adherens Junctions. *Front. Biosci.* 2008, 13, 3975–3985.

44. Chiarugi, P.; Giannoni, E. Anoikis: A Necessary Death Program for Anchorage – Dependent Cells. *Biochem. Pharmacol.* 2008, 76 (11), 1352–1364.

45. Hofmann, C.; Obermeier, F.; Artinger, M.; Hausmann, M.; Falk, W.; Schoelmerich, J.; Rogler, G.; Grossmann, J. Cell – Cell Contacts Prevent Anoikis in Primary Human Colonic Epithelial Cells. *Gastroenterology* 2007, 132 (2), 587–600.

46. Yamada, A.; Aki, T.; Unuma, K.; Funakoshi, T.; Uemura, K. Paraquat Induces Epithelial – Mesenchymal Transition – Like Cellular Response Resulting in Fibrogenesis and the Prevention of Apoptosis in Human Pulmonary Epithelial Cells. *PLoS ONE* 2015, 10 (3), e0120192.

47. Chanvorachote, P.; Pongrakhananon, V.; Chunhacha, P. Prolonged Nitric Oxide Exposure Enhances Anoikis Resistance and Migration through Epithelial – Mesenchymal Transition and Caveolin–1 Upregulation. *Biomed. Res. Int.* 2014, 2014, 941359.

48. Kwon, T.; Youn, H.; Son, B.; Kim, D.; Seong, K. M.; Park, S.; Kim, W.; Youn, B. DANGER Is Involved in High Glucose – Induced Radioresistance through Inhibiting DAPK – Mediated Anoikis in Non–Small Cell Lung Cancer. *Oncotarget* 2016, 7 (6), 7193–7206.

49. Mitra, A.; Mishra, L.; Li, S. EMT, CTCs and CSCs in Tumor Relapse and Drug – Resistance. *Oncotarget* 2015, 6 (13), 10697–10711.

50. Paoli, P.; Giannoni, E.; Chiarugi, P. Anoikis Molecular Pathways and Its Role in Cancer Progression. *Biochim. Biophys. Acta* 2013, 1833 (12), 3481–3498.

51. Hay, E. D. The Mesenchymal Cell, its Role in the Embryo, and the Remarkable Signaling Mechanisms that Create It. *Dev. Dyn.* 2005, 233 (3), 706–720.

52. Strutz, F.; Zeisberg, M.; Ziyadeh, F. N.; Yang, C. Q.; Kalluri, R.; Muller, G. A.; Neilson, E. G. Role of Basic Fibroblast Growth Factor – 2 in Epithelial – Mesenchymal Transformation. *Kidney Int.* 2002, 61 (5), 1714–1728.

53. Gheldof, A.; Berx, G. Cadherins and Epithelial – to – Mesenchymal Transition. *Prog. Mol. Biol. Transl. Sci.* 2013, 116, 317–336.

54. Shin, S.; Go, R. E.; Kim, C. W.; Hwang, K. A.; Nam, K. H.; Choi, K. C. Effect of Benzophenone – 1 and Octylphenol on the Regulation of Epithelial – Mesenchymal Tran – sition via an Estrogen Receptor – Dependent Pathway in Estrogen Receptor Expressing Ovarian Cancer Cells. *Food Chem. Toxicol.* 2016, 93, 58–65.

55. Schneider, D. J.; Wu, M.; Le, T. T.; Cho, S. H.; Brenner, M. B.; Blackburn, M. R.; Agarwal, S. K. Cadherin – 11 Contributes to Pulmonary Fibrosis: Potential Role in TGF – Beta Production and Epithelial to Mesenchymal Transition. *FASEB J.* 2012, 26 (2), 503–512.

56. Ohkubo, T.; Ozawa, M. The Transcription Factor Snail Downregulates the Tight Junction Components Independently of E – Cadherin Downregulation. *J. Cell Sci.* 2004, 117 (Pt. 9), 1675–1685.

57. Tania, M. ; Khan, M. A. ; Fu, J. Epithelial to Mesenchymal Transition Inducing Transcription Factors and Metastatic Cancer. *Tumour Biol.* 2014, 35 (8), 7335-7342.

58. Barrallo-Gimeno, A. ; Nieto, M. A. The Snail Genes as Inducers of Cell Movement and Survival: Implications in Development and Cancer. *Development* 2005, 132 (14), 3151-3161.

59. Fabregat, I. ; Malfettone, A. ; Soukupova, J. New Insights into the Crossroads between EMT and Stemness in the Context of Cancer. *J. Clin. Med.* 2016, 5 (3). DOI: 10. 3390/jcm 5030037.

60. Kang, Y. ; Massague, J. Epithelial-Mesenchymal Transitions: Twist in Development and Metastasis. *Cell* 2004, 118 (3), 277-279.

61. Zheng, H. ; Kang, Y. Multilayer Control of the EMT Master Regulators. *Oncogene* 2014, 33(14), 1755-1763.

62. Hugo, H. J. ; Kokkinos, M. I. ; Blick, T. ; Ackland, M. L. ; Thompson, E. W. ; Newgreen, D. F. Defining the E-Cadherin Repressor Interactome in Epithelial-Mesenchymal Transition: The PMC42 Model as a Case Study. *Cells Tissues Organs* 2011, 193 (1-2), 23-40.

63. Katoh, M. Integrative Genomic Analyses of ZEB2: Transcriptional Regulation of ZEB2 Based on SMADs, ETS1, HIF1alpha, POU/OCT, and NF-kappaB. *Int. J. Oncol.* 2009, 34(6), 1737-1742.

64. Kothari, A. N. ; Arffa, M. L. ; Chang, V. ; Blackwell, R. H. ; Syn, W. K. ; Zhang, J. ; Mi, Z. ; Kuo, P. C. Osteopontin - A Master Regulator of Epithelial - Mesenchymal Transition. *J. Clin. Med.* 2016, 5 (4). DOI: 10. 3390/jcm5040039.

65. Liang, H. ; Zhang, Q. ; Lu, J. ; Yang, G. ; Tian, N. ; Wang, X. ; Tan, Y. ; Tan, D. MSX2 Induces Trophoblast Invasion in Human Placenta. *PLoS ONE* 2016, 11 (4), e0153656.

66. Mimeault, M. ; Batra, S. K. Altered Gene Products Involved in the Malignant Reprogramming of Cancer Stem/Progenitor Cells and Multitargeted Therapies. *Mol. Aspects Med.* 2014, 39, 3-32.

67. Nawshad, A. ; Medici, D. ; Liu, C. C. ; Hay, E. D. TGFbeta3 Inhibits E-Cadherin Gene Expression in Palate Medial-Edge Epithelial Cells through a Smad2-Smad4-LEF1 Transcription Complex. *J. Cell Sci.* 2007, 120 (Pt. 9), 1646-1653.

68. Venkov, C. D. ; Link, A. J. ; Jennings, J. L. ; Plieth, D. ; Inoue, T. ; Nagai, K. ; Xu, C. ; Dimitrova, Y. N. ; Rauscher, F. J. ; Neilson, E. G. A Proximal Activator of Transcription in Epithelial-Mesenchymal Transition. *J. Clin. Invest.* 2007, 117 (2), 482-491.

69. Nguyen, Q. D. ; De Wever, O. ; Bruyneel, E. ; Hendrix, A. ; Xie, W. Z. ; Lombet, A. ; Leibl, M. ; Mareel, M. ; Gieseler, F. ; Bracke, M. ; Gespach, C. Commutators of PAR - 1 Signaling in Cancer Cell Invasion Reveal an Essential Role of the Rho-Rho Kinase Axis and Tumor Microenvironment. *Oncogene* 2005, 24 (56), 8240-8251.

70. De Wever, O. ; Pauwels, P. ; De Craene, B. ; Sabbah, M. ; Emami, S. ; Redeuilh, G. ; Gespach, C. ; Bracke, M. ; Berx, G. Molecular and Pathological Signatures of Epithelial -

Mesenchymal Transitions at the Cancer Invasion Front. *Histochem. Cell Biol.* 2008, 130 (3), 481–494.

71. Mamuya, F. A.; Duncan, M. K. aV Integrins and TGF−beta−Induced EMT: A Circle of Regulation. *J. Cell Mol. Med.* 2012, 16 (3), 445–455.

72. Yoshida, T.; Akatsuka, T.; Imanaka−Yoshida, K. Tenascin−C and Integrins in Cancer. *Cell. Adh. Migr.* 2015, 9 (1−2), 96–104.

73. Bianchi, A.; Gervasi, M. E.; Bakin, A. Role of Beta5−Integrin in Epithelial−Mesenchymal Transition in Response to TGF−beta. *Cell Cycle* 2010, 9 (8), 1647–1659.

74. Chen, D.; Zhang, Y.; Zhang, X.; Li, J.; Han, B.; Liu, S.; Wang, L.; Ling, Y.; Mao, S.; Wang, X. Overexpression of Integrin−Linked Kinase Correlates with Malignant Phenotype in Non−Small Cell Lung Cancer and Promotes Lung Cancer Cell Invasion and Migration via Regulating Epithelial−Mesenchymal Transition (EMT)−Related Genes. *Acta Histochem.* 2013, 115 (2), 128–136.

75. Liu, Y. New Insights into Epithelial−Mesenchymal Transition in Kidney Fibrosis. *J. Am. Soc. Nephrol.* 2010, 21 (2), 212–222.

76. Chai, J. Y.; Modak, C.; Mouazzen, W.; Narvaez, R.; Pham, J. Epithelial or Mesenchymal: Where to Draw the Line? *Biosci. Trends* 2010, 4 (3), 130–142.

77. Satelli, A.; Li, S. Vimentin in Cancer and its Potential as a Molecular Target for Cancer Therapy. *Cell Mol. Life Sci.* 2011, 68 (18), 3033–3046.

78. Entschladen, F.; Zanker, K. S.; Powe, D. G. Heterotrimeric G Protein Signaling in Cancer Cells with Regard to Metastasis Formation. *Cell Cycle* 2011, 10 (7), 1086–1091.

79. Yilmaz, M.; Christofori, G. EMT, the Cytoskeleton, and Cancer Cell Invasion. *Cancer Metastasis Rev.* 2009, 28 (1−2), 15–33.

80. Zhou, H.; Kramer, R. H. Integrin Engagement Differentially Modulates Epithelial Cell Motility by RhoA/ROCK and PAK1. *J. Biol. Chem.* 2005, 280 (11), 10624–10635.

81. Sun, C. K.; Ng, K. T.; Lim, Z. X.; Cheng, Q.; Lo, C. M.; Poon, R. T.; Man, K.; Wong, N.; Fan, S. T. Proline−Rich Tyrosine Kinase 2 (Pyk2) Promotes Cell Motility of Hepatocellular Carcinoma through Induction of Epithelial to Mesenchymal Transition. *PLoS ONE* 2011, 6 (4), e18878.

82. Kallergi, G.; Papadaki, M. A.; Politaki, E.; Mavroudis, D.; Georgoulias, V.; Agelaki, S. Epithelial to Mesenchymal Transition Markers Expressed in Circulating Tumour Cells of Early and Metastatic Breast Cancer Patients. *Breast Cancer Res.* 2011, 13 (3), R59.

83. Puisieux, A. Role of Epithelial−Mesenchymal Transition in Tumor Progression. *Bull. Acad. Natl. Med.* 2009, 193 (9), 2017–2032; discussion 2032–2034.

84. Zhang, J.; Tian, X. J.; Xing, J. Signal Transduction Pathways of EMT Induced by TGF−beta, SHH, and WNT and Their Crosstalks. *J. Clin. Med.* 2016, 5 (4). DOI: 10. 3390/ jcm5040041.

85. Smith, B. N.; Burton, L. J.; Henderson, V.; Randle, D. D.; Morton, D. J.; Smith, B. A.; Taliaferro-Smith, L.; Nagappan, P.; Yates, C.; Zayzafoon, M.; Chung, L. W.; Odero-Marah, V. A. Snail Promotes Epithelial Mesenchymal Transition in Breast Cancer Cells in Part via Activation of Nuclear ERK2. *PLoS ONE* 2014, 9 (8), e104987.

86. Neuzillet, C.; Tijeras-Raballand, A.; de Mestier, L.; Cros, J.; Faivre, S.; Raymond, E. MEK in Cancer and Cancer Therapy. *Pharmacol. Ther.* 2014, 141 (2), 160-171.

87. Maurer, G.; Tarkowski, B.; Baccarini, M. Raf Kinases in Cancer – Roles and Therapeutic Opportunities. *Oncogene* 2011, 30 (32), 3477-3488.

88. Larue, L.; Bellacosa, A. Epithelial – Mesenchymal Transition in Development and Cancer: Role of Phosphatidylinositol 3' – Kinase/AKT Pathways. *Oncogene* 2005, 24 (50), 7443-7454.

89. Fuchs, B. C.; Fujii, T.; Dorfman, J. D.; Goodwin, J. M.; Zhu, A. X.; Lanuti, M.; Tanabe, K. K. Epithelial – to – Mesenchymal Transition and Integrin – Linked Kinase Mediate Sensitivity to Epidermal Growth Factor Receptor Inhibition in Human Hepatoma Cells. *Cancer Res.* 2008, 68 (7), 2391-2399.

90. Ginnebaugh, K. R.; Ahmad, A.; Sarkar, F. H. The Therapeutic Potential of Targeting the Epithelial-Mesenchymal Transition in Cancer. *Expert Opin. Ther. Targets* 2014, 18 (7), 731-745.

91. Garber, K. Drugging the Wnt Pathway: Problems and Progress. *J. Natl. Cancer Inst.* 2009, 101 (8), 548-550.

92. Gonzalez, D. M.; Medici, D. Signaling Mechanisms of the Epithelial – Mesenchymal Transition. *Sci. Signal.* 2014, 7 (344), re8.

93. Ghahhari, N. M.; Babashah, S. Interplay between MicroRNAs and WNT/β – catenin Signalling Pathway Regulates Epithelial-Mesenchymal Transition in Cancer. *Eur J Cancer* 2015, 51 (12), 1638-1649.

94. Medici, D.; Hay, E. D.; Olsen, B. R. Snail and Slug Promote Epithelial-Mesenchymal Transition through Beta-Catenin-T-Cell Factor-4-Dependent Expression of Transforming Growth Factor-Beta3. *Mol. Biol. Cell* 2008, 19 (11), 4875-4887.

95. Nalluri, S. M.; O'Connor, J. W.; Gomez, E. W. Cytoskeletal Signaling in TGFbeta – Induced Epithelial-Mesenchymal Transition. *Cytoskeleton (Hoboken)* 2015, 72 (11), 557-569.

96. Leask, A.; Abraham, D. J. TGF – beta Signaling and the Fibrotic Response. *FASEB J.* 2004, 18 (7), 816-827.

97. Derynck, R.; Muthusamy, B. P.; Saeteurn, K. Y. Signaling Pathway Cooperation in TGF-Beta-Induced Epithelial-Mesenchymal Transition. *Curr. Opin. Cell Biol.* 2014, 31, 56-66.

98. Chen, X.; Xiao, W.; Wang, W.; Luo, L.; Ye, S.; Liu, Y. The Complex Interplay between ERK1/2, TGFbeta/Smad, and Jagged/Notch Signaling Pathways in the Regulation of Epithelial-Mesenchymal Transition in Retinal Pigment Epithelium Cells. *PLoS ONE*

2014,9（5），e96365.

99. Fender, A. W. ; Nutter, J. M. ; Fitzgerald, T. L. ; Bertrand, F. E. ; Sigounas, G. Notch-1 Promotes Stemness and Epithelial to Mesenchymal Transition in Colorectal Cancer. *J. Cell Biochem.* 2015, 116 (11), 2517-2527.

100. Tang, C. ; Mei, L. ; Pan, L. ; Xiong, W. ; Zhu, H. ; Ruan, H. ; Zou, C. ; Tang, L. ; Iguchi, T. ; Wu, X. Hedgehog Signaling through GLI1 and GLI2 Is Required for Epithelial – Mesenchymal Transition in Human Trophoblasts. *Biochim. Biophys. Acta* 2015, 1850 (7), 1438-1448.

101. Wilson, C. ; Nicholes, K. ; Bustos, D. ; Lin, E. ; Song, Q. ; Stephan, J. P. ; Kirkpatrick, D. S. ; Settleman, J. Overcoming EMT – Associated Resistance to Anti – Cancer Drugs via Src/FAK Pathway Inhibition. *Oncotarget* 2014, 5 (17), 7328-7341.

102. Kinehara, M. ; Kawamura, S. ; Mimura, S. ; Suga, M. ; Hamada, A. ; Wakabayashi, M. ; Nikawa, H. ; Furue, M. K. Protein Kinase C – Induced Early Growth Response Protein – 1 Binding to SNAIL Promoter in Epithelial – Mesenchymal Transition of Human Embryonic Stem Cells. *Stem Cells Dev.* 2014, 23 (18), 2180-2189.

103. Chen, W. ; Gao, Q. ; Han, S. ; Pan, F. ; Fan, W. The CCL2/CCR2 Axis Enhances IL-6 – Induced Epithelial – Mesenchymal Transition by Cooperatively Activating STAT3 – Twist Signaling. *Tumour Biol.* 2015, 36 (2), 973-981.

104. Joseph, J. V. ; Conroy, S. ; Pavlov, K. ; Sontakke, P. ; Tomar, T. ; Eggens – Meijer, E. ; Balasubramaniyan, V. ; Wagemakers, M. ; den Dunnen, W. F. ; Kruyt, F. A. Hypoxia Enhances Migration and Invasion in Glioblastoma by Promoting a Mesenchymal Shift Mediated by the HIF1alpha-ZEB1 Axis. *Cancer Lett.* 2015, 359 (1), 107-116.

105. Choi, S. S. ; Diehl, A. M. Epithelial – to – Mesenchymal Transitions in the Liver. *Hepatology* 2009, 50 (6), 2007-2013.

106. Sakai, D. ; Suzuki, T. ; Osumi, N. ; Wakamatsu, Y. Cooperative Action of Sox9, Snail2 and PKA Signaling in Early Neural Crest Development. *Development* 2006, 133 (7), 1323-1333.

107. Thiery, J. P. ; Acloque, H. ; Huang, R. Y. ; Nieto, M. A. Epithelial – Mesenchymal Transitions in Development and Disease. *Cell* 2009, 139 (5), 871-890.

108. Person, A. D. ; Klewer, S. E. ; Runyan, R. B. Cell biology of cardiac cushion development. *Int. Rev. Cytol.* 2005, 243, 287-335.

109. Doi, T. ; Lukosiute, A. ; Ruttenstock, E. ; Dingemann, J. ; Puri, P. Expression of Iroquois Genes is Up – regulated during Early Lung Development in the Nitrofen – Induced Pulmonary Hypoplasia. *J. Pediatr. Surg.* 2011, 46 (1), 62-66.

110. Helies – Toussaint, C. ; Peyre, L. ; Costanzo, C. ; Chagnon, M. C. ; Rahmani, R. Is Bisphenol S a Safe Substitute for Bisphenol A in Terms of Metabolic Function? An In Vitro Study. *Toxicol. Appl. Pharmacol.* 2014, 280 (2), 224-235.

111. Kovanecz, I. ; Gelfand, R. ; Masouminia, M. ; Gharib, S. ; Segura, D. ; Vernet, D. ; Rajfer, J. ; Li, D. K. ; Kannan, K. ; Gonzalez-Cadavid, N. F. Oral Bisphenol A (BPA) Given to Rats at Moderate Doses Is Associated with Erectile Dysfunction, Cavernosal Lipofibrosis and Alterations of Global Gene Transcription. *Int. J. Impot. Res.* 2014, 26 (2), 67–75.

112. Huang, T. ; Barnett, J. V. ; Camenisch, T. D. Cardiac Epithelial-Mesenchymal Transition Is Blocked by Monomethylarsonous Acid (Ⅲ). *Toxicol. Sci.* 2014, 142 (1), 225–238.

113. Allison, P. ; Huang, T. ; Broka, D. ; Parker, P. ; Barnett, J. V. ; Camenisch, T. D. Disruption of Canonical TGF beta-Signaling in Murine Coronary Progenitor Cells by Low Level Arsenic. *Toxicol. Appl. Pharmacol.* 2013, 272 (1), 147–153.

114. Thevenot, P. T. ; Saravia, J. ; Jin, N. ; Giaimo, J. D. ; Chustz, R. E. ; Mahne, S. ; Kelley, M. A. ; Hebert, V. Y. ; Dellinger, B. ; Dugas, T. R. ; Demayo, F. J. ; Cormier, S. A. Radical – Containing Ultrafine Particulate Matter Initiates Epithelial – to – Mesenchymal Transitions in Airway Epithelial Cells. *Am. J. Respir. Cell Mol. Biol.* 2013, 48 (2), 188–197.

115. Lamouille, S. ; Xu, J. ; Derynck, R. Molecular Mechanisms of Epithelial-Mesenchymal Transition. *Nat. Rev. Mol. Cell Biol.* 2014, 15 (3), 178–196.

116. Xie, L. ; Zhou, D. ; Xiong, J. ; You, J. ; Zeng, Y. ; Peng, L. Paraquat Induce Pulmonary Epithelial – Mesenchymal Transition through Transforming Growth factor – Beta1 – Dependent Mechanism. *Exp. Toxicol. Pathol.* 2016, 68 (1), 69–76.

117. Han, Y. Y. ; Shen, P. ; Chang, W. X. Involvement of Epithelial – to – Mesenchymal Transition and Associated Transforming Growth Factor-Beta/Smad Signaling in Paraquat-Induced Pulmonary Fibrosis. *Mol. Med. Rep.* 2015, 12 (6), 7979–7984.

118. Santos, T. ; Cancian, G. ; Neodini, D. N. ; Mano, D. R. ; Capucho, C. ; Predes, F. S. ; Barbieri, R. ; Oliveira, C. A. ; Pigoso, A. A. ; Dolder, H. ; Severi – Aguiar, G. D. Toxicological Evaluation of Ametryn Effects in Wistar Rats. *Exp. Toxicol. Pathol.* 2015, 67 (10),525–532.

119. Pierre, S. ; Chevallier, A. ; Teixeira-Clerc, F. ; Ambolet-Camoit, A. ; Bui, L. C. ; Bats, A. S. ; Fournet, J. C. ; Fernandez-Salguero, P. ; Aggerbeck, M. ; Lotersztajn, S. ; Barouki, R. ; Coumoul, X. Aryl Hydrocarbon Receptor – Dependent Induction of Liver Fibrosis by Dioxin. *Toxicol. Sci.* 2014, 137 (1), 114–124.

120. Mimeault, M. ; Batra, S. K. Hypoxia-Inducing Factors as Master Regulators of Stemness Properties and Altered Metabolism of Cancer – and Metastasis – Initiating Cells. *J. Cell Mol Med* 2013, 17 (1), 30–54.

121. Wang, W. ; Chin-Sheng, H. ; Kuo, L. J. ; Wei, P. L. ; Lien, Y. C. ; Lin, F. Y. ; Liu, H. H. ; Ho, Y. S. ; Wu, C. H. ; Chang, Y. J. NNK Enhances Cell Migration through Alpha7 – Nicotinic Acetylcholine Receptor Accompanied by Increased of Fibronectin Expression in Gastric Cancer. *Ann. Surg. Oncol.* 2012, 19 (Suppl. 3), S580–S588.

122. Jin, X. ; Chen, M. ; Song, L. ; Li, H. ; Li, Z. The Evaluation of p,p'-DDT Exposure on

Cell Adhesion of Hepatocellular Carcinoma. *Toxicology* 2014, 322, 99−108.

123. Kubwabo, C.; Kosarac, I.; Stewart, B.; Gauthier, B. R.; Lalonde, K.; Lalonde, P. J. Migration of Bisphenol A from Plastic Baby Bottles, Baby Bottle Liners and Reusable Polycarbonate Drinking Bottles. *Food Addit. Contam. , A: Chem. Anal. Control Expo. Risk Assess.* 2009, 26 (6), 928−937.

124. Zhang, X. L.; Wang, H. S.; Liu, N.; Ge, L. C. Bisphenol A Stimulates the Epithelial Mesenchymal Transition of Estrogen Negative Breast Cancer Cells via FOXA1 Signals. *Arch. Biochem. Biophys.* 2015, 585, 10−16.

125. Wang, K. H.; Kao, A. P.; Chang, C. C.; Lin, T. C.; Kuo, T. C. Bisphenol A−Induced Epithelial to Mesenchymal Transition is Mediated by Cyclooxygenase−2 Up−regulation in Human Endometrial Carcinoma Cells. *Reprod. Toxicol.* 2015, 58, 229−233.

126. Kim, Y. S.; Hwang, K. A.; Hyun, S. H.; Nam, K. H.; Lee, C. K.; Choi, K. C. Bisphenol A and Nonylphenol Have the Potential to Stimulate the Migration of Ovarian Cancer Cells by Inducing Epithelial−Mesenchymal Transition via an Estrogen Receptor Dependent Pathway. *Chem. Res. Toxicol.* 2015, 28 (4), 662−671.

127. Rodriguez, D. A.; de Lima, R. F.; Campos, M. S.; Costa, J. R.; Biancardi, M. F.; Marques, M. R.; Taboga, S. R.; Santos, F. C. Intrauterine Exposure to Bisphenol A Promotes Different Effects in both Neonatal and Adult Prostate of Male and Female Gerbils (*Meriones unguiculatus*). *Environ. Toxicol.* 2015. DOI: 10. 1002/tox. 22176.

128. Wadia, P. R.; Cabaton, N. J.; Borrero, M. D.; Rubin, B. S.; Sonnenschein, C.; Shioda, T.; Soto, A. M. Low − Dose BPA Exposure Alters the Mesenchymal and Epithelial Transcriptomes of the Mouse Fetal Mammary Gland. *PLoS ONE* 2013, 8 (5), e63902.

129. Hu, Y.; Zhang, L.; Wu, X.; Hou, L.; Li, Z.; Ju, J.; Li, Q.; Qin, W.; Li, J.; Zhang, Q.; Zhou, T.; Xu, C.; Fang, Z.; Zhang, Y. Bisphenol A, an Environmental Estrogen− Like Toxic Chemical, Induces Cardiac Fibrosis by Activating the ERK1/2 Pathway. *Toxicol. Lett.* 2016, 250−251, 1−9.

130. Kendziorski, J. A.; Belcher, S. M. Strain − Specific Induction of Endometrial Periglandular Fibrosis in Mice Exposed during Adulthood to the Endocrine Disrupting Chemical Bisphenol A. *Reprod. Toxicol.* 2015, 58, 119−130.

131. Alink, G. M.; Sjogren, M.; Bos, R. P.; Doekes, G.; Kromhout, H.; Scheepers, P. T. Effect of Airborne Particles from Selected Indoor and Outdoor Environments on Gap − Junctional Intercellular Communication. *Toxicol. Lett.* 1998, 96−97, 209−213.

132. Cowles, C.; Mally, A.; Chipman, J. K. Different Mechanisms of Modulation of Gap Junction Communication by Non−genotoxic Carcinogens in Rat Liver In Vivo. *Toxicology* 2007, 238 (1), 49−59.

133. Jeong, S. H.; Habeebu, S. S.; Klaassen, C. D. Cadmium Decreases Gap Junctional Intercellular Communication in Mouse Liver. *Toxicol. Sci.* 2000, 57 (1), 156−166.

134. Nomata, K. ; Kang, K. S. ; Hayashi, T. ; Matesic, D. ; Lockwood, L. ; Chang, C. C. ; Trosko, J. E. Inhibition of Gap Junctional Intercellular Communication in Heptachlor - and Heptachlor Epoxide-Treated Normal Human Breast Epithelial Cells. *Cell Biol. Toxicol.* 1996, 12 (2), 69-78.

135. Hruba, E. ; Vondracek, J. ; Libalova, H. ; Topinka, J. ; Bryja, V. ; Soucek, K. ; Machala, M. Gene Expression Changes in Human Prostate Carcinoma Cells Exposed to Genotoxic and Nongenotoxic Aryl Hydrocarbon Receptor Ligands. *Toxicol. Lett.* 2011, 206 (2), 178-188.

136. McCullough, K. D. ; Coleman, W. B. ; Ricketts, S. L. ; Wilson, J. W. ; Smith, G. J. ; Grisham, J. W. Plasticity of the Neoplastic Phenotype In Vivo is Regulated by Epigenetic Factors. *Proc. Natl. Acad. Sci. U. S. A.* 1998, 95 (26), 15333-15338.

137. Murphy, K. J. ; Fox, G. B. ; Kelly, J. ; Regan, C. M. Influence of Toxicants on Neural Cell Adhesion Molecule-Mediated Neuroplasticity in the Developing and Adult Animal: Persistent Effects of Chronic Perinatal Low-Level Lead Exposure. *Toxicol. Lett.* 1995, 82-83, 271-276.

138. Lee, J. Y. ; Kong, G. Roles and Epigenetic Regulation of Epithelial - Mesenchymal Transition and its Transcription Factors in Cancer Initiation and Progression. *Cell Mol Life Sci* 2016, 73 (24), 4643-4660.

巴西对水和食品中农药残留的监管和监测

LUCIANO ZANETTI PESSÔA CANDIOTTO[1] ,
LUNEIA CATIANE DE SOUZA[1] ,
VANESSA JACOB VICTORINO[1,2] ,
and CAROLINA PANIS[1,3] *

[1] Group of Advanced Studies in Health Sciences, State University of West Paraná, UNIOESTE, Campus Francisco Beltrão, Paraná, Brazil

[2] Laboratory of Immunophatology, State University of Londrina, UEL, Londrina, Paraná, Brazil

[3] Laboratory of Inflammatory Mediators, State University of West Paraná, UNIOESTE, Campus Francisco Beltrão, Paraná, Brazil

* Corresponding author. E-mail: carolpanis@ sercomtel. com. br

摘要

巴西在农作物上使用大量农药,这些农药产品的使用导致的社会和环境问题涉及面广并且很复杂。本章除了对水和食品中农药残留的登记、使用和监测进行规定外,还根据其对人类健康的有害影响的研究对这一问题进行了概述。本章综述包括了基于 PubMed 和 Scielo 检索结果的文献,分析了巴西关于使用释放过程和农药残留监测的立法分析,并讨论了食品中农药残留分析程序的结果。结果表明,在最近的监管进程中发现,巴西的监测系统没有很好的效果,政府只是采取少数行动旨在严格的过程控制和减少农药的使用。同时,农民对农药的使用也存在一定的误解和不当行为,导致农药残留的问题加剧。农药残留对人类健康的影响主要表现为神经系统、免疫系统和内分泌系统的损伤,同时也会对环境产生负面影响。因此,需要加强对农药的监管和控制,同时提高农民的意识和技能,以减少农药残留的风险。此外,也需要加强对农产品的检测和监测,以保障公众的健康和安全。

13.1 引言

世界上大多数国家的主流农业模式在很大程度上与各种产品的科学和技术发展有关,

如机械、化学投入(土壤肥料、杀虫剂、杀菌剂和除草剂)以及转基因生物等,这种模式被称为绿色革命,通过引入新的农业技术和方法,以提高农作物和畜牧业的产量和效率,从而满足不断增长的人口对食品的需求。这些技术包括机械化农业操作、高效肥料的使用、农药和除草剂的广泛应用,以及转基因作物的引入。这些创新帮助农民提高了农作物和畜禽的生产率,从而促进了农业产业的发展。绿色革命的影响不仅局限于农业生产领域,还扩展到了经济、环境和社会领域。从经济角度来看,农业现代化促进了农产品的大规模生产和市场化,提供了就业机会,并推动了农村地区的经济增长。在环境方面,绿色革命引入的科技和管理实践可以提高资源利用效率,减少土地和水资源的浪费,减轻农业对生态系统的负面影响。在社会方面,农业现代化改善了农民的生活条件,提供了更多的机会和选择,同时也加强了食品供应的稳定性,减少了饥饿和营养不良的问题。农业现代化进程始于 20 世纪 60 年代,随着科技的发展和经济的快速增长,人们开始关注农业生产的效率和质量,提出了农业现代化的概念。农业现代化是指通过科技进步、组织形式、经营方式等方面的改革,提高农业生产效率和质量,实现农业的可持续发展。在这个过程中,农业机械化、化肥农药的广泛应用、农业科技的发展以及农业基础设施的建设等都是农业现代化的重要组成部分。随着时间的推移,农业现代化进程不断加快,农业在生产、经济、环境和社会方面发生了巨大变化。在巴西,农业现代化始于 20 世纪 70 年代,政府采取了激励措施,鼓励农民采用新的生产技术和现代化的农业生产方式,政府还建立了与农业部门有关的公司,为农民提供技术支持和资金支持,促进了农业现代化的发展。此外,巴西的大规模农业生产也得益于其广阔的土地资源和气候条件。巴西拥有丰富的土地资源和良好的气候条件,适合种植大量的农作物和发展养殖业。这些天然资源的优势,为巴西的农业现代化提供了有利的条件。总的来说,政府的支持和投资以及天然资源的优势,是巴西农业现代化的关键因素。这些因素的共同作用,促进了巴西农业的发展和现代化进程。因此,巴西已经成为多种食品产品的最大生产和出口国,尤其是大豆、玉米、牛肉、猪肉和家禽肉。这些农产品的大规模生产和出口为巴西经济带来了巨大的贡献,并促进了农村地区的发展和农民的收入增加。

农业和畜牧业[50]的化学化进程导致巴西农药使用量的增加。随着巴西农业的发展,越来越多的农民开始使用农药来保护作物和畜禽免受病虫害的侵害。农药的使用可以提高农作物和畜禽的产量和质量,但同时也会对环境和人类健康造成潜在的危害。因此,针对包装的注册、使用、废弃物分析、处理等方面的法律规制变得必要。与此同时,关于农药使用可能产生的不利和有利影响的相反立场、质疑和争论在该国扩大。支持者认为农药的使用可以提高农产品的产量和质量,保护作物免受病虫害和杂草的侵害,从而确保食品供应的稳定性。此外,农药的使用还可以减少农民的劳动成本和风险,提高农业的经济效益。然而,反对者对农药的使用提出了一些担忧,他们指出,过度和不当使用农药可能对环境和生态系统造成负面影响,例如土壤和水体污染,破坏生物多样性,对非目标生物产生毒害作用等。此外,农药残留物在食品中的存在也引发了对人体健康的担忧,特别是长期暴露于农药残留物可能带来的潜在风险。

最近,巴西已成为世界上最大的农药消费国之一[27],因此必须评估农药对环境和人类健康造成的影响。在这种情况下,国家制定了有关农药使用的法规标准,以及监控食品和饮用水中残留物存在的措施。在本章中,我们概述了这些物质在巴西的使用和监管情况,重点介绍了农药残留物在食品和水中的监测,以及有关它们对人体健康的有害影响的证据。

13.2　巴西农药使用概况

尽管巴西政府在20世纪70年代才开始鼓励购买农药,但自20世纪50年代以来,人们已经看到了农药使用的增加,这种农药使用增加是通过税收豁免和为农村发展提供的信贷额度降低农药成本来实现的。1957年颁布的第3244号法律免除了进口产品的税收。1959年,进口产品也免征工业产品税(IPI);1969年,免征货物流通税(ICM)。在20世纪70年代,巴西政府进一步推动农药的使用,巴西政府未对进口农药购买征税,也没有对包括农药公司在内的工业产品征收其他税收,在1975年,巴西制订了《国家农药计划》,旨在扩大国内农药供应,并开展研究和行动,控制农业害虫造成的危害,并了解农药对人类健康和环境的不良影响,近年来,巴西已经加强了农药的监管和控制措施,以改善农药的使用和减少对人类健康和环境的负面影响,这包括加强农药登记和审批制度,加强监测和监管措施,提高农民和农业从业人员的安全意识等,这些努力旨在确保农药的安全使用,保护人类健康和环境的可持续性。然而,在人类健康和环境方面,巴西在20世纪70年代取得的成效甚微[77]。

这些激励措施导致了巴西农药的总体平均消费量显著增加。1970年,每公顷(1公顷=10000m²)平均使用0.8kg活性成分(以下简称a.i.),而到1998年,使用量增加到7.0kg/hm²[95]。在1991年至1998年,巴西的农药销售增长了160%[99]。1998年,使用农药最多的作物是番茄(52.5kg/hm²)、马铃薯(28.8kg/hm²)、柑橘(12.4kg/hm²)、棉花(5.9kg/hm²)、咖啡(4.2kg/hm²)、甘蔗(2kg/hm²)和大豆(3.2kg/hm²)。农业中农药平均使用量为2.9kg/hm²[95]。

自21世纪以来,巴西的农药进口增长率居世界首位,成为世界第二大农药市场。根据数据显示,巴西农药销售额达到115亿美元,成为全球最大的农药进口国,仅在2013年用于进口的金额就达到30亿美元。在2000年至2013年,巴西的农药进口增长率为高达1000%,而全球增长率仅为208%。2013年,巴西的农药进口量占全球农药产量的10%[77]。

根据2006年的巴西农业普查,Bombardi[12](2012)的研究表明,土地面积越大使用农药占比越大。其中,0~10hm²的土地面积中使用农药的土地占27%,10~100hm²的土地面积中使用农药的土地占36%,而超过100hm²的土地面积使用农药的土地占80%。

在1985年至2015年,巴西的农药消耗量增长了700%,同期农业部门增长了78%。这表明,随着时间的推移,巴西农业对农药的需求量迅速增加。目前,巴西每年使用的农药数量超过30万t,其中包括13万t的活性成分,全球农药平均使用量为每年250万t[95],农药使用量的高低受多方面因素影响,包括农业规模、作物类型、病虫害压力、农业政策和农民的知识和意识等。巴西是全球农业大国之一,拥有广阔的农田和多样的农作物种植。

自2008年以来,巴西已成为世界上最大的农药消费国。2013年,大豆、甘蔗、玉米和棉花占巴西农药消耗的80%[40]。从2008年起,进口活性成分的增长率为400%,配方产品的增长率为700%,共有936种产品在巴西上市,其中90%的配方产品由其他国家(尤其是中国)的原料制成。在 2010 年中期至 2011 年,共销售了 93. 6 万 t 农药[73]。

在 2002 年至 2011 年,巴西的农药消耗量增加了 42%,化肥消耗量增加了 37%(图 13.1)。在同一时期,巴西的平均农药消耗量从 10. 5L/hm^2 增加到 12L/hm^2,巴西市场增长了 190%,而全球市场增长了 93%[27]。

图 13. 1 所示为 2011 年巴西作物使用的农药及化肥数量。

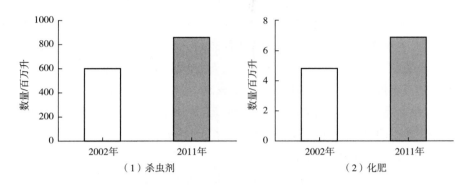

图 13.1　巴西杀虫剂、化肥消费量(2002 年和 2011 年)

资料来源:Adapted from Carneiro, F. F.; Augusto, L. G. S.; Rigotto, R. M.; Friedrich, K.; Búrigo, A. C., Eds; *Dossier ABRASCO*:*A Warning about the Impacts of Pesticides on Health.* EPSJV:Rio de Janeiro;Expressão Popular:São Paulo,2015:52(accessed September 21,2015).

2012 年,该国销售的所有农药中有 45% 是除草剂,14% 是杀菌剂,12% 是杀虫剂[73]。约有 430 种活性成分和 750 种技术产品和 1400 种农药配方已由巴西卫生部(MH)、巴西环境部(MMA)批准,并在农业、畜牧和供应部(以上各部门简写为 MAPA)中登记(表 13.1)。图 13. 2 所示为 2006 年至 2012 年巴西农用化学品销售的增长情况。

表 13. 1　　　　　　　　　　每公顷农田使用农药数量(2011 年总和)

农作物	除草剂、杀虫剂和杀菌剂/(L/hm^2)
棉花	28
柑橘	23
大豆	12
咖啡	10
小麦	10
大米	10
玉米	6
豆科植物	5
甘蔗	48

资料来源:Adapted from Carneiro, F. F.; Augusto, L. G. S.; Rigotto, R. M.; Friedrich, K.; Búrigo, A. C., Eds;*Dossier ABRASCO*: *A Warning about the Impacts of Pesticides on Health.* EPSJV: Rio de Janeiro;Expressão Popular: São Paulo,2015(accessed September 21,2015).

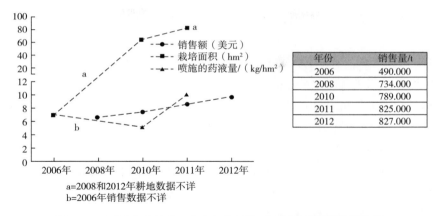

年份	销售量/t
2006	490.000
2008	734.000
2010	789.000
2011	825.000
2012	827.000

a=2008和2012年耕地数据不详
b=2006年销售数据不详

图 13.2　巴西农药销售(以吨和美元计)和种植面积的最新发展

资料来源:Vekic, A. The Pesticide Regulation in Brazil:Perceptions and Challenges. *Lecture Slides Given at Seminar"Sector Dialogues on the control and regulation of Pesticides and Biocides,"* Brasilia,2014.

在过去的 50 年里,有记录的所有这些增长趋势表明巴西存在一系列法律和政府政策,鼓励和支持农药的使用。其中,《法令号 2006/2006》是一项政策,为农业公司提供了内部消费税的豁免。这意味着农业公司在购买农药时不需要支付额外的税费,这鼓励了更多的农业公司销售农药。此外,农药的运输货物税(ICM)也经历了一定程度的减少,目前减少了60%,这降低了农药运输的成本,进一步鼓励了农业部门使用农药。另外,还有一项提案宪法修正案(PEC 491-B 2010),旨在使农药免税。如果这项提案通过并成为法律,农药将完全豁免税收。这将进一步降低农业公司使用农药的成本,并可能进一步增加对农药的需求[77]。

(综上所述,巴西是世界上农药使用量最大的国家之一。巴西的农药使用主要集中在大豆、玉米、棉花、甘蔗和咖啡等作物上,这些作物通常需要大量农药来控制害虫和病害,以确保高产量和质量。然而,巴西的农药使用也存在一些问题。首先,一些农民可能过度使用农药,超出了安全使用范围,导致农药残留物在农产品中超标。其次,一些农药可能存在环境污染和生态破坏的风险,因为它们可能通过农田排水进入水体,对水生生物和生态系统造成影响。此外,农药使用也可能对农民的健康产生负面影响,因为他们可能长期接触农药,面临慢性中毒的风险。加强农药的注册和监管变得尤为重要。——译者注)

13.3　关于监测食物和水中残留物和农药登记的立法

农药标准的概念首先在巴西联邦共和国的南里奥格兰德州制度化,后来通过第 7802/1989 号法律纳入巴西,这被认为是对农药生产、使用、登记、分类和监测各个方面进行管理的一个里程碑[82]。第 7802 号法律[23,25]规定了农药及其组分等的研究、实验、生产、包装和标签、运输、储存、营销、商业广告、使用、进口、出口、废物处置和包装、登记、分类、控制、检查和监督以及其他措施。该法由 23 条组成,属于普通法,13 年后由第 4074/2002[107]号法令加以规范。在此之前,第 7802/1989 号法令的六项条款修改参照第 9974/2000[24]号法令完善。这些法律和法规的实施为农药行业的发展提供了基本框架,为巴西的农业生产和食品安全奠定了重要基础。

第 7802/19889[23,25]号法律规定了更严格的农药登记规则,要求注册公司提供有关该产品的农艺性能以及人类和环境毒性的资料,这些规定的目的是确保农药的安全和有效性,并为农民和消费者提供可靠的信息[79]。然而,政府的监管机构没有为农药的登记活动和监管提供必要的物力、人力和财力[53]。尽管有这些规定,政府监督机构在农药活动和监督方面仍面临着一些挑战,其中之一是确保监管机构具备注册所需的物质、人力和财力。农药行业的监管需要专业知识和技术能力,以评估农药的安全性和环境影响,并监督其使用和销售。监管机构需要拥有足够的资源和人力来执行这些任务,包括进行有效的检查和监督,以确保农药符合规定的标准和要求[53]。

在巴西法律中,农药及相关产品被定义为物理、化学或生物过程的产物和制剂,用于农产品的生产、储存和加工部门,用于牧场,用于保护原生或种植的森林,以及其他生态系统和城市,工业水环境,意图改变动、植物群的组成,以保护它们免受有害生物的危害,以及用于脱叶剂、干燥剂、刺激剂和生长抑制剂的物质和产品(巴西法律[107],第一条第四款)。

第 4074/2002[107]的法令是巴西目前存在的最全面的农药标准。2005 年发布了 5549/2005[21]号法令,巴西对该法进行了小幅修改,第 5549/2005 号法令[21]和第 981/2006 号法令[22]都发生了重大变化。第 4074[107]号法令表明了政府和巴西社会对农药问题的关注。

除了前面提到的标准外,还有与联邦政府有关的规范性指令、决议和法令机构,负责监管农药,然而,要确保在巴西履行法律规定存在困难。如果农药产业链中的所有环节(制造商、贸易商、监管机构和农民)都遵守了农药法规,那么农药带来的危害会大大减小[62]。巴西农药产业链里法律遵从性的问题涉及以下几点:①登记程序:农药在巴西的销售和使用需要进行登记和批准。但是,登记程序可能存在繁琐的流程和审批延迟的问题,导致一些农药可能在未经充分检验和批准的情况下被销售和使用[77]。②销售和使用未经许可的农药:一些人可能未经许可就销售和使用农药,绕过了法律规定的程序和标准,这可能导致农药的不当使用和潜在的危害。③包装不正确报废:农药的包装和废弃物处理也是一个重要问题。不正确的包装和处理可能导致农药残留物进入土壤和水源,对环境和生态系统造成污染。④人类农药中毒鉴定困难:对于可能因农药接触而导致中毒的人,鉴定和确诊的过程可能存在困难。这可能导致农药中毒的案例被低估或无法得到妥善处理。⑤饮水[109]及食品中存在的农药残留:农药残留对人类健康和环境都可能造成潜在的风险。长期暴露于农药残留可能导致慢性毒性,对人体的神经、内分泌和免疫系统等产生不良影响。此外,农药残留还可能对环境中的生物多样性和生态系统产生负面影响。

负责农药监管的主管部门包括:①巴西农业部(MAPA)。②巴西环境与可再生资源研究所(IBAMA)所属的巴西环境部(MMA)。③巴西卫生监督局(ANVISA)所属的巴西卫生部(MH)。

考虑到法规数量众多,本章将突出强调食品中农药残留物的毒理学评估、饮用水中的农药最大允许限量以及新农药注册流程等最为关键的标准。

13.3.1　巴西食品毒理学的评价

巴西卫生监督局(ANVISA)所属的巴西卫生部(MH)是负责农药毒理学评价过程和食品中农药残留的机构。在此背景下,第 119/2003 号决议设立食品中农药残留分析项目(PARA);第 216/2006 号决议规定了植物产品中的农药残留;第 48/2008 号决议规定了对具有健康问题的活性成分的技术和配方产品进行毒理学再评价的行政程序。由于巴西用于食品种植的农药使用量不断增加,2001 年,巴西卫生监督局(ANVISA)创建了 PARA,旨在对巴西销售的农产品中的农药残留水平进行永久性检查。本方案的主要目标是通过控制这些物质的销售和监测食品中的残留,预防逐步摄入农药而引起的潜在非传染性慢性疾病,如癌症、不孕不育、免疫紊乱等[16]。

为了实现这一目标,巴西卫生监督局负责采集,对市场上销售的蔬菜进行采样,然后将其送至政府实验室进行农药含量分析。由此,该分析结果与巴西卫生监督局(ANVISA)通过允许的最大残留限量(MRL)建立的结果进行了比较。在此分析中,评估样品中存在的农药类型以及它们在巴西卫生监督局(ANVISA)允许的产品清单中也得到了验证。根据 ANVISA 的规定,MRL 是在分析农药施用后残留在作物上的残留物的基础上确定的[17]。这些分析的结果被汇编在 PARA 年度报告中,该报告作为巴西人口消费蔬菜质量的指标,这些数据支持了巴西卫生监督局(ANVISA)关于允许在巴西销售的农产品中使用农药的种类和水平所做的决定,并可作为估计消费者健康风险的参考。PARA 对农药的选择要考虑到该国商业化的资产、活性成分的毒性程度、分析物的检测历史、被调查活性物质鉴定分析标准的可用性,以及所讨论的分析物是否可以用多残留方法检测,这些因素将有助于确定需要监测的特定农药和其残留水平。这样的分析工作和 PARA 报告的制订,旨在确保巴西市场上的农产品符合安全标准,并保护公众的健康。

自 2001 年成立以来,PARA 每年都发布年度报告,近年来显示信息的复杂性不断增加,2009 年和 2010 年发布的报告更详细。随着时间的推移,监测的作物数量和对废物进行积极调查的数量确实有所增加。然而,由于最大残留限量(MRL)的变化,报告之间的信息差异,例如每年评估的农药类型和选择用于分析的主要蔬菜,导致 PARA 报告中存在差距和问题。首先,最大残留限量(MRL)是根据科学研究和风险评估来确定的,以确保农产品中农药残留物的水平不会对人体健康造成危害。然而,由于不断进行的新研究和评估,最大残留限量(MRL)可能会随着时间而变化。这意味着,相同的农产品在不同时间和地点可能会有不同的最大残留限量(MRL),导致对食品安全问题的评估存在差异。其次,年度报告中使用的农药类型和分析的主要蔬菜也可能存在差异。不同国家或地区在评估农药残留物时可能关注不同的农药种类,并选择主要消费的蔬菜进行分析,这些差异导致不同报告之间的信息不一致,使得对农药残留问题的了解存在差距。这些问题和差距给食品监管机构、农业生产者和消费者带来了挑战。食品监管机构需要与其他国家和组织加强合作,分享信息和最佳实践,以更好地了解全球食品安全情况。农业生产者需要遵守不同国家和地区的规定,确保他们的产品符合各地的食品安全标准。而消费者则需要关注食品安全警报和建议,做出明智的购买和食用决策。

　　PARA 的第一个年度报告于 2001 年发表,但是包含 PARA 分析的作物最大残留限量(MRL)的参考清单从 2007 年起可供公众访问。2007 年的 MRL 清单列出了在巴西 9 种作物(莴苣、香蕉、马铃薯、胡萝卜、橙子、苹果、木瓜、草莓和番茄)中作为农药使用的 104 种物质。最大残留限量(MRL)清单的开放对于公众和利益相关者来说是一个重要的里程碑,它提供了针对上述作物中杀虫剂残留的参考标准,以确保食品的安全性和质量。通过列出针对每种杀虫剂的最大残留限量,该清单为监管机构、农民和食品加工商提供了一个明确的指导,以确保他们的产品符合规定的标准。

　　2008 年,一份新的最大残留限量(MRL)名单公布,增加了 8 种作物,包括菠萝、大米、洋葱、豆类、芒果、甜椒、卷心菜和葡萄,使总作物数量达到 17 种。2008 年的最大残留限量(MRL)至少增加了 63 种活性分析物,使总数达到 167 种,该报告首次提供了未经许可的物质(美国)符号,表明存在巴西的农业用途所禁止的物质。政府实验室为此目的所采用的主要分析方法是基于气相色谱法[28]。

　　最大残留限量(MRL)清单的比较分析表明,被分析物的数量近年来一直在增加。同样,对以前被禁止的物质的许可也在增加。此外,部分作物的最大残留限量逐年增加。在报告所述期间,不断纳入了新的作物进行分析,从 2007 年的 9 种作物到 2012 年的 22 种作物,这种增加的趋势反映了农产品残留物监测的不断改进和加强。随着科学技术的发展,对农药残留物的检测方法和分析能力得到了提升,使得相关部门可以更全面地对作物中的残留物进行检测和评估。因此,被分析的物质数量不断增加,以更好地了解不同作物中可能存在的农药残留情况。

　　一般而言,据估计,巴西人口每天消耗的食物中有三分之一受到超过允许限度的农药残留污染。PARA 数据的汇编显示了在整个分析过程中观察到的食品污染样本的平均水平。超过 90% 的甜椒作物被农药污染。类似地,草莓、黄瓜和生菜等食品显示,超过 50% 的样品被超过允许限度的残留农药污染,或者被未经许可的农药的使用所导致的污染。

　　该项目数据显示了禁用农药对每种作物的使用情况,以及该国禁用的活性成分的存在情况,它还识别出农药残留水平超过允许限度的各种食品。有趣的是,报告显示,每年同一种作物的残留物水平都高于允许的水平;然而,对那些坚持使用超出既定标准的产品和数量的人采取何种惩罚性措施或制裁并没有明确规定。尽管草甘膦占该国农用化学品销售额的 40% 左右,但也没有监测报告显示食品中存在草甘膦。值得注意的是,在巴西农作物中主要使用的 50 种活性成分中,有 22 种是欧盟禁止的。

　　这表明巴西和欧盟在农药使用和残留物标准方面存在差异,这种差异可能源于不同的风险评估方法、监管要求和科学研究结果的不同解读。综上所述,该项目的报告描绘了美国各种作物的农药使用情况和禁用活性成分的存在情况,它还发现了食品中农药残留超标的情况。然而,对于那些坚持使用超出标准的产品和数量的人,尚不清楚采取何种惩罚性措施或制裁。此外,报告还提到了巴西农作物中使用的活性成分与欧盟禁止使用的活性成分之间的差异,这些结果强调了监管机构的重要性,以确保农产品的安全性和合规性[27]。

　　由此可见,巴西的食品毒理学评价是一个动态的过程,不断根据最新的科学研究和数据进行更新和改进,这样可以确保食品安全标准与新的食品和化学物质的发展保持一致,以保护公众健康。

13.3 介绍了 PAPA 在 2001 年至 2012 年报告的结果详情。

13.3.2 水中农药残留评估

农药、环境和人类健康之间的关系是臭名昭著的,因为农药可能污染土壤,或者是存在于可供人或动物食用的水体中污染水体;与使用农药的人直接接触;或存在于食物中,危害人体健康。

水中农药残留评估是一个重要的环境监测和保护工作,旨在确保水源的质量和安全,这些评估通过监测和控制水中农药残留物的水平,减少农药对水生生物和人类健康的潜在风险。

然而,在巴西,从 20 世纪 70 年代开始使用农药到 20 世纪 80 年代末,即使环境可能会受到污染,但他们似乎对土壤、地表水和地下水中可能存在农药没有什么太大的担忧[48]。

巴西的农业部也提醒人们注意农业过程对空气、土壤和水环境的污染,MMA 强调是由于物理置换和化学和生物转化而导致农药行为评估的复杂性,这可能导致农药产生具有与初始产品不同性质的副产品,可能进一步损害健康或环境,因此需要考虑农药及其副产物对人类健康和环境的长期影响。这种评估涉及对农药的物理特性、环境行为、毒理学和生态学影响等多个方面的综合分析。特别是在农药分解和转化过程中,需要了解物质的转化和副产物的形成情况,这有助于判断农药及其副产物是否会对生态系统造成潜在的风险,以及它们是否可能对人类健康产生负面影响。

目前对于巴西水域的可饮用性参数有具体的规定:第一条规定是 1977 年巴西内阁颁布的第 56 号法令,它允许在供人类饮用的水中存在 12 种农药。在 1990 年巴西内阁又制定了一项新的法令(第 36/1990 号),允许存在 13 种农药。第三个标准是 MH 的第 518/2004[22]号法令,该法令将允许存在的农药数量扩大到 22 种。目前有效的标准是 2011 年第 2914 号MH 法令[15],该法令允许存在 27 种农药[109]、15 种无机化学品(重金属)、15 种有机化学品(溶剂)、7 种来自家庭消毒的次级化学物质,以及水源和处理厂中除藻剂的使用。一方面,这一发展可以被理解为是积极的,因为农药的使用在巴西过去的五十年里是属于近代发展的,巴西政府已经在寻找能用于其国家农作物的新产品。另一方面,图 13.3 中的数据令人担忧,因为作为一项预防措施,人类饮用的水本不应该存在任何农药残留[96]。尽管标准中规定的农药使用在特定限量内是允许的,但农药残留物的存在仍然对人类健康构成潜在风险。因此,持续监测和采取措施以减少农药在水中的存在是至关重要的,以确保人们饮用的水源的清洁和安全。

表 13.4 详细列出了人类消费用水在 1990 年条例中的物质和最高容许限量:一些农药在 2004 年的条例中被允许使用,但自 2011 年起不再适用于现行的条例。到 2011 年,下列物质获准使用:七氯和七氯环氧化物(0.03μg/L);六氯苯(1μg/L);五氯苯酚(9μg/L);敌稗(20μg/L)。

关于控制水中农药残留的另一个相关标准是巴西国家环境委员会的第 357/2005[20]号

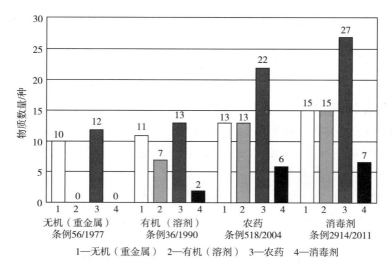

图 13.3　饮用水参数中评估物质的数量

资料来源：Amount of evaluated substances in water potability parameters. *Source*：Souza，L. C. A Critical Analysis of the Water Quality for Human Consumption in the Municipality of Francisco Beltrao—PR. Master Dissertation. UNIOESTE，Francisco Beltrão，PR，2014.

决议，它对水体进行分类并且设立条件和污水排放标准。同时 MH 第 2914 号法令（2011）[15]明确了哪些物质是农药，而 CONAMA 第 357 号[20]决议却没有明确。然而，这两个标准都存在于该国，在允许的最大残留限量（MRL）中存在显著差异的事实是非常令人担忧的，因为不一致的标准可能导致水中农药残留物的控制不足，从而对水资源和人类健康构成潜在风险。为了解决这个问题，巴西政府可以考虑加强 MH 法令和 CONAMA 决议之间的协调，并确保两个标准之间的一致性，这可能包括明确农药的定义和范围，并在农药残留物的允许限量方面制订统一的准则。通过统一的标准，巴西可以更有效地监测和控制水中农药残留物的存在，保护水资源的质量，以及保障人类健康和环境的安全。综上所述，巴西政府应该认识到两个标准之间的差异，并采取适当的措施来解决这个问题。通过协调和统一标准，加强监管和监测措施，巴西可以更好地保护水资源，减少农药对水环境和人类健康的潜在影响，这将有助于确保供人类饮用的水质量符合安全标准，并维护公众的健康和福祉。

表 13.2 对标准参数进行了比较，显示了 1 类（人类消费条件良好）和 3 类（人类消费限制类、需要治疗）农药（第 2914/2011 号巴西卫生部法令）的最大残留限量（MRL）。国家环境委员会（CONAMA）第 357 号[20]决议和巴西卫生部（MH）第 2914 号[15]条例的最大残留限量（MRL）空白项对应于该标准中不存在的物质，这样的比较分析对于了解不同标准之间的差异和缺失非常重要。通过对比标准中存在的物质和对应的 MRL，我们可以确定不同标准的覆盖范围和适用性。在表格中，如果某个标准中没有列出特定物质的最大残留限量（MRL），那就意味着该标准并未对该物质进行规定或检测要求。此外，强化不同部门之间的合作和协调也是关键。卫生监管部门、环境保护部门和农业部门应该共同努力，确保标准的一致性和完整性。他们可以共同制订准确、全面的农药残留监测标准，以确保食品和

水资源的质量符合安全标准,保护公众的利益和福祉。

表 13.2　　　　　　巴西标准中允许的农药最大残留限量(MRL)比较

物质	条例 MH 编号 36/1990	条例 MH 编号 528/2004	条例 MH 编号 2,914/2011/(μg/L)[饮用水中农药残留标准]	CONAMA 决议 357/2005/(μg/L)[1 类(经处理的人类消费水农药残留含量)]	CONAMA 决议 357/2005/(μg/L)[3 类(经高级处理的人类消费水农药残留含量)]
甲草胺	—	20	20	20	—
艾氏剂+狄氏剂	0.03	0.03	0.03	0.05	0.03
莠去津	—	2	2	2	2
多菌灵+苯菌灵	—	—	120	—	—
克百威	—	—	7		
氯丹(顺式+反式)	0.3	0.2	0.2	0.04	0.3
2,4-二氯苯氧乙酸(2,4-D)	100	30	30	4	30
2,4,5-涕(2,4,5-T)	—	—	30	2	
敌草隆	—	—	90	—	—
二氯二苯三氯乙烷(DDT)[p,p'-DDT+p,p'-二氯二苯二氯乙烯(DDE),二氯二苯二氯乙烷(DDD)]	1	2	1	0.002	1
硫丹	—	20	20	0.056	0.22
异狄氏剂	0.2	0.6	0.6	0.04	0.2
草甘膦	—	500	500	65	280
草甘膦+氨基甲酸盐(AMPA)	—	—	—	—	—
林丹	3	2	2	0.02	2
代森锰锌	—	—	180	—	—
甲胺磷	—	—	12		
甲氧毒草安	—	10	10	10	
草达灭	—	6	6	—	—
甲基对硫磷	—	—	9		
苯丙草醚	—	20	20	—	—
合成除虫菊酯	—	20	20	—	—
苯丙酮	—	—	60		

续表

物质	条例 MH 编号 36/1990	条例 MH 编号 528/2004	条例 MH 编号 2,914/2011/（μg/L）[饮用水中农药残留标准]	CONAMA 决议 357/2005/（μg/L）[1 类（经处理的人类消费水农药残留含量）]	CONAMA 决议 357/2005/（μg/L）[3 类（经高级处理的人类消费水农药残留含量）]
西玛津	—	2	2	2	—
戊唑醇	—	—	180	—	—
特丁磷	—	—	1.2	—	—
氟乐灵	—	20	20	20	—
氯氟氯氟氟磷	—	—	30	—	—

虽然巴西卫生部（MH）条例列出了 27 种允许在供人类食用的水中残留的农药,而 CONAMA 的决议只包括了 14 种。这表明在巴西,人们对水中农药残留的允许程度有所增加。然而,有些物质的最大残留限量（MRL）在 2005 年标准和 2011 年标准之间发生了很大变化。硫丹的最大残留限量从 0.22μg/L 变化到 20μg/L;异狄氏剂从 0.2μg/L 变化到 0.6μg/L;草甘膦从 280μg/L 变化到 500μg/L（草甘膦+AMPA）;2,4,5-三氯苯氧乙酸从 2μg/L 变化到 30μg/L;三孢粉从 0.2μg/L 变化到 20μg/L。

除了最大残留限量（MRL）的提高,还有对最大残留限量（MRL）和可接受每日允许摄入量（ADI）[62,99] 概念的评论。Petersen[82] 认为,这两种方法都源自笛卡尔的方法,这种方法不适用于毒理学,但可用于传递有关食品和水中农药污染的假定耐受限度的信心。另一个问题是"确定每个有效成分的可接受最大残留限量,但没有确定每个样品的最大成分数量、它们的浓度之和或它们的综合效应"（Neto[74] p. 68）。最大残留限量（MRL）是根据农药在农产品中残留的水平来确定的,它被认为是人类可以在食物中摄入的农药残留的最大容许量。然而,彼得森指出,这种方法并没有考虑到农产品中多个农药残留物的组合效应。农产品可能同时存在多种农药残留物,但每个残留物的 MRL 都是基于单独的评估进行确定的,这意味着我们可能无法准确评估农产品中农药组合的潜在效应。另一个问题是每日允许摄入量（ADI）的概念,它是根据人类每天摄入农药的最大可接受量来确定的。然而,彼得森认为,每日允许摄入量（ADI）的计算方式没有考虑到不同人群之间的敏感性差异,例如儿童和老年人可能对农药的影响更为敏感。此外,每日允许摄入量（ADI）的计算也没有考虑到长期暴露和慢性效应的可能性。综上所述,彼得森的观点强调了对最大残留限量（MRL）和每日允许摄入量（ADI）概念的批评,认为现有方法在评估农药污染时存在一定的局限性。更全面和综合的评估方法可能有助于更好地了解农产品中农药污染的潜在风险,并采取相应的控制措施来保护公众健康。

第 2914/2011 号巴西卫生部法令[15] 成为公共卫生领域研究人员就农药问题提出批评

的对象,主要原因是对供人类消费的水中这些物质的监测含量非常低。考虑到在巴西注册的 430 种有效成分,只有 27 种需要进行定期审查[109]。此外,巴西还存在被禁农药通过巴拉圭、玻利维亚等邻国非法入境的问题。

所有城市需要每 6 个月对这 27 种农药的活性成分进行监测,这个数字表明了巴西目前批准使用的活性成分低于 10%。从 2007 年至 2010 年,大约 16.9 万份农药分析结果被准备和评估,但如果所有城市都登记其分析结果,预计应该有大约 98 万份。这表明,只有 9%~17% 的城市在 SISAGUA 中登记了他们的数据(SISAGUA 是巴西监测饮用水中农药的数据库)。结果显示,2009 年至 2012 年巴西消费量最大的农药活性成分(每种成分超过 1000t/年)是草甘膦、矿物油、2,4-D、莠去津、硫黄、甲胺磷、植物油、多菌灵、乙酰甲胺磷、代森锰锌和敌草隆。必须强调的是,现行法令中的 27 种农药中约有 30% 不再被授权在巴西使用,其中已被取消的有艾氏剂/狄氏剂、氯丹、二氯二苯三氯乙烷(DDT)、异狄氏剂和林丹,涕灭威、甲胺磷和硫丹最近被取消[109]。这些数据表明巴西在农药使用方面面临一些挑战。监测和控制农药残留的工作需要更多的城市积极参与,以提供更全面和准确的数据。此外,禁用和取消农药的进程仍在进行中,以减少其对环境和人类健康的潜在影响。

13.3.3　巴西的杀虫剂登记问题

新农药注册时,生产商必须提交三个主管机构的研究报告,以证明该产品的有效性和安全性,然而这些研究是由公司承包的实验室准备的,而不是由政府机构,政府机构仅负责评估提交的研究,并将其与科学文献中的其他已发表研究进行比较。因此,这种情况存在着一定的隐患,制造商能随意操纵信息,让其结果只显示机构感兴趣的结果,这种制造商控制研究结果的可能性引发了一些担忧。由于实验室是由制造商选择和雇佣的,他们可能面临着利益冲突,可能倾向于产生有利于其产品注册的结果,这可能包括隐瞒负面影响或缺乏对潜在风险的充分评估。这种情况的结果是,农药的有效性和安全性的评估主要依赖于制造商提供的研究报告。虽然主管机构可能会对这些报告进行审查和评估,但缺乏独立的验证和监督机制可能导致信息的不完整或失实。为了解决这个问题,有些国家采取了更加严格的审查制度,要求制造商公开其研究数据并进行独立验证,这有助于确保评估的客观性和可靠性。此外,加强监管机构的能力和资源,以便他们能够进行自己的研究和评估,也是确保农药注册过程的透明度和可靠性的重要举措。总的来说,确保农药的有效性和安全性评估的独立性和客观性是至关重要的,这需要政府机构的有效监管和透明度,以及制造商提供真实可靠的研究数据。

巴西有一些联邦机构,它们在评估用于农业用途的农药注册权利要求方面发挥不同的作用。每个机构在其职权范围内进行分析:MAPA 评估产品的农艺功效,这包括对农药在农作物上的有效性、对病虫害的控制效果以及作物产量的提高等方面进行评估。MAPA 确保农药的农艺功效符合标准,并适用于特定的农作物和使用条件。巴西卫生监督局(ANVISA)评估对人群健康的风险:进行风险评估,考虑农药对人体可能产生的毒性和潜在危害,他们评估农药残留对食品和饮用水中的人体暴露水平,并根据国际标准和科学研究确定最大残留限量(MRL)。巴西卫生监督局(ANVISA)的目标是确保人们在食用农产品时不会暴露于不安全的农药残留水平。IBAMA 评估对环境的风险：考虑农药对水体、土壤和生物多样性的影响，并评估其潜在的生态和环境风险，关注农药对非目标生物的影响，水源和生态系统的污染风险以及长期积累效应等。联邦机构负责监督农药的生产和配方，以确保符合标准和规定。这些机构执行农药注册和许可的程序，并确保生产过程符合良好的农业实践和质量标准。而联邦各州负责监督包装的运输、储存、使用和处置；这些州级机构负责确保农药的正确使用和合规性，以保护人类健康和环境安全。通过各个主管机构的协调合作，巴西的农药监管体系旨在综合评估和管理农药的各个方面，确保农药的有效性、安全性和环境友好性，这种综合的监管机制旨在最大程度地保护人类健康、环境和农业生产的可持续性[77]。

因此，需要由注册机构（MAPA、ANVISA 和 IBAMA）证明产品的风险，否则，该产品将被放行以供消费。Londres[62] 指出，阻碍巴西卫生部评估的障碍之一是建立接触某种产品与慢性健康问题发展之间的直接关系。

通过第 4074/2002 号法令[107] 和第 5981/2006 号法令[19]，相关机构可以加快基于过期专利的活性成分产品的分析和销售。这意味着一旦某个农药活性成分的专利期限过期，其他公司可以通过简化的注册程序将类似的产品引入市场，这有助于增加新产品进入国内市场的机会。监管基础设施不足以满足农化企业对产品注册的高需求。由于监管资源有限，可能无法及时处理所有的注册申请，这导致了来自与农业综合企业相关的团体的压力，要求他们简化农药注册程序。他们认为，简化注册程序可以促进新产品的快速上市，并满足市场需求。一方面，巴西只有少数人从事农药监管工作，他们需要应对大量的注册申请和监管事务，这可能限制了他们有效地进行农药审核和监督的能力。另一方面，来自政客的巨大压力也是一个问题，通常与生产农药的公司有关，这些公司会在产品的生产或销售过程中释放农药[77]。这种情况引发了一些担忧，因为政治压力可能会影响农药监管的独立性和透明度，从而可能影响到公众的健康和环境安全。因此，巴西面临着平衡农药注册程序简化的需求和确保适当的监管和安全性的挑战。为了有效应对这些问题，可能需要加强监管基础设施、增加监管人员的数量和能力，并确保农药监管过程的透明度和独立性，以保护公众的利益和环境的可持续性。

另一个重要的问题是新活性成分的注册费用和这些记录的有效性。在美国，农药的注册成本约为 63 万美元，注册有效期为 15 年，而在巴西，新未授权的农药的注册费最高为 1000 美元，有效期未定[78]。

尽管注册是无限期的，这确实有利于农药在市场上的持久性，但巴西的标准要求对这些注册进行了一定的控制条件。根据巴西的要求，农药的注册机构需要定期对农药产品进行重新评估，包括对环境安全、健康风险和农药产品的农艺功效进行审查，这是为了确保农药在长期使用过程中仍然符合相关的安全标准和效果要求。在重新评估过程中，如果发现农药产品可能对环境或人类健康造成不可接受的风险，或者农药产品的农艺功效不符合要求，登记机构有权采取相应的措施，评估结果甚至可能导致撤消[62] 涕灭威、甲胺磷和硫丹等农药产品的登记[109]，在经过重新评估后这些农药产品被发现存在严重的环境或健康风险，或者其农艺功效无法满足要求，因此它们的注册被取消了，这是为了确保农药的使用符合安全和环保的标准,保护农作物的质量和农民及消费者的健康。

基于巴西卫生监督局(ANVISA)(2014)关于农药登记投票的数据,Pelaez 等[77]强调了以下信息:

·截至 2014 年 6 月,注册请求清单显示约有 1500 个产品等待评估过程的启动。

·只有 5%的注册声明对应的产品基于新活性成分产品。

·注册队列中 20%的产品的活性成分,在欧盟市场可能是未经授权使用的。

·61%的注册申请是由在巴西没有工厂的公司的销售代表提出的。因此,无法保证它们将承担可能对环境或人类健康造成损害的费用,也无法保证在农药没有达到预期功效的情况下向农民提供补偿。

·农药登记申请的时间增加了。从 2010 年 1 月到 2014 年 6 月,估计从提交议定书到完成分析的平均时间从 25 个月增加到 44 个月。

13.4　巴西食品中农药残留监测概况

在 2001 年至 2007 年,巴西有 23 个州中的 16 个州的卫生监测(签证)参与了 PARA 计划。收集数据的地点位于参与该计划的各州首府的大型连锁超市的零售店。截至 2007 年,巴西农药销售价值达到 54 亿美元,位居全球第二,而到了 2008 年以后达到世界第一[7]。

选择用于程序分析的作物的定义考虑了以下因素:按典型家庭最低食物消费量提供的人均年食物消费量,来计算农药每日允许摄入量,单位为千克;不同栽培的种植制度和病虫害管理;以及这些食品在参与该计划的不同州的贸易中的可用性。因此,在此期间,巴西卫生监督局(ANVISA)选择了 92 种活性成分,通过:①收集的关于该国农药使用情况的数据。②化验所可提供的有关食物中通常被检测出的残余除害剂的资料。③在实验室和/或市场上测定所需的分析标准的可用性。

根据结果显示,在 2001 年至 2007 年,共对 7321 个样品进行了分析。然而,根据美国的报道,更令人担忧的问题不是农药使用超标,而是使用违禁物质。在所分析的作物中,草莓的绝对和平均农药含量最高,最小值为 37.7%,最大值为 54.6%。生菜和番茄的最大值均超过 40%,木瓜的最大值达到 37.6%,胡萝卜为 19.5%。需要注意的是,2001 年至 2007 年的数据仅涵盖了巴西 26 个州中的 16 个州的样本。理想情况下,该计划的覆盖范围应该扩大到巴西其他州,以更全面地了解农药使用情况。这表明还需要进一步的研究和监测来全面评估农药在巴西的使用情况,并采取相应的措施来减少农药残留和违禁物质的使用。

在 2008 年的报告中,PARA 计划进一步扩大了覆盖范围,新增了共计 5 个参与的州和联邦区,共监测了 17 种作物和 167 种物质,这一举措是由于国际上对几种农药实施禁令或限制,并对巴西目前仍在使用的农药进行了毒理学上的重新评估。同时,考虑到巴西已经禁止或限制使用的农药,这一步骤标志着巴西在粮食安全领域的重要突破,然而,这些结果引发了一系列争议:一些公司提起诉讼,对 PARA 计划的报告提出质疑,要求延长检测到的农药残留水平的限制时间,或者要求允许在巴西尚未获得授权的产品上市销售。这反映出在农药监管方面存在经济和政治的利益冲突,需要在权衡食品安全和商业利益之间找到平衡点。巴西政府面临着应对这些争议的压力,需要在保护公众健康和维护农业发展之间做出明智的决策。

根据 2002 年至 2008 年的数据分析(表 13.3),可以看出 PARA 计划在这期间发生了一系列演变。值得注意的是,在 2001 年至 2007 年,该计划通过新增作物扩展了监测范围。然而,除了香蕉、生菜、草莓和番茄,其他作物的不合格结果的百分比也有所增加。例如,胡萝卜的不合格率相比前一年增加了 300%。这些数据表明,尽管该国已经实施了禁令和制裁,但许多作物的农药残留水平仍高于允许的标准。在新分析的食品中,甜椒(64.4%)和葡萄(32.7%)的农药污染率较高。同样,在这些不合格样品中存在大量未经授权的活性成分数据(表 13.4)。

表 13.3 通过该计划对一些作物进行的不合格结果的百分比的时间顺序分析演变

作物	2002 年	2003 年	2004 年	2005 年	2006 年	2007 年	2008 年
莴苣	8.64	6.67	14	46.45	26.68	40.00	19.80
香蕉	6.53	2.22	3.59	3.65	NA	4.32	1.03
马铃薯	22.20	8.65	1.79	0	0	1.36	2.00
胡萝卜	0	0	19.54	11.30	NA	9.93	30.39
橘子	1.41	0	4.91	4.70	0	6.04	14.85
木瓜	19.50	37.56	2.50	0	NA	17.21	17.31
苹果	4.04	3.67	4.96	3.07	5.33	2.90	3.92
草莓	56.03	54.55	39.07	UA	37.68	43.62	36.05
番茄	16.10		7.36	4.38	2.01	44.72	18.27

注:NA,未进行分析。数据取自 2008 年的 PARA 报告。

资料来源:PARA report[18]

表 13.4 2008 年 PARA 分析和报告的一些不合格样品中发现的未经授权的活性成分数据

生物学样本	不合格占比/%	在样品中发现未经授权的成分
菠萝	9.47	乙酰甲胺磷、氯氰菊酯、二硫代氨基酸酯、乐果
莴苣	19.80	乙酰甲胺磷、西维因、多菌灵、毒死蜱、溴氰菊酯、乐果、甲氰菊酯、甲胺磷、灭多威、戊唑醇
大米	4.41	环唑醇、粉唑醇、甲胺磷、腈菌唑
香蕉	1.03	芬瑞莫杀虫剂
马铃薯	2.00	硫丹
洋葱	2.91	乙酰甲胺磷
胡萝卜	30.39	乙酰甲胺磷、毒死蜱、乐果、甲胺磷、丙溴磷
大豆	2.92	环唑醇、敌草隆
橙子	14.85	氰菊酯、硫丹、高氰戊菊酯、甲基对硫磷、咪鲜胺、丙硫磷

续表

生物学样本	不合格占比/%	在样品中发现未经授权的成分
苹果	3.92	敌敌畏、三唑磷
番木瓜	17.31	乙酰甲胺磷、啶虫脒、氟氯氰菊酯、乐果、硫丹、氟环唑、甲胺磷、杀扑磷
草莓	36.05	乙酰甲胺磷、克菌丹、溴虫腈、百菌清、毒死蜱、溴氰菊酯、硫丹、灭菌丹、甲胺磷、咪鲜胺、四氯杀螨砜
辣椒	64.36	联苯菊酯、溴丙酯、多菌灵、氯氰菊酯、毒死蜱、三氯杀螨醇、硫丹、高氰戊菊酯、甲氰菊酯、粉螨醇、高效氯氟氰菊酯、甲胺磷、二氯苯醚菊酯、腐霉利、咪鲜胺、丙溴磷、戊唑醇、三唑磷
甘蓝	8.82	多菌灵、氟环唑、灭多威、甲胺磷、腐霉利、戊唑醇
番茄	18.27	涕灭威、丙烯菊酯、环唑醇、毒死蜱、甲基毒死蜱、灭菌丹、甲胺磷
葡萄	32.67	乙酰甲胺磷、氯氰菊酯、溴虫腈、毒死蜱、溴氰菊酯、乐果、硫丹、甲氰菊酯、甲胺磷、四氯杀螨砜

资料来源：PARAreport[18]

　　此外,所有经过分析的食品中至少存在一种未经授权的活性成分,其中,乙酰甲胺磷和甲胺磷占主导地位。莴苣、草莓、辣椒和葡萄样本中发现了 10 种或更多的未经授权成分。甜椒中发现了 19 种未经授权的成分,其中 4 种超过了最大残留限量。

　　令人担忧的是,数据显示到了 2008 年仍有违禁物质的使用和超过最大残留限量的情况存在,这说明对于违反巴西国家卫生监督局(ANVISA)发布的标准的行为并未得到有效的惩罚。特别值得关注的是,禁用农药残留的问题仍然存在于数据中,这些数据强调了巴西在监管农药使用和食品安全方面面临的挑战。需要加强监测和管理措施,以确保农产品中不含未经授权的农药成分,并且农药残留水平不超过安全标准,这对保护公众健康和食品安全至关重要。政府和监管机构应该采取更加严格的措施,加强对农药使用的监管,并对违规行为进行严肃的处罚,以推动农业生产的可持续性和食品安全性的提高。

　　在分析中发现,观察到活性成分,例如甲胺磷被用于禁止使用甲胺磷的作物上,包括莴苣、大米、胡萝卜、木瓜、草莓、辣椒、卷心菜和葡萄,或用于 ANVISA 限制使用甲胺磷的作物上,如番茄,这就引出了一个严重的问题,因为这个有效成分在一些作物中被允许使用,例如这个有效成分在番茄栽培中被授权,并且其应用是通过空中喷洒、拖拉机或中心枢轴灌溉,但在番茄生产中不被采用。很明显,在空中喷洒农药期间,活性成分仍然允许使用,这造成了职业接触和污染这些农场周围人口的巨大风险。这个问题需要引起足够的关注和解决,以确保农产品的安全性和消费者的健康。

　　自 2009 年以来,对食品分析结果的详细描述一直备受关注,并取得了一些进展。分析技术有了改进,同时也整合了用于此类分析的参考实验室,优化了标准化结果并允许进行安全比较。在 2009 年,巴西对 20 种食品和 234 种农药进行了监测,这一次的监测大大扩大了样本的数量,总计达到了 3130 个样本,并包括了巴西所有州的样本。此外,从 2007 年至 2009 年,分析活性成分的评估数量也大幅增加(表 13.5),这些努力表明巴西在食品安全方面采取了积极的措施,以监测和评估农药在食品中的存在情况。这些数据和分析的持续改进对于确保食品安全以及保护公众健康非常重要,它们为监管机构提供了更多的信息和依据,以制订更严格的农药使用标准,并采取必要的措施来防止和解决农药残留超标的问题。

表 13.5　　　　　　　　　2007 年至 2009 年 PARA 提供的数据汇总

年份	2007 年	2008 年	2009 年
参与州数	16	16	26
分析样本数	1198	1773	3130
作物种类	9	17	20
分析的活性成分数	104	167	234

资料来源:PARA report[17]

2009 年安装了 PARA 样本管理系统(SISGAP),并且巴西卫生监督局(ANVISA)开始报告所使用的分析方法,这代表了对报告的批判性分析方面的突破,特别是对科学界而言,该文件的收集方法类似于美国和一些欧洲国家所采用的方法。在分析的 3130 份样本中,有 29%的样本不符合要求,有 2.8%的样本高于最大残留限量,有 23.8%的样本与美国标准相符。葡萄和辣椒样品中有 2.4%的残留量高于最大残留限量,并且在同一样品中发现了未授权的共存物。其中,甜椒仍然是受污染最严重的培养物(约 80%的样本受到污染),而受未经授权产品污染的样本比例也很高(约 65%)。此外,12.1%的样本同时超过了美国和其他国家的最大残留限量标准。总体而言,大部分作物都受到未经授权产品污染的比例很高(最大残留限量和作物的详细数据见表 13.6)。这些数据表明在巴西食品中仍存在着农药残留超标和未经授权产品使用的问题。尽管有一些改进和监管措施的引入,但仍需要更加严格的控制和管理,以确保食品的安全性和合规性,这需要进一步加强监测、执行适当的制度和措施,以减少农药残留超标和未经授权产品的使用,保护公众的健康和安全。

根据 2009 年的测试结果,按作物合格与否对样品数量进行了细分。结果显示,这些样品可以分为未经授权的物质(US)、授权但超过最大残留限量(>MRL),以及同时在同一样品中出现的前两种情况对部分作物进行评价。

表 13.6

作物	未经授权的物质占比/%	授权但超过最大残留限量的物质占比/%	授权但超过最大残留限量+存在未经授权的物质占比/%
菠萝	28.3	10.3	5.5
莴苣	37.7	0	0.7
大米	26.5	0	0.6
香蕉	1.8	1.8	0
甜菜	32	0	0
洋葱	16.3	0	0

续表

作物	未经授权的物质占比/%	授权但超过最大残留限量的物质占比/%	授权但超过最大残留限量+存在未经授权的物质占比/%
胡萝卜	24.8	0	0
甘蓝	32.6	6.2	5.4
番木瓜	21.2	12.9	4.7
草莓	28.3	8.6	3.98
黄瓜	51.4	2.1	1.4
甜椒	64.8	3	12.1
番茄	31.3	0	1.4
葡萄	35.2	8.5	12.7

资料来源：PARA report[17]

根据巴西卫生监督局（ANVISA）的观察，上述许可最大残留限量的情况表明某些农药存在不正确使用的情况：通过增加每公顷农药活性成分的使用量来增加使用次数（高于产品信息中推荐的使用量）；未观察到施药日期至食品收获时间之间的停药期。此外，委员会还注意到，在使用农药或使用适合其他作物的农药方面存在不均衡现象，而且还使用了在巴西未经授权使用的农药，主要是拟除虫菊酯、氨基甲酸酯、有机磷酸酯和唑类衍生物。

2010 年，除圣保罗州外，PARA 对巴西其他州的样本都进行了分析，并由巴西卫生监督局（ANVISA）设立了一个名为"Paulista Food Program"的监测项目。然而，由于圣保罗州提供了该国大部分的农业生产，对该州的农产品进行评估和监测非常关键，它也应该由 PARA 进行评估。因此 PARA 计划可以考虑与圣保罗州的监测项目进行合作，以确保该地区的农产品也纳入评估范围，从而全面了解巴西农产品的农药残留情况，而不管其本身是否拥有残留物评估项目。

根据 2010 年的报告，巴西卫生监督局对 PARA 地区的 18 种食品进行了监测，共分析了 2488 份样品。结果显示，其中 28%的样品残留超标或存在未经授权的农业投入品。在 2012 年的报告中，甜椒样本不合格率最高，约 90%的样本中存在未经授权的农业投入品，其次是黄瓜（56%）、生菜（52%）和胡萝卜（49%）。总体而言，近 92%的甜椒样本超过了最大残留限量，并且/或使用了巴西不允许的农业投入品。在 2010 年评估的所有样本中，27.9%的样本显示存在关于最大残留限量的违规行为和/或被指控存在未经授权的产品。

根据这份报告，24.3%的样品表示对特定作物使用了未经授权的农药，甚至该农药未经授权在该国销售，在大多数样本中发现的活性成分是有机磷农药，它们在样品中显示超过了最大残留限量。在 2012 年评估的不合格样品中，30%的农业投入物残留物正在进行毒理学重新评价，或者已经在 2010 年停止在巴西销售。这个事实凸显了 2010 年巴西人口可能面临的潜在疾病发展风险的严重性。值得注意的是，37%的样品中检测到农药残留，这再次强调了对农药残留进行监测的重要性。这些数据表明，巴西在农产品安全和农药使用方面仍面临一些挑战,需要进一步加强监管和管理措施,以保障公众的食品安全。

本报告还指出了以下内容:

(1)在使用杀虫剂的农场中,约有 57% 的农场没有得到农艺指导。

(2)几乎 85% 的劳动力在小农场工作,其中大多数是文盲。

PARA 提交了 2011—2012 年联合报告,文中给出了最大残留限量的计算公式:在巴西卫生监督局进行的农药登记毒性评价中,计算的是最大日摄入理论量(MDIT),它由以下比例定义:每种食物的人均日消耗量及其 MRL 的平均值之和除以每个个体的体重。换句话说,最大日摄入理论量估计了理论上一个人每天可以摄入的食物中农药的最大量(巴西)[14]。

根据这个公式,可以看出最大残留限量的计算受到个体变异的影响,而这个因素没有被程序考虑在内。根据巴西卫生监督局(ANVISA)的资料,基于 PARA 分析发现若干农药仍出现在 2011—2012 年报告中,特别是有机磷,在该国已经被禁止或受到使用限制(例如,多菌灵和甲胺磷)。

本报告收集了来自联邦所有州的样本,受监测的食物数量增加了 25%。在 2011 年,研究对 1628 份样品进行了分析,其中 22% 的样品未检测到残留物。36% 的样本结果合格,2.3% 超过了最大残留限量,32% 含有未经授权的农药。据观察,90% 的甜椒样本不合格,同样有 67% 的胡萝卜样本和 44% 的黄瓜样本不合格。数据显示,2010 年的有机磷类产品不合格情况相似。报告中还提到,在葡萄中发现了活性成分 tebufem pirade 和氮康唑,这表明存在走私行为,因为这些物质在巴西从未注册过。此外,报告中还提到一种农药涕灭威(葡萄牙语为 Chumbinho),它在一份大米样本中被检测出来,这种活性物质是已知毒性最高的杀虫剂,但它并不适合用于种植水稻,并且已于 2012 年 10 月根据制造商的要求撤销注册。需要注意的是,由于报告中提供的数据是部分的,因此不能在这里对调查结果进行详细讨论。

另外,从 2013 年开始,该项目的网页上没有提供新的农药残留分析报告。此外,需要强调的是,该国广泛使用的主要农药草甘膦从未被纳入 PARA 采用的多残留分析中,该计划也仅限于检查天然产品,没有对加工或制造产品进行分析。

13.5 巴西水中农药残留监测概况

考虑到巴西关于农药的立法是最近才颁布的,而遵守法律规定的监测情况一直是不够充分的,可以合理地说,巴西缺乏对农药使用的社会和环境后果的监测和研究。然而,公共机构的研究人员也在这方面做出了努力,例如联邦和州立大学、奥斯瓦尔多·克鲁兹基金会(FIOCRUZ)、巴西集体健康协会(ABRASCO)和国家癌症研究所(INCA)。在科学生产方面,值得一提的是 ABRASCO 负责的 *Ciência & Saúde Coletiva* 杂志。除了一些专门针对与农药对健康和环境影响有关的出版物的特刊{12(1),2007[Online],http://www.scielo.br/scielo.php? script=sci_issuetoc&pid=1413812320070001&lng=pt&nrm=iso(accessed December 3,2015)},该杂志有 50 多篇文章讨论了与农药有关的问题。

另一个问题是缺乏可供咨询的官方数据。在 2011 年,只有 24% 的巴西城市根据卫生部的标准进行了水中农药分析,因此 76% 的城市甚至无法获得有关饮用水污染的信息。只有圣保罗州、南马托格罗索州、托坎廷斯州和巴拉那州四个州监测了40%以上的市镇,达到了抽样计划的要求[108]。

综上所述,巴西在监测和研究农药对社会和环境的影响方面仍存在挑战,但公共机构和研究人员正在努力解决这些问题。缺乏可用的官方数据以及水中农药分析的不足也是需要关注和改进的领域。

南马托格罗索州联邦公共部的一项调查显示,负责巴西卫生部(MH)水监测测试的实验室仅分析了法律规定的55%的物质(27种物质中的15种)[27]。由于对农药进行毒理学分析的公共实验室数量很少,因此法律所要求的活性成分监测效率低下[74]。

Albuquerque 等[4]对巴西淡水中的农药进行了严格审查,并提供了官方机构记录和同行评审科学文献的信息。关于巴西淡水中农药发生情况的研究很少,集中在27个州中的5个州的几个采样点,其中,除草剂(21种)占检测出物质的大部分,其次是杀菌剂(11种)、杀虫剂(10种)和植物生长调节剂(1种)。

Oliveira 等[75]对圣弗朗西斯科河(巴西最重要的河流之一)中捕获的钝齿鱼中的农残水平进行了研究,在三个不同区域捕获了36条鱼,并采集了背肌和脏器样本进行毒理学分析,他们评估了150种不同种类的杀虫剂、杀菌剂、除草剂和杀螨剂。研究结果显示,有机磷和氨基甲酸酯类农药在捕捞鱼类中的含量最高。在对41种有机磷农药进行调查时,发现鱼类肌肉、脏器池或两者中至少有9种有机磷农药(毒死蜱、二嗪农、敌敌畏、二硫磷、乙硫磷、三氟辛烷磺酸、磷酮和吡唑磷)在22条鱼(61.1%)的体内检测到。20条(55.6%)鱼的样本组织中显示出有八种评估的氨基甲酸酯农药及其代谢物中的至少一种。总之,在圣弗朗西斯科河中捕获的钝齿鱼的肌肉和内脏池中含有17种不同农药的残留物,表明该研究区域的环境农药污染严重。这种农药残留的情况对环境和公众健康产生了潜在的影响。鱼类作为食物来源,含有多种农药残留,其中有机磷和氨基甲酸酯类农药的含量较高,这表明巴西的水体和生态系统受到了严重的农药污染。

Da Silva 等[35]分析了从里约热内卢南部海域采集到的鲻和黄花鱼体内的有机氯农药(OCs)和多氯联苯类残留物(PCBs)。结果表明,在黄花鱼和鲻中分别检测到23种有机氯污染物和20种多氯联苯污染物,这些发现表明,该海区存在着多种有机氯农药和多氯联苯的残留问题。

关于巴西水体监测的调查研究中,使用了两份参考文件,其中之一是巴西公共卫生协会档案[27]。本文件来自一组涉及农药问题和/或农业生态保护的专业人员举办的几项研究、思考和集体论坛的汇编。另外,Gomes 和 Barizon[48]介绍了1992年至2011年间关于巴西农药环境污染的相关研究的文献综述。这些研究文献为了解巴西水体中农药残留的情况提供了有价值的信息,并为进一步的研究和监测工作提供了基础,这些努力对于保护水体生态系统和公众健康至关重要,以确保水体不受有机氯农药和多氯联苯等污染物的危害。

在巴西登记的农药污染最令人震惊的案例之一发生在马托格罗索州的卢卡斯杜里奥韦尔德市。2006年,居民区、农作物和人都受到了用于干燥大豆的百草枯的污染。2007年至2010年期间在卢卡斯杜里奥韦尔德市进行的调查[83]发现:①2010年,平均每位居民使用 136L 农药[71]。②在饮用水源和溪流、牲畜和住宅 10m 范围内使用喷洒飞机,无视禁止在这些地点 500m 范围内喷洒的联邦法律。③12 口饮用水井中发生 83% 的农药残留,尤其是学校;在监测了 2 年的学校中,56% 来自湿样本,25% 来自空气。④88% 的教师血液和尿液样本中存在残留物,农村地区的残留水平是城市地区的两倍。⑤2010 年在 62 名母亲的母乳样本中 100% 鉴定出二氯二苯二氯乙烯、硫丹、溴氰菊酯和滴滴涕。⑥两个湖泊的沉积物和该地区青蛙血液中存在农药残留以及青蛙的先天畸形。⑦暴露于草甘膦和 2,4-D 的蚯蚓会发生畸形和死亡[34]。这些农药污染事件和调查结果都表明了农药在巴西农业生产中过度使用所导致的问题。这些污染不仅对环境造成了严重破坏,还对人体健康和生态系统造成了严重影响。

在塞阿拉州(CE),农用化学品的销售量从 2005 年的 1649t 增加到 2009 年的 3284t[85]。Marinho[65] 发现,在利莫埃罗杜诺特和奎舍雷的社区中发现供人类消费的水受到了污染。在从灌溉渠道、市政供水公司的水箱和深井中一式三份收集的 24 个水样中,所有水样均显示存在至少 3 种活性成分的农残,样品中含有 10 种不同的活性成分。所用的分析技术是液相色谱-质谱-电喷雾电离(LC/MS-ESI)。塞阿拉州水资源管理公司(COGERH)的一份报告中的数据显示,在 Jandaíra 含水层(Marinho 取样的同一地点)分析的 10 个样本显示存在农药[重氮(3 个样本);粉唑醇(2);环丙氨嗪(1);丙环唑Ⅰ和Ⅱ(1);莠灭净(1)]。这份报告呈现的数据显示,巴西 Ceará 州存在严重的农药污染问题。农用化学品销售量的增加以及所有样品中至少存在 3 种杀虫剂的情况表明,农民在生产过程中可能存在过度、滥用农药的情况。这些化学物质不仅污染了灌溉渠道和市政供水公司的水箱,还对深井水造成了影响,给人们的饮用水带来了潜在的健康风险。

在巴西南部的水稻种植区,在 2007—2008 年三个季节采集的 21 份地表水样本中发现了农药残留:种植前、种植期间、作物收获排水后[93]。南里奥格兰德州水稻种植区有克百威、异恶草酮、喹氯脲、灭草松、2,4-D、氟虫腈和敌稗等农药对水的污染记录[49,64],烟草种植区有吡虫啉、莠去津和异恶草酮[13]。

在米纳斯吉拉斯州的南帕拉伊巴河水域的甘蔗种植园附近,发现了乙拌磷、磷啶和马拉硫磷的残留物[26]。Fumes 等[44] 开发了一种方法,用于测定巴西圣保罗州不同城市市场上销售的甘蔗汁样品中的 6 种农药(丁噻隆、呋喃丹、莠去津、赛克嗪、莠灭净和联苯菊酯)。

在生物多样性丰富的潘塔纳尔河流域平原地区,分析了巴拉圭河、库里巴河、圣洛伦索河、韦尔梅柳河、伊蒂基拉河、科伦特斯河、塔夸里河、科西姆河、内格罗河、阿基道阿纳河和米兰达河的 25 个汇合点,以及米兰达河流域(巴拉圭河支流)稻田的回水和灌溉渠的 25 个湿地平原点的水。采集发生在 2005 年干旱期(5 月)和雨季(12 月)开始时,此时农药,营养物质和土壤随着第一次洪水排入河流。总的来说,32 种活性成分通过气相色谱和质谱分析。在米兰达河中 100% 的样品都检出 DDT 代谢物狄氏剂、p,p'-DDE(1.2~14.4mg/kg);米兰达河和水稻灌溉渠中的 p,p'-DDT(1.0mg/kg)超过法律的标准。发现的拟除虫菊酯残留物浓度超过了允许的限度,还发现了巴西自 1985 年以来禁止使用的滴滴涕[36,69]。

GGomes 和 Barizon[48] 介绍了与水和沉积物中存在的农药残留物有关的各种研究。在里约热内卢的山区,蔬菜作物中仍在使用诸如滴滴涕、六氯化苯(BHC)和林丹等有机化合物,这违反了现行立法[80]。Moreira 等[72]以及阿尔维斯和奥利韦拉[8]发现,在新弗里堡-里约热内卢市的一条重要水道的两个地点,抗胆碱酯酶农药的浓度高达允许限度的 8 倍。

在圣保罗,Corbi 等[33]分析了中部地区 11 条溪流的沉积物,这些溪流位于甘蔗种植、放牧和河岸森林地区。观察到存在 16 种有机氯农药,如艾氏剂、六六六、异狄氏剂、滴滴涕、硫丹Ⅰ、硫丹Ⅱ和硫酸盐类。艾氏剂存在于所有河流的沉积物中,浓度很高,牧场地区一条河流的水样中的浓度为 7.14μg/kg,甘蔗地区一条河流水样中的浓度在 1787μg/kg 左右。Lichi[61]报道了 10 个活性成分[BHC 根据巴拉那州的公平地域代表性,对自然水体、自然污泥、水处理厂倾析污泥和 16 个城市处理过的水中的有机氯农药(滴滴涕、林丹、氯丹、艾氏剂、DDE、异狄氏剂、狄氏剂、DDD 和七氯)]进行了调查,发现有机氯农药在底部沉积物和悬浮物中积累。

对佩塔尔高里贝拉州立公园(PETAR)对 2000 年 1 月雨季期间的水、沉积物和鱼类样本进行了分析。结果表明,如 Tomita 所报告的,PETAR 的动物群暴露于 20 种不同类型的农药中,这些农药存在于水样和沉积物中[110],即这些动物很可能受到了这些化学品的影响。

在南里奥格兰德州,米林湖水灌溉的稻田中发现了草甘膦,浓度超过 7μg/L,这是美国环境保护署允许的最高浓度[68]。在南里奥格兰德州(最终州)沿海平原和西部边界的灌溉水稻生产区,2007 年和 2008 年的采集中发现了 11 种除草剂、2 种杀虫剂和 7 种杀菌剂的残留物。

此外,在巴西南部的所有水稻种植区,地下水中至少存在一种农药[92]。

FFlores[42]和 Flores 等[43]在维索萨市的巴尔托洛梅乌小溪的沉积物中发现了六六六和滴滴涕有机化合物,以及环氧化七氯和异狄氏剂。在里约热内卢山区的在帕蒂·多·阿尔费雷斯县,Veiga 等[100]确定了番茄种植区的有机磷和氨基甲酸盐对水的污染。

在棉花、玉米和大豆的集约化种植地区,Dores 等[37,38]指出,地下水地区存在一些除草剂,导致地下水中也存在一些人类常用的除草剂。上述例子突出说明了巴西几个地区不同类型的农药对水的污染。这些污染物与这些地区种植的不同类型的作物有关,例如水稻、大豆、棉花、甘蔗、番茄等。由于水的污染,鱼和其他动物也受到污染。针对巴西南部种植区地下水中存在的农药污染问题,研究人员建议采取一系列措施来减轻或消除这些污染源。例如,可以采用环境友好型和生态类的农作物管理方法,以最大程度地减少农药的使用。此外,在农药使用时,需要严格遵循相关的规定和指导方针,如根据植物生长周期的不同确定适宜的农药使用时间和剂量、在农药使用后进行充分的灌溉和清洗,以及避免在雨季或风速大的天气条件下使用农药。另外,可通过加强技术培训、推广生态种植模式等方式提高农民的环保意识,促进环境友好型的农业发展。此外,政府和相关机构也应该积极加强对农药使用的监管和管理,制订更加严格和有力的法规和标准,确保农药使用的安全性和合理性。通过这些措施的实施和配合,可以有效地减少或消除巴西南部水稻种植区地下水中的农药污染问题。

13.6 杀虫剂对人类的污染问题

根据强制条件信息系统(SINAN)的数据显示,巴西因农药导致的劳动事故和中毒事件有增无减。此外,巴西的农药市场在过去十年中也有所扩大,这与这些物质的消费量增加有关[86]。根据暴露水平不同,农药有可能对人类健康造成危害。有大量的证据支持农药暴露与人类疾病的发生(如多种癌症、神经退行性疾病、先天畸形、生殖障碍等)之间的关联。生活在农业地区的人群接触农药的风险更高,更容易患病。农药影响农业工人的健康,农药喷洒者的发病率高于其他职业[66]。这些数据显示了农药对人类健康可能带来的潜在风险。农药的使用必须谨慎,并且需要采取适当的安全措施来保护农民和从业人员的健康。此外,应加强农药的监管和管理,确保其合理使用和减少对环境的影响,也是保护公众健康的重要举措。持续研究和监测农药对人类健康的潜在影响,以及提供适当的培训和教育,可以帮助减少与农药相关的风险,并促进农业可持续发展。

农药是一类用于控制害虫、杂草和病原体的化学物质。根据其作用对象和用途,农药可以分为几种类型,其中包括杀虫剂、除草剂和杀菌剂,农药的使用可能会影响儿童和成人的健康:①杀虫剂:杀虫剂是专门用于杀灭害虫的农药,它们被广泛应用于农业和家庭环境中,以保护农作物和控制因害虫传播的疾病。然而,杀虫剂的过度使用或错误使用可能会对人类健康造成负面影响。②除草剂:除草剂是用于控制杂草生长的农药,它们常常在农田、花园和公共区域中使用,以防止杂草对作物生长的竞争和影响。不适当使用或过度暴露于除草剂可能对人体健康造成危害。③杀菌剂:杀菌剂用于防治植物病原体引起的疾病,它们可以抑制病原菌的生长和繁殖,保护作物免受病害侵害。然而,过度或错误使用杀菌剂可能导致对人体健康的不良影响。接触农药的方式分为直接接触和间接接触,受试者可以作为农民直接暴露于农药,或作为消费者间接暴露于农药。直接接触农药者包括农药处理人员和喷雾人员,农药处理和喷洒人员在混合、携带和应用农药过程中需要与农药直接接触,主要通过皮肤吸收和/或呼吸吸入途径造成伤害。然而,目前缺乏明确的方法来衡量职业暴露于农药的程度。间接接触主要涉及饮食和家庭使用。消费者可能通过食用受农药污染的农产品或使用含有农药残留的家居用品而间接接触到农药[90]。呼吸道接触农药造成的伤害可以从简单的呼吸道刺激到哮喘或肺癌。呼吸暴露通常发生在农药处理和喷洒过程中,人们会吸入农药喷雾或在处理农药时释放出的气体和颗粒物[105]。

环境对儿童健康有巨大影响。在巴西,儿童接触环境污染物质对健康的影响已经进行了修订,结果显示大多数的影响与呼吸问题有关,例如喘息、哮喘和肺炎。在更严重的情况下,农药影响可能与白血病、不良妊娠以及先天畸形有关。在大多数研究中,这种影响的发生是由于父母接触环境污染物质导致的[46]。在孕期和哺乳期接触农药会对儿童的呼吸系统健康造成影响。母亲在怀孕期间暴露于来自家庭和职业杀虫剂的化学物质,与未暴露的母亲相比,其子女患哮喘和喘息的风险增加。在西班牙进行的研究表明,出生时脐带血清中检测到有机氯杀虫剂二氯二苯乙烯(DDE)的中位数浓度为 1ng/mL,与儿童持续性喘息和 4 岁后医生诊断的哮喘发生率呈正相关[63]。在巴西,从母乳、脐带、母亲和儿童血液中发现 OC 及其代谢物,表明巴西人群持续接触这些农药[46]。

几种小儿呼吸道疾病可能与非职业性的早期接触有机磷农药有关,农药中存在的化学物质可通过降低生活在农业地区的学龄儿童的肺功能来影响儿童的呼吸系统[84]。

暴露于室内家用杀虫剂,如杀虫剂和住宅除草剂,与儿童白血病和造血系统恶性肿瘤的风险增加呈正相关[29]。有研究表明,胎儿在子宫内和出生后接触农药与 2 岁以下儿童患白血病有关。此外,印度的一项研究显示[46],132 名患有白血病的儿童中,结果显示与母亲在农业地区工作和在怀孕期间户外接触农药相比,母亲的职业是家庭主妇、工人或从事工业工作的情况下,发展为儿童白血病的风险因素显著增加[56]。

胎儿在子宫内接触 OC 类农药会导致出生后自闭症和神经心理发育受损。人类研究以及动物实验均证实,儿童认知缺陷与 DDE 和 DDT 暴露有关[87]。来自农药的化学物质能够改变细胞能量代谢,引起神经系统障碍,如神经发育障碍、神经退行性疾病和神经行为障碍。OC 的暴露通过破坏线粒体、增加产生活性氧化物(ROS)、改变激素反应和干扰神经元髓鞘形成等多种机制引起神经元的改变[88]。在农业活动密集的巴西农村小区域,婴儿 1 岁以下死于中枢神经系统和心血管系统畸形的数据与人均农药消费呈正相关[111]。

农药还可以通过增加亚硝酸过氧化物水平导致蛋白质硝化、脂质过氧化和 DNA 断裂而诱导神经元凋亡。此外,农药对一氧化氮和过氧化物的影响可以表现为一些增殖体激活受体 γ 共激活因子 1α(PGC1α)破坏线粒体电子运输链,诱发氧化应激增加,并最终导致神经元细胞凋亡[70]。

一些生活方式因素与神经性疾病的发展有关,例如,农药暴露被认为是帕金森病发展的一个重要风险因素[47]。帕金森病是老年人中第二常见的神经退行性疾病。遗传和非遗传因素,如环境因素,都会对造成帕金森病的这类结果有所影响[2]。除草剂和杀虫剂成分与帕金森病也有所关联,尤其是在农业地区。在内布拉斯加州进行的一项研究表明,接触农药成分,如莠去津、溴氰菊酯、甲草胺、赛克嗪和草甘膦等都与帕金森病发病率有关[104]。

除了神经性疾病外,农药与多种不同疾病的诱发有关。例如,间接接触农药可能与终末期肾病有关。一项报告这种相关性的研究显示,农药施用者的妻子,因其丈夫施用农药,从而间接接触农药后,研究显示出肾病终末期的发病率增加[57]。源于此,农药与肾脏疾病的关联更需要更好地评估。血液学疾病和肝脏损害的风险也与有机氯代谢产物有关。一项巴西的研究表明,在一个由 415 名男性和 432 名女性组成的人群中,接触有机氯代谢产物会增加嗜酸性粒细胞水平,降低血红蛋白和红细胞计数。农药暴露导致该人群肝脏代谢变化,表现为胆红素、谷氨酸-草酰乙酸转氨酶和谷氨酸-丙酮酸转氨酶的升高[45],这些研究结果表明,农药的使用可能对人体健康产生广泛的不良影响,包括与肾脏疾病和肝脏损害的风险增加相关。因此,需要进一步的研究来更好地了解农药与这些疾病之间的确切关联,并制订相应的预防措施来保护工作者和消费者的健康。

众所周知,环境因素已被证明与多种类型的癌症发展有关,影响基因调控机制。农药可能具有遗传毒性,并与人类癌症的发展有关。遗传毒性是致癌物质的一个关键特征,包括 DNA 损伤、插入、基因突变、细胞遗传学改变等[91]。此外,癌症的发病率在直接接触杀虫剂的人群中更高,这表明农药可能与癌症的发展有直接的关联。农药中的化学成分可能通过不同的机制对基因组和细胞功能产生不良影响,进而促进癌症的发展[3]。农药的遗传毒性效应已经在直接接触农药的人群中得到证实。实际上,农药接触者口腔黏膜的微核频率、核碎裂、核溶解以及双核细胞的诱导等指标被用于评估农药遗传毒性的指标,这些指标的增加表明农药可能引起细胞的遗传损伤和突变,从而增加患癌症的风险[1]。

致癌物质的另一个特点是能够诱发表观基因变化,如 DNA 甲基化、组蛋白修饰和调节微小 RNA 表达等[91]。农药诱导致癌基因突变是一种与癌症发展相关的机制。接触农药中的化学物质可能会改变组蛋白去乙酰化酶、组蛋白乙酰转移酶和 DNA 甲基转移酶的活性,促进细胞生长和增殖,增加致癌基因转录表达,最终导致癌症的发生[98]。农药具有改变基因调控的潜力,通过改变表观遗传标记的途径诱发的表观遗传变化可能是农药危害人类健康的几种机制之一[32]。对于乳腺癌,研究人员已经显示了暴露于农药中与其发病率的关联[9,97]。农药可以诱导乳腺癌细胞增殖,通过长期暴露诱导芳香烃受体和雌激素受体 α 信号通路,这个信号通路刺激会导致 CYP1A1 和 CYP1B1 酶之间的不平衡,改变 2-羟基雌二醇/4-羟基雌二醇比值,从而有利于乳腺癌的发生[60]。因为农药的化学结构与天然激素类似,可能具有相似的内分泌干扰作用,进而促进激素相关的肿瘤的发生,如乳腺、睾丸、甲状腺、前列腺和卵巢[54]。然而,有些研究并不支持农药暴露与乳腺癌风险之间的关系[39,51]。睾丸癌并不常见,但在巴西年轻成年男性群体中的发病率在过去几年中有所增加。睾丸癌的发展尚不清楚,但可能与环境因素有关,如早期生活中接触农药。尽管已经禁止了多种农药,但氯化有机物等农药仍会在环境中持续存在并造成不利影响。关于氯化有机物代谢途径,一项由法国 1500 名男性组成的病例对照研究显示,受试者在早期接触这些化学物质时,这些化合物可以诱发额外的单核苷酸多态性,从而改变患睾丸癌的风险[10]。

在普通人群中的农药暴露与前列腺癌的关联仍然没有定论。在美国和欧洲的流行病学证据分析中,OC 农药及其代谢物(包括甲草胺、氯丹、氧氯丹、十氯酮、狄氏剂、硫丹、七氯、六氯苯、甲氧基氯、六氯环己烷、同源物、灭蚁灵、九氯和毒杀芬)的暴露与前列腺癌的发展没有关联[58]。然而同一组研究人员进行了系统的综述,对农药的低和高暴露水平结果进行汇总,发现在美国、加拿大、日本、澳大利亚和马来西亚,高暴露水平农药与前列腺癌关联度更高,这表明在一些地区和暴露情况下,农药暴露可能与前列腺癌的风险增加相关[59]。此外,巴西各州男性前列腺癌、喉癌、食管癌和胰腺癌的死亡率与人均农药销售额存在相关性[30]。农药中所包含的化学物质可以影响人类内分泌系统和免疫功能,从而增加患前列腺癌的风险。此外,一些农药成分可能会在人体内转化成致癌物质,也会对前列腺癌的发生起到一定作用。同时,种植业和农业工作者和他们的家庭成员等高暴露人群,由于长时间接触农药,其前列腺癌的风险也相应升高。

需要注意的是,这些研究的结论并不是完全一致的。原因是农药种类、使用时间、频次和剂量等因素都可能对结果产生影响。同时,由于地域、生活环境等因素的差异,不同地区人群暴露的农药类型和量也有很大不同,这暗示农药的使用可能与这些癌症的发生和死亡率有关,尽管这种关联并不代表直接的因果关系,还需要更多的研究来进一步确认。

至于农药与膀胱癌之间的关系仍不清楚,文献中的数据也是有争议的。在巴西,膀胱癌的发病率在过去几年中也有所增加,许多作者将这一事实归因于农药使用的增加。事实上,在某些地区,研究曾注意到了农药的使用增加了膀胱癌的发病率。在一个由 54344 名男性组成的农业健康研究队列中,随访时间为 13 至 17 年,有 321 名男性使用者被诊断出患有膀胱癌。几种除草剂和杀虫剂也被归类为膀胱癌的风险增加因素[55]。在美国,接触低水平的饮用水污染也是一种间接的农药摄入形式,其被认为与膀胱癌存在联系。膀胱癌可以通过农药暴露诱导的基因多态性进行调节[31]。由于某些农药会导致 ROS 生成,研究人员评估了与抗氧化酶相关的多态性。一项对于埃及男性农业工作者的 953 例膀胱癌病例研究表明,农药暴露时间与膀胱癌的诊断率呈正相关,此外,对于 NQO1[NAD(P)H:醌氧还酶] 和超氧化物二酶的低度或中度活性的人,患膀胱癌的可能性增加[5]。在 140 例加纳利岛人群的膀胱癌研究队列中,并未被观察到 OC 农药与膀胱癌的这种关联。在这项研究中,大多数患者和对照组的血清中都检测到 OC,但它与膀胱癌无关。但是,这项研究证实了编码异物代谢酶的基因多态性与膀胱癌相关的风险有较大的相关性[11]。

目前对于农药对肝细胞癌变的影响,可用的数据相对较少,且研究结果存在争议。虽然已有若干研究表明长期暴露于某些农药可能导致肝细胞癌变的发生率增加,但这些研究的结论并不一致,同时很多研究也存在方法学上的局限性。首先,由于农药种类繁多,每种农药的作用机制各异,使用时间、频次和剂量等因素也会对结果产生影响,这些因素使得研究结果存在较大差异。其次,人群的生活环境、饮食习惯等因素也很难完全控制,这也会对研究结果产生一定的干扰。对美国加利福尼亚州 2000 年至 2009 年居住在农业集中区域的男性进行评估时,发现接触有机氯农药也与肝细胞癌变的发病率增加有关[102]。这项研究表明,农药暴露可能与肝细胞癌变的风险增加相关。对性别分层分析后发现,无论男女,农药暴露似乎与肝细胞癌变有关,但对于男性来说,这种关联更加强烈[81]。然而,其他作者认为肝细胞癌变与农药暴露之间没有关联[106]。需要指出的是,由于目前可用的数据有限且研究结果不一致,我们仍然无法得出明确的结论,农药与肝细胞癌变之间是否存在关联。进一步的研究和大规模流行病学调查是必要的,从而可以更全面、准确地评估农药对肝细胞癌的影响。同时,采取措施来减少农药的使用和最小化农药对环境和人体健康的潜在风险仍然是重要的。

最近,有研究表明农药暴露与成人淋巴瘤有关,同时也可能与肿瘤的发展有关,例如弥漫性大 B 细胞淋巴瘤和慢性淋巴细胞白血病/小淋巴细胞淋巴瘤。虽然各个地区研究者已经展开大量研究,但农药成分对人体健康产生影响的具体机制仍不完全清楚。因此,需要进行更多的研究,特别是针对慢性疾病的发生与农药分类之间的关系需要收集更详细的数据。在巴西,关于农药对人群的长期暴露缺乏足够的科学文献证据。已知的是有急性中毒的病例(尽管报告不足),也有一些与职业性接触有关的信息。其余国际研究表明[103],农药与非传染性的慢性疾病存在关联,如癌症、内分泌疾病、神经病等。其中,淋巴造血、激素依赖性和胃食管癌等癌症值得关注。研究表明农药存在雌性激素、抗雌性激素、抗雄性激素等内分泌效应,尽管大多数研究都是针对动物进行的,但作者指出农药使用与垂体、甲状腺、脂质代谢和葡萄糖代谢变化、月经周期、睾丸和精液改变,以及性功能障碍等存在潜在联系。有机磷、氨基甲酸酯、有机氯、拟除虫剂等都可能导致急性(高剂量接触)或慢性(低剂量接触)效应。

Silva 等指出[94]，通过分析南里奥格兰德州癌症病例，研究认为使用农药的农村工人的健康危害风险很高。Jobim 等[52]认为农药暴露是导致伊茹伊县（水稻生产）癌症死亡率高于南里奥格兰德州和整个巴西的因素之一。作者指出需要在巴西进一步开展相关研究。尽管巴西关于农药慢性暴露的有害影响缺乏证明，但已经发表的结果令人担忧。在位于巴西重要农业区圣卢卡斯·杜·里奥韦尔德市的 62 名哺乳母亲的母乳样本中，检测到了 10 种农药。所有样本中都检测到至少一种农药，这表明母亲对农药的接触很可能是由于其职业、所处环境或者是食物接触所造成的[76]。

在 2013 年，哥伦比亚州里奥韦尔迪市的一所学校发生了一件事件，数十名儿童、教师和员工因一次失败的空中喷洒农药（噻虫嗪和氰戊菊酯），致使他们暴露在雨中。这种暴露带来了许多急性后果，但更引人注目的是这次中毒事件之后记录的慢性后遗症，如：月经不规律，每个月出现两次流血；曾接触农药并出现潜在相关癌症和过敏反应的老师（Carneiro 等[27]）。

巴拉那州里奥阿祖尔地区的烟草种植家庭被认定为处于慢性健康问题的潜在携带者，这些问题是由职业接触农药引起的。研究上也已经记录了一些与此类疾病相关的病例，这些病例出现了与神经毒性有关的临床症状，如神经病、心理障碍、抑郁症和自杀行为（Carneiro 等[27]）。

一项在里约热内卢的新弗里堡农业社区的横断面研究也记录了职业长期接触农药对巴西人的有害影响。除了急性中毒这类症状的发生，该研究还发现大约 13% 的受试者患有神经病症状，近 30% 的受访者患有神经行为综合征和精神障碍[72]。在农业种植中使用的活性成分是根据其急性毒性被分类为中度或轻度毒性。因此，无法根据慢性人类暴露情况来对它们的毒性潜力进行分类。

13.7 结语

根据本章提供的信息，可以看出巴西的农药消费问题与人类和动物健康以及环境密切相关。问题主要体现在农药登记过程的控制不足、食物和水的最大残留限量灵活性不足、监测系统的不完善和结构不良、与农药相关的人体中毒病例报告不足以及对从生产到销售、运输和使用农药的人缺乏监督和惩罚等，这些问题是国家在提高农药使用效率方面所面临的严重问题的典型案例。这里提供的信息强调了农药对水、生物和环境造成的损害，这种损害在不同程度上呈现出复杂性。然而，由于政府在农药交易方面缺乏充分监督，这种情况在工业和最终消费者中被夸大，这表明在农药的购买、销售和使用过程中，缺乏有效的管理和监管，导致农药的滥用和不当使用，进而对健康和环境造成潜在风险。这些问题需要得到更严格的监督和控制，以确保农药的合理使用和减少对生态系统的负面影响。

除了科学层面的辩论，我们必须考虑到与农药问题相关的经济和政治意图。一方面，政府在更有效地控制农药使用方面面临失败的局面。另一方面，巴西对农药的广泛使用进行了质疑和抵制运动，其中全国范围的反农药运动是其中的重要组成部分。ABRASCO 档案（由巴西公共卫生协会编制的重要文献，它详细记录了农药问题的各个方面）不仅是揭示这些问题的主要文件之一,还提出了可能的新方法,重点推广农业生态学作为一种科学运动、政治运动和意识形态运动的替代方案。

在农药问题上,政府的失败部分可以归因于各种因素,包括利益冲突、政治斗争以及与农业和化学行业的关系,这些因素可能影响政策制定和执行,导致对农药的控制不足。另一方面,广泛存在的反农药运动反映了公众对农药使用的关切和担忧,他们认为农药对人类健康和环境造成潜在的威胁。这种抵制运动通过集会、示威和舆论引导,试图推动对农药使用的限制和改变,这些经济和政治意图的考虑对于理解和解决农药问题至关重要,它们提醒我们农药问题不仅仅是科学和技术层面的挑战,还涉及各种利益和价值观的交织。要解决这一问题,需要综合考虑各个层面的因素,并促进公众参与和意识的提高,以推动更可持续和健康的农业实践。

尽管 PARA 计划的实施代表巴西在检测食品中的农药残留方面取得了一定突破,但据预测,它仅评估了巴西使用的不到 50% 的农药。此外,该计划还未对该国目前主要使用的农药草甘膦进行分析。国际癌症研究机构(International Agency for Research on Cancer, IARC)认为草甘膦具有潜在的致癌性。这些计划的失败表明,在那些对限制和制裁决策具有更严重政治影响的国家中,对虫害的监督和控制存在结构性的缺陷。同时,对于农药的使用有必要扩展所采用的分析方法,根据 ANVISA 的说法,现有的多残留方法不适用于二硫代氨基甲酸酯、百草枯和草甘膦等农药。

更加令人担忧的是,巴西仍然存在空中喷洒杀虫剂的情况,这导致环境和人口广泛受到污染。此外,需要指出的是,由于其高毒性和健康风险而在一些国家被禁止的活性炭在巴西仍然被批准使用。

根据巴西公共卫生协会(ABRASCO)档案,在 PARA 计划分析的期间,巴西的农药消费量增加了 288%。然而,这种增长在定量参数方面并没有得到相应的控制。值得注意的是,该计划没有对加工/工业产品进行监测,而这些产品很可能存在农药残留污染问题。这些情况表明,巴西在农药问题上仍面临着严峻的挑战。在实施监管和控制措施方面,需要加强农药使用的监测范围,确保适用于各类农药的有效分析方法,并采取更严格的控制措施来减少农药残留对人类健康和环境的潜在威胁。

尽管有了科学和技术的进步,但要全面评估接触农药杀虫剂的实际影响仍需要持续的努力和政治意愿支持。在巴西,我们远未能全面了解这种农药接触的影响,因为对农村工人接触农药后健康状况的严格监测研究非常有限。至今没有任何研究项目可以获得资助,以开展对长期接触农药的人口健康影响的研究调查。在这方面,巴西国家癌症研究所(INCA)发布了一份文件,指出使用与癌症有关的农药的潜在危害。该文件还强调了一个重要问题,即不应减少水果和蔬菜的消费,因为这对于预防癌症和其他慢性疾病的发展至关重要,而是应该加强打击农药使用和对环境的污染。

目前并不清楚市场上可供使用的人工农药的确切危害性。尽管社会上存在有关这一问题的动员,但还没有迹象表明正在实施风险识别政策和对人类接触农药的慢性监测。考虑到食物中没有有效去除农药残留的方法,有机食品生产缺乏激励措施,并且该国对这些物质的使用进行的监管远远不能保护人类健康,巴西的食品安全问题仍然是一个严重的公共卫生问题,被忽视且离解决还很遥远。为改善这一情况,需要加强政府、社会和农业部门的合作,并采取更加积极的措施来保护公众健康和环境安全。

关键词

- 巴西
- 农药
- 规章制度
- 监测
- 水
- 食品

参考文献

1. Adad, L. M. ; de Andrade, H. H. ; Kvitko, K. ; Lehmann, M. ; Cavalcante, A. A. ; Dihl, R. R. Occupational Exposure of Workers to Pesticides: Toxicogenetics and Susceptibility Gene Polymorphisms. *Genet Mol Biol.* 2015, 38 (3), 308–315. DOI: 10. 1590/ S1415–475738320140336.

2. Agim, Z. S. ; Cannon, J. R. Dietary Factors in the Etiology of Parkinson's Disease. *Biomed. Res. Int.* 2015, 2015, 672838. DOI: 10. 1155/2015/672838.

3. Alavanja, M. C ; Ross, M. K ; Bonner, M. R. Increased Cancer Burden among Pesticide Applicators and Others Due to Pesticide Exposure. *CA Cancer J. Clin.* 2013, 63 (2), 120 – 142. DOI: 10. 3322/caac. 21170.

4. Albuquerque, A. F. ; Ribeiro, J. S. ; Kummrow, F. ; Nogueira, A. J. A. ; Montagner, C. C. ; Umbuzeiro, G. A. Pesticides in Brazilian Freshwaters: A Critical Review. *Environ. Sci. Process Impacts* 2016, 18, 779–787.

5. Amr, S. ; Dawson, R. ; Saleh, D. A. ; Magder, L. S. ; St George, D. M. ; El–Daly, M. ; Squibb, K. ; Mikhail, N. N. ; Abdel–Hamid, M. ; Khaled, H. ; Loffredo, C. A. Pesticides, Gene Polymorphisms, and Bladder Cancer among Egyptian Agricultural Workers. *Arch. Environ. Occup. Health* 2015, 70 (1), 19–26. DOI: 10. 1080/19338244. 2013. 853646.

6. Ananias, P. Preface. In *GM Crops—Risks and Uncertainties: More than* 750 *Studies Despised by Regulators of GMOs*; Ferment, G. , Malgarejo, L. , Fernandes, G. B. , Ferraz, J. M. , Ed. ; Ministry of Agrarian Development: Brasília, 2015.

7. ANVISA. Agência Nacional de Vigilância Sanitária. Programa de Análise de Resíduos de Agrotóxicos em Alimentos (PARA). Relatório de Atividades de 2011 e 2012. Brasília: Agência Nacional de Vigilância Sanitária; 2013. *Bol. Epidemiol.* 2013, 44 (17) [Online]. http:// bit. do/bol44 (accessed November 05, 2015).

8. Alves, S. R. ; Oliveira – Silva, J. J. Evaluation of Environments Contaminated by Pesticides. In *Is It Poison or Medicine? Pesticides, Health and Environment*; Peres, F. , Ed. ; Publisher/Fiocruz: Rio de Janeiro, 2003; pp 137–156.

9. Arrebola, J. P. ; Belhassen, H. ; Artacho-Cordón, F. ; Ghali, R. ; Ghorbel, H. ; Boussen, H. ; Perez – Carrascosa, F. M. ; Expósito, J. ; Hedhili, A. ; Olea, N. Risk of Female Breast Cancer and Serum Concentrations of Organochlorine Pesticides and Polychlorinated Biphenyls: A Case – Control Study in Tunisia. *Sci. Total Environ.* 2015, 520, 106 – 113. DOI: 10. 1016/ j. scitotenv. 2015. 03. 045.

10. Béranger, R. ; Pérol, O. ; Bujan, L. ; Faure, E. ; Blain, J. ; Le Cornet, C. ; Flechon, A. ; Charbotel, B. ; Philip, T. ; Schüz, J. ; Fervers, B. Studying the Impact of Early Life Exposures to Pesticides on the Risk of Testicular Germ Cell Tumors during Adulthood (TESTIS Project): Study Protocol. *BMC Cancer* 2014, 14, 563. DOI:10. 1186/1471-2407-14-563.

11. Boada, L. D. ; Henríquez-Hernández, L. A. ; Zumbado, M. ; Almeida-González, M. ; Álvarez – León, E. E. ; Navarro, P. ; Luzardo, O. P. Organochlorine Pesticides Exposure and Bladder Cancer: Evaluation from a Gene-Environment Perspective in a Hospital-Based Case-Control Study in the Canary Islands (Spain). *J Agromed.* 2015, 21, 34–42.

12. Bombardi, L. M. Pesticide Poisoning in Brazil and the Violation of Human Rights. In *Human Rights in Brazil* 2011: *Report*; Merlino, T. , Mendonça, M. L. , Eds. ; Social Network for Justice and Human Rights: São Paulo, 2011.

13. Bortoluzzi, E. C. ; Rheinheimer, D. S. ; Gonçalves, C. S. ; Pellegrini, J. B. R. ; Zanella, R. ; Copetti, A. C. C. ; et al. Contamination of Surface Water by Pesticides on the Basis of Land Use in Agudo Watershed, RS. *Rev. Bras. Engenhar. Agríc. Ambiental.* 2006, 10 (4), 881–887.

14. Brazil. Ministry of Health. National Health Surveillance Agency (ANVISA). *Report 2012 of Pesticide Residue Analysis Program in Food (PARA)*. Brasília, 2012 [Online]. http://portal. anvisa. gov. br/wps/content/Anvisa + Portal/Anvisa/Inicio/Agrotoxicos + e + Toxicologia/Assuntos+de+Interesse/Programa+de+Analise+de+Residuos+de+Agrotox icos+em+Alimentos (accessed October 18, 2016).

15. Brazil. Ministry of Health. *Ordinance No.* 2, 914 *of December* 12, 2011 [Online]. http://bvsms. saude. gov. br/bvs/saudelegis/gm/2011/prt2914 _ 12 _ 12 _ 2011. html (accessed June02, 2014).

16. Brazil. Ministry of Health. National Health Surveillance Agency (ANVISA). *Report 2010 of Pesticide Residue Analysis Program in Food (PARA)*. Brasília, 2010 [Online]. http://portal. anvisa. gov. br/wps/content/Anvisa + Portal/Anvisa/Inicio/Agrotoxicos + e + Toxicologia/Assuntos+de+Interesse/Programa+de+Analise+de+Residuos+de+Agrot oxicos+em+Alimentos (accessed October 18, 2016).

17. Brazil. Ministry of Health. National Health Surveillance Agency (ANVISA). *Report 2009 of Pesticide Residue Analysis Program in Food (PARA)*. Brasília, 2009 [Online]. http://portal. anvisa. gov. br/wps/content/Anvisa + Portal/Anvisa/Inicio/Agrotoxicos + e + Toxicologia/Assuntos+de+Interesse/Programa+de+Analise+de+Residuos+de+Agrotoxicos+em+Ali mentos (accessed October 18, 2016).

18. Brazil. Ministry of Health. National Health Surveillance Agency (ANVISA). *Report 2008 of Pesticide Residue Analysis Program in Food (PARA)*. Brasília, 2008 [Online]. http://portal. anvisa. gov. br/wps/content/Anvisa + Portal/Anvisa/Inicio/Agrotoxicos + e + Toxicologia/ Assuntos+de+Interesse/Programa+de+Analise+de+Residuos+de+Agrotoxicos+em+ Alimentos (accessed October 18, 2016).

19. Brazil. *Decree No.* 5, 981 *of December* 06, 2006. *Redrafts and Includes Provisions to Decree No.* 4,074 *of January* 4, 2002. Brasília, 2006.

20. Brazil. Ministry of Environment. *CONAMA Resolution No.* 357 *of March* 17, 2005. [Online] http://www. mma. gov. br/port/conama/res/res05/res35705. pdf (accessed June 02, 2014).

21. Brazil. Ministry of Health. *Decree No.* 5, 549 *of September* 22, 2005. *Redrafts and repeals provisions of Decree No.* 4074 *of January* 4, 2002, Brasília, 2005.

22. Brazil. Ministry of Health. *Ordinance No.* 518/2004. Ministry of Health, Health Surveillance Agency, General Coordination of Environmental Health Surveillance Agency— Brasilia: Publisher of the Ministry of Health, 2005.

23. Brazil. *Decree No.* 4, 074 *of January* 4, 2002. *Regulates Law* 7802 *of July* 11, 1989 [Online]. http://www. planalto. gov. br/ccivil _ 03/decreto/2002/D4074. htm (accessed April 08, 2014).

24. Brazil. *Federal Law* 9, 974 *of* 6 *June* 2000. *Changes Law No.* 7, 802 *of July* 11, 1989. Brazilian Official Gazette: Brasilia, DF, June 7, 2000. Section 1 [Online] http:// www. planalto. gov. br/ccivil_03/leis/L9974. htm (accessed November 18, 2013).

25. Brazil. *Federal Law* 7, 802 *of* 11 *July* 1989 [Online] http://www. planalto. gov. br/ccivil_03/leis/l7802. htm (accessed April 05, 2014).

26. Capobiango, H. L. V. ; Cardeal, Z. L. A Solid – Phase Microextraction Method for the Chromatographic Determination of Organophosphorus Pesticides in Fish, Water, Potatoes, Guava and Coffee. *J. Braz. Chem. Soc.* 2005, 16 (5), 907–914.

27. Carneiro, F. F. ; Augusto, L. G. S. ; Rigotto, R. M. ; Friedrich, K. ; Búrigo, A. C. , Eds. *Dossier ABRASCO: a Warning about the Impacts of Pesticides on Health*. EPSJV: Rio de Janeiro; Expressão Popular: São Paulo, 2015.

28. Cesnik, H. B. ; Gregorcic, A. Validation of the Method for Determination of Dithiocarbamates and Thiuram Disulphide on Apple, Lettuce, Potato, Strawberry and Tomato Matrix. *Acta Chim. Sloven.* 2006, 53, 100–104.

29. Chen, M. ; Chang, C. H. ; Tao, L. ; Lu, C. Residential Exposure to Pesticide during Childhood and Childhood Cancers: A Meta–Analysis. *Pediatrics* 2015, 136 (4), 719–729. DOI: 10. 1542/peds. 2015–0006.

30. Chrisman, J. ; Koifman, R. S. ; Sarcinelli, P. N. ; Moreira, J. C. ; Koifman, R. J. ; Meyer, C. Pesticide Sales and Adult Male Cancer Mortality in Brazil. *Int. J. Hyg. Environ. Health*

2009, 212 (3), 310-321.

31. Colli, J. L.; Kolettis, P. N. Bladder Cancer Incidence and Mortality Rates Compared to Ecologic Factors among States in America. *Int. Urol. Nephrol.* 2010, 42 (3), 659-665. DOI: 10. 1007/s11255-009-9655-5.

32. Collotta, M.; Bertazzi, P. A.; Bollati, V. Epigenetics and Pesticides. *Toxicology* 2013, 307, 35-41. DOI: 10. 1016/j. tox. 2013. 01. 017.

33. Corbi, J. J.; Strixino, S. T.; Santos, A.; Del Grande, M. Environmental Diagnosis of Metals and Organochlorines in Adjacent Streams to Areas of Sugar Cane Cultivation (State of São Paulo, Brazil). *Química Nova* 2006, 29 (1), 61-65.

34. Correia, F. V.; Moreira, J. C. Effects of Glyfhosate and 2. 4 - D on Earthworms (*Eisenia foetida*) in Laboratory Tests. *Bull. Environ. Contam. Toxicol.* 2010, 85, 264-268.

35. Da Silva, A. M. F.; Pavesi, T.; Rosa, A. C. S.; Santos, T. P.; Tabalipa, M. M.; Lemes, V. R.; Alves, S. R.; Sarcinelli, P. N. Organochlorines and Polychlorinated Biphenyl Environmental Pollution in South Coast of Rio de Janeiro State. *Mar. Pollut. Bull.* 2016, 108 (1-2), 325-331.

36. Dores, E. F. G. C.; Calheiros, D. F. Pesticide Contamination in the Basin of the Miranda River, Pantanal (MS). *Rev. Bras. Agroecol.* 2008, 3, 202-205.

37. Dores, E. F. G. C.; Navickiene, S.; Cunha, M. L. F.; Carbo, L.; Ribeiro, M. L.; Freire, E. M. L. Multiresidue Determination of Herbicides in Environmental Waters from Primavera do Leste region (Middle West of Brazil) by SPE-GC-NPD. *J. Braz. Chem. Soc.* 2006, 17 (5), 866-873.

38. Dores, E. F. G. C.; De Lamônica - Freire, E. M.; Ribeiro, M. L. Herbicides in Ground - water Used for Human Consumption in Primavera do Leste, Mato Grosso. *Braz. Congr. Ecotoxicol.* 2002, 7, Vitória, Es: Ecotox.

39. El-Zaemey, S.; Heyworth, J.; Glass, D. C.; Peters, S.; Fritschi, L. Household and Occupational Exposure to Pesticides and Risk of Breast Cancer. *Int. J. Environ. Health Res.* 2014, 24 (2), 91-102. DOI: 10. 1080/09603123. 2013. 800958.

40. Facchini, L. A.; Souza, L. E. Presentation. In *Dossier ABRASCO: A Warning about the Impacts of Pesticides on Health*; Carneiro, F. F., et al., Eds.; EPSJV: Rio de Janeiro; Expressão Popular: São Paulo, 2015; pp 37-40.

41. Ferment, G.; Malgarejo, L.; Fernandes, G. B.; Ferraz, J. M., Eds.; *GM Crops— Risks and Uncertainties: More than 750 Studies Despised by Regulators of GMOs*. Ministry of Agrarian Development: Brasília, 2015.

42. Flores, A. V. Determination of Organochlorine Residues in Waters and Sediments. Master's Degree Dissertation: Federal University of Viçosa, MG, 2000.

43. Flores, A. V.; Queiroz, M. E. L. R.; Neves, A. A.; Goulart, S. M. Extraction and Analysis of Organochlorines in Sediments of the Ribeirão São Bartolomeu, Viçosa - MG.

Rev. Anal. 2004, 3 (13), 42-47.

44. Fumes, B. H.; F. N. Andrade, Neto, A. J. S.; Lanças, F. M. Determination of Pesticides in Sugarcane Juice Employing Microextraction by Packed Sorbent Followed by Gas Chromatography and Mass Spectrometry. *J. Separat. Sci.* 2016, 39 (14), 2823-2830.

45. Freire, C.; Koifman, R. J.; Koifman, S. Hematological and Hepatic Alterations in Brazilian Population Heavily Exposed to Organochlorine Pesticides. *J. Toxicol. Environ. Health A* 2015, 78 (8), 534-548.

46. Froes Asmus, C. I.; Camara, V. M.; Landrigan, P. J.; Claudio, L. A Systematic Review of Children's Environmental Health in Brazil. *Ann. Glob. Health* 2016, 82 (1), 132-148.

47. Goldman, S. M. Environmental Toxins and Parkinson's Disease. *Annu. Rev. Pharmacol. Toxicol.* 2014, 54, 141-164. DOI: 10. 1146/annurev-pharmtox-011613-135937.

48. Gomes, M. A. F.; Barizon, R. R. M. Overview of Environmental Contamination by Pesticides and Agricultural Nitrate Origin in Brazil: Scenario 1992/2011. Embrapa Environment: Jaguariúna, 2014.

49. Grutzmacher, D. D.; Grutzmacher, A. D.; Agostinetto, D.; Loeck, A. E.; Roman, R.; Peixoto, S. C.; Zanella, R. Pesticide Monitoring in Two Water Sources in Southern Brazil. *Rev. Bras. Engenhar. Agríc. Ambien.* 2008, 12 (6), 632-637.

50. Ianni, O. *The Era of Globalism.* Civilização Brasileira: Rio de Janeiro, 1996.

51. Ingber, S. Z.; Buser, M. C.; Pohl, H. R.; Abadin, H. G.; Murray, H. E.; Scinicariello, F. DDT/DDE and Breast Cancer: A Meta - Analysis. *Regul. Toxicol. Pharmacol.* 2013, 67(3), 421-433. DOI: 10. 1016/j. yrtph. 2013. 08. 021.

52. Jobim, P. F. C.; Nunes, L. N.; Giugliani, R.; Cruz, I. B. M. Is There an Association between Cancer Mortality and Use of Pesticides?: A Contribution to the Debate. *Ciên. Saúde Colet.* 2010, 15 (1), 277-288.

53. Kageyama, A. The New Brazilian Agricultural Pattern: From Rural Complex to Agroindustrial Complex. In *Agriculture and Public Policy*; Delgado, G., Ed.; IPEA: Brasilia, 1990; pp 48-65.

54. Koifman, S.; Koifman, R. J. Environment and Cancer in Brazil: An Overview from a Public Health Perspective. *Mutat. Res.* 2003, 544 (2-3), 305-311.

55. Koutros, S.; Silverman, D. T.; Alavanja, M. C.; Andreotti, G.; Lerro, C. C.; Heltshe, S.; Lynch, C. F.; Sandler, D. P.; Blair, A.; Beane Freeman, L. E. Occupational Exposure to Pesticides and Bladder Cancer Risk. *Int. J. Epidemiol.* 2015, pii: dyv195.

56. Kumar, A.; Vashist, M.; Rathee, R. Maternal Factors and Risk of Childhood Leukemia. *Asian Pac. J. Cancer Prev.* 2014, 15 (2), 781-784.

57. Lebov, J. F.; Engel, L. S.; Richardson, D.; Hogan, S. L.; Sandler, D. P.; Hoppin, J. A. Pesticide Exposure and End - Stage Renal Disease Risk among Wives of Pesticide Applicators in the Agricultural Health Study. *Environ Res.* 2015, 143 (Pt. A), 198-210. DOI:

10. 1016/j. envres. 2015. 10. 002.

58. Lewis-Mikhael, A. M. ; Olmedo-Requena, R. ; Martínez-Ruiz, V. ; Bueno-Cavanillas, A. ; Jiménez − Moleón, J. J. Organochlorine Pesticides and Prostate Cancer, Is There an Association? A Meta − Analysis of Epidemiological Evidence. *Cancer Causes Control* 2015, 26 (10), 1375-1392. DOI:10. 1007/s10552-015-0643-z.

59. Lewis-Mikhael, A. M. ; Bueno-Cavanillas, A. ; Ofir Guiron, T. ; Olmedo-Requena, R. ; Delgado-Rodríguez, M. ; Jiménez-Moleón, J. J. Occupational Exposure to Pesticides and Prostate Cancer: A Systematic Review and Meta − analysis. *Occup Environ Med.* 2015, 7. pii: oemed-2014-102692. DOI:10. 1136/oemed-2014-102692.

60. L'Héritier, F. ; Marques, M. ; Fauteux, M. ; Gaudreau, L. Defining Molecular Sensors to Assess Long-term Effects of Pesticides on Carcinogenesis. *Int. J. Mol. Sci.* 2014, 15 (9), 17148-17161. DOI:10. 3390/ijms150917148.

61. Lichi, O. A. B. Multielement Geochemistry in Environmental Management: Identifica − tion and Characterization of Natural Geochemical Provinces, Anthropogenic Changes in the Landscape, Favorable Areas for Mineral Prospecting and Risk Areas for Health in the State of Paraná, Brazil. PfD Dissertation, Federal University of Paraná, Curitiba, PR, 2001.

62. Londres, F. *Pesticides in Brazil: A Guide to Action in Defense of Life.* AS-PTA—Advisory Services for Alternative Agriculture Projects: Rio de Janeiro, 2011.

63. Mamane, A. ; Raherison, C. ; Tessier, J. F. ; Baldi, I. ; Bouvier, G. Environmental Exposure to Pesticides and Respiratory Health. *Eur. Respir. Rev.* 2015, 24 (137), 462 − 473. DOI:10. 1183/16000617. 00006114.

64. Marchesan, E. ; Sartori, G. M. S. ; Avila, L. A. ; Machado, S. L. O. M. ; Zanella, R. ; Primel, E. G. ; Macedo, V. R. M. ; Marchezan, M. G. Pesticide Residues in River Waters of the Central Depression of Rio Grande do Sul, Brazil. *Ciên. Rural* 2010, 16 (2), 123-127.

65. Marinho, A. M. C. P. Contexts and Outlines of Agricultural Modernization in Municipalities in the Baixo Jaguaribe-EC: The Development and its Effects on Health, Labor and Environment. Ph. D. Dissertation, Department of Public Health Practice, School of Public Health, University of São Paulo, 2010.

66. Mathew, P. ; Jose, A. ; Alex, R. G. ; Mohan, V. R. Chronic Pesticide Exposure: Health Effects among Pesticide Sprayers in Southern India. *Indian J. Occup. Environ. Med.* 2015, 19 (2), 95-101. DOI:10. 4103/0019-5278. 165334.

67. Mattos, M. L. T. ; Martins, J. F. S. ; Nunes, C. D. M. ; Moura Neto, F. P. ; Magalhães Júnior, A. ; Petrini, J. A. ; Santos, I. B. Pesticide Monitoring in Pilot Areas of Integrated Rice Production in the Outer Coastal Plain and the Western Border of Rio Grande do Sul. Embrapa Temperate Climate: Pelotas, RS, 2011; pp 35-39.

68. Mattos, M. L. T. ; Peralba, M. C. R. ; Dias, S. L. P. ; Prata, F. ; Camargo, L. Environmental Monitoring of Glyphosate and Its Metabolite (Aminomethylphosphonic Acid) in

Rice Farming Water. *Pesticides:Rev. Ecotoxicol. Meio Amb.* 2002, 12, 143-154.

69. Miranda, K.;Cunha, M. L. F.;Dores, E. F. G. C.;Calheiros, D. Pesticide Residues in River Sediments from the Pantanal Wetland, Brazil. *J. Environ. Sci. Health B* 2008, 43（8）, 717-722. DOI:10. 1080/03601230802388843.

70. Modgil, S.;Lahiri, D. K.;Sharma, V. L.;Anand, A. Role of Early Life Exposure and Environment on Neurodegeneration:Implications on Brain Disorders. *Transl. Neurodegen.* 2014, 3, 9. DOI:10. 1186/2047-9158-3-9.

71. Moreira, J. C.;Peres, F.;Simões, A. C.;Pignati, W. A.;Dores, E. C.;Vieira, S. N.; Strüssmann, C.;Mott, T. Contamination of Surface Water and Rain by Pesticides in a State of Mato Grosso Region. *Ciên. Saúde Colet.* 2012, 17（6）, 1557-1568.

72. Moreira, J. C.;Jacob, S. C.;Peres, F.;Lima, J. S.;Meyer, A.;Oliveira-Silva, J. J.; Sarcinelli, P. N.; Batista, D. F.; Egler, M.; Faria, M. V. C; de Araújo, A. J.; Kubota, A. H.;de Soares, M. O.;Alves, S. R.;Moura, C. M.;Curi, R. Integrated Evaluation of Impact Assessment of Pesticide Use on Human Health within an Agricultural Community of Nova Friburgo, RJ. *Ciên. Saúde Colet.* 2002, 7（2）, 299-311.

73. National Health Surveillance Agency （ANVISA）/Federal University of Parana （UFPR）. *Seminar "Mercado de agrotóxico e regulação".* ANVISA:Brasília, 2012.

74. Neto, M. L. F. Brazilian Standard of Water Potability:Analysis of Agrochemical Parameters of a Risk Assessment Approach. Ph. D. Dissertation. National School of Public Health Sergio Arouca, Oswaldo Cruz Foundation, Rio de Janeiro, 2010.

75. Oliveira, F. A.;Reis, L. P.;Soto-Blanco, B.;Melo, M. M. Pesticides Residues in the *Prochilodus costatus* （Valenciennes, 1850） Fish Caught in the Sao Francisco River, Brazil. *J. Environ. Sci. Health B* 2015, 50（6）, 398-405.

76. Palma, D. C. A. Pesticides in Human Milk of Mothers Living in Lucas do Rio Verde, MT. Master Dissertation. Federal University of Mato Grosso:Cuiabá, 2011.

77. Pelaez, V. M.; Silva, L. R.; Guimarães, T. A.; Teodorovicz, F. D. T. （Dis） coordination Policy for Agrochemical Industry in Brazil. *Rev. Bras. Inov.* 2015, 14, 153-178.

78. Pelaez, V.; Silva, L.; Borges, E. Regulation of Pesticides: A Comparative Analysis. *Sci. Publ. Policy* 2013, 40（5）, 644-656.

79. Pelaez, V;Terra, F.;Silva, L. R. The Regulation of Pesticides in Brazil:Between Market Power and the Protection of Health and the Environment. *Rev. Econ.* 2010, 36（1）, 27-48.

80. Peres, F.;Moreira, J. C. Health and Environment in Relation to the Consumption of Pesticides in an Agricultural Hub of the State of Rio de Janeiro, Brazil. *Cadern. Saúde Públ.* 2007, 23（4）, 612-621.

81. Persson, E. C.; Graubard, B. I.; Evans, A. A.; London, W. T.; Weber, J. P.; LeBlanc, A.;Chen, G.;Lin, W.;McGlynn, K. A. Dichlorodiphenyltrichloroethane and Risk of

Hepatocellular Carcinoma. *Int. J. Cancer* 2012, 131 (9), 2078 – 2084. DOI: 10. 1002/ ijc. 27459.

82. Petersen, P. Preface. In *Dossier ABRASCO: A Warning about the Impacts of Pesticides on Health*; Carneiro, F. F., Augusto, L. G. S., Rigotto, R. M., Friedrich, K., Búrigo, A. C., Eds.; EPSJV: Rio de Janeiro; Expressão Popular: São Paulo, 2015; pp 27–36.

83. Pignati, W.; Dores, E. F.; Moreira, J. C.; Perez, F. *Executive Summary of the Impacts of Pesticides on Health and the Environment in the Municipalities of the "Interior" of Mato Grosso, Brazil*, Cuiabá, 2014 (mimeo).

84. Raanan, R.; Balmes, J. R.; Harley, K. G.; Gunier, R. B.; Magzamen, S.; Bradman, A.; Eskenazi, B. Decreased Lung Function in 7 – Year – Old Children with Early – Life Organophosphate Exposure. *Thorax* 2015. pii: thoraxjnl–2014–206622. DOI: 10. 1136/ thoraxjnl–2014–206622.

85. Rigotto, R. M. Agrochemicals, Work and Health: Vulnerabilities, Resistance in the Context of Agricultural Modernization in Baixo Jaguaribe/CE. UFC/Expressão Popular: Fortaleza, 2011.

86. Rigotto, R. M.; Vasconcelos, D. P.; Rocha, M. M. Pesticide Use in Brazil and Problems for Public Health. *Cad. Saude Publ.* 2014, 30 (7), 1360–1362.

87. Rosas, L. G.; Eskenazi, B. Pesticides and Child Neurodevelopment. *Curr. Opin. Pediatr.* 2008, 20 (2), 191–197.

88. Saeedi Saravi, S. S.; Dehpour, A. R. Potential Role of Organochlorine Pesticides in the Pathogenesis of Neurodevelopmental, Neurodegenerative, and Neurobehavioral Disorders: A Review. *Life Sci.* 2016, 145, 255–264.

89. Schinasi, L. H.; De Roos, A. J.; Ray, R. M.; Edlefsen, K. L.; Parks, C. G.; Howard, B. V.; Meliker, J. R.; Bonner, M. R.; Wallace, R. B.; LaCroix, A. Z. Insecticide Exposure and Farm History in Relation to Risk of Lymphomas and Leukemias in the Women's Health Initiative Observational Study Cohort. *Ann Epidemiol.* 2015, 25 (11), 803 – 810. e4. DOI: 10. 1016/ j. annepidem. 2015. 08. 002.

90. Selmi, G. F. R.; Trape, A. Z. Health Protection for Rural Workers: The Need to Standardize Techniques for Quantifying Dermal Exposure to Pesticides. *Cad. Saude Publ.* 2014, 30 (5), 952–960.

91. Smith, M. T.; Guyton, K. Z.; Gibbons, C. F.; Fritz, J. M.; Portier, C. J.; Rusyn, I.; DeMarini, D. M.; Caldwell, J. C.; Kavlock, R. J.; Lambert, P.; Hecht, S. S.; Bucher, J. R.; Stewart, B. W.; Baan, R.; Cogliano, V. J.; Straif, K. Key Characteristics of Carcinogens as a Basis for Organizing Data on Mechanisms of Carcinogenesis. *Environ. Health Perspect.* 2015, 124, 713–721.

92. Silva, D. R. O.; Avila, L. A.; Agostinetto, D.; Bundt, A. D. C.; Primel, E. G.; Caldas, S. S. Pesticide Occurrence in Groundwater Areas Adjacent to Rice Fields. *Quím. Nova*

2011, 34 (5), 748-752.

93. Silva, D. R. O.; Avila, L. A.; Agostinetto, D.; Magro, T. D.; Oliveira, E.; Zanella, R.; Noldin, J. A. Pesticide Monitoring in Surface Water of Rice Growing Regions in Southern Brazil. *Ciên. Rural* 2009, 39 (9), 2283-2389.

94. Silva, J. C.; Silva, E. N.; Faria, H. P.; Pinheiro, T. M. M. Pesticides and Work: A Dangerous Combination for the Health of Rural Workers. *Ciên. Saúde Colet.* 2005, 10 (4), 891-903.

95. Spadotto, C. A.; Gomes, M. A. F. *Pesticides in Brazil*, 2015 [Online] http://www. agencia. cnptia. embrapa. br/gestor/agricultura_e_meio_ambiente/arvore/ CONTAG01_40_ 210200792814. html (accessed November 13, 2015).

96. Souza, L. C. A Critical Analysis of the Water Quality for Human Consumption in the Municipality of Francisco Beltrao - PR. Master Dissertation. UNIOESTE: Francisco Beltrão, PR, 2014.

97. Tang, M.; Zhao, M.; Zhou, S.; Chen, K.; Zhang, C.; Liu, W. Assessing the Underlying Breast Cancer Risk of Chinese Females Contributed by Dietary Intake of Residual DDT from Agricultural Soils. *Environ. Int.* 2014, 73, 208-215. DOI: 10. 1016/j. envint. 2014. 08. 001.

98. Vakonaki, E.; Androutsopoulos, V. P.; Liesivuori, J.; Tsatsakis, A. M.; Spandidos, D. A. Pesticides and Oncogenic Modulation. *Toxicology* 2013, 307, 42 - 45. DOI: 10. 1016/j. tox. 2013. 01. 008.

99. Veiga, M. M. Contamination Analysis of Water Systems by Pesticides in a Small Rural Community in Southeast Brazil. *Cad. Saúde Públ.* 2006, 22 (11), 2391-2399.

100. Veiga, M. M. Risk Analysis of Environmental Pesticide Contamination in Water Systems of Paty do Alferes County, RJ. In *National Conference on Industrial Engineering*; ENEGEP/ABEPRO: Porto Alegre; 2005, vol. 25, pp 4259-4264.

101. Vekic, A. The Pesticide Regulation in Brazil: Perceptions and Challenges. In *Lecture Slides Given at Seminar "Sector Dialogues on the Control and Regulation of Pesticides and Biocides."* Brasilia, 2014.

102. VoPham, T.; Brooks, M. M.; Yuan, J. M.; Talbott, E. O.; Ruddell, D.; Hart, J. E.; Chang, C. C.; Weissfeld, J. L. Pesticide Exposure and Hepatocellular Carcinoma Risk: A Case-Control Study Using a Geographic Information System (GIS) to Link SEER - Medicare and California Pesticide Data. *Environ Res.* 2015, 143 (Pt. A), 68 - 82. DOI: 10. 1016/j. envres. 2015. 09. 027.

103. Waissmann, W. Pesticides and Non-communicable Diseases. *Ciên. Saúde Colet.* 2007, 12(10), 20-21.

104. Wan, N.; Lin, G. Parkinson's Disease and Pesticides Exposure: New Findings from a Comprehensive Study in Nebraska, USA. *J. Rural Health* 2015. DOI: 10. 1111/jrh. 12154.

105. Ye, M.; Beach, J.; Martin, J. W.; Senthilselvan, A. Occupational Pesticide

Exposures and Respiratory Health. *Int. J. Environ. Res. Public Health* 2013, 10 (12), 6442 – 6471. DOI: 10. 3390/ijerph10126442.

106. Zhao, B.; Shen, H.; Liu, F.; Liu, S.; Niu, J.; Guo, F.; Sun, X. Exposure to Organochlorine Pesticides is an Independent Risk Factor of Hepatocellular Carcinoma: A Case – Control Study. *J. Expo. Sci. Environ. Epidemiol.* 2012, 22 (6), 541 – 548. DOI: 10. 1038/ jes. 2011. 29.

107. Brazil. *Decree No. 4,074 of January* 4, 2002. *Regulates Law* 7802 *of July* 11, 1989 [Online], 2002. http://www. planalto. gov. br/ccivil_03/decreto/2002/D4074. htm (accessed April 08, 2014).

108. Brazil, Ministry of Health, National Health Surveillance Agency (ANVISA). Pesticides Monitoring in Water for Human Consumption in Brazil, 2011/2012. *Epidemiol. Bull. Bras* 2013, 44 (17), 1 – 10 [Online]. http://portalarquivos. saude. gov. br/images/pdf/2014/ junho/11/ BE–2013–44––17––––Agrot––xicos. pdf (accessed April 15, 2014).

109. Barbosa, A. M. C.; Solano, M. L. M.; Umbuzeiro, G. A. Pesticides in Drinking Water—The Brazilian Monitoring Program. *Front. Public Health*, 2015, 3, 246. DOI: 10. 3389/fpubh. 2015. 00246

110. Tomita, R. Y.; Beyruth, Z. Toxicology of Pesticides in Aquatic Environment. *O Biológico* 2002, 64 (2), 135–142.

111. Cremonesi, M.; Chiesa, C.; Strigari, L.; Ferrari, M.; Botta, F.; Guerriero, F.; De Cicco, C.; Bonomo, G.; Orsi, F.; Bodei, L.; Di Dia, A.; Grana, C. M.; Orecchia, R. Radioembolization of Hepatic Lesions from a Radiobiology and Dosimetric Perspective. *Front. Oncol.* 2014, 4, 210. DOI: 10. 3389/fonc. 2014. 00210.

适配体作为食品安全领域的先进纳米传感工具的应用

ASHISH SACHAN[*]

Toxam Inc. ,ON,Canada

[*] E-mail:asachan@ toxam. ca

摘要

食品安全一直是人类关注的焦点之一。随着全球化和食品供应链的不断扩大,食源性毒物和食品污染是人类面临的主要风险。确保地球上超过 75 亿人的食品安全仍然是世界各地科学家面临的一项重大挑战。为食品安全开发灵敏、特异、易于使用和具有成本效益的生物传感器平台是一个持续的需求,其重要性也日益增长。在当今这个全球生产和全球粮食分配系统的时代,由于食品供应链的风险增加,开发这种系统的要求变得更加重要。分子生物学的技术进步使研究人员能够根据需要改变生物分子的特性,从而产生具有纳米传感能力的定制分析系统。在这方面,适配体已经成为强大的纳米传感工具,并作为基于抗体的免疫测定的可行替代品,可在食品安全领域检测广泛的配体。这种基于适配体的纳米传感平台正在不断发展和改进,以满足整个食品供应链中复杂的分子识别需求。适配体可以定制设计,并与配体紧密地特异性结合,这种非凡的能力突显了它们在此类纳米传感器技术中的巨大效用。本章通过借鉴用于检测不同食品基质中真菌毒素的先进适配体感应平台的具体例子作为概念证明,重点关注适配体在食品安全中的潜在应用。

14.1 引言

分子的检测和定量研究在纳米传感器领域的发展具有极其重要的意义[1,2],为进一步推动科学研究和技术进步提供了关键的基础和可行性。在严格监管的时代,全球食品安全的要求和现代挑战不断增加,我们对开发敏感、特异、快速、可靠、可重复使用和具有成本效益的分析方法的分析需求不断增加,并且在本章中指出,在复杂的全球食品供应链中食品安全领域的各个方面,都需要有这样高效的检测方法来保障食品的质量和安全。在过去的几十年里,体外选择和扩增技术[3,4]都取得了显著的进展,从而发现了特异性寡核苷酸序列、单链 DNA（ssDNA）或单链 RNA，即所谓的适配体。Aptamer 这个词来源于拉丁语"aptus"，意思是"适合"[5]。通过优化、稳定核酸检测技术的各种技术手段，这些技术以其不同的形式，已经在商业领域上得到广泛使用。它们为快速、准确和可靠的核酸检测提供了支持，促进了医疗诊断、疫情监测和生物科学研究等领域的发展，为健康保障和科学进步做出了重要贡献。在过去的十年里，核酸适配体已经作为强大的体内和体外纳米传感工具，广泛应用于多种领域，为科学进展和医疗创新提供了有力支持。适配体具有高特异性和对其目标分子的强亲和力，在解离常数在 100pM（解离常数单位）[6] 范围内的分析、诊断和治疗应用中是非常强大的工具。自 20 世纪 90 年代初出现的第一批报告以来，人们对适配体活性研究的积极性已经极大地增长，其应用前景也遍及生物医学的各个领域，包括在食品毒理学领域的扩大使用。合成的寡核苷酸适配体具有高亲和力，几乎可以识别任何一类具有高特异性的目标分子[7-9]，并可以在分子构型有小结构差异的密切相关目标[10] 之间进行区分[9,11]。适配体的三级结构采用大量的三维形状，并与特定的毒理学相关靶点和特定配体结合时发挥着关键作用，这种紧密结合为毒理学研究和药物开发提供了精确的分子识别和靶向治疗的机会，为理解疾病机制和创新药物的设计提供了强有力的工具，如细胞表面蛋白质[12,13]、碳水化合物[14]、脂质体[15]、多肽[16]、小分子[17,18]、金属离子[19,20]，复杂结构如病毒[21,22]、朊病毒[23,24] 和整个活细胞[25]。由于适配体已经被用于识别各种类型的分子，且由于其多样性、靶向性和相关的化学修饰，它们被应用到许多在食品安全领域中重要的配体上[26,27]。目前，大多数生物医学研究的分析平台都是基于抗体，与免疫学方法相比，用于目标检测的适配体具有许多优点[28]。如适配体的许多优点之一是：它们的生成与动物是无关的，这意味着它们可以在非生理缓冲液和非生理温度下进行测试和操作，从而提供了更大的灵活性和适用性。在市场上已有的传统生物传感技术背景下，适配体因其特异性、灵敏度、简单性、快速性和成本效益等方面提供了一种令人关注的替代方法。总而言之，适配体作为一种令人关注的替代方法，它的这些优良特性使其在生物医学研究、临床诊断等领域具备广阔的应用前景，从而为科学研究和医疗诊断带来新的机遇和可能性。

　　目前的传感器方法通常依赖于需要多个分析步骤的复杂分析方法，单个分析步骤都需要不同的试剂，但是这些都难以开发用于现场应用的分析方法。因此，为了克服这些限制，为了简化分析方法，人们已经做出了相当大的努力，使用适配体作为简单的分析系统，应用于检测食品毒素和食品污染物以提供一种更便捷和高效的方法。适配体作为一种具有高度特异性和灵敏度的分子识别工具，被认为是检测食品安全的潜在解决方案之一。这些努力是为了确保食品的质量和保障公众健康，为食品监管和食品生产提供可靠的工具和方法。近年来，以核酸适配体为靶标的食品安全生物传感器方面已经发展得非常广泛，也为食品安全监测提供了一种有效而可靠的工具。一些例子显示了这种适配酶催化平台的多功能性，包括氯霉素[29,30]、四环素[31,32]、链霉素[33,34]、妥布霉素[35]、卡那霉素[36,38]、新霉素[39] 等抗生素用于检测霉菌素。此外，利用适配体感应平台检测孔雀石绿等农药和杀菌剂及其在食品中的残留[40-45]，也解决了食品中的农药污染问题[46,47]。有详细报道称，该技术用于砷和汞等重金属的检测[48-52]，也用于检测与食品包装相关的双酚[53,54]，以及用于检测食品中的三聚氰胺[55]。核酸适配体已用于苏云金芽孢杆菌、空肠弯曲杆菌、大肠杆菌、单核细胞增生李斯特菌、鼠伤寒沙门菌、金黄色葡萄球菌[56-64]等细菌的生物分子筛选,以及肉毒杆菌[65]等毒素和硫胺[66]等污染物,以及蛋清溶菌酶[67,68]、谷蛋白[72,73]等过敏原的生物分子筛选。据报道,适配体传感器也能感应诸如相思豆毒素和蓖麻毒素等毒素。对于内分泌干扰物,如17β-雌二醇[74](一种在畜牧业中具有重要作用的激素)的适配体也有进行过报道。基于核酸适配体的纳米传感平台现已被报道用于食品表面污染[67]、病毒污染[75,76]和朊蛋白污染[77]等方面。由于适配体在食品安全中的独特特性,这些基于适配体的纳米传感平台的基本原理几乎可以用于与食品安全相关的任何方面。无论是检测食品中的有害物质、快速识别食品中的污染物还是监测食品质量和真实性,适配体的应用都展示了其卓越的潜力。这些纳米传感平台不仅提供了高度特异性和灵敏度的检测能力,还具备操作简便、快速响应和可靠性等优点,为食品安全监测和管理提供了一种多功能和创新的解决方案。与抗体科学的悠久历史相比,适配体科学相对于蛋白质抗体还处于起步阶段;然而,其发展速度却令人瞩目,适配体技术在短时间内取得的进展却是惊人的。从上面的例子可以明显看出,适配体正被运用于与食品安全相关的大量问题中,如食品中的抗生素、农药污染、过敏原、重金属、病毒、朊病毒、食品表面污染和病原体等。适配体的独特特性使其成为一种高度选择性和敏感的工具,能够识别和结合目标物质,从而实现快速、准确的分析和检测。适配体技术的发展为食品安全领域提供了新的解决方案,有望帮助监测和控制食品中的有害物质,保护公众健康。随着适配体技术的不断改进和推进,相信将来还会有更多的应用领域得到拓展,为食品安全问题的解决提供更多选择和可能性。除了上面的例子,适配酶催化平台也被用于涉及真菌毒素的另一个主要问题领域。在世界范围内,食品和饲料中的真菌毒素污染是一个严重并且持续存在的全球问题,同时造成了重大的经济损失。真菌毒素对人类和动物的健康构成严重威胁,因此监测和控制真菌毒素至关重要。这种适配酶催化平台技术的应用为解决真菌毒素污染问题提供了一种可行的方法,有助于保障食品和饲料的安全性。本章借鉴了真菌毒素研究中的例子,展示了适配体在食品毒理学领域中的强大和多样化应用。适配体作为一种纳米传感工具,在食品毒理学领域具有灵敏、特异、快速和经济有效的特点。随着适配酶催化平台的不断研究和发展,我们可以期待在真菌毒素领域中取得更多的突破,为解决这一全球性问题提供更加有效和可持续的解决方案。

14.2 适配体的选择及适配体相对于抗体的优势

传统上,适配体是通过一个迭代进化过程而产生的,这个过程被称为"指数富集配体系统进化"(SELEX)[4,5]。利用该技术可以从随机单链核酸序列库中筛选出特异性与靶物质高度亲和的核酸适配体。SELEX的基本过程是用化学方法合成一个单链寡核苷酸库,将之与靶标物质混合,寡核苷酸链与靶标物质结合形成复合物。去除未结合的核苷酸链后,再将结合的核苷酸链与靶标物质分离。以此寡核苷酸分子为模板进行PCR扩增,用其产物进行下一个循环的筛选。经过数次循环,就可以得到能与靶标物质高亲和力、高特异性结合的核酸适配体。多年来,SELEX组合应用本身已经发展成为一门科学学科。关于SELEX这一非常重要的过程(本章不再赘述),多年来通过许多创新技术的不断发展,已经进一步提高了 SELEX 的效率和可靠性,这其中也包括在食品安全评估中对 SELEX 的使用[13,25,26,78-85]。SELEX 是一种传统在体外进行的高度可控的过程。自 1990 年首次被提及以来,SELEX 的几个改进方案已经经过了多年的发展,这些改进方案包括不同的筛选方法、不同的适配体库设计和改进的选择步骤。这些发展使得 SELEX 能够更加精确和高效地筛选出具有特定结合性和功能性的适配体。通过不断改进和创新,SELEX 已经成为一种强大的分子识别和分子工程技术,广泛应用于生物医学研究、药物开发和生物传感等领域。SELEX 的过程提供了选择条件的机会,以完全匹配最终选择的适配体而应用在不同的食品安全领域。该方法是基于选择和扩增预期与配体紧密结合的适配体的一种迭代过程,从而提供了不可预测和不可想象的核酸分子构型[4]。这种方法允许在适配体库中产生具有高亲和力和特异性的适配体,能够与特定的目标分子相互作用。通过反复的选择步骤,适配体的性能得以不断改进和优化,从而使其在食品安全领域中发挥重要作用。SELEX 的灵活性和可塑性使得其在检测食品中的有害物质、污染物或食品质量评估等方面具有广泛的应用前景。用于选择适配体的起始文库包含 ssDNA 或 RNA 寡核苷酸[86,87],其中心区域是多达 10 个[15]不同序列的随机序列。核酸的起始库与相匹配的分子孵育,用于随后的转录、逆转录和 DNA 扩增,再通过聚合酶链反应(PCR)将与靶标结合的分子群洗脱并扩增。适配体序列由合成克隆的序列确定,然后可以通过化学合成得到。在适配体发现过程中,通常要重复 5~12 次才能获得亲和性最高的适配体。接着通过合成的方法可以对适配体进行需求依赖性的官能团修饰,极大地增加了适配体功能的领域[86]。通过不断改变修饰的官能团,可以扩展适配体的功能范围,并使其适应各种应用需求。这种综合了测序、合成和修饰的策略为适配体技术的发展提供了更大的灵活性和应用潜力。

适配体和抗体都是生物分子识别和结合目标分子的重要工具,但在纳米传感器的应用中,适配体相比抗体具有更多的优点[88]。首先,适配体相较于抗体能够更好地克服使用动物来进行生产的问题。传统上,抗体的制备需要通过动物免疫等方法进行,这不仅存在动物福利的问题,同时也会增加生产成本及时间。相比之下,适配体可以在体外通过合成或筛选的方法得到,不依赖于动物,从而消除了对分析物的毒性或低免疫原性的担忧,同时也更加灵活、高效、经济。这种体外分离的过程可在受控环境下进行,减少了动物实验的使用和可能伴随的伦理问题。同时,体外产生的适配体可以根据需要进行优化和改进,以满足不同应用的需求。这使得适配体技术成为一种更可持续、更精确和更安全的选择,具有广泛的应用潜力。此外,适配体的发现过程相对于抗体的开发要快得多,这使得适配体的商业应用周转时间比抗体的更快,体外组合库的优势在于可以针对任何选定的目标生成。这种高度可定制的特性使得适配体在药物研发、生物传感和诊断等领域具有广泛的商业应用前景。此外,适配体的体积小、稳定性高,并且可以通过化学合成进行大规模生产,进一步促进了其商业化的发展和广泛应用。

此外,抗体的产生是在生理条件下进行的,这大大限制了抗体在生理 pH 或温度范围之外或在非生理缓冲条件下的使用。这种限制可以在适配体的开发中被克服,适配体可以在与其最终用途相似的环境和条件下选择其功能。相比之下,适配体的产生是在体外进行的,因此可以通过优化和工程化来获得对特定条件更加适应的特性。同时,适配体的选择过程也可以被修改,这样选择的适配体只能识别被分析物的一部分,通过选择特定的筛选条件,可以实现对适配体选择的精确控制,使其具有更高的特异性,经过筛选后,适配体序列可以通过化学合成的方式生产,从而实现适配体的批量制备,且没有批次之间的差异,可以确保适配体的一致性和稳定性。由此产生的适配体序列的重复化学合成与抗体相比也降低了生产成本。通过经济高效的合成方法,适配体可以进行大规模生产,从而降低了生产成本并提高了可扩展性,然后通过对适配体进一步的选择后修饰,适配体的性能可以得到进一步提升,从而提高这些分子的稳定性、亲和力和特异性。适配体也可以针对难以靶向的半抗原(如毒素、朊病毒以及分子质量为 100~10000u 的有机分子)[10]进行选择,所选择的适配体可以高亲和力地与靶标结合,并对密切相关的靶标进行区分,例如茶碱适配体不会与咖啡因结合的特异性[89]。

14.3　基于适配体的纳米传感平台:来自真菌毒素的例子

人类对真菌毒素的认识已有几个世纪了。公元前 1 世纪就有记载腐败的谷物可引起某些疾病,或导致怀孕妇女流产或出现畸胎。但在早期的研究中,研究者并未考虑发霉的食物对人类健康的长期影响,自 20 世纪 60 年代以来,人们对真菌毒素的研究和认识得到了极大的提高。人们才认识到有些真菌毒素不仅具有很强的毒性,而且也是人类重要的致癌物质。现在已经证实,各种不同类型的真菌毒素都会危害人类健康,包括引起急性或慢性中毒、神经系统损伤、癌症等多种疾病。因此,在食品安全和环境监测领域中,检测和防控真菌毒素的工作变得尤为重要。

为了预防和减少真菌毒素的危害,人们开展了广泛而深入的研究,其中,发展高效、灵敏、快速的检测方法是非常关键的。近年来,基于新型适配体感应平台的真菌毒素检测方法不断涌现,这些方法具有更高的灵敏度和特异性,能够有效降低食品、水产品等领域中真菌毒素的风险。因此,适配体感应平台技术在食品安全、环境监测等领域将发挥越来越重要的作用,以保障人类健康和生命安全。

目前已知的真菌毒素已有 1000 种以上,其中有相当部分具有较强的致癌和致畸性。不同的霉菌其产毒能力不同,毒素的毒性也不同。与食品的关系较为密切的霉菌毒素有黄曲霉毒素、赭曲霉毒素、柄曲毒素、岛青霉素、黄变米毒素、橘青霉素、展青霉素,单端孢霉烯族毒素,丁烯酸内酯等。霉菌和霉菌毒素污染食品后,引起的危害主要有两个方面:即霉菌引起的食品变质和霉菌产生的毒素引起人的毒性反应。霉菌污染食品可使食品的食用价值降低,甚至完全不能食用,造成巨大的经济损失。被霉菌毒素污染的谷物和牧草在世界各地造成了巨大的经济损失和健康风险[90]。真菌毒素是一类有毒的次生代谢物,由几种曲霉菌、镰刀菌、青霉菌、麦角菌还有链格孢菌产生[91,92]。这些霉菌在谷物和牧草的生长和贮存过程中常常存在,特别是在湿度和温度不当的条件下会大量生长繁殖。这些有毒的代谢物属于不易挥发的低分子质量的二次代谢产物,当被人类或农场里的动物摄入时,不仅会导致市场出现每年数百万美元的损失,还对人类造成健康风险[93]。影响霉菌产生的因素有遗传因素、真菌菌株特异性、变异性、湿度、温度、环境中氧的浓度和土壤条件[94]。真菌毒素会对中枢神经系统造成影响,带来如致癌、致畸、致突变、胚胎毒性、雌激素、免疫抑制、生长迟缓和畜牧业生产损失等后果[95]。长期暴露于真菌毒素可能会导致慢性中毒,增加患癌症、免疫系统疾病和发育异常的风险。此外,真菌毒素还会引起免疫系统的抑制,增加感染的风险,并对动物的生长和繁殖产生不利影响。真菌毒素的危害带来的经济影响包括动物和人类医疗费用的增加,动物和人类的死亡,动物的生产损失以及食物和饲料的浪费[96]。因此,对于真菌毒素的监测、控制和预防措施的实施是至关重要的,以保护人类和动物的健康,减少经济损失,并确保食品和饲料的质量与安全。据联合国粮农组织统计,全世界每年平均有 25%的谷物被真菌毒素污染。真菌毒素引起的中毒大多通过被霉菌污染的粮食、油料作物以及发酵食品等。牧草、谷物、水果[97]、香料、坚果、乳制品、动物饲料、咖啡、葡萄酒、啤酒、可可等感染特定的病原真菌或共生内生菌后,经常发生真菌毒素污染,其中最常见的真菌毒素是黄曲霉毒素,赭曲霉毒素 A(OTA,由曲霉属和青霉属菌株产生)[98]、三环酮类毒素、玉米赤霉烯酮(zearale none, ZEN)、伏马菌素、麦角菌素和 T-2 毒素[99]。食品和饲料中最重要的真菌毒素是黄曲霉毒素,黄曲霉毒素主要由黄曲霉、寄生曲霉、红绶曲霉和串珠镰刀菌产生。真菌毒素的检测是一项复杂的任务,现已出现几种分析方法[100-102]被报道用于测量食物和饲料中的特殊真菌毒素。但是由于真菌产生的代谢物不同,真菌毒素的检测也比较困难[103]。由于真菌毒素造成的巨大经济和健康损失,全球都在强调对其进行敏感、特异和快速检测的程序。因此,研究人员和食品安全监管机构致力于开发新的分析技术和策略,以提高真菌毒素的检测能力。通过持续的研究和技术创新,我们可以期待更加可靠、高效和便捷的真菌毒素检测方法的出现,以确保食品和饲料的安全性,并减少真菌毒素对经济和健康带来的不良影响。

适配体感应平台作为一种常用的生物传感器,通常通过选择适当的生物体分子作为适配体来实现对目标分子的高灵敏度和高特异性检测。在这个过程中,适配平台往往利用光学传感器的特性进行检测和分析功能。光学传感器通常可以将生物反应转换为光学信号,并将其转化为可读的数据,以实现对目标分子的定量和定性分析。

其中,常用的光学传感器包括发光二极管(LED)、荧光探针、表面等离子体共振(SPR)和全息照相术等。这些光学传感器具有灵敏度高、响应时间快和检测范围广等优点,可以实现对多种目标分子的检测和分析。例如,在食品安全方面,针对农药残留和有害物质的检测,采用基于光学传感器的适配体感应平台可以实现对大范围样品的高效检测,从而保障人们的饮食安全。光学传感器系统还包括识别元件和将识别事件转换为可观察的、可量化的光信号并最终转换为电子信号的转导方法。在光学传感器系统中,识别步骤通常基于与分析物的吸收、发射或光散射的相互作用。除了光学传感器之外,还开发了几种针对真菌毒素的适配体感应平台。这些平台利用适配体的高度选择性与真菌毒素的结合来实现检测。例如,赭曲霉毒素 A 的 DNA 适配体最早是由 Cruz-Aguado 和 Penner[104]报道,而 ZEN 的适配体是由 Chen 等报道的[105]。OTA 检测的最大允许限值为 2mg/kg,这一直是适配体感应平台的主要焦点。在这种基于核酸适配体的纳米传感中,已经采用了一些先进的分析方法。基于荧光的邻近依赖性 DNA 支架银纳米簇(DNA/AgNC)探针不仅成本低,量子产率高,并且由于 AgNC 的特性而具有光稳定性。Chen 等报道了一种廉价、灵敏、选择性好的基于 DNA 骨架 AgNC 和磁珠的自动传感器用于检测小麦样品的 OTA。利用该方法,作者可以根据荧光强度在 0.01~0.3ng/mL 检测到 OTA,检出限(LOD)为 2pg/mL[106]。基于无标记适配体的检测,Park 等证明了利用局域表面等离子体共振(LSPR)检测 OTA 的方法。作者可以检测浓度小于 1nmol/L 的 OTA,该方法中的适配体作为一个额外的优势就是可以再生,从而使整个方法更具有成本效益[107]。核酸适配体的结构转换特性已被有效地应用于分子生物学领域纳米传感平台。适配体是一种能够在存在互补序列的情况下从双链结构切换到与 OTA(适配体靶标)结合的目标诱导结构的分子,这种结构转换特性使得核酸适配体成为纳米传感平台中的重要组成部分,为快速、灵敏和特异的分子检测提供了一种可靠的方法。通过利用适配体的结构转换能力,可以设计出更加高效和可控的纳米传感器,为真菌毒素的检测和监测提供更多的机会和应用前景,该适配体(5′-GATCGGGTGTGGGTGGCGTAAAGGGAGCATCGGACA-FAM-3′)的结构切换特性被用于荧光脱猝实验,用于检测 OTA 添加的玉米样品中的 OTA[108]。计算出 LOD 为 0.8ng/mL,根据荧光读数可以在 1~100mg/mL 检测到 OTA。有研究用表面等离子体共振法对葡萄酒和花生油[109]中的赭曲霉毒素 A 进行了检测,其适配体为(5′-GATCGGTGGGGCGTAAAGGCATCGGACA-3′)标记在 3′端的生物素。基于电化学的诱导传感器,将发夹型 DNA 探针与限制性内切酶结合用于 DNA 位点特异性切割,研制出了一种高灵敏度、高特异性的 OTA 探针[110]。该方法可以在 1.0~20pg/mL 的线性范围内检测到 OTA,LOD 为 0.4pg/mL。利用辣根过氧化物酶(HRP)的催化特性模拟 DNA 酶的催化特性,建立了检测真菌毒素的适配体感应平台[111]。应用核酸适配体-DNA 酶发夹对葡萄酒样品中提取的 OTA 进行适配[112],该方法涉及核苷酸序列的开发,其中包括可以形成血红素-G-四链体复合物的富含 G 的寡核苷酸,抗 OTA 诱导剂和阻断尾。在这个基于发夹的实验中,模拟酶的 DNA 酶活性的比色信号读数取决于发夹在适配体-OTA 复合物形成时的开口。这种方法为快速、灵敏和特异的 OTA 检测提供了一种可靠的手段,通过利用核酸序列的结构特性和 G 四重复物的形成能力,实现了对 OTA 的高效识别和检测,这一方法的应用潜力在食品安全和环境监测等领域具有重要意义。本文报告了在葡萄酒样品中,OTA 在线性范围内的检测最高可达 10nmol/L,LOD 值为 2.5nmol/L。磁性纳米颗粒(MNP)[113]也越来越多地用于基于适配体的纳米传感平台。利用生物素化适配体与 NH_2 基团功能化的 Fe_3O_4 MNP 共轭上转换纳米粒子(UCNP),用于对玉米样品的 OTA 进行荧光生物检测[114]。OTA 的检测限可达到 0.1pg/mL。

近年来,利用核/壳上转换纳米粒子(CS-UCNP)作为发光基团,氧化石墨烯作为通用猝灭剂,利用发光共振能量转移(LRET)的超灵敏适配体感应平台已被用于 OTA 的检测[115]。(与 LRET 适配体感应平台相比,基于 UCNP 和氧化石墨烯的适配体感应平台具有许多优势。首先,纳米粒子具有高荧光量子产率、长寿命和大斯托克斯位移的特点,可以提供较高的荧光信号,并有效避免背景荧光的干扰。其次,与其他纳米材料相比,氧化石墨烯的猝灭效果更加显著,不仅可以提高传感器的检测灵敏度,还可以降低检测的误差。此外,利用核/壳结构的纳米粒子可以进一步提高适配体感应平台的灵敏度和特异性,从而实现对 OTA 的更加准确和高效的检测。——译者注)作者报告说,与基于荧光的探针相比,使用纳米粒子具有巨大的好处,因为使用纳米粒子具有较低的信噪比,因此可以提高食品中 OTA

检测的灵敏度。纳米粒子具有独特的光学性质,能够在近红外激发下发射可见光,从而减少背景噪声的干扰。与传统荧光探针相比,纳米粒子的窄发射光谱和高发射强度使其能够提供更清晰和可靠的信号,从而提高了检测的准确性和可靠性。此外,纳米粒子还具有较长的荧光寿命和较高的光稳定性,可以在复杂的食品样品中提供更稳定的信号。因此,使用纳米粒子作为探针的OTA检测方法具有潜力,可成为一种高效、灵敏和可靠的食品安全检测工具,有助于提高食品中OTA的监测水平,并减少食品中潜在的健康风险。作者采用波长541nm作为纳米粒子的发光输出,报告了OTA在0.001~250ng/mL线性范围内的检测结果,LOD为0.001ng/mL。通过检测适配体对赭曲霉毒素B(OTB)、黄曲霉毒素B_1(AFB$_1$)、伏马菌素B1(FB1)、ZEN和T2真菌毒素的结合,证实了该方法的高特异性。Mishra等报道了在巧克力工业中广泛使用的可可豆中检测OTA的阻抗适配体传感器。在优化的实验条件下,将作者使用的36个核苷酸长的DNA适配体5-GATCGGGTGTGGGTGGCGTAAAGGGAGCATCGGACA-3′在5′端进行氨基修饰,用于OTA检测。根据阻抗响应,该传感器的检测范围为0.15~10ng/mL,线性检测范围为0.15~2.5ng/mL。作者报告的检出限为0.15ng/mL,符合欧盟(EU)规定的可可制品中OTA含量为2mg/kg的标准[116]。

Malhotra等报道了黄曲霉毒素M_1的适配体[117]。Guo等报道了一种黄曲霉毒素M_1(AFM$_1$)的配体传感器,AFM$_1$是乳制品中重要的有毒成分[118]。作者利用核酸适配体的独特性质,即在目标识别时结构/构象的变化,选择性地与AFM$_1$结合,并利用实时定量聚合酶链反应(RT-qPCR)技术来提高检测的灵敏度。该技术结合了实时荧光信号监测和聚合酶链反应的定量分析,能够快速、准确地检测目标分子的存在和数量,这种方法具有高度的特异性和选择性,能够在复杂的样品基质中准确检测AFM$_1$的存在,并提供定量的结果。该研究为食品中AFM$_1$的快速、可靠和高灵敏度检测提供了一种新的方法,有助于保障食品安全和减少食品中真菌毒素带来的健康风险,其作者报道了适配体传感器对OTA、ZEN、FB$_1$、AFB$_1$和AFB$_2$的高选择性,对AFM$_1$的LOD为0.03ng/L。作者提到了这种适配体感应法在婴儿米粉中检测AFM$_1$的优势:采用电化学阻抗谱法(EIS)在适配体感应平台上检测牛奶样品中的AFM$_1$[119]。序列5′-ACT-GCT-AGA-GAT-TTT-CCA-CAT-3′的21个核苷酸的适配体在5′端被六乙基乙二醇修饰,并通过碳二亚胺固定将其共价连接到丝网印刷碳电极(SPCEs)上。利用SPCEs的适配体功能化表面可以检测市面上不同种类牛奶中提取的AFM$_1$,包括原料奶、微过滤全脂奶、巴氏消毒全脂奶和巴氏消毒脱脂奶。该适配体传感器方法的原理是基于适配体与AFM$_1$的高选择性结合,当AFM$_1$存在时,适配体与其结合形成稳定的复合物,导致感应电流的抑制和电子传递电阻的增加,这种变化可以通过SPCEs的表面检测技术进行实时监测和记录。在AFM$_1$存在和不存在的情况下,信号输出记录为感应电流的响应抑制和电子传递电阻增加的函数,这种适配体传感器方法从牛奶中提取后检测到AFM$_1$的值在20~1000ng,符合欧盟立法规定的牛奶中AFM$_1$为50ng/kg的限量。该方法具有快速、灵敏和可靠的特点,能够准确检测不同种类牛奶中的AFM$_1$含量,为监测和控制牛奶中真菌毒素的风险提供了一种有效的工具,这对于确保牛奶产品的质量和安全性,以及符合相关法规的要求具有重要意义。通过利用适配体传感器方法进行牛奶中AFM$_1$的检测,可以实现快速、高效的筛查,减少食品安全风险,保护消费者的健康。同时,该方法的应用也为牛奶生产和监管机构提供了一种便捷和可靠的手段,以确保牛奶产品的质量和合规性。

采用裂解 DNA 酶探针技术对 AFB$_1$ 玉米样品进行检测[120]。在实验室中,玉米样品 AFB$_1$ 添加量分别为 0、0.1、0.3、0.5 和 1.0ng/kg。基于该 DNA 酶探针对 AFB$_1$ 的检测是基于核酸适配体与 AFB$_1$ 结合后发生构象改变导致 G-四链体的过氧化物酶活性的丧失以及 DNA 复合体的分裂。采用吸收光谱法检测,可以监测到在 AFB$_1$ 存在时,核酸适配体与 AFB$_1$ 结合所导致的吸收峰的变化,该检测方法具有高灵敏度,其比色检测的 LOD 为 0.054ng/mL。这种基于核酸适配体的检测方法的另一个重要优点是可以用肉眼记录 0.1ng/mL 的检测限,因此该方法适用于现场检测,而无须使用复杂的仪器。采用生物素修饰适配体和 cy5 修饰 DNA 探针的间接竞争试纸法[121]检测 AFB$_1$,缓冲液中 AFB$_1$ 的检出限为 0.1ng/mL,对人工加标玉米样品中 AFB$_1$ 的检出限为 0.3ng/g。作者报道了这种基于 DNA 酶探针的 AFB$_1$ 检测方法对现场检测技术发展的便携优势。同时,金纳米粒子 (AuNP)由于其具有基于内部距离的颜色变化特性,已被越来越多地应用于适配体感应平台。在没有靶分子的情况下,适配体可以吸附到 AuNP 上,以防止盐诱导的 AuNP 聚集,目前这一特性已用于涉及 AuNP 的这些试验中[122,123]。利用基于 AuNP 与抗 AFB$_1$ 适配体相互作用的比色法和化学发光检测方法,在人工添加的花生和水稻样品中对 AFB$_1$ 进行了灵敏度和选择性检测,检测范围为 80~270nmol/L,LOD 为 7nmol/L[124]。这是另一种适用于食品安全的适配体传感器方法,可以现场用肉眼检测 AFB$_1$,通过 AuNP 在盐介质中分散或聚集状态的颜色变化来读取。在没有 AFB$_1$ 的情况下,适配体与 AuNP(适配体-AuNp 复合物)的相互作用阻止了 AuNP 的聚集,使测试溶液呈现红色。然而,在有 AFB$_1$ 存在的测试溶液中,适配体由于其较高的亲和力先与 AFB$_1$ 结合(适配体-AFB$_1$ 复合物)。适配体与它们的特定靶点结合后,使 AuNP 聚集在一起,从而使溶液的颜色变为紫蓝色。因此,这种基于 AuNP 的适配体感应平台为快速、便捷的 AFB$_1$ 检测提供了一种有前景的方法,有望在食品安全和环境保护领域发挥重要作用。它不仅具有潜力用于现场检测,而且为简化检测流程、降低成本、提高检测效率提供了新的可能性。本文报道了利用基于 RT-qPCR 的纳米传感技术检测婴儿米粉和中国野生干草中 AFB$_1$ 的新方法[125],该方法将生物素标记的适配体 (5′-GTT GGGCACGTGTT-GTCTCTCTGTGTCTCGTGCCCTTCGCTAGGCCC-生物素-3′)偶联到链霉亲和素包被的 PCR 管上。互补序列 (5′- ACACGTGCCCAACAATCTGGTT TAGCTACGCCTTCCCCGTGGCGATGTTTCTTAGCGCCTTAC-3′) 与适配体杂交在 PCR 管的表面。结果表明,PCR 扩增信号呈现出 AFB$_1$ 浓度依赖性变化。PCR 反应混合物中 AFB$_1$ 的存在导致适配体-AFB$_1$ 复合物的形成,导致杂交互补 ssDNA 的 AFB$_1$ 浓度依赖性释放,从而影响 RT-qPCR 信号,该方法灵敏度高,LOD 为 25fg/mL。可对 OTA、ZEN、α-玉米赤霉烯酮、FB1、AFM$_1$、AFB$_2$、AFG$_1$、AFG 等真菌毒素进行特异性检测。在另一项研究中,利用荧光 RT-qPCR 证明了 RT-qPCR 作为适配体感应平台测定红酒中微量 OTA 的优势,取得了 LOD 为 1fg/mL 的高灵敏度[126]。采用荧光共振能量转移技术在适配体感应平台上,利用 AuNP 和量子点(QD)共价连接适配体检测水稻和花生样品中的 AFB$_1$ 含量[127]。利用提供大斯托克斯位移的量子点（QD）与适配体共轭，可以实现对 AFB_1 的检测。在没有 AFB_1 的情况下，适配体由于静电相互作用而与 AuNP 结合。该适配体诱导的量子点与 AuNP 接近，由于 AuNP 的猝灭作用导致量子点的荧光被猝灭。然而，在 AFB_1 存在的情况下，与对 AuNP 的静电吸附相比，由于核酸适配体与目标 AFB_1 的结合亲和力更高，形成了 QD–核酸适配体–AFB_1 结合，这就导致了 QD–核酸适配体–AuNP 复合物的解离。通过检测 QD 的荧光信号强度变化，可以定量测量 AFB_1 的存在（定性）与浓度。AFB_1 浓度依赖于 QD 与 AuNP 的分离，导致激发波长为 350nm 时 QD 的输出信号成比例增加，因此可以利用荧光信号的变化来定量分析样品中的 AFB_1 含量，该方法能在 10～400nmol/L 的浓度检测到 AFB_1，LOD 值为 3.4nmol/L，这种基于 QD 和适配体的荧光检测方法具有高灵敏度和选择性。通过适配体与 AFB_1 的特异性结合，可以实现对 AFB_1 的高度选择性的检测。同时，由于 QD 的荧光信号响应非常敏感，可以实现对低浓度 AFB_1 的检测，这种 QD–适配体–AuNP 体系的荧光检测方法具有快速、灵敏和可靠地检测 AFB_1 的潜力，它不仅可以应用于食品安全领域，还可以用于农田监测、动物饲料检测等领域，为快速筛查和控制 AFB_1 污染提供有效的工具。此外，该方法的原理也可拓展到其他目标分子的检测，具有广泛的应用前景。与传统的下转换荧光载体相比，基于上转换荧光的纳米晶体适配体感应平台在许多方面都具有优势。首先，在荧光特性方面，UCNP 适配体感应平台不需要自身荧光，而是通过吸收低能量光并将其上转换为高能量光来产生荧光信号。这种荧光信号的产生使得 UCNP 适配体感应平台具有更高的信噪比和更好的激发深度，从而可以实现更好的生物成像效果。其次，在光化学稳定性方面，UCNP 适配体感应平台具有更好的耐光性和热稳定性，可以在更宽的条件下使用，并且不会因长时间的照射而失去活性。此外，UCNP 适配体感应平台具有大斯托克斯位移，能够将低能光转化为高能光，从而有效避免了背景荧光的干扰。最后，UCNP 适配体感应平台还具有低毒性，对细胞和组织的毒性极低，可以在生物体内进行应用，不会对人体造成不良影响。因此，UCNP 适配体感应平台是一种非常有前途的生物成像技术，并在很多领域都有着广泛的应用前景。因此，UCNP 适配体感应平台在缺乏自身荧光、大斯托克斯位移、光化学稳定性和低毒性方面具有优势[128,129]。利用荧光 UCNP 和 MNP 构建了高通量适配体传感平台，用于检测玉米和啤酒样品中的 ZEN 标准[130]。适配子被固定在 MNP 上，而适配体的互补序列（cDNA）被固定在 UCNP 上。在测试溶液中，cDNA 与适配体杂交，形成适配体–MNP/cDNA–UCNP 复合物。然而，在 ZEN 存在的情况下，适配体优先与 ZEN 结合，导致适配体–MNP/cDNA–UCNP 复合物分离。在 ZEN 存在和不存在的情况下，用于 ZEN 定量测定的发光光谱显示荧光强度呈浓度依赖性降低，啤酒和玉米的 LOD 分别为 $0.007\mu g/L$ 和 $0.126\mu g/kg$。除了 UCNP 适配体感应平台，还有其他几种包括荧光[131,132]，电化学[126,133-136]，电化学发光[137]，荧光偏振[138]，QD[139]，EIS[140]，圆二色光谱[99]，酶联寡聚核苷酸吸附试验（ELONA）[141]等基于酶联的核酸适配体感应技术已被应用于真菌毒素的检测。多种真菌毒素的同时检测已经被不同的作者在多重平台中报道[142,143]，这些多重平台的应用拓展了真菌毒素检测的选择性和灵敏性，并为毒素的快速、准确检测提供了多种可行的方法。

14.4　结语

信号适配体是一种高度选择性的生物分子,在纳米传感器食品安全领域的应用前景非常广阔。生物传感器的使用可以允许低成本、快速、特异性检测和精确定量分析物,以满足现代食品安全分析面临的挑战。信号适配体作为一种高度选择性的生物分子,能够与目标分子特异性结合,从而产生可观测的信号变化,这些信号变化可以通过纳米传感器等先进技术进行检测和分析。通过利用信号适配体的特性,可以实现对食品中的有害物质、污染物、微生物等的快速、准确、灵敏的检测,从而保障食品安全,这种生物传感技术的发展为食品安全领域提供了新的可能性,有望为食品行业和消费者提供更可靠、更高效的安全保障。以核酸适配体为基础的纳米传感器的优点已经在许多生物传感平台上得到了体现,这种生物传感器取得的进展主要是通过利用适配体的独特特性,包括其结构转换特性和传感技术的进步而实现的。核酸适配体具有高度可调节的结构,可以在与目标分子相互作用时发生构象的改变,这种结构转换可以被用作传感器的信号输出,从而实现对目标分子的高度选择性和敏感性检测。以核酸适配体为基础的纳米传感器为替代传统的免疫检测技术在食品安全领域的应用提供了巨大的机遇。此外,以核酸适配体为基础的生物传感平台还具有许多优点,例如:高亲和力、高特异性、低成本和快速检测等特点,这些特点将在复杂的全球食品安全网络中发挥不可或缺的作用。由于样品中的霉菌毒素的浓度较低,而且基质的复杂性也影响了以适配体为基础的检测平台的灵敏度,因此用于检测真菌毒素的适配体传感器也面临着自身的挑战。针对这些挑战,需要进行适配体的优化设计、样品预处理和传感器平台的改进,以提高适配体传感器对霉菌毒素的灵敏度和准确性。然而,通过设计具有更高特异性和敏感性的适配体,这些限制正在被克服。目前已经开发了适合的传感平台技术,这些平台允许小型化,也允许在没有精密实验室设备的情况下进行此类检测。本章以真菌毒素检测为代表,展示了以核酸适配体为基础的纳米传感平台在食品安全中的通用性和应用范围。真菌毒素检测的纳米传感平台结合了核酸适配体的独特特性,反映了以核酸适配体为基础的纳米传感器的多功能性,可以满足复杂食品安全系统的生物传感需求。通过改进,以核酸适配体为基础的纳米传感器在食品安全领域具有广阔的应用前景。未来的研究将进一步优化适配体的设计和功能化方法,提高纳米传感平台的灵敏度和选择性,并推动这些技术在实际食品安全监测中的应用,这些努力将有助于建立更可靠、高效和可持续的食品安全系统,保护公众的健康。适配体传感已经有效地应用于此类分析、自定义适配体、比色技术和荧光标记探针、分子生物学技术的推进以及用于此类传感器的转导机制的推进。对于这些进展,我们可以举几个例子,包括先进纳米粒子和量子点的使用,电化学方法的使用,局域表面等离子体共振(LSPR),发光共振能量转移(LRET),DNA 酶的使用,阻抗生物传感器的推进,电化学阻抗谱(EIS)和酶联寡聚核苷酸吸附试验(ELONA)。虽然适配体已经被用于很多纳米传感平台,但并非所有实验室取得的进展都能够直接用于实际的市场应用。我们更需要缩小在传感器平台上取得的学术进步与市场实现之间的差距。要将适配体传感器技术成功转化为实际应用,需要考虑许多因素,包括适配体的选择和设计、检测方法的灵敏度和特异性、平台的可重复性和稳定性,以及适应市场需求的成本效益等方面。此外,还需要充分考虑实际样品的复杂性和干扰因素,以确保传感器在实际应用中的准确性和可靠性。填补学术研究与市场应用之间的差距仍需要更多的合作和交流,包括学术界、工业界和监管机构之间的合作,这可以通过技术转移、产业化合作、市场需求的准确评估以及监管政策的支持来实现。只有通过这种合作和努力,适配体传感器技术才能更好地满足实际应用的需求,并在食品安全等领域发挥更大的作用。未来的适配体检测在食品安全方面可将在纳米传感检测方面取得的进展应用于食品供应链的所有阶段。结合多路复用、芯片实验室、高通量传感器,不仅在不久的将来将改变纳米传感技术在食品安全方面的应用前景,直接减轻公众对食品安全的担忧,还能尽早发现污染,防止频繁召回造成的经济损失。这种适配体感应平台不仅将会被证明是对畜牧业有价值的工具,而且还将为全球日益增长的人口实现粮食安全和食品安全的目标做出重要贡献。

关键词

- 纳米传感器
- 适配体
- 食品安全
- 真菌毒素

参考文献

1. Rasooly, A. Biosensor Technologies. *Methods*（*San Diego*, *Calif.*）2005, 37（1）, 1-3.

2. Jhaveri, S.; Rajendran, M.; Ellington, A. D. In Vitro Selection of Signaling Aptamers. *Nat. Biotech.* 2000, 18（12）, 1293-1297.

3. Jayasena, S. D. Aptamers: An Emerging Class of Molecules that Rival Antibodies in Diagnostics. *Clin. Chem.* 1999, 45（9）, 1628-1650.

4. Tuerk, C.; Gold, L. Systematic Evolution of Ligands by Exponential Enrichment: RNA Ligands to Bacteriophage T4 DNA Polymerase. *Science* 1990, 249（4968）,505-510.

5. Ellington, A. D.; Szostak, J. W. In Vitro Selection of RNA Molecules that Bind Specific Ligands. *Nature* 1990, 346（6287）, 818-822.

6. Jellinek, D.; Lynott, C. K.; Rifkin, D. B.; Janjic, N. High-Affinity RNA Ligands to Basic Fibroblast Growth Factor Inhibit Receptor Binding. *Proc. Natl. Acad. Sci. U. S. A.* 1993, 90（23）, 11227-11231.

7. Vicens, M. C.; Sen, A.; Vanderlaan, A.; Drake, T. J.; Tan, W. Investigation of Molecular Beacon Aptamer-Based Bioassay for Platelet-Derived Growth Factor Detection. *ChemBioChem* 2005, 6（5）, 900-907.

8. Wochner, A.; Menger, M.; Orgel, D.; Cech, B.; Rimmele, M.; Erdmann, V. A.; Glokler, J. A DNA Aptamer with High Affinity and Specificity for Therapeutic Anthracyclines. *Anal. Biochem.* 2008, 373（1）, 34-42.

9. Jenison, R. D.; Gill, S. C.; Pardi, A.; Polisky, B. High − Resolution Molecular Discrimination by RNA. *Science* 1994, 263 (5152), 1425−1429.

10. Tombelli, S.; Minunni, M.; Mascini, M. Analytical Applications of Aptamers. *Biosens. Bioelectron.* 2005, 20 (12), 2424−2434.

11. Sachan, A.; Ilgu, M.; Kempema, A. M.; Kraus, G. A.; Nilsen − Hamilton, M. Specificity and Ligand Affinities of the Cocaine Aptamer: Impact of Structural Features and Physiological NaCl. *Anal. Chem.* 2016, 88 (15), 7715−7723.

12. Lupold, S. E.; Hicke, B. J.; Lin, Y.; Coffey, D. S. Identification and Characterization of Nuclease − Stabilized RNA Molecules that Bind Human Prostate Cancer Cells via the Prostate−Specific Membrane Antigen. *Cancer Res.* 2002, 62 (14), 4029−4033.

13. Takahashi, M.; Sakota, E.; Nakamura, Y. The Efficient Cell−SELEX Strategy, Icell−SELEX, Using Isogenic Cell Lines for Selection and Counter − Selection to Generate RNA Aptamers to Cell Surface Proteins. *Biochimie* 2016, 131, 77−84.

14. Shao, Z.; Li, Y.; Yang, Q.; Wang, J.; Li, G. A Novel Electrochemical Method to Detect Cell Surface Carbohydrates and Target Cells. *Anal. Bioanal. Chem.* 2010, 398 (7−8), 2963−2967.

15. Janas, T.; Janas, T. The Selection of Aptamers Specific for Membrane Molecular Targets. *Cell. Mol. Biol. Lett.* 2011, 16 (1), 25−39.

16. Nieuwlandt, D.; Wecker, M.; Gold, L. In Vitro Selection of RNA Ligands to Substance P. *Biochemistry* 1995, 34 (16), 5651−5659.

17. Mannironi, C.; Di Nardo, A.; Fruscoloni, P.; Tocchini − Valentini, G. P. In Vitro Selection of Dopamine RNA Ligands. *Biochemistry* 1997, 36 (32), 9726−9734.

18. Kang, K.; Sachan, A.; Nilsen−Hamilton, M.; Shrotriya, P. Aptamer Functionalized Microcantilever Sensors for Cocaine Detection. *Langmuir* 2011, 27 (23), 14696−14702.

19. Wrzesinski, J.; Ciesiolka, J. Characterization of Structure and Metal Ions Specificity of Co^{2+}−Binding RNA Aptamers. *Biochemistry* 2005, 44 (16), 6257−6268.

20. Qu, H.; Csordas, A. T.; Wang, J.; Oh, S. S.; Eisenstein, M. S.; Soh, H. T. Rapid and Label−Free Strategy to Isolate Aptamers for Metal Ions. *ACS Nano* 2016, 10 (8), 7558−7565.

21. Han, S. R.; Lee, S. W. Inhibition of Japanese Encephalitis Virus (JEV) Replication by Specific RNA Aptamer against JEV Methyltransferase. *Biochem. Biophys. Res. Commun.* 2017, 483 (1), 687−693.

22. Kim, M. Y.; Jeong, S. Inhibition of the Functions of the Nucleocapsid Protein of Human Immunodeficiency Virus−1 by an RNA Aptamer. *Biochem. Biophys. Res. Commun.* 2004, 320 (4), 1181−1186.

23. Gilch, S.; Schatzl, H. M. Aptamers against Prion Proteins and Prions. *Cell. Mol. Life Sci.* 2009, 66 (15), 2445−2455.

24. Mashima, T.；Nishikawa, F.；Kamatari, Y. O.；Fujiwara, H.；Saimura, M.；Nagata, T.；Kodaki, T.；Nishikawa, S.；Kuwata, K.；Katahira, M. Antiprion Activity of an RNA Aptamer and its Structural Basis. *Nucleic Acids Res.* 2013, 41（2）, 1355-1362.

25. Quang, N. N.；Miodek, A.；Cibiel, A.；Ducongé, F. Selection of Aptamers against Whole Living Cells：From Cell－SELEX to Identification of Biomarkers. *Methods Mol. Biol.* （*Clifton, N. J.*）2017, 1575, 253-272.

26. Liu, X.；Zhang, X. Aptamer－Based Technology for Food Analysis. *Appl. Biochem. Biotechnol.* 2015, 175（1）, 603-624.

27. Teng, J.；Yuan, F.；Ye, Y.；Zheng, L.；Yao, L.；Xue, F.；Chen, W.；Li, B. Aptamer－Based Technologies in Foodborne Pathogen Detection. *Front. Microbiol.* 2016, 7, 1426.

28. Nezlin, R. Use of Aptamers in Immunoassays. *Mol. Immunol.* 2016, 70, 149-154.

29. Mehta, J.；Van Dorst, B.；Rouah-Martin, E.；Herrebout, W.；Scippo, M. L.；Blust, R.；Robbens, J. In Vitro Selection and Characterization of DNA Aptamers Recognizing Chloramphenicol. *J. Biotechnol.* 2011, 155（4）, 361-369.

30. Duan, Y.；Wang, L.；Gao, Z.；Wang, H.；Zhang, H.；Li, H. An Aptamer－Based Effective Method for Highly Sensitive Detection of Chloramphenicol Residues in Animal－Sourced Food Using Real－Time Fluorescent Quantitative PCR. *Talanta* 2017, 165, 671-676.

31. Berens, C.；Thain, A.；Schroeder, R. A Tetracycline－Binding RNA Aptamer. *Bioorg. Med. Chem.* 2001, 9（10）, 2549-2556.

32. Wang, S.；Liu, J.；Yong, W.；Chen, Q.；Zhang, L.；Dong, Y.；Su, H.；Tan, T. A Direct Competitive Assay－Based Aptasensor for Sensitive Determination of Tetracycline Residue in Honey. *Talanta* 2015, 131, 562-569.

33. Taghdisi, S. M.；Danesh, N. M.；Nameghi, M. A.；Ramezani, M.；Abnous, K. A Label－Free Fluorescent Aptasensor for Selective and Sensitive Detection of Streptomycin in Milk and Blood Serum. *Food Chem.* 2016, 203, 145-149.

34. Zhou, N.；Wang, J.；Zhang, J.；Li, C.；Tian, Y. Selection and Identification of Streptomycin－Specific Single－Stranded DNA Aptamers and the Application in the Detection of Streptomycin in Honey. *Talanta* 2013, 108, 109-116.

35. Zhou, C. S.；Jiang, Y. X.；Wang, J.；Ma, B. C.；Li, M. L.；Fang, X. H. High Sensitive Tobramycin Detection Using a Novel Signaling Aptamer. *Chem. J. Chin. Univ.—Chin.* 2006, 27（5）, 826-829.

36. Wang, C.；Wang, Q.；Chen, D. Resonance Light Scattering Method for Detecting Kanamycin in Milk with Enhanced Sensitivity. *Anal. Bioanal. Chem.* 2017, 409（11）, 2839-2846.

37. Ha, N. R.；Jung, I. P.；La, I. J.；Jung, H. S.；Yoon, M. Y. Ultra－sensitive Detection of Kanamycin for Food Safety Using a Reduced Graphene Oxide－Based Fluorescent Apta－sensor. *Sci. Rep.* 2017, 7, 40305.

38. Song, K. M.; Cho, M.; Jo, H.; Min, K.; Jeon, S. H.; Kim, T.; Han, M. S.; Ku, J. K.; Ban, C. Gold Nanoparticle – Based Colorimetric Detection of Kanamycin Using a DNA Aptamer. *Anal. Biochem.* 2011, 415 (2), 175–181.

39. Ling, K.; Jiang, H.; Zhang, L.; Li, Y.; Yang, L.; Qiu, C.; Li, F. R. A Self – assembling RNA Aptamer–Based Nanoparticle Sensor for Fluorometric Detection of Neomycin B in Milk. *Anal. Bioanal. Chem.* 2016, 408 (13), 3593–3600.

40. Cao, F.; Lu, X.; Hu, X.; Zhang, Y.; Zeng, L.; Chen, L.; Sun, M. In vitro Selection of DNA Aptamers Binding Pesticide Fluoroacetamide. *Biosci. Biotechnol. Biochem.* 2016, 80(5), 823–832.

41. Bala, R.; Sharma, R. K.; Wangoo, N. Development of Gold Nanoparticles – Based Aptasensor for the Colorimetric Detection of Organophosphorus Pesticide Phorate. *Anal. Bioanal. Chem.* 2016, 408 (1), 333–338.

42. Wang, L.; Liu, X.; Zhang, Q.; Zhang, C.; Liu, Y.; Tu, K.; Tu, J. Selection of DNA Aptamers that Bind to Four Organophosphorus Pesticides. *Biotechnol. Lett.* 2012, 34 (5), 869–874.

43. He, J.; Liu, Y.; Fan, M.; Liu, X. Isolation and Identification of the DNA Aptamer Target to Acetamiprid. *J. Agric. Food Chem.* 2011, 59 (5), 1582–1586.

44. Tian, Y.; Wang, Y.; Sheng, Z.; Li, T.; Li, X. A Colorimetric Detection Method of Pesticide Acetamiprid by Fine–Tuning Aptamer Length. *Anal. Biochem.* 2016, 513, 87–92.

45. Bai, W.; Zhu, C.; Liu, J.; Yan, M.; Yang, S.; Chen, A. Gold Nanoparticle–Based Colorimetric Aptasensor for Rapid Detection of Six Organophosphorous Pesticides. *Environ. Toxicol. Chem.* 2015, 34 (10), 2244–2249.

46. Feng, X.; Gan, N.; Zhang, H.; Yan, Q.; Li, T.; Cao, Y.; Hu, F.; Yu, H.; Jiang, Q. A Novel "Dual–Potential" Electrochemiluminescence Aptasensor Array Using CdS Quantum Dots and Luminol – Gold Nanoparticles as Labels for Simultaneous Detection of Malachite Green and Chloramphenicol. *Biosens. Bioelectron.* 2015, 74, 587–593.

47. Stead, S. L.; Ashwin, H.; Johnston, B.; Dallas, A.; Kazakov, S. A.; Tarbin, J. A.; Sharman, M.; Kay, J.; Keely, B. J. An RNA – Aptamer – Based Assay for the Detection and Analysis of Malachite Green and Leucomalachite Green Residues in Fish Tissue. *Anal. Chem.* 2010, 82 (7), 2652–2660.

48. Ye, B. F.; Zhao, Y. J.; Cheng, Y.; Li, T. T.; Xie, Z. Y.; Zhao, X. W.; Gu, Z. Z. Colorimetric Photonic Hydrogel Aptasensor for the Screening of Heavy Metal Ions. *Nanoscale* 2012, 4(19), 5998–6003.

49. Liu, C. W.; Huang, C. C.; Chang, H. T. Highly Selective DNA–Based Sensor for Lead (Ⅱ) and Mercury(Ⅱ) Ions. *Anal. Chem.* 2009, 81 (6), 2383–2387.

50. Wu, S.; Duan, N.; Shi, Z.; Fang, C.; Wang, Z. Dual Fluorescence Resonance Energy Transfer Assay between Tunable Upconversion Nanoparticles and Controlled Gold

Nanoparticles for the Simultaneous Detection of Pb(2)(+) and Hg(2)(+). *Talanta* 2014,128, 327-336.

51. Kaur, H.; Kumar, R.; Babu, J. N.; Mittal, S. Advances in Arsenic Biosensor Development—A Comprehensive Review. *Biosens. Bioelectron.* 2015, 63, 533-545.

52. Song, L.; Mao, K.; Zhou, X.; Hu, J. A Novel Biosensor Based on Au@Ag Core-Shell Nanoparticles for SERS Detection of Arsenic(Ⅲ). *Talanta* 2016, 146, 285-290.

53. Mirzajani, H.; Cheng, C.; Wu, J.; Chen, J.; Eda, S.; Najafi Aghdam, E.; Badri Ghavifekr, H. A Highly Sensitive and Specific Capacitive Aptasensor for Rapid and Label-Free Trace Analysis of Bisphenol A (BPA) in Canned Foods. *Biosens. Bioelectron.* 2017, 89 (Pt.2), 1059-1067.

54. Chung, E.; Jeon, J.; Yu, J.; Lee, C.; Choo, J. Surface-Enhanced Raman Scattering Aptasensor for Ultrasensitive Trace Analysis of Bisphenol A. *Biosens. Bioelectron.* 2015, 64, 560-565.

55. Gu, C.; Xiang, Y.; Guo, H.; Shi, H. Label-Free Fluorescence Detection of Melamine with a Truncated Aptamer. *Analyst* 2016, 141 (14), 4511-4517.

56. Duan, N.; Wu, S.; Zhu, C.; Ma, X.; Wang, Z.; Yu, Y.; Jiang, Y. Dual-Color Upconversion Fluorescence and Aptamer-Functionalized Magnetic Nanoparticles-Based Bioassay for the Simultaneous Detection of *Salmonella typhimurium* and *Staphylococcus aureus. Anal. Chim. Acta* 2012, 723, 1-6.

57. McMasters, S.; Stratis-Cullum, D. N. Evaluation of Aptamers as Molecular Recognition Elements for Pathogens Using Capillary Electrophoretic Analysis. In *Smart Medical and Biomedical Sensor Technology IV*; Cullum, B. M., Carter, J. C., Eds.; 2006; vol. 6380, pp U83-U90.

58. Dwivedi, H. P.; Smiley, R. D.; Jaykus, L. A. Selection and Characterization of DNA Aptamers with Binding Selectivity to *Campylobacter jejuni* Using Whole-Cell SELEX. *Appl. Microbiol. Biotechnol.* 2010, 87 (6), 2323-2334.

59. Dua, P.; Ren, S.; Lee, S. W.; Kim, J. K.; Shin, H. S.; Jeong, O. C.; Kim, S.; Lee, D. K. Cell-SELEX Based Identification of an RNA Aptamer for *Escherichia coli* and Its Use in Various Detection Formats. *Mol. Cells* 2016, 39 (11), 807-813.

60. Zhang, L.; Huang, R.; Liu, W.; Liu, H.; Zhou, X.; Xing, D. Rapid and Visual Detection of *Listeria monocytogenes* Based on Nanoparticle Cluster Catalyzed Signal Amplification. *Biosens. Bioelectron.* 2016, 86, 1-7.

61. Ma, X.; Song, L.; Zhou, N.; Xia, Y.; Wang, Z. A Novel Aptasensor for the Colorimetric Detection of *S. typhimurium* Based on Gold Nanoparticles. *Int. J. Food Microbiol.* 2017, 245, 1-5.

62. Sheikhzadeh, E.; Chamsaz, M.; Turner, A. P.; Jager, E. W.; Beni, V. Label-Free Impedimetric Biosensor for *Salmonella typhimurium* Detection Based on Poly[Pyrrole-*co*-3-

Carboxyl−Pyrrole] Copolymer Supported Aptamer. *Biosens. Bioelectron.* 2016, 80, 194−200.

63. Wang, X.; Huang, Y.; Wu, S.; Duan, N.; Xu, B.; Wang, Z. Simultaneous Detection of *Staphylococcus aureus* and *Salmonella typhimurium* Using Multicolor Time−Resolved Fluorescence Nanoparticles as Labels. *Int. J. Food Microbiol.* 2016, 237, 172−179.

64. Baumstummler, A.; Lehmann, D.; Janjic, N.; Ochsner, U. A. Specific Capture and Detection of *Staphylococcus aureus* with High − Affinity Modified Aptamers to Cell Surface Components. *Lett. Appl. Microbiol.* 2014, 59 (4), 422−431.

65. Fetter, L.; Richards, J.; Daniel, J.; Roon, L.; Rowland, T. J.; Bonham, A. J. Electrochemical Aptamer Scaffold Biosensors for Detection of Botulism and Ricin Toxins. *Chem. Commun.* (*Camb.*) 2015, 51 (82), 15137−15140.

66. Holeman, L. A.; Robinson, S. L.; Szostak, J. W.; Wilson, C. Isolation and Characterization of Fluorophore−Binding RNA Aptamers. *Fold. Des.* 1998, 3 (6), 423−431.

67. Boushell, V.; Pang, S.; He, L. Aptamer−Based SERS Detection of Lysozyme on a Food−Handling Surface. *J. Food Sci.* 2017, 82 (1), 225−231.

68. Tran, D. T.; Janssen, K. P.; Pollet, J.; Lammertyn, E.; Anne, J.; Van Schepdael, A.; Lammertyn, J. Selection and Characterization of DNA Aptamers for Egg White Lyso − zyme. *Molecules* 2010, 15 (3), 1127−1140.

69. Amaya−Gonzalez, S.; de−Los−Santos−Alvarez, N.; Miranda−Ordieres, A. J.; Lobo− Castanon, M. J. Sensitive Gluten Determination in Gluten − Free Foods by an Electrochemical Aptamer−Based Assay. *Anal. Bioanal. Chem.* 2015, 407 (20), 6021−6029.

70. Hu, J.; Ni, P.; Dai, H.; Sun, Y.; Wang, Y.; Jiang, S.; Li, Z. Aptamer−Based Colorimetric Biosensing of Abrin Using Catalytic Gold Nanoparticles. *Analyst* 2015, 140 (10), 3581−3586.

71. Tang, J. J.; Yu, T.; Guo, L.; Xie, J. W.; Shao, N. S.; He, Z. K. In Vitro Selection of DNA Aptamer against Abrin Toxin and Aptamer − Based Abrin Direct Detection. *Biosens. Bioelectron.* 2007, 22 (11), 2456−2463.

72. Lamont, E. A.; He, L.; Warriner, K.; Labuza, T. P.; Sreevatsan, S. A Single DNA Aptamer Functions as a Biosensor for Ricin. *Analyst* 2011, 136 (19), 3884−3895.

73. Ding, S.; Gao, C.; Gu, L. Q. Capturing Single Molecules of Immunoglobulin and Ricin with an Aptamer−Encoded Glass Nanopore. *Anal. Chem.* 2009, 81 (16), 6649−6655.

74. Yildirim, N.; Long, F.; Gao, C.; He, M.; Shi, H. C.; Gu, A. Z. Aptamer−Based Optical Biosensor for Rapid and Sensitive Detection of 17Beta − estradiol in Water Samples. *Environ. Sci. Technol.* 2012, 46 (6), 3288−3294.

75. Escudero − Abarca, B. I.; Suh, S. H.; Moore, M. D.; Dwivedi, H. P.; Jaykus, L. A. Selection, Characterization and Application of Nucleic Acid Aptamers for the Capture and Detection of Human Norovirus Strains. *PLoS ONE* 2014, 9 (9), e106805.

76. Moore, M. D.; Escudero − Abarca, B. I.; Suh, S. H.; Jaykus, L. A. Generation and

Characterization of Nucleic Acid Aptamers Targeting the Capsid P Domain of a Human Norovirus G Ⅱ. Strain. *J. Biotechnol.* 2015, 209, 41–49.

77. Xiao, S. J.; Hu, P. P.; Wu, X. D.; Zou, Y. L.; Chen, L. Q.; Peng, L.; Ling, J.; Zhen, S. J.; Zhan, L.; Li, Y. F.; Huang, C. Z. Sensitive Discrimination and Detection of Prion Disease−Associated Isoform with a Dual−Aptamer Strategy by Developing a Sandwich Structure of Magnetic Microparticles and Quantum Dots. *Anal. Chem.* 2010, 82 (23),9736−9742.

78. Duan, Y.; Gao, Z.; Wang, L.; Wang, H.; Zhang, H.; Li, H. Selection and Identification of Chloramphenicol − Specific DNA Aptamers by Mag − SELEX. *Appl. Biochem. Biotechnol.* 2016, 180 (8), 1644−1656.

79. Gotrik, M. R.; Feagin, T. A.; Csordas, A. T.; Nakamoto, M. A.; Soh, H. T. Advancements in Aptamer Discovery Technologies. *Acc. Chem. Res.* 2016, 49 (9), 1903−1910.

80. Wu, Y. X.; Kwon, Y. J. Aptamers:The "Evolution" of SELEX. *Methods (San Diego, Calif.)* 2016, 106, 21−28.

81. Darmostuk, M.; Rimpelova, S.; Gbelcova, H.; Ruml, T. Current Approaches in SELEX:An Update to Aptamer Selection Technology. *Biotechnol. Adv.* 2015, 33 (6 Pt.2), 1141−1161.

82. Yan, A.; Levy, M. Cell Internalization SELEX:In Vitro Selection for Molecules that Internalize into Cells. *Methods Mol. Biol. (Clifton, N.J.)* 2014, 1103, 241−265.

83. Shamah, S. M.; Healy, J. M.; Cload, S. T. Complex Target SELEX. *Acc. Chem. Res.* 2008,41 (1), 130−138.

84. Djordjevic, M. SELEX Experiments:New Prospects, Applications and Data Analysis in Inferring Regulatory Pathways. *Biomol. Eng.* 2007, 24 (2), 179−189.

85. Gopinath, S. C. Methods Developed for SELEX. *Anal. Bioanal. Chem.* 2007, 387 (1), 171−182.

86. Gold, L.; Polisky, B.; Uhlenbeck, O.; Yarus, M. Diversity of Oligonucleotide Functions. *Annu. Rev. Biochem.* 1995, 64, 763−797.

87. Famulok, M.; Mayer, G. Aptamers as Tools in Molecular Biology and Immunology. In *Combinatorial Chemistry in Biology*;Famulok, M., Winnacker, E. −L., Wong, C. −H., Eds.; Springer Berlin Heidelberg:Berlin, Heidelberg, 1999;pp 123−136.

88. Singh, G.; Manohar, M.; Adegoke, A. A.; Stenström, T. A.; Shanker, R. Novel Aptamer−Linked Nanoconjugate Approach for Detection of Waterborne Bacterial Pathogens:An Update. *J. Nanopart. Res.* 2016, 19 (1), 4.

89. Zimmermann, G. R.; Wick, C. L.;Shields, T. P.;Jenison, R. D.;Pardi, A. Molecular Interactions and Metal Binding in the Theophylline − Binding Core of an RNA Aptamer. *RNA* 2000, 6 (5), 659−667.

90. Kuiper−Goodman, T. Risk Assessment to Humans of Mycotoxins in Animal−Derived Food Products. *Vet. Hum. Toxicol.* 1991, 33 (4), 325−332;discussion 332−333.

91. Williams, P. P. Effects of T-2 Mycotoxin on Gastrointestinal Tissues: A Review of In Vivo and In Vitro Models. *Arch. Environ. Contam. Toxicol.* 1989, 18 (3), 374-387.

92. Rotter, B. A. ; Prelusky, D. B. ; Pestka, J. J. Toxicology of Deoxynivalenol (Vomitoxin). *J. Toxicol. Environ. Health* 1996, 48 (1), 1-34.

93. Meulenberg, E. P. Immunochemical Methods for Ochratoxin A Detection: A Review. *Toxins* 2012, 4 (4), 244-266.

94. Klich, M. A. Soil Fungi of Some Low-Altitude Desert Cotton Fields and Ability of Their Extracts to Inhibit *Aspergillus flavus. Mycopathologia* 1998, 142 (2), 97-100.

95. GR, O. B. ; Fakhoury, A. M. ; Payne, G. A. Identification of Genes Differentially Expressed during Aflatoxin Biosynthesis in *Aspergillus flavus* and *Aspergillus parasiticus. Fungal Genet. Biol.* : *FG&B* 2003, 39 (2), 118-127.

96. Hussein, H. S. ; Brasel, J. M. Toxicity, Metabolism, and Impact of Mycotoxins on Humans and Animals. *Toxicology* 2001, 167 (2), 101-134.

97. Stinson, E. E. ; Osman, S. F. ; Heisler, E. G. ; Siciliano, J. ; Bills, D. D. Mycotoxin Production in Whole Tomatoes, Apples, Oranges, and Lemons. *J. Agric. Food Chem.* 1981, 29 (4), 790-792.

98. Klaric, M. S. ; Rasic, D. ; Peraica, M. Deleterious Effects of Mycotoxin Combinations Involving Ochratoxin A. *Toxins* 2013, 5 (11), 1965-1987.

99. Chen, X. ; Huang, Y. ; Duan, N. ; Wu, S. ; Xia, Y. ; Ma, X. ; Zhu, C. ; Jiang, Y. ; Wang, Z. Screening and Identification of DNA Aptamers against T-2 Toxin Assisted by Graphene Oxide. *J. Agric. Food. Chem.* 2014, 62 (42), 10368-10374.

100. Boenke, A. Method Validation for Mycotoxin Determinations in Food and Feedstuffs. *TrAC* : *Trends Anal. Chem.* 1998, 17 (1), 10-17.

101. Gilbert, J. ; Anklam, E. Validation of Analytical Methods for Determining Mycotoxins in Foodstuffs. *TrAC* : *Trends Anal. Chem.* 2002, 21 (6-7), 468-486.

102. Turner, N. W. ; Subrahmanyam, S. ; Piletsky, S. A. Analytical Methods for Determination of Mycotoxins: A Review. *Anal. Chim. Acta* 2009, 632 (2), 168-180.

103. Nielsen, K. F. Mycotoxin Production by Indoor Molds. *Fung. Genet. Biol.* 2003, 39 (2), 103-117.

104. Cruz-Aguado, J. A. ; Penner, G. Determination of Ochratoxin A with a DNA Aptamer. *J. Agric. Food Chem.* 2008, 56 (22), 10456-10461.

105. Chen, X. ; Huang, Y. ; Duan, N. ; Wu, S. ; Ma, X. ; Xia, Y. ; Zhu, C. ; Jiang, Y. ; Wang, Z. Selection and Identification of ssDNA Aptamers Recognizing Zearalenone. *Anal. Bioanal. Chem.* 2013, 405 (20), 6573-6581.

106. Chen, J. ; Zhang, X. ; Cai, S. ; Wu, D. ; Chen, M. ; Wang, S. ; Zhang, J. A Fluorescent Aptasensor Based on DNA-Scaffolded Silver-Nanocluster for Ochratoxin A Detection. *Biosens. Bioelectron.* 2014, 57, 226-231.

107. Park, J. H.; Byun, J. Y.; Mun, H.; Shim, W. B.; Shin, Y. B.; Li, T.; Kim, M. G. A Regeneratable, Label-Free, Localized Surface Plasmon Resonance (LSPR) Aptasensor for the Detection of Ochratoxin A. *Biosens. Bioelectron.* 2014, 59, 321-327.

108. Chen, J.; Fang, Z.; Liu, J.; Zeng, L. A Simple and Rapid Biosensor for Ochratoxin A Based on a Structure-Switching Signaling Aptamer. *Food Control* 2012, 25 (2), 555-560.

109. Zhu, Z.; Feng, M.; Zuo, L.; Zhu, Z.; Wang, F.; Chen, L.; Li, J.; Shan, G.; Luo, S. Z. An Aptamer Based Surface Plasmon Resonance Biosensor for the Detection of Ochratoxin A in Wine and Peanut Oil. *Biosens. Bioelectron.* 2015, 65, 320-326.

110. Zhang, J.; Chen, J.; Zhang, X.; Zeng, Z.; Chen, M.; Wang, S. An Electrochemical Biosensor Based on Hairpin-DNA Aptamer Probe and Restriction Endonuclease for Ochratoxin A Detection. *Electrochem. Commun.* 2012, 25, 5-7.

111. Wang, C.; Dong, X.; Liu, Q.; Wang, K. Label-Free Colorimetric Aptasensor for Sensitive Detection of Ochratoxin A Utilizing Hybridization Chain Reaction. *Anal. Chim. Acta* 2015, 860, 83-88.

112. Yang, C.; Lates, V.; Prieto-Simon, B.; Marty, J. L.; Yang, X. Aptamer-DNAzyme Hairpins for Biosensing of Ochratoxin A. *Biosens. Bioelectron.* 2012, 32 (1), 208-212.

113. Wu, X.; Hu, J.; Zhu, B.; Lu, L.; Huang, X.; Pang, D. Aptamer-Targeted Magnetic Nanospheres as a Solid-Phase Extraction Sorbent for Determination of Ochratoxin A in Food Samples. *J. Chromatogr. A* 2011, 1218 (41), 7341-7346.

114. Wu, S.; Duan, N.; Wang, Z.; Wang, H. Aptamer-Functionalized Magnetic Nanoparticle-Based Bioassay for the Detection of Ochratoxin A Using Upconversion Nanoparticles as Labels. *Analyst* 2011, 136 (11), 2306-2314.

115. Dai, S.; Wu, S.; Duan, N.; Chen, J.; Zheng, Z.; Wang, Z. An ultrasensitive aptasensor for Ochratoxin A Using Hexagonal Core/Shell Upconversion Nanoparticles as Luminophores. *Biosens. Bioelectron.* 2017, 91, 538-544.

116. Mishra, R. K.; Hayat, A.; Catanante, G.; Ocana, C.; Marty, J. L. A Label-Free Aptasensor for Ochratoxin A Detection in Cocoa Beans: An Application to Chocolate Indus-tries. *Anal. Chim. Acta* 2015, 889, 106-112.

117. Malhotra, S.; Pandey, A. K.; Rajput, Y. S.; Sharma, R. Selection of Aptamers for Aflatoxin M1 and their Characterization. *J. Mol. Recogn.* 2014, 27 (8), 493-500.

118. Guo, X.; Wen, F.; Zheng, N.; Li, S.; Fauconnier, M. L.; Wang, J. A qPCR Aptasensor for Sensitive Detection of Aflatoxin M1. *Anal. Bioanal. Chem.* 2016, 408 (20), 5577-5584.

119. Istamboulie, G.; Paniel, N.; Zara, L.; Reguillo Granados, L.; Barthelmebs, L.; Noguer, T. Development of an Impedimetric Aptasensor for the Determination of Aflatoxin M1 in Milk. *Talanta* 2016, 146, 464-469.

120. Seok, Y.; Byun, J. Y.; Shim, W. B.; Kim, M. G. A Structure-Switchable

Aptasensor for Aflatoxin B1 Detection Based on Assembly of an Aptamer/Split DNAzyme. *Anal. Chim. Acta* 2015, 886, 182-187.

121. Shim, W. B.; Kim, M. J.; Mun, H.; Kim, M. G. An Aptamer - Based Dipstick Assay for the Rapid and Simple Detection of Aflatoxin B1. *Biosens. Bioelectron.* 2014, 62, 288-294.

122. Yang, C.; Wang, Y.; Marty, J. L.; Yang, X. Aptamer - Based Colorimetric Biosensing of Ochratoxin A Using Unmodified Gold Nanoparticles Indicator. *Biosens. Bioelectron.* 2011, 26 (5), 2724-2727.

123. Rouah-Martin, E.; Mehta, J.; van Dorst, B.; de Saeger, S.; Dubruel, P.; Maes, B. U.; Lemiere, F.; Goormaghtigh, E.; Daems, D.; Herrebout, W.; van Hove, F.; Blust, R.; Robbens, J. Aptamer-Based Molecular Recognition of Lysergamine, Metergoline and Small Ergot Alkaloids. *Int. J. Mol. Sci.* 2012, 13 (12), 17138-17159.

124. Hosseini, M.; Khabbaz, H.; Dadmehr, M.; Ganjali, M. R.; Mohamadnejad, J. Aptamer - based Colorimetric and Chemiluminescence Detection of Aflatoxin B1 in Foods Samples. *Acta Chim. Slov.* 2015, 62 (3), 721-728.

125. Guo, X.; Wen, F.; Zheng, N.; Luo, Q.; Wang, H.; Wang, H.; Li, S.; Wang, J. Development of an Ultrasensitive Aptasensor for the Detection of Aflatoxin B1. *Biosens. Bioelectron.* 2014, 56, 340-344.

126. Kuang, H.; Chen, W.; Xu, D.; Xu, L.; Zhu, Y.; Liu, L.; Chu, H.; Peng, C.; Xu, C.; Zhu, S. Fabricated Aptamer - Based Electrochemical "signal - off" Sensor of Ochratoxin A. *Biosens. Bioelectron.* 2010, 26 (2), 710-716.

127. Sabet, F. S.; Hosseini, M.; Khabbaz, H.; Dadmehr, M.; Ganjali, M. R. FRET-Based Aptamer Biosensor for Selective and Sensitive Detection of Aflatoxin B1 in Peanut and Rice. *Food Chem.* 2017, 220, 527-532.

128. Wu, S.; Duan, N.; Li, X.; Tan, G.; Ma, X.; Xia, Y.; Wang, Z.; Wang, H. Homogenous Detection of Fumonisin B(1) with a Molecular Beacon Based on Fluorescence Resonance Energy Transfer between NaYF4: Yb, Ho Upconversion Nanoparticles and Gold Nanoparticles. *Talanta* 2013, 116, 611-618.

129. Wu, S.; Duan, N.; Zhu, C.; Ma, X.; Wang, M.; Wang, Z. Magnetic Nanobead - Based Immunoassay for the Simultaneous Detection of Aflatoxin B1 and Ochratoxin A Using Upconversion Nanoparticles as Multicolor Labels. *Biosens. Bioelectron.* 2011, 30 (1), 35-42.

130. Wu, Z.; Xu, E.; Chughtai, M. F.; Jin, Z.; Irudayaraj, J. Highly Sensitive Fluorescence Sensing of Zearalenone Using a Novel Aptasensor Based on Upconverting Nanoparticles. *Food Chem.* 2017, 230, 673-680.

131. Duan, N.; Wu, S. -J.; Wang, Z. -P. An Aptamer-based Fluorescence Assay for Ochratoxin A. *Chin. J. Anal. Chem.* 2011, 39 (3), 300-304.

132. Wu, S.; Duan, N.; Zhang, W.; Zhao, S.; Wang, Z. Screening and Development of

DNA Aptamers as Capture Probes for Colorimetric Detection of Patulin. *Anal. Biochem.* 2016,508, 58–64.

133. Bonel, L. ; Vidal, J. C. ; Duato, P. ; Castillo, J. R. An Electrochemical Competitive Biosensor for Ochratoxin A Based on a DNA Biotinylated Aptamer. *Biosens. Bioelectron.* 2011, 26 (7), 3254–3259.

134. Zheng, W. ;Teng, J. ;Cheng, L. ;Ye, Y. ;Pan, D. ;Wu, J. ;Xue, F. ;Liu, G. ;Chen, W. Hetero–Enzyme–Based Two–Round Signal Amplification Strategy for Trace Detection of Aflatoxin B1 Using an Electrochemical Aptasensor. *Biosens. Bioelectron.* 2016, 80,574–581.

135. Huang, L. ;Wu, J. ;Zheng, L. ;Qian, H. ;Xue, F. ;Wu, Y. ;Pan, D. ;Adeloju, S. B. ; Chen, W. Rolling Chain Amplification Based Signal–Enhanced Electrochemical Aptasensor for Ultrasensitive Detection of Ochratoxin A. *Anal. Chem.* 2013, 85 (22), 10842–10849.

136. Wu, J. ;Chu, H. ;Mei, Z. ;Deng, Y. ;Xue, F. ;Zheng, L. ;Chen, W. Ultrasensitive One–Step Rapid Detection of Ochratoxin A by the Folding–Based Electrochemical Aptas– ensor. *Anal. Chim. Acta* 2012, 753, 27–31.

137. Wang, Z. ; Duan, N. ; Hun, X. ; Wu, S. Electrochemiluminescent Aptamer Biosensor for the Determination of Ochratoxin A at a Gold−Nanoparticles−Modified Gold Electrode Using *N*−(aminobutyl)−*N*−Ethylisoluminol as a Luminescent Label. *Anal. Bioanal. Chem.* 2010, 398 (5), 2125–2132.

138. Cruz–Aguado, J. A. ; Penner, G. Fluorescence Polarization Based Displacement Assay for the Determination of Small Molecules with Aptamers. *Anal. Chem.* 2008, 80 (22), 8853–8855.

139. Wang, L. ;Chen, W. ;Ma, W. ;Liu, L. ;Zhao, Y. ;Zhu, Y. ;Xu, L. ;Kuang, H. ; Xu, C. Fluorescent Strip Sensor for Rapid Determination of Toxins. *Chem. Commun.* (*Camb.*) 2011, 47 (5), 1574–1576.

140. Rivas, L. ; Mayorga–Martinez, C. C. ; Quesada–Gonzalez, D. ; Zamora–Galvez, A. ; de la Escosura–Muniz, A. ; Merkoci, A. Label–Free Impedimetric Aptasensor for Ochratoxin–A Detection Using Iridium Oxide Nanoparticles. *Anal. Chem.* 2015, 87 (10), 5167–5172.

141. Wang, Y. K. ; Zou, Q. ; Sun, J. H. ; Wang, H. A. ; Sun, X. ; Chen, Z. F. ; Yan, Y. X. Screening of Single−Stranded DNA (ssDNA) Aptamers against a Zearalenone Monoclonal Antibody and Development of a ssDNA–Based Enzyme–Linked Oligonucleotide Assay for Determination of Zearalenone in Corn. *J. Agric. Food. Chem.* 2015, 63 (1), 136–141.

142. Wang, C. ; Qian, J. ; An, K. ; Huang, X. ; Zhao, L. ; Liu, Q. ; Hao, N. ; Wang, K. Magneto–Controlled Aptasensor for Simultaneous Electrochemical Detection of Dual Mycotoxins in Maize Using Metal Sulfide Quantum Dots Coated Silica as Labels. *Biosens. Bioelectron.* 2017, 89 (Pt 2), 802–809.

143. Wu, S. ; Duan, N. ; Ma, X. ; Xia, Y. ; Wang, H. ; Wang, Z. ; Zhang, Q. Multiplexed Fluorescence Resonance Energy Transfer Aptasensor between Upconversion Nanoparticles and Graphene Oxide for the Simultaneous Determination of Mycotoxins. *Anal. Chem.* 2012, 84 (14), 6263-6270.

缩略语

英文缩写	英文全称	中文名称
AD	antimicrobial division	抗菌农药部门
ADHD	attention deficit hyperactivity disorder	注意缺陷多动障碍
ADI	acceptable dietary intake	每日允许摄入量
AECOSAN	Spanish Consumer Agency for Food Safety and Nutrition	西班牙食品安全和营养消费者机构
AhRs	aryl hydrocarbon receptors	芳香烃受体
AJs	adherent junctions	黏附连接
AMU	atomic mass units	原子质量单位
AOP	adverse outcome pathway	不良结果途径
APEs	alkylphenol ethoxylates	烷基酚乙氧基化物
APs	Alkylphenols	烷基酚
ASD	autism spectrum disorder	自闭症谱系障碍
ASR	auditory startle reflex	听觉惊吓反射
ATSDR	Agency for Toxic Substances and Disease Registry United States	美国毒物与疾病登记署
AuNP	gold nanoparticles	金纳米粒子
BBB	Blood-brain barrier	血脑屏障
BCB	Blood-cerebral spinal fluid barrier	血-脑脊液屏障
BHA	butylated hydroxyanisole	丁基羟基茴香醚
BHT	butylated hydroxytoluene	二丁基羟基甲苯
BMD	benchmark dose	基准剂量
BMP	Bone-morphogenetic protein	骨形态发生蛋白
BMR	benchmark response	基准反应
BPA	bisphenol A	双酚A
CCK	cholecystokinin	胆囊收缩素
cEDI	cumulative estimated daily intake	累计预计每日摄入量
CFR	Code of Federal Regulations	《联邦法规》
CFs	consumption factors	消费因子
CFSAN	Center for Food Safety and Applied Nutrition	食品安全与应用营养中心
CI	confidence interval	置信区间

续表

英文缩写	英文全称	中文名称
CLA	conjugated linoleic acid	共轭亚油酸
CNS	central nervous system	中枢神经系统
CS-UCNPs	core/shell upconversion nanoparticles	核/壳上转换纳米粒子
CTC	circulating tumor cells	循环肿瘤细胞
DBP	di-n-butyl phthalate	邻苯二甲酸二丁酯
DC	dietary concentration	累积膳食浓度
DDD	daily dietary dose	每日膳食剂量
DEHP	di-(2-ethylhexyl) phthalate	邻苯二甲酸酯二-(2-乙基己基)
DiDP	di-isobutylpthalate	邻苯二甲二异丁酯
DIL	Derived Intervention Levels	衍生干预水平
DiNP	di-isononylpthalate	邻苯二异壬酯
DL-PCB	dioxin-like polychlorinated biphenyls	类二噁英多氯联苯
DLPFC	dorsolateral prefrontal cortex	背外侧前额叶皮层
DnBP	di-n-butylpthalate	邻苯二甲酸二正丁酯
DNT	developmental neurotoxicity testing	神经发育毒性试验
DON	deoxynivalenol	脱氧雪腐镰孢霉烯醇
DRCs	dioxin-related compounds	二噁英相关化合物
ECM	extracellular matrix	细胞外基质
EDCs	endocrine-disrupting chemicals	内分泌干扰物
EDI	estimated daily intake	预估的每日摄入量
EDs	endocrine disruptors	内分泌干扰物
EECs	enteroendocrine cells	肠内分泌细胞
EFSA	European Food Safety Authority	欧洲食品安全局
EGF	epidermal growth factor	表皮生长因子
ELONA	enzyme-linked oligonucleotide assay	酶联寡聚核苷酸吸附试验
EMT	epithelial-to-mesenchymal transition	上皮细胞-间充质转化
EPA	US Environmental Protection Agency	美国国家环境保护局
EPS	exopolysaccharides	胞外多糖
ERs	estrogen receptors	雌激素受体
EU	European Union	欧洲联盟

续表

英文缩写	英文全称	中文名称
FAO/WHO	United Nations for Food and Agriculture/World Health Organization	联合国粮食及农业组织/世界卫生组织
FAP	Food Additive Petition	食品添加剂申请
FCN	Food Contact Notification	食品接触通报
FCS	food contact substances	食品接触物质
FCSS	food contact surface sanitizers	食品接触面消毒剂
FDA	US Food and Drug Administration	美国食品药品管理局
FFQ	food frequency questionnaire	食物频率消费问卷
FGF	fibroblast growth factor	成纤维细胞生长因子
FIFRA	Fungicide and Rodenticide Act	《联邦杀虫剂、杀菌剂和灭鼠剂法案》
FOBs	functional observation battery	功能观察组合
FQPA	Food Quality Protection Act	《食品质量保护法》
FSIS	Food Safety and Inspection Service	食品安全检验局
GBS	Guillain-Barre syndrome	格林-巴利综合征
GIT	gastrointestinal tract	胃肠道
GJs	gap junctions	间隙连接
GL	Guideline Levels	指导水平
GnRH	gonadotropin-releasing hormone	促性腺激素释放激素
GPCR	G-protein-coupled receptors	G 蛋白偶联受体
GR	glutathione reductase	谷胱甘肽还原酶
GRAS	generally recognized as safe	公认安全的
HDAC	histone deacetylase	组蛋白去乙酰化酶
HEDP	1-hydroxyethane 1,1-diphosphonic acid	1-羟乙烷-1,1-二膦酸
HGF	hepatocyte-growth factor	肝细胞生长因子
HPA	hypothalamic-pituitary-adrenal	下丘脑-垂体-肾上腺轴
HPG	hypothalamic-pituitary-gonadal	下丘脑-垂体-性腺轴
HRP	horseradish peroxidase	辣根过氧化物酶
HTS	high-throughput screening	高通量筛选
IARC	International Agency for Research on Cancer	国际癌症研究机构
IBD	inflammatory bowel disease	炎症性肠病
IGF	insulin-like growth factor	胰岛素样生长因子

续表

英文缩写	英文全称	中文名称
IQ	intelligence quotient	智力商数
JAK	janus kinase	janus 激酶
JECFA	Joint FAG/WHO Expert Committee on Food Additives	联合国粮食及农业组织/世界卫生组织食品添加剂联合专家委员会
LCR	lifetime cancer risk	终生癌症风险
LOD	limit of detection	检出限
LRET	luminescence resonance energy transfer	发光共振能量转移
LSPR	localized surface plasmon resonance	局域表面等离子体共振
MAPKs	mitogen-activated protein kinases	有丝分裂原活化蛋白激酶
MEHP	mono(2-ethyl-hexyl) phthalate	邻苯二甲酸单-2-乙基己酯
MEP	monoethyl phthalate	邻苯二甲酸单乙酯
MET	mesenchymal-to-epithelial transition	间质向上皮转化过程
MiBP	mono-isobutyl phthalate	邻苯二甲酸单异丁酯
MnBP	mono-n-butyl phthalate	邻苯二甲酸单正丁酯
MNP	magnetic nanoparticles	磁性纳米颗粒
MOG	Modified One Generation	改性一代
MPCs	maximum permissible concentrations	最大允许浓度
MWM	Morris Water Maze	莫里斯水迷宫
NCGC	NIH Chemical Genomics Center	美国国立卫生研究院化学基因组中心
NM	nanomaterial	纳米材料
NOAEL	no observed adverse effect level	未观察到有害作用剂量水平
NP	nonylphenol	壬基酚
NPEs	nonylphenol ethoxylates	壬基酚乙氧基化物
NTP	National Toxicology Program	国家毒理学计划
OB	osteoblasts	成骨细胞
OCPs	organochlorine pesticides	有机氯农药
OECD	Organization for Economic Cooperation and Development	经济合作与发展组织
OP	octylphenol	辛基酚
OPP	Office of Pesticide Programs	农药项目办公室
OPPTS	US EPA's Office of Prevention, Pesticides, and Toxic Substances	美国国家环境保护局,污染防治、杀虫剂和有毒物质办公室

续表

英文缩写	英文全称	中文名称
OSHA	US Occupational Safety and Health Administration	美国职业安全与健康管理局
PAGs	Protective Action Guides	行动保护指南
PAHs	polycyclic aromatic hydrocarbons	多环芳烃
PAs	protective actions	保护措施
PBBs	polybrominated biphenyls	多溴联苯
PBDEs	polybrominated diphenyl ethers	多溴联苯醚
PC	phosphatidylcholine	磷脂酰胆碱
PCBs	polychlorinated biphenyls	多氯联苯类
PCDD	polychlorinated dibenzo-p-dioxins	多氯二苯并对二噁英
PCR	polymerase chain reaction	聚合酶链式反应
PFC	prefrontal cortex	前额叶皮层
PFCs	perfluorinated compounds	全氟化合物
PFOA	perfluorooctanoic acid	全氟辛酸
PFOS	perfluorooctane sulfonate	全氟辛烷磺酸
PKC	protein kinase C	蛋白激酶 C
PMTDI	provisional maximum tolerable daily intake	临时每日最大可耐受摄入量
PNDs	postnatal days	出生天数
POD	point of departure	出发点
POPs	persistent organic pollutants	持久性有机污染物
PPARs	peroxisome proliferator-activated receptors	过氧化物酶体增殖物激活受体
ppb	parts per billion	十亿分率
PPI	prepulse inhibition	前脉冲抑制
PTSs	persistent toxic substances	持久性有毒物质
PTWI	provisional tolerable weekly intake	临时每周可耐受摄入量
PVC	poly(vinyl chloride)	聚氯乙烯
QD	quantum dots	量子点
Ras/ERK	Ras-extracellular signal-regulated kinase	Ras-细胞外信号调节激酶
RBE	relative biological efficiency	相对生物效率
RNS	reactive nitrogen species	活性氮
ROS	reactive oxygen species	活性氧

续表

英文缩写	英文全称	中文名称
RTK	receptor tyrosine kinase	受体酪氨酸激酶
RT-PCR	reverse-transcription polymerase chain reaction	逆转录聚合酶链式反应
RXRs	retinoid X receptors	视黄醇 X 受体
SCFA	short-chain fatty acids	短链脂肪酸
SFB	segmented filamentous bacteria	分节丝状细菌
SOD	superoxide dismutase	超氧化物歧化酶
ssDNA	single-stranded DNA	单链 DNA
TAS	total antioxidant status	总抗氧化状态
TBT	tributyltin	三丁基锡
TCDD	2,3,7,8-tetrachlorodibenzodioxin	2,3,7,8-四氯二苯并二噁英
TDI	tolerable daily intake	每日可容许摄入量
TEQs	TCDD equivalents	四氯二苯并对二噁英当量
TGF-β	transforming growth factor beta	转化生长因子 β
TH	thyroid hormone	甲状腺激素
TJs	tight junctions	紧密连接
TK	toxicokinetic	毒物动力学
TMA	trimethylamine	三甲胺
TMAO	TMA N-oxide	TMA N-氧化物
TOR	Threshold of regulation	法规阈值
TPT	triphenyltin	三苯基锡
TRs	thyroid receptors	甲状腺受体
TSCA	Toxic Substances Control Act	《有毒物质控制法案》
TWI	tolerable weekly intake	每周允许摄入量
UCNP	upconversion nanoparticles	上转化纳米粒子
URF	unit risk factor	单位风险因子
US	unauthorized substances	未经授权的物质
USDA	US Department of Agriculture	美国农业部
WHO	World Health Organization	世界卫生组织
ZEN	zearalenone	玉米赤霉烯酮